新世纪高等中医药院校中西医结合本科系列教材

生 理 学

（案例版）

（供各类高等中医、中药、中西医结合、护理等专业用）

主　编　许　红

副主编　彭　芳　陈代勇　周　慧

编　委　（按姓氏笔画为序）

王　慧　史　琴　许　红　李　娟

陈代勇　罗　坤　周　慧　彭　芳

主　审　殷松生

中医古籍出版社

图书在版编目（CIP）数据

生理学：案例版/许红编著．—北京：中医古籍出版社，2007.8
ISBN 978-7-80174-535-4

Ⅰ．生…　Ⅱ．许…　Ⅲ．人体生理学　Ⅳ．R33

中国版本图书馆 CIP 数据核字（2007）第 093271 号

生理学

主　　编：许　红

责任编辑：刘从明　孙志波
装帧设计：天水工作室
出版发行：中医古籍出版社
社　　址：北京东直门内南小街 16 号（100700）
印　　刷：北京义飞福利印刷厂
开　　本：787mm×1092mm　1/16
印　　张：18.5
字　　数：500 千字
版　　次：2007 年 8 月第 1 版　2010 年 6 月第 2 次印刷
印　　数：5501~7000 册
ISBN 978-7-80174-535-4
定　　价：25.00 元

编写说明

本教材编写指导思想的确定基于以下几点：

首先，在医学基础学科范围内，生理学是研究正常人体生命活动规律的重要基础学科之一。现代生理学从哈维发现血液循环奠基算起已有近四百年的历史，但仍然是一门年轻的、朝气蓬勃的、发展日新月异的学科，尤其是近年来由于大量现代科学技术知识、方法和手段的引入，生理学自身的理论体系、研究方法和手段正在发生深刻的变化，不少传统的经典的理论认识正受到新的质疑和挑战，生理学和医学临床实践的关系日益紧密，因此，人体各个系统的生理学教学内容都需要更新，以适应现代临床医学模式从传统的“经验医学模式”向新兴的“循证医学模式”的转变。本系列教材的编写，是为适应培养新世纪中西医结合人才的需要，要求具有必备的中西医基础理论知识和较强的实际工作能力，因此必须注意全面推进素质教育，给学生将来的发展奠定较为扎实的基础。我们在编写这本教材时，确定了较高的目标，希望能在全套教材总的指导思想的指导下，结合生理学课程改革的最新进展，编写出一本具有自身特色的、质量较高的、适应面较宽的教材。在编写内容上既强调“必备”和“实用”，又重视一些新的思想观念和知识、方法的引入，特别强调对学生创新意识和实际应用知识能力的培养。

其次，多年来，国内不少生理学工作者和中医工作者合作，致力于中西结合在生理学领域内的基础理论研究和实验研究，取得了相当多的成果，有关中西医结合生理学研究的专著已出版多部，但笔者认为，从总体上讲，中西结合生理学作为一门独立学科，仍然处于建构的过程之中。作为中医药院校的生理学工作者，当前最重要的任务是如何利用生理学的知识和研究方法、手段，更好地为中医药事业，包括中医药教育、科研、医疗和产品开发服务。中西结合生理学的建立，应该是我们的一个长远目标。因此，本教材的设计，仍然保持了传统的生理学学科体系框架，在中西结合方面务求恰当，力戒牵强附会地把中医传统理论与现代生理学知识捏合。

第三，我们曾经在生理学的教学方法和实验教学改革方面进行过一些初步的探索，取得了一定的成效。其中“发现式教学法在生理学教学中的应用研究”获1993年全国普通高校优秀教学成果国家级二等奖，“中医院校生理学实验教学改革研究”获2001年全国普通高校优秀教学成果省级二等奖。在完成以上两个教学研究课题中，我们注意应用创造教育的一些思想和方法，寓德育于智育之中，让学生在学习生理学知识和方法的过程中，受到潜移默化的先进的认识论、方法论的熏陶，树立严谨的科学作风，培养崇尚真理的科学精神和“只唯实”的科学态度。我们单列的“案例联系”就试图把这几方面结合起来。我们还注意从青年学生的心理特点出发来安排教学内容及讲授方式，注意各个教学环节都要符合认知规律和教学规律，有利于学生知识、能力和素质的协调发展，促进学生全面素质的提高。在制订本教材的编写计划时，我们也希望能把以上思想和方法渗透到教材中去，使我们在生理学教学方法改革中获得的一些新认识和新成果能够在本教材中得到一定程度的体现。

基于以上三点和系列教材编审委员会确定的指导思想和目标，我们对本教材的编写确定了下列指导思想和原则：

根据专业总体培养目标的要求，在本学科范围内，介绍最基本的必需的生理学知识，为学生进行后续课程的学习及进入临床专业课的学习奠定较扎实的生理学基础。在不影响生理学学科体系完整性的前提下，强调必备、够用和临床联系最密切的基础知识的阐述。适当结合生理学发展史上典型事件的介绍，把辩证唯物主义的方法论思想及其创造性思维贯穿在具体知识的传授中。恰当地应用生理学的理论知识解释中医学在有关病因、病机、症状、体征上的发现和论述，绝不牵强附会。本教材编写并不面面俱到，从而给教师在使用本教材时，留有较多的可以发挥的空间。对于本学科学术的新进展，特别是与临床关系密切的新知识，作了适当的介绍。

全体编委对本教材的编写工作十分重视，曾经多次会议交流、讨论，各尽其力，反复修改，方得以完成全书，但由于我们水平所限，虽然进行了一些新的探索，确定的目标并未能完全实现，教材中的不妥甚至错误之处在所难免，祈望同行专家和广大师生给予批评、指正。

编　者

2007年8月1日

目　录

第一章　绪　言

第一节　生理学概述

生理学是一门研究人体正常生命活动规律的科学。它的研究任务是揭示生命活动的过程及其发生的原理，以及人体内外环境对它的影响。

生理学真正成为一门现代意义上的科学，是从17世纪初开始的。1628年，英国的外科医生威廉·哈维（William Harvey，1578～1657年）发表了一篇著名的研究论文《心与血的运动》，这篇论文在西方医学界引起极大的震动，因为它不是普通的研究论文，而是一篇实验研究论文。哈维用动物实验的方法，证明了血液是有限的，心脏是循环系统的中心，血液由心脏射入动脉，再由静脉回流入心，不断循环。《心与血的运动》是历史上第一部以实验数据为根据的生理学著作。人们发现，对于生命活动规律的了解，有了一种新的研究方法，人们不再仅依靠观察、推测来理解生命活动，而是可以通过设计周密的实验来探索未知的生命活动奥秘，这显然可以极大地拓宽研究的领域，不断推动生命科学的发展。从此，生理学被人们承认是一门真正的、独立的、现代的科学。哈维则成为当之无愧的现代生理学的奠基人。

生理学是一门实验性科学。所有的生理学理论都来源于生理学实验。实验是生理学知识的唯一来源。但是实验对机体总是有伤害的，医德规范不允许轻易地在人体上进行医学实验，因此生理学实验主要在动物身上进行。从生物进化的角度看，人属于脊椎动物的哺乳类。实践经验证明，研究动物的，特别是哺乳类动物的生命活动现象，对于认识人体的生命活动规律是有重要参考价值的。当然，人体的生命活动，还有许多是人类特有的，对于这些人类所特有的生命活动规律的认识，只能从以人为实验对象的研究中获得。对于许多人和动物所共有的生命活动规律的认识，也不能把动物实验的结果毫无区别地简单地移用于人体，还必须在人体上再进行观察验证。

现代生理学和古代生理学的差别，就在于它抛弃了依靠直观经验和原始的哲学思辨，代之以设计完善的实验研究。恩格斯在100多年前就指出，“理论思维的发展需要假说（学说）。”生理学实验研究，就是一个以实验来验证、修正、发展假说的过程。一个新的现象被观察到了，旧有的理论不能解释它，此时就必须提出一个新的假说。新的假说必须建立在已有的实验结果之上，然后设计实验来验证这个假说。在接受一个生理学结论的时候，我们还会关心这个实验是怎么做的，结果是否可靠，从而学习一些生理学研究的思维方法和实验研究技术。

生理学还是一门年轻的科学。生理学诞生于17世纪初，但在十八九世纪，发展都相当缓慢，只有在20世纪20年代以后，随着整个科学技术水平的进步，生理学才得到迅速的发展。人类在探索自然的过程中，大到宇宙空间，小到基本粒子，可以说功勋卓著，但人类对自身的认识，则是很不够的，特别是对于神经系统的高级神经活动，则知之甚少。

科学家预言，21世纪将是生物学世纪，我们对自身功能的了解有望在21世纪有较大的突破。

生理学是一门重要的医学基础课。19世纪法国著名的生理学家克劳·伯尔纳（Claude Bernard）说过这样一句话，“医学是关于疾病的科学，而生理学是关于生命的科学。因此后者比前者更有普遍意义。这就是为什么说生理学必然是医学的科学基础。一个医生要研究生病的人，要用生理学来阐明和发展关于疾病的科学。”这句话首先说明的是“不理解正常就不理解疾病”，进一步强调的是，一个医生在临床实践中必然会遇到许多新的问题，这些问题在前人的著作中是找不到现成答案的（如果都能找到，医学就不会再发展），认识和解决这些问题将推动医学科学向前进步。此时就常常要求助于生理学的理论和方法。临床医学常常给生理学提出研究课题，而生理学的任何突破，都可能会极大地推动临床医学的进步。例如微循环理论的研究，更新了对休克（shock）发生和发展的认识，使过去在抢救休克患者时使用缩血管药物改为使用舒血管药物，从而收到很好的疗效，挽救了很多垂危病人。可见，对人体正常功能的认识越精确，对疾病状态的认识、对预防和治疗采取的措施就越正确。

第二节　生理学研究的三个水平

对机体生命活动规律的研究可以从不同的水平着手。构成身体的最基本的结构单位和功能单位是细胞（cell）。许多不同的细胞构成器官（organ）。功能联系密切的器官组成系统（system）。许多系统互相联系、互相作用构成一个复杂的整体。因此，生理学研究就是从细胞、器官和系统以及整体这三个水平进行的。各个水平的研究都是必需的，只有把不同水平上的研究成果综合起来，才能对人体的功能有全面、完整的认识。

一、细胞、分子水平的研究

各器官的功能是由构成该器官的细胞特性决定的。例如肌肉细胞可以收缩，腺细胞可以分泌。而肌肉细胞之所以可以缩短是由于肌细胞内存在着特殊的具有收缩功能的蛋白质分子，因此生理学研究又深入到分子水平；而各种分子的结构取决于它们所表达的基因。随着人类基因组学研究的进展，现在已经进入了“后基因组时代”，我们企图弄清每个基因、每种蛋白质的功能。细胞、分子水平的研究需要细胞的分离培养技术、电子显微镜技术、生物电子技术、超微量检测技术、同位素示踪技术等的帮助。该水平的研究可以揭示生命活动最基本的物理化学过程。在细胞、分子水平上进行研究的学科称为细胞生理学（cell physiology）或普通生理学（general physiology）。

二、器官、系统水平的研究

从细胞或分子水平所获得的知识，有助于对器官、系统的深入认识；而器官、系统的功能不单单是细胞和分子功能的总和，故必须在器官、系统水平上进行研究。器官、系统水平的研究，主要是研究体内各器官、各系统的功能活动有什么特殊性，怎样进行活动，它的活动受到那些因素的控制以及整体生命活动中起什么作用等。例如心脏如何射血，血液在血管中如何流动，各种神经、体液因素对心脏和血管活动的影响等。生理学从17世纪初诞生以来，一直到19世纪，都主要在这个水平上进行研究，人体各器官、系统的功能在此期大体上得到了阐明。在这个水平上研究获取的知识就是器官生理学（organ physiology）的内容。

三、整体水平的研究

就人体生理学的实际应用而言，分子、细胞、器官、系统的研究，都是为了能更深刻地掌握整个人体生命活动的规律。所以整体水平的研究是至关重要的。整体水平的研究，就是以完整机体为研究对象，观察和分析在各种生理条件下不同的器官、系统之间互相联系、互相协调的规律。例如人类在劳动、运动及高温、低温、高原、航空、太空、潜水等情况下，循环、呼吸、消化、泌尿、神经、内分泌等功能是如何相互协调的。整体水平的研究是一个比较复杂的研究领域，需要采用很多遥测、遥控、无创伤检测以及微电脑技术等。

上述三个水平的研究不是孤立的，而是紧密相关的不同层次、互相联系、互相补充的研究。事实上，对于任何重要生命现象的理解，都是不同水平研究的综合结果。本书中不少问题都是从整体、器官、细胞水平进行描述和讨论的，但对于一些重要的基本生命活动，则也从分子水平作重点介绍。

第三节　生理功能的调节

在动物进化过程中，机体的结构和功能不断地得到发展。一方面，构成机体的细胞和组织越来越趋于分化和特殊化，并在此基础上形成了各器官系统；另一方面，各器官、系统之间的相互联系越来越完善，从而形成高度统一的整体。所谓生理功能的调节，就是使机体各部分的活动能够互相配合，互相协调，从而使各部分之间经常保持动态平衡，使机体内环境保持相对稳定，使机体活动能够适应外界环境。机体对各种功能活动的调节方式主要有三种，即神经调节（nervous regulation）、体液调节（humoral regulation）和自身调节（autoregulation）

一、神经调节

神经调节是指神经系统的活动通过神经纤维的联系对机体功能的调节。神经调节的基本方式是反射（reflex）。反射的结构基础称为反射弧（reflex arc）。反射弧通常由五部分组成，即感受器、传入神经、反射中枢、传出神经和效应器。感受器接受一定的刺激后，将这种刺激转变成神经冲动，通过传入神经传到相应的神经中枢，中枢经过分析，发出神经冲动经传出神经送达效应器，改变效应器的活动。反射弧的任何环节发生障碍或破坏，这一反射活动就会发生紊乱或不能出现。例如在正常生理情况下，动脉血压是保持相对恒定的。当动脉血压高于正常时，分布在主动脉弓和颈动脉窦的压力感受器能感受血压的变化，并将血压变化转变成神经冲动，后者经传入神经到达延髓的心血管中枢。心血管中枢对传入信号进行分析，然后通过迷走神经和交感神经传出纤维，改变心脏和血管的活动，最后使动脉血压回降。这个反射称为压力感受性反射，对于维持动脉血压相对恒定起着重要作用。

反射可分为非条件反射和条件反射两大类。非条件反射（unconditioned reflex）是指生来就具有的反射，是在长期的进化发展中形成的。非条件反射的形式相对固定，数量有限。上面提到的调节血压于相对恒定的压力感受性反射就是一种非条件反射。条件反射（conditioned reflex）是后天通过学习而获得的，是在非条件反射的基础上建立的一种高级神经活动。例如给狗喂食之前给予灯光刺激，经过多次重复后，狗见到灯光时，即使没有食物也开始分泌唾液，这时狗就经过学习建立了对灯光发生唾液分泌的条件反射。条件反射的数量是无限的，可使机体对环境的适应性大大增强。

神经调节的特点是：迅速、准确、短暂。神经调节是人体内最主要的调节方式。

二、体液调节

经典的体液调节概念主要指内分泌细胞所分泌的激素，经血液运送到全身各处或某些特殊的组织细胞，通过作用于细胞上的相应受体，对细胞活动进行调节。机体内有多种内分泌细胞，能分泌各种激素。有一些激素不经过血液运输，只经由组织液扩散作用于邻近细胞，称为局部性体液调节，也称为旁分泌（paracrine）；有些细胞分泌的激素反过来作用于自身或其周围同类细胞，这种调节方式称为自分泌（autocrine）。另外，下丘脑有一些神经细胞也能合成激素，激素在神经垂体的神经末梢释放入血，经过血液运输再对远离的器官、细胞进行调节，这种方式称为神经分泌（neurosecretion）。能分泌激素的神经细胞称为神经内分泌细胞，神经内分泌细胞分泌的激素称为神经激素。此外，由于大多数内分泌腺细胞直接或间接受神经系统控制，体液性调节经常处于神经系统控制之下，此时，体液调节就成了神经调节反射弧中传出通路的一个延长部分，例如交感神经兴奋时，肾上腺髓质分泌肾上腺素和去甲肾上腺素增多，这种形式称为神经-体液调节。

体液调节的特点是缓慢、广泛而持久。

三、自身调节

自身调节是指内外环境变化时，组织、细胞不依赖于神经或体液而产生的适应性反应。自身调节多限于一个细胞或一小部分组织。调节幅度较小，不很灵敏，但对于人体功能的调节仍有一定意义。例如当动脉血压在一定范围内波动时，肾小动脉有很好的自身调节能力，使肾血流量维持相对恒定；又如当血浆碘浓度发生改变时，甲状腺能自动调节对碘的摄取、对甲状腺素的合成和释放。

第四节　生理功能的自动控制原理

美国数学家维纳（Wiener Norbert，1894～1964年）1948年出版了《控制论》，标志着控制论的正式诞生。控制论就是研究动物（包括人类）和机器内部的控制和通信的一般规律的科学，着重研究的是上述过程的数学关系，而不涉及过程的物理、化学或生物学特征。

人体是一个极其复杂的有机体，人体内存在着数以千计的各种控制系统。从控制论角度，人体功能调节主要依赖反馈控制系统和前馈控制系统。

一、反馈控制系统

反馈控制系统（feedback control system）是一个闭环系统。即控制部分和受控部分之间存在着双向的信息联系。控制部分发出控制信息到达受控部分，受控部分也有信息（反馈信息）达到控制部分，以纠正或调整控制部分对受控部分的影响。根据反馈信息对控制部分的影响，可分为负反馈（negative feedback）和正反馈（positive feedback）。

（一）负反馈

大多数情况下，反馈信息能降低控制部分的活动，称为负反馈。例如当动脉血压升高时，来自动脉（受控部分）压力感受器的反馈信息增多就会使心交感中枢、交感缩血管中枢（控制部分）的活动减弱，从而使血压恢复正常。反之当血压下降时，反馈信息减少，又可通过反馈机制使这些控制部分活动增强，其结果也是使血压恢复正常。所以，负反馈的调节是双向性的，负反馈的作用是使机体各种生理功能维持相对恒定。机体内环境之所以能维持稳态，就是因为有许多负反馈控制系统的存在和作用。

（二）正反馈

少数情况下反馈信息能加强控制部分的活动，又通过控制部分增加的传出信息，使受控部分的活动再加强，加强的受控部分再通过反馈，使控制部分的活动进一步增强，如此循环反复，称为正反馈。即人体某些活动，一经发动就逐步加强、加速，直到完成，例如血凝过程、排尿、排便、分娩等。与负反馈相反，正反馈不仅不能维持系统的稳态和平衡，而是破坏原先的平衡状态。

二、前馈控制系统

负反馈调节的特点是当受控部分活动出现偏差以后，才通过反馈信息来调整控制部分的活动，因而这种调整总是滞后的，而且易于矫枉过正，而产生一系列波动。实际上，正常机体在环境因素的不断干扰下，之所以能保持良好稳态，是因为还存在着前馈（feed forward）调节。前馈调节是指当环境变化的干扰因素出现后，可直接作用于控制部分，控制部分发出信息提前作用于受控部分，对可能出现的偏差及时发出纠正信息，以防患于未然。例如从温暖的室内到寒冷的室外，寒冷刺激立即作用于皮肤的温度感受器，传入信息到达体温调节中枢（控制部分），使其发出控制信息，以减少散热，增加产热，在体温还未下降前提前作好准备，以维持体温的相对恒定。

第二章　细胞的基本功能

细胞（cell）是构成人体最基本的结构和功能单位。机体所有的生命现象都是在细胞及其产物的基础上进行的。人体的细胞有200多种，每种细胞都有特殊的结构，分布于特定的部位，执行特定的功能。近年来细胞和分子生物学的快速发展，许多生命现象的本质正在从细胞和分子水平被揭示，这对阐明许多疾病的病因、寻找新的药物和治疗手段奠定了很好的基础。但是对于众多的细胞，许多基本的功能活动是共同的。本章主要介绍这些具有共性的细胞基本功能，包括细胞膜的物质转运功能，细胞的信号转导功能，细胞膜的生物电现象，以及肌细胞的收缩功能。

第一节　细胞膜的基本结构和物质转运功能

一、细胞膜的结构和化学组成

动物细胞都被一层薄膜所包被，称为**细胞膜**（cell membrane）或**质膜**（plasma membrane），这层膜在光学显微镜下是观察不到的。在电子显微镜下，可以观察到膜有三层结构，内外两层各是一层致密带，厚约2.5nm，中间是一层透明带，厚约3.5nm。此种膜结构不仅见于各种细胞的细胞膜，还见于各种细胞器的膜性结构，如内质网膜、线粒体膜、溶酶体酶、核膜等。由于其是一种细胞最基本的膜结构形式，故称为单位膜。

细胞膜主要由脂质（lipid）和蛋白质（protein）组成，此外还有极少量的糖类。以重量计，蛋白质与脂质的比例在4∶1~1∶4之间，取决于膜的功能活动水平。功能活跃的膜，蛋白质比例较高。但蛋白质分子量比脂质大得多，因此，脂质分子的数量至少超过蛋白质分子数的100倍以上。

分子生物学迄今所获得的研究成果表明，各种物质，特别是生物大分子在生物结构中的特殊有序排列，是决定其生物学特性、实现各种生命现象的基础。由于我们还没有一种能直接观察膜的分子排列结构的技术，因此从20世纪30年代以来，生物学家们提出了很多有关膜的分子排列结构的假说，其中Singer等在1972年提出的膜的**液态镶嵌模型**（**fluid mosaic model**）得到很多实验结果的支持。这一假说的基本内容是：细胞膜以液态的脂质双分子层为基架，其中镶嵌有不同功能的蛋白质。在这里，作为基架的脂质双层（lipid bilayer）构成了膜的屏障，限制了水溶性物质的跨膜运动；而膜蛋白则负责物质的跨膜转运、信号转导等功能。

（一）膜的脂质双分子层

膜的脂质主要由磷脂（phospholipid）和胆固醇（cholesterol）组成。其中磷脂占总量的70%以上。磷脂的基本结构是：甘油的两个羟基和两分子的长链脂肪酸结合，第三个羟基和一分子磷酸结合，后者再结合一个碱基。每个磷脂分子都是双嗜性分子（amphiphilic molecule)，由磷酸和碱基构成的基团为亲水区，都朝向膜的内表面或外表面，暴露于细胞内外两侧的水溶液；而两条较长的脂肪酸烃链则在膜的内部两两相对，隐藏在膜的内部。脂质分子的这种定向而整齐的排列，符合脂质分子本身的理化特性和热力学原理。因为膜脂质的磷酸和碱基都是亲水性极性基团，另一端是疏水性的非极性脂肪酸烃链，在膜内外都是水溶液的情况下，自然出现疏水基团两两相对，而亲水基团则分别朝向细胞外或细胞内。这是一种能量最低、最稳定的结构形式。膜脂质的熔点较低，在体温条件下呈液态，因而膜具有流动性。这种特性使细胞能进行变形运动和自我修复。

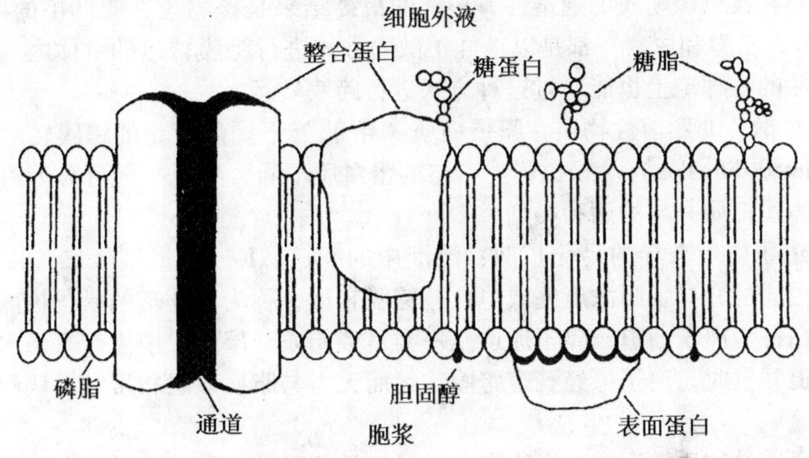

图2-1　细胞膜的液态镶嵌模型

（二）细胞膜蛋白质

细胞膜的主要功能都是通过膜蛋白来实现的。膜蛋白有数百种之多，以在膜上存在的方式，分为表面蛋白和整合蛋白。表面蛋白附着于膜的内表面或外表面，整合蛋白以其肽链一次或多次贯穿整个脂质双分子层，通常可根据肽链中疏水区出现的数目，推测肽链穿膜的次数，连接各疏水区的亲水性肽段则形成胞外环或胞内环，分别从脂质双层中露出在膜内或膜外。与物质跨膜转运有关的功能蛋白，如载体蛋白、通道蛋白、离子泵等都属于整合蛋白。

（三）细胞膜糖类

细胞膜含有2%～10%的糖类，主要是一些寡糖和多糖链。它们以共价键的形式和膜脂质或蛋白质形成糖脂或糖蛋白，仅存于细胞膜的外侧，这些糖脂和糖蛋白的糖链中单糖的种类、排列顺序以及不同的共价键，蕴藏着大量的分子信息，或成为细胞的标志；或作为抗原决定簇；或作为受体的可识别部分。

二、细胞膜的物质转运功能

既然膜是由连续的脂质双层分子形成，它就成了一个很好的屏障，可保护细胞内容物不随便丢失。但是一个活细胞必然要进行新陈代谢，不断有各种各样的物质进出细胞。而理论上只有溶于脂质即脂溶性的物质才有可能通过细胞膜。显然，其他物质的跨膜转运只有依赖于膜上蛋白质的帮助或膜的整装转运。

（一）被动转运

物质的顺浓度差、不需要额外提供能量的跨膜转运方式称为被动转运。根据这种物质的顺浓度差跨膜扩散是否需要膜蛋白质的帮助，分为单纯扩散和易化扩散。

1. 单纯扩散 脂溶性小分子物质顺浓度差的跨膜转运称为**单纯扩散**（simple diffusion）,这是一种简单的物理扩散，没有生物转运机制的参与，扩散的方向和速度取决于膜两侧的浓度差和膜对该物质的通透性，扩散的最终结果是该物质在膜两侧的浓度差消失。O_2、N_2、CO_2、乙醇和尿素，都是以单纯扩散的方式进行跨膜转运的。体内一些甾体类激素也是脂溶性的，理论上也能通过这种方式进行跨膜转运。

2. 易化扩散 非脂溶性物质在膜蛋白质“帮助”下顺浓度差的跨膜转运，称为**易化扩散**（facilitated diffusion）。根据膜上参与的蛋白质不同，易化扩散可分为由通道蛋白质介导和由载体蛋白质介导的两种类型。

（1）通道蛋白质介导的易化扩散：溶液中的 Na^+、K^+、Ca^{2+}、Cl^- 等带电离子，借助于通道蛋白质的介导，顺浓度差或电位差跨膜转运，称为经通道的易化扩散。中介这一过程的膜蛋白称为离子通道，离子通道是一类贯穿脂质双层的、中央带有亲水性孔道的膜蛋白。当孔道开放时，离子可经孔道跨膜转运而无需与脂质双层相接触，从而极快地跨越细胞膜。

经离子通道的物质转运有两个特点：①通道的特异性：离子通道具有相对特异性，每种通道都对一种或几种离子有较高的通透性，对其他离子则不易或不能通过。通道对离子的选择性取决于通道开放时该水相孔道的几何大小和孔道壁的带电状态，根据通道对离子的选择性，分别命名为 Na^+ 通道、K^+ 通道、Ca^{2+} 通道等。②离子通道的第二个特征是它的门控特性。通道内大多具有闸门样结构，闸门的开放和关闭称为门控过程，门控离子通道分为三种：电压门控通道、化学门控通道（也称配体门控通道）和机械门控通道。例如神经细胞膜上的 Na^+ 通道，在膜电位去极化到一定程度时开放，称为电压门控通道；乙酰胆碱（ACh）和骨骼肌细胞膜上的 N_2 型受体结合，N_2 型受体本身就是 Na^+、K^+ 离子通道，此时通道打开，允许 Na^+、K^+ 跨膜转运称为化学门控通道；听觉毛细胞受牵拉时膜上离子通道开放，此类通道称为机械门控通道。

还有一类非门控通道，非门控通道总是处于开放状态，外在因素对其影响不大。例如维持细胞膜静息电位的 K^+ 通道，红细胞膜上允许水顺渗透压转移的水通道。

（2）载体蛋白质介导的易化扩散：许多水溶性物质，例如重要的营养物质葡萄糖、氨基酸，在进行顺浓度差跨膜转运时必须依赖膜蛋白质的帮助。介导这一过程的膜蛋白称为载体蛋白质或载体。载体蛋白都是贯穿脂质双层的整合蛋白，它们具有一个或数个与某种被转运的物质结合的位点。当这些结合位点和浓度较高一侧的被转运物质结合后，即发生构象改变，使被转运的物质移向膜的另一侧。这种跨膜转运的特点是：①载体的特异性高：例如葡萄糖载体只能转运右旋葡萄糖，左旋葡萄糖基本上不转运。②饱和现象：由于膜载体和载体结合位点的数目都是有限的，因此在被转运物质浓度较小时，转运速度随该物质的浓度增加而增加，但当该物质浓度增加到某一限度时，转运该物质的能力不再增加，即出现饱和现象。③竞争性抑制：化学结构相似的溶质经同一载体转运时会出现竞争性抑制。

（二）主动转运

1. 原发性主动转运 细胞膜利用细胞代谢产生的能量将物质逆浓度差或电位差进行跨膜转运的过程，称为**原发性主动转运**（primary active transport）。介导这一过程的膜蛋白称为**离子泵**（ion pump）。离子泵具有 ATP 酶的活性，可分解细胞内的 ATP，利用高能磷酸键储存的能量完成离子的跨膜转运。由于离子泵具有水解 ATP 的能力，所以也把它称为**ATP 酶**（ATPase）。哺乳动物的细胞膜上普遍存在的离子泵就是**钠－钾泵**（sodium－potassium pump），简称**钠泵**（sodium pump）。每个钠泵分子每秒钟可使约几百个 Na^+ 转运至膜外，由于钠泵的活动，使细胞内 K^+ 的浓度为细胞外液的 30 倍，而细胞外液中 Na^+ 的浓度为胞浆中的 12 倍。细胞内、外液中的这种离子浓度差可因用蛋白酶水解膜蛋白、低温、缺氧、使用代谢抑制剂而减小。钠泵的 ATP 酶的活性在细胞内的 Na^+ 浓度升高或细胞外 K^+ 浓度升高时都可升高。钠泵在胞浆侧有 3 个与 Na^+ 结合的位点，当与 Na^+ 结合后激活 ATP 酶的活性，使 ATP 分解释放能量，同时使自身磷酸化，钠泵磷酸化后构象发生改变，把 3 个 Na^+ 排出细胞外，转而对 2 个 K^+ 的亲和力提高，与 K^+ 结合的同时自身去磷酸化，此时构象恢复到原先的形状，把 2 个 K^+ 释放到细胞内。Na^+ 泵活动时，Na^+ 的泵出和 K^+ 的泵入两个过程是偶联在一起进行的，一般情况下每分解一分子 ATP 可泵出 3 个 Na^+，泵入 2 个 K^+。

用近代分子生物学方法已将钠泵蛋白质进行了克隆，钠泵分子包含 α 和 β 两个必需的亚基。最小的功能单位 αβ 二聚体。α 亚基也称催化亚基，水解 ATP 的部位和与阳离子结合的部位都在 α 亚基，β 亚基的作用还不太清楚。

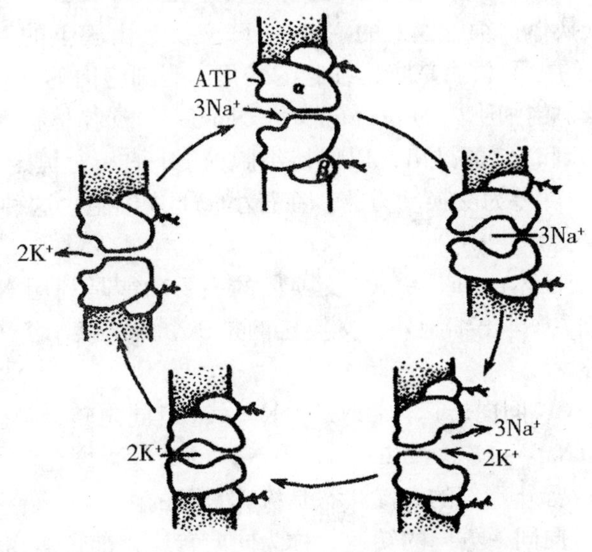

图 2－2 钠－钾泵转运 Na^+、K^+ 示意图

人体细胞新陈代谢释放的能量大约 25% 用于钠泵的转运。钠泵活动有重要生理意义。①钠泵活动造成的细胞内高 K^+ 是许多代谢过程必需的，例如胞浆内核糖体合成蛋白质需要高 K^+ 的环境。②维持胞浆渗透压和细胞容积的相对稳定。静息状态下膜对 Na^+、K^+、

Cl^-都有一定的通透性，虽然对K^+的通透性较高，但由于膜内的有机负离子（带负电的蛋白质、核苷酸等）几乎不能透过膜，它们对K^+的吸引限制了K^+的外漏，使Na^+和Cl^-漏入胞内的量大于K^+外出的量，钠泵将Na^+排出细胞可减少水进入细胞，而阻断钠泵的活动会使细胞肿胀。③钠泵活动造成的膜内外Na^+和K^+的浓度差，是细胞生物电活动的前提。④Na^+在膜两侧的浓度差也是其他物质继发性主动转运的动力。

另一种分布广泛的离子泵是**钙泵（calcium pump）**，位于细胞膜、肌质网或内质网膜。细胞膜钙泵每分解1分子ATP，可将1个Ca^{2+}从胞质转向胞外；肌质网或内质网的钙泵每分解1分子ATP，可将2个Ca^{2+}从胞质转运向肌质网或内质网内。钙泵的主动转运和Na^+、Ca^{2+}交换体的活动，共同使静息状态下胞质内的Ca^{2+}浓度保持在0.1～0.2μmol/L的低水平，仅为细胞外液钙浓度的1/10000，这种细胞内低钙的状态对维持细胞正常的生理功能有重要的生理意义。

2. 继发性主动转运（协同转运） 许多物质在进行逆浓度差或电位差的跨膜转运时，所需的能量并不直接来自ATP的分解，而是来自Na^+在膜两侧的浓度势能差，Na^+的这种势能储备是钠泵利用分解ATP的能量建立的。这种间接利用ATP能量的主动转运过程称为**继发性主动转运（secondary active transport）**。常见的有以下几种：

（1）Na^+－葡萄糖转运体：小肠上皮细胞、肾小管上皮细胞对葡萄糖、氨基酸的吸收和重吸收就属于继发性主动转运。膜上的同向转运体（膜上的载体蛋白）利用Na^+的膜内外浓度势能，将Na^+和葡萄糖分子一起转运至上皮细胞内，此时葡萄糖是逆浓度梯度的，是间接利用了钠泵分解ATP释放的能量。用药物抑制钠泵活动一段时间后，葡萄糖转运也就减弱或消失。进入上皮细胞的葡萄糖分子可经基底膜、侧膜上的葡萄糖载体扩散至组织液，完成葡萄糖在肠腔或小管液的主动吸收过程。

（2）Na^+-H^+交换体：细胞膜上的Na^+-H^+交换是由膜上的Na^+-H^+交换体介导的。Na^+-H^+交换体的主要功能是防止细胞的酸化。当细胞内的pH接近中性时，Na^+-H^+交换体的活性很低，当细胞内的pH降低时，Na^+-H^+交换体被激活，和H^+的亲和力增加，促进Na^+的进入和H^+的排出，以保持细胞内pH的相对恒定。这一过程也是以钠泵形成的Na^+的跨膜浓度差为交换动力的。在肾小管上皮细胞，这种方式帮助机体排酸保碱，维持体内酸碱平衡。

（3）Na^+-Ca^{2+}交换体：Na^+-Ca^{2+}交换体的主要功能是利用Na^+的膜内外浓度差，将Ca^{2+}逆浓度差和电位差排出细胞外，交换比例是3个Na^+换1个Ca^{2+}，是心肌细胞内Ca^{2+}外出的一条重要途径。

（4）$Na^+-K^+-2Cl^-$同向转运体：$Na^+-K^+-2Cl^-$同向转运体主要存在于肾小管上皮细胞，转运比例是$1Na^+-1K^+-2Cl^-$，利用Na^+的跨膜浓度差实现这3种离子的同向转运。这种转运对形成肾外髓部的高渗状态是极其重要的。

被转运物质和Na^+向同一方向的转运，称为同向转运，被转运物质和Na^+向相反方向的转运，称为逆向转运。

案例联系：口服补液盐

口服补液盐（oral rehydration salt，ORS），是1971年由世界卫生组织推荐，用于治疗腹泻合并脱水时的一组药物。它配方合理，使用方便，经济实惠。其配方为：氯化钠3.5克，碳酸氢钠2.5克，氯化钾1.5克，葡萄糖20克。使用时只需用1000毫升温开水稀释即可。它不仅为腹泻儿童补充了水分和能量，而且还提供了电解质，以纠正腹泻时钠、钾、氯离子的丢失。其理论基础是小肠上皮细胞管腔面的细胞膜上载体蛋白的物质转运特点，NaCl和葡萄糖通过同一个载体转运，二者有互相促进的作用，能有效地增加消化系统对盐、水和葡萄糖的吸收，这个发现已经挽救了数以百万由于腹泻导致脱水的儿童的生命，而腹泻导致脱水是世界上儿童死亡主要的杀手之一。据报道，ORS治疗婴幼儿腹泻，纠正轻、中度脱水的成功率达95%。2006年英国医学杂志评选1860年以来十大医学成就，获得提名最多的15项中就有ORS的推广使用（其余还有青霉素、口服避孕药、安定、麻醉药、阿司匹林、X射线、试管婴儿等）。

三、胞纳与胞吐

膜蛋白可以介导水溶性小分子物质通过细胞膜，对于大分子物质或物质团块，则是通过膜的更为复杂的结构和功能变化而进行跨膜转运的，此转运过程需要耗能，也是一种主动转运。

（一）胞纳

胞纳（endocytosis）是指大分子物质团块（如细菌、细胞碎片等）进入细胞的过程。如果进入细胞的物质是固体，称为**吞噬**（phagcytosis）作用；如进入细胞的物质是液体，称为**吞饮**（pinocytosis）作用。吞饮又可分为**液相入胞**（fluid－phase endocytosis）和**受体介导入胞**（receptor－mediated endocytosis）两种。胞纳进行时，首先是细胞周围的某些物质与细胞膜接触，引起接触部分的膜内陷并逐渐被膜包裹，再出现膜结构的融合和断离，形成包含摄入物的小泡。受体介导入胞则是被转运的物体分子首先由膜上的受体识别并与之结合，然后再通过膜的内陷形成囊泡，囊泡脱离而进入细胞内。受体介导入胞是一种非常有效的转运方式，当物质被选择性地内移时，不需要同时进入大量的细胞外液，即使溶质的浓度很低，也不影响有效的入胞过程，且受体在进入细胞内后可与配体分离，重新与膜内侧接触、融合，成为膜的组成成分而被反复利用，膜的表面积也能保持相对恒定。许多大分子物质都是以这种方式进入细胞的，例如结合 Fe^{2+} 的运铁蛋白，低密度的脂蛋白等。

（二）胞吐

胞吐（exocytosis）是指物质由细胞以分泌囊泡的形式排出的过程。分泌物通常是在粗面内质网中合成，在高尔基复合体中加工，修饰成由质膜包裹的分泌囊泡。当膜外的特殊化学信号作用或膜两侧电位改变时，膜上 Ca^{2+} 通道打开，Ca^{2+} 内流，触发囊泡向细胞膜内侧移动，进而发生融合、破裂，最终将分泌物排出细胞，囊泡膜随即成为细胞膜的组分。神经末梢释放神经递质，外分泌腺分泌酶原颗粒和黏液，内分泌腺分泌激素都属于胞吐过程。

第二节　细胞的跨膜信号转导功能

人体是由许多形态各异、功能不同的细胞所组成。多细胞生物作为一个整体，细胞间必须具备完善的信息传递系统以协调所有细胞的功能活动。细胞间传递信息的物质多达几百种，包括**各种神经递质**（neurotransmitter）、**激素**（hormone）、**细胞因子**（cytokines）、

气体分子（如NO）等。这些细胞外信号物质通称为配体（ligand）。它们通常是由特定的细胞合成和释放，作用于邻近或远距离的靶细胞。从化学结构上看，这些信号物质绝大多数是水溶性的，只能作用于细胞表面的**受体**（receptor）。受体是指存在于细胞膜或细胞内的特殊蛋白质，能特异性识别配体并与之结合，进而诱发生物效应。配体与膜受体结合后还要通过多极的，由信号分子构成的信号特异系统来发挥作用，这种跨膜信号转导系统不仅是简单的信号传递，同时还具有信号放大功能，使少量的细胞间信号分子可以引发靶细胞的显著反应。

要将一个信号跨膜传达到一个细胞内，需要三个方面的配合：①信号分子（配体）；②膜受体及跨膜转导系统；③膜内信号转导途径。根据受体分子结构和信号转导途径不同，跨膜信号转导方式大体可分为四类：①G蛋白偶联受体介导的信号转导；②酶偶联受体介导的信号转导；③离子通道介导的信号转导；④缝隙连接介导的信号转导。

一、G蛋白偶联受体介导的信号转导

（一）参与G蛋白偶联受体信号转导的信号分子

G蛋白偶联受体介导的信号转导是由膜受体（G蛋白偶联受体）、三磷酸鸟苷（GTP）结合蛋白（G蛋白）、G蛋白效应器、第二信使、蛋白激酶等一系列存在于细胞膜、胞浆及核中信号分子的连锁活动来完成的。

1. G蛋白偶联受体　**G蛋白偶联受体**（G protein - linked receptor）分布于所有的真核细胞，是最大的细胞表面受体家族，是一种膜上整合蛋白质，到1998年底，已有300种以上被克隆，包括β肾上腺素能受体、α_2肾上腺素能受体、乙酰胆碱受体、5-羟色胺受体、嗅觉受体、视紫红质以及多数肽类激素的受体。所有的G蛋白偶联受体分子都由一条包含了7次跨膜α螺旋肽链构成，所以也称7次跨膜受体。受体蛋白的胞外部分有与配体结合的位点，胞内部分有与G蛋白结合的位点，当它们与配体结合以后，其共同的作用特点是都要通过G蛋白的介导，进而影响某些酶的活性。

2. G蛋白　**G蛋白**（G protein）是**鸟苷酸结合蛋白**（guanine nucleotide - binding protein）的简称。G蛋白最早由Rodbell、Gilman分离纯化并予命名。G蛋白的发现，是信号跨膜转导机制研究的重大突破，他们因此获得了1994年的诺贝尔奖。G蛋白是偶联受体和效应器的膜蛋白。非活化的G蛋白在膜内是与受体分离的，通常呈三聚体，由α、β、γ三个亚基组成，其中α亚基具有与鸟苷酸结合位点和GTP酶活性，非活化的G蛋白α亚基和二磷酸鸟苷（GDP）相结合。当配体与受体结合后，受体发生构象改变，和G蛋白结合并使之激活。被激活的G蛋白，α亚基对GTP具有高度亲和力，和GTP结合时解离出GDP，进而使三聚体G蛋白分成两部分，即α-GTP复合物和β-γ二聚体。α-GTP复合物可与G蛋白效应器结合，催化胞浆生成第二信使物质，第二信使进而激活蛋白激酶，产生特定的细胞调节功能。当α-GTP复合物与G蛋白的效应器结合后，它的GTP酶也被激活，将GTP分解成GDP，结合GDP的α亚基随即与β-γ二聚体结合成非活化状态的G蛋白。

3. G蛋白效应器　**G蛋白效应器**（G protein effector）有两种，即酶和离子通道。G蛋白调控的酶主要是细胞膜内侧的**腺苷酸环化酶**（adenylate - cyclase，AC）、**磷脂酶C**

(phospholipase C，PLC)，依赖 cGMP 的磷酸二酯酶（phosphodiesterase，PDE），以及磷脂酶 A_2（phospholipase A_2）等，它们都是催化生成或分解第二信使的酶。G 蛋白可直接或间接通过第二信使调控离子通道的活动。

4. 第二信使　通常将细胞外信号分子（即配体）称为第一信使，而配体作用于细胞膜后产生的细胞内信号分子称为第二信使。目前已知的第二信使除了 cAMP 外，还有三磷酸肌醇（IP_3）、二酰甘油（DG）、环一磷酸鸟苷（cGMP）和 Ca^{2+} 等，第二信使的靶蛋白主要是各种蛋白激酶和离子通道。

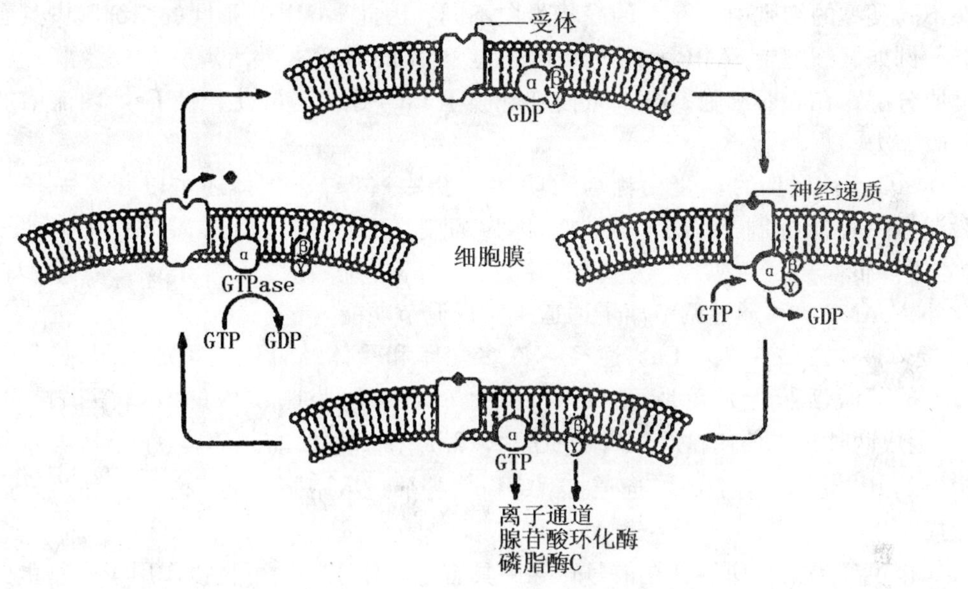

图 2-3　由 G 蛋白偶联受体介导的跨膜信号转导

5. 蛋白激酶　第二信使主要通过激活多种蛋白激酶，使下游蛋白发生磷酸化，从而实现信号转导。目前已知的蛋白激酶有 100 多种，根据它们磷酸化底物蛋白机制的不同可分为两大类：一类是丝氨酸苏氨酸蛋白激酶，它们可使底物蛋白中的丝氨酸或苏氨酸残基磷酸化，占蛋白激酶中的大多数；另一类是酪氨酸蛋白激酶，可使底物蛋白酪氨酸残基磷酸化。许多蛋白激酶是被第二信使激活的，根据激活它们的第二信使，又可分为依赖 cAMP 的蛋白激酶或**蛋白激酶 A**（cAMP-dependent protein kinase，PKA），依赖 Ca^{2+} 的蛋白激酶或称**蛋白激酶 C**（protein Kinase C，PKC），依赖 cGMP 的蛋白激酶或**蛋白激酶 G**（protein kinase G，PKG）。蛋白激酶可将 ATP 分子中的磷酸基团转移至底物蛋白，使其磷酸化。被磷酸化的底物蛋白的电荷量和构象发生变化，导致其生物学特性的变化。蛋白激酶的底物蛋白也可能是一种蛋白激酶。如此便形成下游蛋白瀑布样的依次磷酸化。这种磷酸化反应是可逆的，因为细胞内还有大量的磷酸酶，可使底物蛋白脱磷酸化。因此，当信号分子的作用减弱或去除时，会发生相反的脱磷酸反应。

（二）G 蛋白偶联受体介导的几种主要信号转导方式

1. 受体-G 蛋白-cAMP-PKA 途径　cAMP 是最早确定的第二信使，cAMP 是由膜上的腺苷酸环化酶（AC）环化胞浆内的 ATP 生成的，生成的 cAMP 又可被磷酸二酯酶迅速分解生成5′-AMP。正常情况下，cAMP的生成与分解保持平衡，使胞浆内cAMP浓度保持在10^{-7}M以下。当配体与受体结合后，可使cAMP的水平在几秒钟内改变5倍。具体过程如下：配体和受体结合后，通过构象改变激活G蛋白，G蛋白分成α-GTP复合物和β-γ二聚体，α-GTP复合物使G蛋白效应器AC激活，AC使ATP分解为cAMP。

第二信使cAMP的增多（或减少）仅意味着不同的细胞外信号转换成了细胞浆中的化学信号，它们通常还要通过细胞内的信号转导系统才能影响细胞的功能。多数情况下，它们首先是激活胞浆中的蛋白激酶，蛋白激酶A（PKA）就是cAMP的主要的效应器酶。

在不同类型的细胞中，PKA的底物蛋白不同，因此cAMP在不同的靶细胞中具有不同的功能。例如肝细胞中cAMP水平升高可通过PKA的激活去激活磷酸化酶激酶，后者促使肝糖原分解；在心肌细胞，PKA可使细胞膜上Ca^{2+}通道磷酸化，使Ca^{2+}内流增加，增强心肌收缩力。

可使AC活性增加的G蛋白称为激动性G蛋白（Gs）。配体还可以和另一些受体结合，激活另一种能抑制AC的G蛋白，称为抑制性G蛋白（Gi），Gi使AC活性下降，cAMP水平降低。

此外，cAMP也可通过调节离子通道来实现调节功能。

2. 受体-G蛋白-IP_3-Ca^{2+}途径 许多配体和受体结合以后可激活另一种G蛋白（Gq），Gq可激活膜上的磷脂酶C（PLC），PLC水解膜脂质中的二磷酸磷酯酰肌醇（PIP_2）生成两种第二信使物质三磷酸肌醇（IP_3）和二酰甘油（DG）。IP_3与内质网或肌浆网膜上的IP_3受体结合，Ca^{2+}通道打开，Ca^{2+}释放进入胞浆，胞浆内Ca^{2+}浓度升高发挥生物效应。

Ca^{2+}也可作为第二信使，在信号转导中具有重要作用，它可直接作用于底物蛋白发挥调节作用，细胞内与Ca^{2+}结合的蛋白统称为钙结合蛋白，例如在骨骼肌中，Ca^{2+}和肌钙蛋白结合可引起肌肉收缩；更多的场合，Ca^{2+}是和胞浆中**钙调蛋白（calmodulin，CaM）**结合生成复合物而参与调节许多生理过程。

3. 受体-G蛋白-DG-PKC途径 上述Gq偶联的膜受体激活PLC生成IP_3和DG，IP_3进入胞浆并诱发胞浆Ca^{2+}升高已如上述，留在膜内表面的DG作用于胞浆中的蛋白激酶C（PKC）使之激活，PKC有多种亚型，它们广泛分布于各种组织细胞。活化的PKC可使底物蛋白磷酸化，产生多种生物效应。

4. 受体-G蛋白-离子通道途径 少数G蛋白可直接调节离子通道的活动，例如心肌细胞膜上的M受体和ACh结合后可激活Gi，Gi活化后生成的α-GTP复合物和β-γ二聚体都能激活ACh门控K^+通道。更多情况下G蛋白是通过第二信使调节离子通道的活动的，例如通过cAMP或Ca^{2+}调节离子通道。

G蛋白功能的丧失或亢进与许多疾病有关。例如假性甲状旁腺功能低下就是由于病人甲状旁腺激素的靶细胞膜上的G蛋白不能对激素和受体的结合产生反应，临床上出现甲状旁腺功能低下的症状，但病人血浆中甲状旁腺激素浓度并不降低。最近还发现约40%的垂体生长激素瘤的病人，也是由于G蛋白的α亚基上的自身GTP酶活性降低，导致激活后不易失活，使AC持续激活，最终使胞内cAMP水平显著升高，可达正常25倍以上，过分增高的cAMP可刺激垂体生长激素细胞的增生致肿瘤形成。

二、酶偶联受体介导的信号转导

酶偶联受体也是一种跨膜蛋白，但与 G 蛋白偶联受体 7 次跨膜不同，它只有 1 次跨膜。它结合配体的结构域在细胞膜的外表面，而面向胞质的结构域或具有酶活性，或能和酶分子结合。酶偶联受体主要分为 3 类：一类为具有酪氨酸激酶受体，第二类为结合酪氨酸激酶受体，第三类为鸟苷酸环化酶受体。

（一）具有酪氨酸激酶受体介导的信号转导

该受体是膜上的整合蛋白，膜外侧有与配体结合的受体位点，而伸入胞浆的一端具有酪氨酸激酶的结构域，因而称之为具有酪氨酸激酶的受体（tyrosine kinase receptor）或受体酪氨酸激酶（receptor tyrosine kinase）。当配体与受体结合后，酪氨酸激酶被激活，导致受体自身或细胞内靶蛋白的磷酸化。这一过程与 G 蛋白无关。大部分生长因子和一部分肽类激素都是通过此途径最终将信号转至细胞核，从而引起基因转录的改变，影响细胞的生长和增殖。

（二）结合酪氨酸激酶的受体

受体分子中没有酪氨酸激酶的结构域，但是一旦配体与之结合而被激活后，就可与细胞内的酪氨酸激酶结合被使之激活，通过对自身或底物蛋白的磷酸化作用把信号转入细胞内，引起细胞内生物效应。促红细胞生成素受体、生长素和催乳素受体，以及许多细胞因子和干扰素等的受体都属于这类受体。

（三）鸟苷酸环化酶受体介导的信号转导

这种受体膜外侧有与配体结合位点，膜内侧有鸟苷酸环化酶（guanylyl cyclase，GC）结构域。一旦配体与受体结合，GC 的活性增加，GC 催化 GTP 生成 cGMP，cGMP 进而结合并激活 cGMP 依赖的蛋白激酶 G（PKG），PKG 使底物蛋白磷酸化。鸟苷酸环化酶受体的一个重要配体是心房钠尿肽（atrial natriuretic peptide，ANP）。ANP 是由心房肌合成和释放的一类多肽，可刺激肾脏排钠和水，并使血管平滑肌舒张。

一氧化氮（nitric oxide，NO）是 20 世纪 80 年代后期发现的一种气体信息分子，NO 的受体也是一种 GC，但这种 GC 存在于胞浆，称为可溶性 GC。NO 作用于可溶性 GC，使胞浆内 cGMP 浓度和 PKG 的活性升高，引起相应的细胞反应。科学杂志（science）将 NO 评为 1992 年的年度分子。1998 年诺贝尔奖授于美国三位药理学家，表彰他们发现 NO 是心血管系统的信号分子。

三、离子通道型受体介导的信号转导

有些受体本身就是离子通道，属于一种化学门控通道。它们接受的化学信号绝大多数是神经递质。例如骨骼肌上 N_2 型 ACh 受体激活后，引起 Na^+ 和 K^+ 的跨膜流动，Na^+ 和 K^+ 经通道的跨膜流动引起膜的去极化，产生终板电位，引起终板膜周围肌膜的兴奋和肌细胞的收缩；神经元膜上的 A 型 γ－氨基酸受体是 Cl^- 通道，神经元细胞膜上 A 型 γ－氨基酸受体与配体结合后，引起 Cl^- 通是开放，Cl^- 内流使膜产生抑制性突触后电位，进而引起神经元的抑制。

电压门控通道和机械门控通道实际上是接受电信号和机械信号的受体，通过通道的开闭和离子跨膜流动把信号传递到内部。例如心肌细胞膜上 L 型 Ca^{2+} 通道是一种电压门控通道，发生动作电位时，膜的去极化可激活 Ca^{2+} 通道，Ca^{2+} 内流后作为第二信使，进一步激活肌浆网的 Ca^{2+} 释放，引起胞浆 Ca^{2+} 浓度的升高和肌细胞的收缩，从而实现信息的跨膜转导。神经末梢的电压门控 Ca^{2+} 通道，可被沿神经纤维传来的动作电位激活，内流的 Ca^{2+} 作为细胞内信号，可进一步触发神经末梢内囊泡释放。对血管壁的牵张刺激（如血压升高）可激活平滑肌细胞膜上的机械门控通道，通道的开放有助于 Ca^{2+} 进入内皮细胞，胞内增多的 Ca^{2+} 作为第二信使，进一步引起血管收缩，从而实现管壁牵张刺激信号的跨膜转导。

四、缝隙连接介导的跨膜转导

在相邻细胞的紧密连接处，存在着一种缝隙连接（gap junction）的结构，相邻细胞的膜上整齐排列着许多蛋白颗粒，每个颗粒都是由 6 个蛋白质亚基构成的 6 聚体蛋白质，中间围绕一个水相孔道。这种蛋白质颗粒和水相孔道在相邻细胞膜上两两对接，形成了沟通两细胞胞浆的细胞间通道，但不与细胞间隙液相通，这种缝隙连接可允许电解质、氨基酸、葡萄糖和核苷酸等分子量小于 1kD 或分子直径小于 1nm 的物质通过。缝隙连接广泛存在于心肌细胞、肠平滑肌细胞、肝细胞、晶状体细胞和神经细胞之间。这是功能相同又紧密连接的一组细胞之间进行物质交换的通道，是其进行同步性活动的基础。

第三节　细胞的生物电现象

人类很早就注意到了生物电现象。但对于生物电现象的研究，只能在对电的一般规律和本质有所了解，又有了精密的电测量仪器以后才有了可能。目前已经知道，人体和各器官所表现的电现象，是以细胞水平的生物电现象为基础的。临床医学上进行的心电图、脑电图、肌电图、视网膜电图、胃肠电图等的无创检测，已经成为发现、诊断和预后疾病进程和治疗效果的重要手段。

一、生物电现象的观察和记录方法

生物电是微弱的电信号，特别是单细胞的生物电，近代生理学研究采用示波器和微电极，实现了对单细胞的电信号测量。

（一）阴极射线示波器

阴极射线示波器的工作原理首先是由电子枪发射电子束，电子束经水平偏转板的作用后在荧光屏上作水平扫描，而细胞的生物电信号经放大器放大后接到示波器的垂直偏转板。这样，细胞的电信号就可使电子束在垂直方向运动。由于电子的带电量小，质量小，因而惰性小。用示波器可以记录微弱的、变化迅速的电变化。根据电子束在荧光屏上形成的光点轨迹，可以比较精确地记录和测量细胞的生物电变化。

（二）微电极

如果要从细胞水平研究生物电现象，须用微电极（microelectrode）。微电极的尖端直径小于1μm，当其插入细胞时不会破坏细胞，不影响细胞的正常活动，能记录单一细胞的电变化。

最近几十年，计算机和相关软件以及电测量仪器的精密化（如生物信号记录处理系统），使生物电变化的测量和分析更精细、更客观、更方便。

（三）电压钳技术

20世纪50年代以后，在微电极的基础上发展了电压钳技术（voltage clamp technique），该技术是在固定膜电位于一定水平时记录膜的生物电变化。利用电压钳技术，研究了枪乌贼巨大神经轴突的跨膜Na^+电流和K^+电流的时间依赖性和电压依赖性，对生物电产生的离子学说，提供了实验依据。

（四）膜片钳技术

电压钳技术只能测量含有大量离子通道的膜电流，20世纪70年代以后，在电压钳技术的基础上发展了膜片钳技术（patch clamp technique），即在玻璃微电极尖端用负压吸紧一小片质膜，使其与周围的膜形成电学隔离，这一小片膜中可能只含有一个或数个离子通道，在此基础上固定膜电位，可记录单个离子通道的离子电流，从而使生物电现象的观察进入了分子水平。

二、细胞的跨膜静息电位和动作电位

细胞水平的生物电现象主要有两种表现形式，一是在安静时的静息电位和受到刺激时的动作电位。

（一）细胞的跨膜静息电位

细胞在安静时，存在于细胞膜内外两侧的电位差，称为跨膜静息电位或静息电位（resting potential，RP），绝大多数动物细胞的静息电位都表现为膜内较膜外为负。通常规定膜外电位为零，则膜内电位大都在 -10 ~ -100mV之间。例如高等动物的神经和肌肉细胞静息电位值为 -70 ~ -90mV，人的红细胞静息电位值约为 -10mV。静息电位在大多数细胞是一种稳定的直流电位（一些有自律性的心肌细胞和胃肠平滑肌细胞例外），只要细胞未受到外来刺激而且保持正常的新陈代谢，静息电位就稳定在某一相对恒定水平。

为了说明静息电位的存在和可能出现的变化，人们使用了一些单纯描述两侧电荷分布状态的术语。例如静息电位存在时膜两侧的内负外正状态称为膜的极化状态（polarization），膜电位向负值加大的方向变化时，称为膜的超极化（hyperpolarization）；相反，如果膜电位向负值减少的方向变化，称为去极化或除极化（depolarization）；细胞先发生去极化，然后再向静息电位方向恢复的过程，称为复极化（repolarization）。

（二）静息电位产生原理

早在1902年，Bernstein就提出膜学说以解释静息电位的产生原理。他根据细胞膜两侧带电离子的不同浓度和运动来说明静息电位的产生。细胞内的K^+比细胞外多，安静时膜只对K^+有通透性，K^+的跨膜扩散导致膜外有扩散出去的正离子，膜内侧面有留下的负离子，形成内负外正的极化状态。膜学说为理解生物电的产生机制开辟了正确的途径，但在当时和其后的相当一段时间，人们还没有技术来测定单一细胞的电变化，因此，膜学说长期未得到实验的证实，直到20世纪40年代，生物学家Young发现了软体动物枪乌贼的巨大神经轴突直径可达1mm，Hodgkin等开始利用直径为0.1mm的记录电极纵向插入枪乌贼巨大神经轴突的断端，另一电极置于细胞浸浴的海水中，在两个电极之间第一次记录到膜内外的内负外正的电位差。将实验直接测到的数值与理论计算的K^+平衡电位相比较，发现两者非常接近，这就证明了经典的膜学说假设。静息电位的形成可归纳为以下几点：

1. 细胞内外的离子分布很不均匀 由于Na^+-K^+泵的主动转运，细胞外有较多的Na^+和Cl^-；膜内有较多的K^+和带负电荷的有机大分子。据测定，各类细胞Na^+浓度膜外约为膜内的十几倍，而膜内的K^+约为膜外的几十倍。因此细胞膜两侧各种离子的不均衡分布形成不同离子的浓度差，为离子被动跨膜移动提供了势能贮备。

2. 安静时细胞膜只对K^+有通透性 由于膜安静时只允许K^+由膜内向膜外扩散，当K^+向膜外扩散时，膜内带负电的大分子有机物由于细胞膜对它几乎不通透而留在细胞内。这样，随着K^+的外移，膜外正电荷增多，电位升高，膜的两侧就产生了电位差，膜外带正电，膜内带负电。K^+外出得越多，膜两侧的电位差越大。然而，K^+外出形成的内负外正的电位差是一个阻止K^+外出的力量，因此，K^+的外出随着K^+外出数量的增多变得困难。当浓度差（促使K^+外流的动力）和电位差（阻止K^+外流的阻力）使K^+移动的效应达到平衡时，K^+的跨膜净通量为零。于是，由于K^+外出所造成的膜两侧的电位差也稳定于某一数值。这种内负外正的电位差称为K^+的平衡电位（K^+ equilibrium potential，E_k）。根据Nernst公式，K^+的平衡电位（E_k）的数值与膜两侧的原有K^+浓度有关，即

$$E_K=\frac{R\cdot T}{Z\cdot F}\cdot In\frac{[K^+]_o}{[K^+]_i}$$

式中E_K表示K^+的平衡电位，R是气体常数，T为绝对温度，Z是离子的化合价，F是法拉弟（Farady）常数，$[K^+]_O$和$[K^+]_i$分别表示膜外和膜内K^+的浓度，若室温以27℃计算，再把自然对数转换为常用对数，则上式可简化成：

$$E_K=0.0595log\frac{[K^+]_o}{[K^+]_i}\ (V)$$

$$=59.5\log\frac{[K^+]_O}{[K^+]_i}\ (mV)$$

如果细胞膜真的是一种只对K^+有通透性的半透膜，那么静息电位就应该等于E_k。由Nernst公式计算得到的K^+平衡电位，与实际测得的静息电位数值非常接近，由此证明，安静时膜两侧形成的静息电位主要是由K^+外流所形成的。为了进一步证明这一点，生物

学家们在实验中人为地改变细胞外液中的 K^+ 的浓度，使 $\frac{[K^+]_o}{[K^+]_i}$ 发生变化，结果静息电位的数值也发生相应的变化，而且这一变化与根据 Nernst 公式计算的值基本一致。由此可知，大多数细胞的静息电位主要是由细胞内的 K^+ 外流所产生。

通常静息电位比用 Nernst 公式计算的 K^+ 平衡电位的理论值要小一些。实验已经证明，这主要是膜在安静时不仅对 K^+ 有通透性，而且对 Na^+ 也有较小的通透性（约为 K^+ 通透性的 1/100～1/50），Na^+ 的内流将会抵消一部分 K^+ 外流所形成的膜内负电位。

3. 细胞膜 Na^+-K^+ 泵的作用　钠钾泵除了在膜内、外离子不均匀分布形成中具有关键作用外，它活动时的生电作用也会直接影响静息电位。钠钾泵每分解一个 ATP，能排出 3 个 Na^+ 和摄入 2 个 K^+，这就使膜外多了一个正电荷，因此其活动是生电性的，会使细胞膜超极化，钠泵活动的生电作用对静息电位的影响随细胞的种类和状态不同而有很大差异，可变动于 2～16mV。

总结上述静息电位的形成机制，可知静息电位的形成主要与以下因素有关：①钠钾泵活动造成膜内外离子的不同分布，膜内 K^+ 约是膜外 K^+ 的几十倍。②安静时膜主要对 K^+ 有通透性，K^+ 有可能顺浓度差外出，K^+ 外出所形成的 K^+ 平衡电位非常接近于实测的静息电位。③钠钾泵活动的生电作用对静息电位的形成有一定影响。

（三）细胞的动作电位

当神经或肌肉细胞受到一次短促的人工刺激（如电刺激）时，只要刺激达到一定的强度，细胞膜在原有静息电位的基础上就会发生一次迅速而短暂的电位波动，称为动作电位（action potential，AP）。例如神经细胞发生动作电位时，膜电位从 -90mV 迅速减小直至消失（去极化），进一步出现膜两侧电位极性倒转，升至 +20～+40mV（反极化或超射）。然而这种膜电位极性倒转现象只是暂时的，它很快就恢复到安静时的内负外正的极化状态，即静息电位的水平（复极化）。动作电位的整个幅值约为 110～130mV。在示波器上显示的动作电位曲线分为上升支和下降支。上升支又称去极相，下降支又称复极相（图 2-4）。

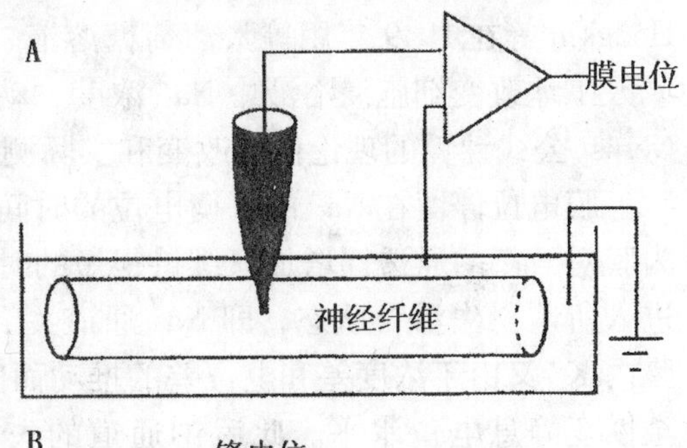

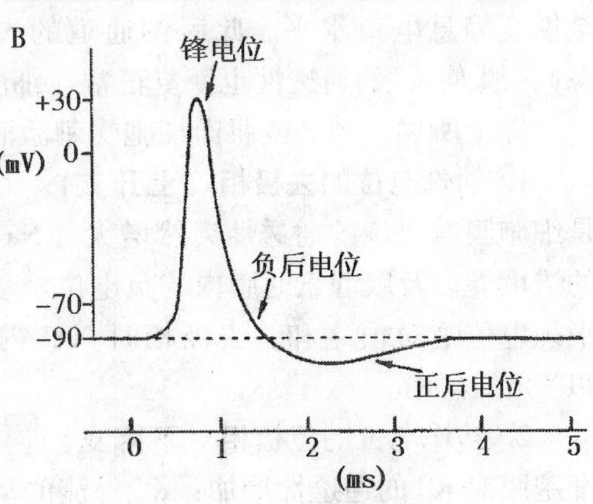

图 2-4　神经细胞的动作电位

各种可兴奋细胞的动作电位都由去极相和复极相组成，但是它们的形状、幅度和持续时间各不相同。例如神经纤维的动作电位一般仅持续 0.5～2.0ms，呈尖锋状，也称锋电位（spike potential）。在锋电位的下降支恢复到静息电位水平以前，膜电位还要经历一段微小而缓慢的波动，称为后电位（after-potential），后电位包括小于静息电位的部分，称为负后电位（negative after-potential），或去极化后电位；后面大于静息电位的部分，称为正后电位（positive after-potential）或超极化后电位。

（四）动作电位产生原理

Hodgkin 等根据细胞发生动作电位时膜内不仅出现负电位的消失，而且还要产生一定数值的正电位，设想膜在受刺激时可能发生了 Na^+ 通透性突然增大，以致 Na^+ 大量内流而造成膜电位迅速上升。这一设想首先在枪乌贼的巨大神经轴突被证实。由于膜外 Na^+ 浓度大于膜内，它本来就有被动向膜内扩散的趋势，而且静息时膜内存在着负电位，这种电场力也吸引 Na^+ 内流，只是膜在安静时相对地对 Na^+ 不通透，Na^+ 内流才不能实现。因此，一旦膜对 Na^+ 的通透性由于 Na^+ 通道的开放而增加时，大量的 Na^+ 迅速流入膜内，膜内负电荷将因正电荷的进入而迅速被抵消，进而使膜内出现正电位，直到膜内正电位增大到足以对抗由浓度差所致的 Na^+ 内流，于是由浓度差引起的 Na^+ 内流动力与膜内正电位产生的对 Na^+ 内流的阻力达到一个新的平衡点，显然，此时的跨膜电位应相当于 Na^+ 的平衡电位，也可以根据 Nernst 公式进行计算。实验证明，动作电位出现时所能达到的膜内正电位值（即超射值），差不多相当于根据 Nernst 公式计算的结果，这说明，动作电位的上升支即去极相的出现，是由于刺激引起了膜对 Na^+ 的通透性突然增大的结果。

膜内外 Na^+ 浓度之比决定锋电位幅度或超射值的推论，也从实验中得到了证实。Hodgkin 等在 1949 年用等张葡萄糖溶液、蔗糖或氯化胆碱替代主要含 NaCl 的细胞外液，或人工地改变细胞浸浴液中 Na^+ 浓度，动作电位的改变都与 Na^+ 被替代的程度成正比。用 Nernst 公式计算的理论值的改变和实际测到的动作电位幅度改变非常接近。

膜电位停留在 Na^+ 的平衡电位的时间极短，随后很快出现动作电位的复极相，这是因为膜对 Na^+ 的通透性增加只维持很短的时间，即膜上 Na^+ 通道开放的时间很短，它很快就进入所谓“失活”状态，即 Na^+ 通道关闭，并且这时膜又出现了 K^+ 通透性的升高，于是膜内 K^+ 又由于浓度差和电位差的推动而向膜外扩散，使膜内电位由正值向负值发展，直至恢复静息电位水平。此后钠通道的失活状态解除，恢复到可被激活状态（即备用状态），膜对 K^+ 的通透性也恢复正常，细胞又能接受新的刺激。

综上所述，神经或肌肉细胞受刺激而发生动作电位时，动作电位的发生原理如下：

1. 动作电位的去极相（上升支） 主要由细胞外 Na^+ 内流而产生。Na^+ 内流的条件是细胞膜对 Na^+ 的通透性突然增大（Na^+ 通道大量打开）；Na^+ 内流的动力是膜内外 Na^+ 的浓度差以及膜静息时膜内的负电位。动作电位的幅度相当于静息电位的绝对值与 Na^+ 的平衡电位绝对值之和。去极相时 Na^+ 内流可被 Na^+ 通道阻滞剂河豚毒素（tetrodotoxin，TTX）所阻断。

2. 动作电位的复极相（下降支） 主要由细胞内 K^+ 外流而产生。K^+ 外流的条件是细胞膜对 K^+ 的通透性增加；K^+ 外流的动力是膜内外的 K^+ 浓度差以及超射时的膜内正电位。K^+ 的外流使膜电位由反极化状态恢复到原先静息电位的水平。复极相 K^+ 外流可被 K^+ 通道阻滞剂四乙胺（tetraethylammonium，TEA）所阻断。

3. 动作电位后膜内外离子的恢复 每发生一次动作电位，膜电位出现一次波动后虽然恢复到原先的静息电位水平，但出现了膜内 Na^+ 的增加和 K^+ 的减少。虽然变化的值很小（据估计，神经纤维每兴奋一次，进入细胞内的 Na^+ 大约使膜内 Na^+ 浓度增加 1/80000），但仍然刺激膜上的钠泵，使其活性增加，将动作电位期间内流的 Na^+ 运出细胞，外出的K^+摄入细胞，使膜内外的离子浓度恢复到安静时的水平。

离子通道是细胞电活动的分子基础，也是许多药物作用的靶点。临床上使用的局部麻醉剂多属于Na^+通道阻断剂，通过阻断神经纤维上的兴奋传导，发挥局部麻醉作用；抗心律失常药也大多是各种离子的阻断剂，如Ⅰ类抗心律失常药是Na^+通道阻断剂，Ⅲ类抗心律失常药是K^+通道阻断剂，Ⅳ类抗心律失常药是Ca^{2+}通道阻断剂，许多抗高血压药物属于Ca^{2+}通道阻断剂或K^+通道激动剂。此外，离子通道也是一些病理因素作用的靶点，例如老年性痴呆的病人脑组织中β-淀粉样蛋白可引发神经元Ca^{2+}通道开放，造成神经元内Ca^{2+}过分增高产生毒性作用。

三、动作电位的引起和传导机制

（一）兴奋和兴奋性

在经典生理学中，我们将环境变化引起的生物体内部的代谢改变和活动称为**反应**（**response**），把能引起生物体发生反应的环境变化称为**刺激**（**stimulus**）。生物体对刺激引起的反应有两种表现形式，一种由相对静止变为活动，或由比较弱的活动变为强的活动，称为**兴奋**（**excitation**）；另一种是从活动状态转变为相对静止，或由较强的活动变为弱的活动，称为**抑制**（**inhibition**）。生物体（细胞、组织或有机体）对刺激发生反应的能力称为**兴奋性**（**excitability**），兴奋性被认为是各种活的生物体共同的基本特性。

随着生理学研究深入到细胞、分子水平，人们对兴奋和兴奋性的概念有了进一步的深入认识。神经、肌肉、腺体对刺激的反应表现特别明显，我们习惯上称其为可兴奋组织（可兴奋细胞）。三种可兴奋组织在受刺激时虽有不同的外部表现，但在发生这些外部表现前，细胞膜都要出现一个共同的膜电位变化，即动作电位。既然动作电位是可兴奋细胞受刺激时发生反应的共同特征性表现，它是细胞表现其功能的触发因素，因此，在近代生理学术语中，兴奋性被理解为细胞在受刺激时产生动作电位的能力（或特性），而兴奋就指产生动作电位的过程，兴奋可作为动作电位的同义词使用。

（二）刺激引起兴奋的条件

实验证明，并不是任何刺激都能引起组织细胞的兴奋。作为刺激，一般应具备三个条件，即一定的强度、一定的持续时间以及一定的强度时间变化率。这三个参数是相互影响的。通常刺激的强度较大时，所需要的刺激持续时间比较短；而刺激强度较小时，需要较长的刺激时间。但当刺激强度低于某一临界值时，即使刺激时间无限长，也不能引起细胞兴奋；同样，当刺激持续时间小于某一值时，无论强度多大都不能引起细胞兴奋。

在用神经和肌肉组织进行实验时，我们经常采用方波电脉冲电刺激。由于每个方波上升支的斜率相同，可以认为该刺激的强度-时间变化率都是相同的，我们再将刺激的作用时间即方波的波宽固定，就可以观察不同的刺激强度对细胞兴奋性的影响。我们将刺激作用时间和强度-时间变化率都固定不变的条件下，能引起组织细胞兴奋所需的最小刺激强度，称为阈值（强度阈值）。达到这种强度的刺激称为阈刺激。阈值大，表示组织细胞兴奋性低；阈值小，表示兴奋性高。强度小于阈值的刺激称为阈下刺激，强度大于阈值的刺激称为阈上刺激，单个阈下刺激不能引起组织细胞的兴奋。

（三）阈电位

当刺激强度等于或大于阈值时，膜电位去极化达到某一临界值，此时出现膜上的Na^+通道大量开放，Na^+大量内流而产生动作电位。引起Na^+通道大量开放的膜电位的这个临界值称为阈电位。这里需要区别阈刺激和阈电位两个不同的概念。阈刺激是从外部加给细胞的刺激，而阈电位是细胞本身膜电位的数值。阈刺激和阈电位都能反映细胞的兴奋性。

阈电位一般比静息电位的绝对值小10～20mV，例如神经和肌肉细胞，阈电位为－50～－70mV。因而我们可以这样来理解阈刺激，即使组织细胞的静息电位变化到阈电位的最小刺激。当我们用一个直流电对细胞进行细胞外刺激时，阴极下方发生动作电位，阳极下方不发生动作电位，那是因为当电流通过时，由于细胞膜具有一定的电阻，阴极下电流由膜内流向膜外，产生一个内正外负的电压降，这个电压降与原来的内负外正的电位差相反，从而使静息电位向阈电位转化；反之，阳极下方静息电位向超极化的方向变化，不出现动作电位。

（四）兴奋在同一细胞上的传导

可兴奋细胞的细胞膜任何一处发生动作电位，都可以沿着细胞膜向周围扩布，使整个细胞膜都依次产生一次同样的电位波动，我们称为兴奋在同一细胞上的传导。

细胞膜安静时是内负外正状态，而发生兴奋的部位发生了电位的反转，变成了内正外负，这样，膜的兴奋部位与邻近的静息部位之间存在着电位差，电位差驱使带电离子流动形成局部电流。膜内，正电荷由兴奋部位流向静息部位；膜外，正电荷由静息部位移向兴奋部位。静息部位在局部电流的刺激下，发生去极化，当膜电位减小到阈电位时，该静息部位即可爆发动作电位。于是兴奋由最初部位传导到邻近部位，这个过程可在膜上连续进行下去，使整个细胞膜都依次发生兴奋。神经细胞、骨骼肌细胞和心肌细胞都是以这种方式进行兴奋传导。但有髓鞘的神经纤维的轴突外面由神经胶质细胞多层包裹，只有在神经胶质细胞之间的间隙（朗飞氏结）才有轴突膜的裸露，才允许离子的跨膜移动。因此，兴奋只能通过朗飞氏结处发生，这种传导称为跳跃传导（saltatory conduction）。有髓鞘神经纤维和跳跃传导是生物进化的产物。在无脊椎动物，提高兴奋传导速度的方式是增加轴突的直径，例如枪乌贼有直径大到1mm的巨大神经轴突；而高等动物则是增加轴突的髓鞘来提高传导速度；在有髓鞘的神经纤维，最高的传导速度可达100m/s以上。跳跃传导的速度快，进出轴突膜的离子数量少，兴奋传导经济而高效。

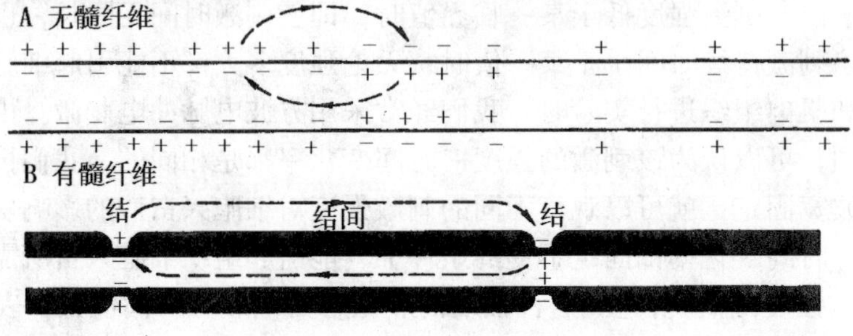

图2－5 神经纤维上的兴奋传导

案例联系：

河豚毒素（tetrodotoxin，TTX）是最早发现的海洋生物毒素之一，是由鱼类分离提取的非蛋白剧毒毒素，毒性剧烈，性质稳定，国内外每年都有不少因食河豚鱼中毒而死亡者，国外已能人工化学合成。河豚毒素是细胞膜钠离子通道选择性阻断剂。细胞膜钠离子通道的阻断，阻滞钠离子通过细胞膜，可兴奋细胞的动作电位不能发生，从而抑制甚至阻断了神经系统的活动，血管中枢和呼吸中枢麻痹，可引起血压下降，脉搏迟缓；阻断神经－肌肉的传导过程，导致神经肌肉活动障碍，由于呼吸中枢麻痹和呼吸肌收缩停止，最终因呼吸停止和循环衰竭而死亡。河豚毒素是神经细胞膜药物研究的标准工具药，临床上已用作局部麻醉药，用于治疗各种神经肌肉痛；创伤及癌痛、肠胃及破伤风痉挛等。

（五）阈下刺激、局部反应及其总和

单个阈下刺激是不能引起动作电位的，但单个阈下刺激并不是对膜毫无影响，它可使受刺激局部细胞膜的少量 Na^+ 通道激活，膜对 Na^+ 的通透性轻度增加，少量 Na^+ 内流或直接的电刺激使静息电位有所减小。由于这种电变化较小，不能产生动作电位，只局限在受刺激局部，称为**局部反应（local excitation）**或局部兴奋。但它可使膜电位距离阈电位的差值减小，如果这时膜再受到刺激，就比较容易达到阈电位而发生兴奋。因此，局部反应可以提高细胞膜的兴奋性。

局部反应的特点有：①局部反应随刺激的增强而增大，不表现“全或无”特征；②局限于受刺激的局部，以电紧张的方式向临近细胞膜扩布；③局部反应没有不应期，能持续短暂时间；④几个阈下刺激所引起的局部反应可以互相叠加，称为总和。如果在细胞膜的同一部位先后给予两个阈下刺激，当第一个阈下刺激引起的局部反应尚未消失前，紧接着给予第二个阈下刺激，所引起的局部反应可与第一个局部反应叠加起来，这种局部反应的总和，称为时间总和（temporal summation）；如果在细胞膜相邻的两个部位同时分别给予阈下刺激，这两个相邻的局部反应也可以叠加起来，这种局部反应的总和，称为空间总和（spatial summation）。当局部反应经过总和使静息电位减小到阈电位时，细胞膜便可产生一次动作电位。

（六）细胞兴奋过程中兴奋性变化

细胞受刺激而发生动作电位时，其兴奋性会发生一系列的变化，经历一个周期性变化过程。以神经细胞动作电位为例，假设神经细胞的静息电位为 -90mV，从去极化开始，到复极化至 -60mV 之间，无论多大的刺激均不能使之产生第二次兴奋，细胞的兴奋性为零，称为绝对不应期。从 -60mV 复极到 -80mV 之间，需要强度超过阈值的刺激才能引起第二次兴奋，说明细胞的兴奋性有所恢复，但比原来的兴奋性低，这一时期称为相对不应期。相对不应期之后，兴奋性又稍高于正常，此时，只要给予一个阈下刺激也可能引起新的兴奋，这一时期称为超常期，相当于复极化 -80mV 到 -90mV 之间。最后，细胞的兴奋性又转入低于正常的时期，称低常期，相当于动作电位波形曲线的正后电位时期。各个时期的持续时间，不同组织细胞有很大差异，神经纤维或骨骼肌细胞，绝对不应期只有 0.5～2.0ms，而心肌细胞则可达 200～400ms。绝对不应期的长短，决定了组织细胞在单位时间内所能接受刺激产生兴奋的次数。

细胞兴奋及恢复过程中的兴奋性周期性变化的原理，目前用细胞膜的离子通道机制来解释。绝对不应期时正是 Na^+ 通道开放后失活的时期；相对不应期中，Na^+ 通道正从失活

状态转变为预备状态，但尚未全部恢复，因此需要较强的刺激才能引起兴奋。超常期处于负后电位的时期，此时 Na^+ 通道已基本恢复到预备状态，但由于此时膜电位更接近阈电位水平，故有较高的兴奋性；低常期处于正后电位时期，此时膜呈超极化状态，离阈电位水平较远，故兴奋性低于正常。

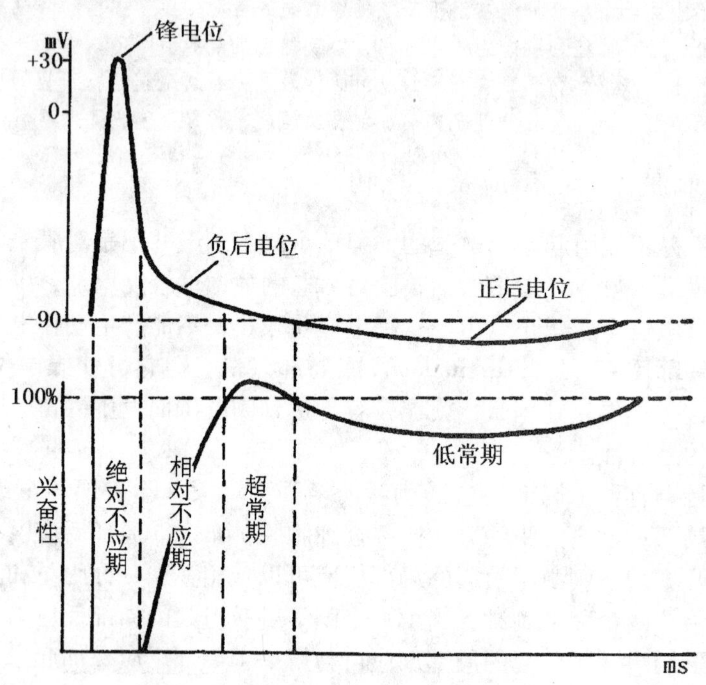

图 2－6　细胞兴奋过程中兴奋性的周期性变化

第四节　肌细胞的收缩

一、骨骼肌

人体各种躯体运动，都靠骨骼肌的收缩来完成。骨骼肌是体内重量最大的组织，约占体重的 40%。骨骼肌的两端分别附着在两块或多块骨上。中间至少跨越一个关节。骨骼肌的收缩会牵动骨骼使关节弯曲、伸直或旋转，完成各种形式的躯体运动。每块骨骼肌都是由大量互相平行的肌纤维及它们所附着的肌腱构成的。在正常情况下，骨骼肌纤维的收缩完全是由支配它的躯体运动神经兴奋引起的，骨骼肌细胞本身不会自发兴奋和收缩。

（一）骨骼肌的微细结构

骨骼肌由大量成束的肌纤维构成。每一条肌纤维就是一个肌细胞。每个肌细胞在结构上最突出之处是含有大量的肌原纤维和丰富的肌管系统。

1. 肌原纤维和肌小节　肌原纤维直径为 1～2μm，纵贯肌纤维全长，并列排列的各肌原纤维的全长呈现出规则的明带和暗带交替排列现象，使肌细胞在光学显微镜下呈现横纹的外观，因而骨骼肌也称为横纹肌。暗带的宽度是不变的，不论肌肉在静止、被动拉长或进行收缩时，它都保持在1.5~1.6μm的长度。在暗带中央，有一段相对透明的区域，称H带。H带和明带的长度都随肌肉所处状态而变化，肌肉收缩时，二者变窄；而肌肉被拉长时，二者均变宽。H带中央有一条横向的暗线，称M线。在明带的中央有一条横向的暗线，称Z线。相邻两条Z线之间的区域，称肌小节，是肌肉收缩和舒张的最基本单位。每个肌小节包含位于中间的暗带和其两端各1/2的明带，由于明带的长度可变，肌小节的长度在不同情况下可变动于1.5~3.5μm之间。通常在骨骼肌安静时，肌小节的长度为2.0~2.2μm。电子显微镜下可以发现，肌小节的明带和暗带包含有许多更细的、纵向排列的丝状结构，称为肌丝。暗带所含的肌丝较粗，直径约10nm，长度约1.6μm，与暗带长度相同，M线就是把成束的粗肌丝固定在一起的结构。明带中肌丝较细，直径约5nm，称为细肌丝，它们由Z线向两侧明带伸出，每侧的长度都是1.0μm。在肌小节长度小于3.5~3.6μm的情况下，细肌丝的游离端必然有一段要伸入暗带，和粗肌丝处于彼此交错的状态（图2-7）。如果由两侧Z线伸入暗带的细肌丝达不到M线，就形成了H带。当肌肉被拉长时，肌小节长度增大，这时细肌丝由暗带交错区拉出，使明带长度增大，H带也相应增宽。

从肌原纤维的横断面上可以看出，粗、细肌丝在空间上呈相互规则排列。在粗、细肌丝相交错的位置，一条粗肌丝周围被6条细肌丝包围，而一条细肌丝周围有三条粗肌丝包绕，这种几何形状排列为粗、细肌丝的相互作用提供了力学基础。

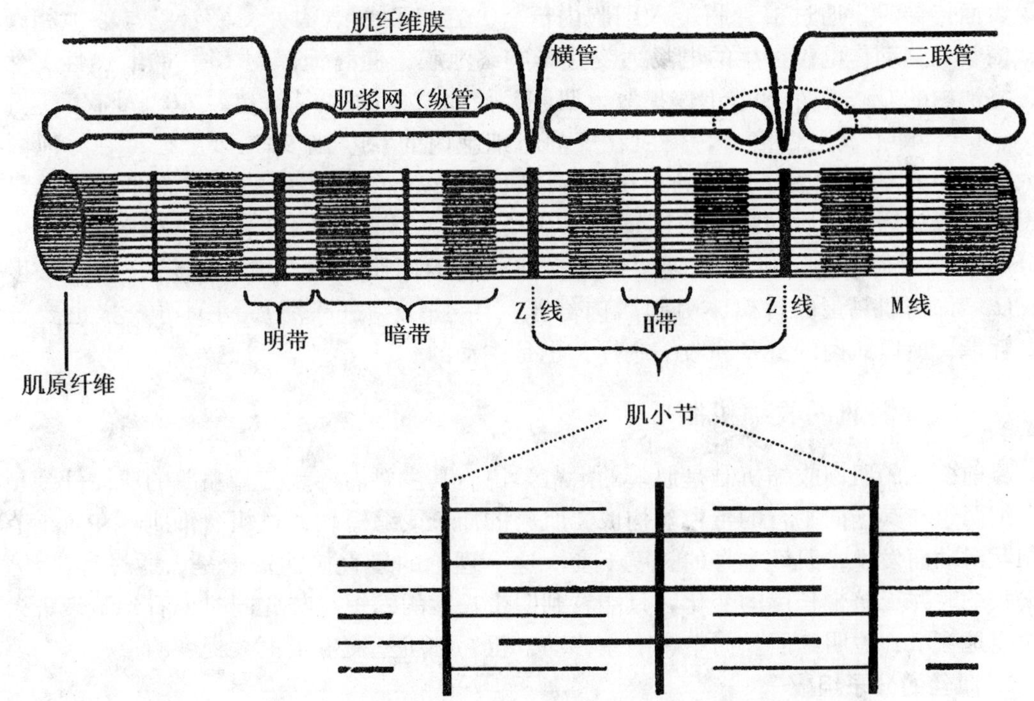

图2-7 骨骼肌细胞的肌原纤维和肌管系统模式图

2. 肌管系统 肌管指包绕在每一条肌原纤维周围的膜性囊管状结构，它由来源和功能都不同的两组独立的管道系统组成。一组肌管是由肌细胞的细胞膜向内凹入形成，它在肌细胞内的行走方向和肌原纤维相垂直，称为横管系统（T管系统）；横管穿行在肌原纤维之间，并在Z线水平形成环绕肌原纤维的管道。这些管道互相沟通，管腔通过肌膜凹入处和细胞间隙沟通，但不与胞浆沟通，因此横管管腔内液体是细胞外液。肌原纤维的周围还包括有另一组肌管系统，它们和肌原纤维大致平行，称为纵管系统（L管）。纵管实际上就是一般细胞的内质网，因而也称肌质网或肌浆网，肌质网主要包绕在每个肌小节的中间部分，它们也相互沟通，这些相互沟通的纵管在靠近两侧Z线处的横管水平处管腔膨大，称为终池。终池使纵管以较大的面积和横管相靠近。每一横管和来自两侧肌小节的纵管终池构成了所谓三联管结构。横管和终池的膜在三联管处并不接触，两管的内腔亦不直接沟通。目前认为，横管系统的作用是将肌细胞兴奋时膜的电变化沿横管传入细胞内部，影响终池对Ca^{2+}的释放。肌质网和终池的作用是通过对Ca^{2+}贮存、释放和再聚集，触发和终止肌小节的收缩。三联管结构是将细胞膜上的电变化和细胞内的收缩过程偶联起来的关键部位，Ca^{2+}在这里起着细胞膜的兴奋过程和细胞内的收缩过程之间的信息传递物的作用。

（二）骨骼肌的兴奋收缩偶联

肌细胞兴奋时，首先在膜上出现动作电位，然后才发生肌细胞机械收缩，这种将肌肉的电兴奋和肌肉的机械收缩联系起来的中介过程称为兴奋收缩偶联（excitation - contraction）。目前认为，这个偶联过程包括三个步骤：①肌细胞兴奋时产生的动作电位沿肌细胞膜表面传导时，通过横管膜传入细胞内部。②在三联管结构处，横管膜与终池相距很近，横管处的动作电位产生的电场力变化影响终池膜，使终池膜对Ca^{2+}的通透性突然升高，终池内的Ca^{2+}顺浓度差迅速扩散入肌浆，使肌浆中的Ca^{2+}浓度从10^{-7}mol/L上升到10^{-5}mol/L，即升高上百倍（骨骼肌在安静时细胞内的Ca^{2+}有90%以上贮存在终池内）。进入肌浆中的Ca^{2+}引发了肌丝的相互滑行，肌肉收缩。③肌浆中的Ca^{2+}和肌钙蛋白结合引发肌肉收缩后，肌质网膜上的钙泵开始活动。钙泵是一种$Ca^{2+}-Mg^{2+}$依赖的ATP酶，它分解ATP获得能量，将Ca^{2+}逆浓度差自肌浆转运回肌质网。由于肌浆中Ca^{2+}浓度降低，Ca^{2+}即与肌钙蛋白解离，引起肌肉舒张。由于Ca^{2+}进入肌质网的再聚集也要分解ATP耗能，所以肌肉的舒张和收缩一样，也是主动的。

（三）骨骼肌的收缩机制

目前公认的肌肉收缩机制是肌丝的滑行学说。其主要内容是：骨骼肌的肌原纤维是由粗、细两组与其走向平行的蛋白丝构成，肌肉的伸长或缩短均通过粗、细肌丝在肌小节内的相互滑动而发生，肌丝本身的长度不变。这一理论的最直接的证据是，通过直接观察，肌肉收缩时并无暗带长度的变化，只能看到明带长度的缩短，与此同时也看到暗带中央H带相应地变窄，说明细肌丝向暗带中央移动，粗、细肌丝发生了更大程度的重叠。

1. 肌丝的分子组成

（1）粗肌丝：粗肌丝主要由肌球蛋白分子构成，每个肌球蛋白分子呈杆状，杆的一端有个球形的头，形似豆芽，称为横桥。一条粗肌丝大约含有200个肌球蛋白分子，每个分子长150nm。粗肌丝的杆状部都朝向M线，聚合成束，形成粗肌丝的主干，横桥则有规则地裸露在M线两侧的粗肌丝主干的表面。当肌肉安静时，横桥与主干的表面垂直，突出于主干约6nm。由于各肌球蛋白分子在粗肌丝上的起止点并不相同，在粗肌丝上每隔

14.3nm 起止一对肌球蛋白分子，因此每距 14.3nm 就从粗肌丝的主干上横向突出一对横桥，这一对横桥彼此呈 180°，但是在不同横断面的相邻两对横桥之间呈 60°夹角，如此反复。因此，从纵向来看，粗肌丝向 6 个方向突出横桥，每一列横桥正好对准一条细肌丝（见图 2-8）。在靠近 M 线的一小段粗肌丝则无横桥突出，这样有规则的排列，对于粗、细肌丝之间的相互作用显然是十分有利的。横桥有两个主要特性，一是可以和细肌丝上的肌动蛋白分子呈可逆性的结合，同时出现横桥向 M 线方向上的扭动；二是具有 ATP 酶的活性，可分解 ATP 获得能量，作为横桥扭动作功的能量来源。

（2）细肌丝：细肌丝由肌动蛋白、原肌球蛋白和肌钙蛋白三种蛋白质分子组成。它们在细肌丝中的比例为 7∶1∶1。肌动蛋白是球形分子，它们聚合成两条链并相互缠绕成螺旋状，构成细肌丝的主干（图 2-8）。原肌球蛋白是长杆状分子，其长度相当于 7 个肌动蛋白单体，它们首尾相连，也是双螺旋结构，走行于肌动蛋白双螺旋的浅沟附近，能阻止肌动蛋白分子与横桥头部结合。每个原肌球蛋白分子上还结合有另一个调节蛋白，即肌钙蛋白。肌钙蛋白是由 3 个亚单位组成的球形分子，三个亚单位为肌钙蛋白 T（TnT）、肌钙蛋白 I（TnI）和肌钙蛋白 C（TnC），TnT 附着在原肌球蛋白上；TnI 附着在肌动蛋白上；TnC 位于 TnT 和 TnI 之间，每个 TnC 可结合 4 个 Ca^{2+}，当它与 Ca^{2+} 结合以后，即启动收缩过程。

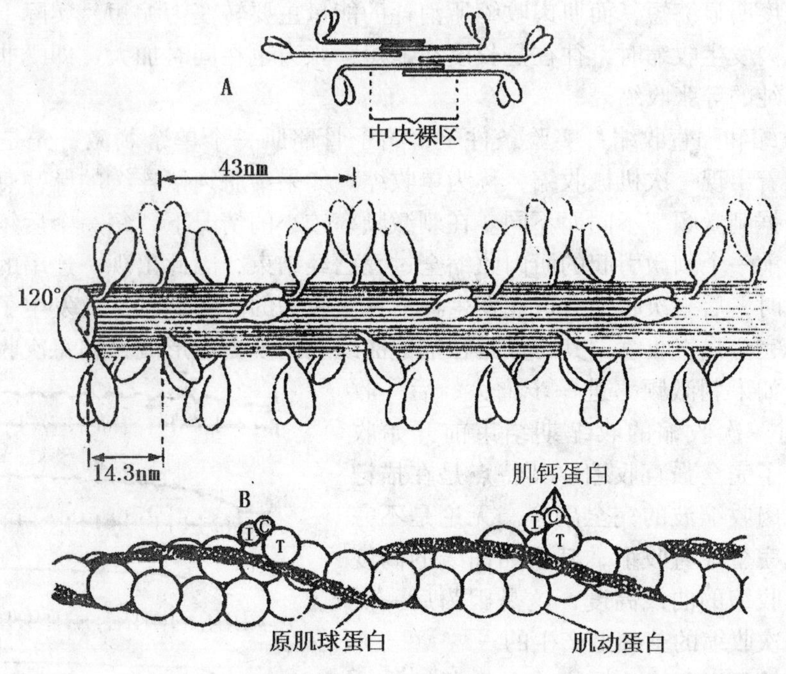

图 2-8　肌丝的分子组成

A. 粗肌丝分子结构　B. 细肌丝分子结构

2. 骨骼肌的收缩过程　根据上述对骨骼肌微细结构的研究，目前一般公认的骨骼肌的收缩过程是：当肌细胞膜上的动作电位引起肌浆中 Ca^{2+} 浓度升高时，肌钙蛋白结合了足够数量的 Ca^{2+}，引起肌钙蛋白分子构象的改变，这种改变使原肌球蛋白发生扭转、移位，使肌球蛋白的横桥得以和肌动蛋白结合，使横桥分解 ATP 获及能量拉动细肌丝向 M

线方向扭动，继而出现横桥同细肌丝上新位点的再结合和再扭动，如此反复进行，肌细胞缩短。在横桥反复拉动的过程中，细肌丝不断向暗带中央移动；如果移动时由于肌肉的负荷而受阻，则会产生张力。与横桥扭动相伴随的是 ATP 的分解和化学能向机械功的转换。横桥的扭动在一个肌小节以至整个肌肉中都是不同步的，这样才能使肌肉产生恒定的张力和连续的缩短。参与工作的横桥数目以及横桥结合、分离、再结合的进行速率，是决定肌肉缩短程度、缩短速度以及所产生张力的关键因素。

（四）骨骼肌收缩的外部表现和力学分析

1. 肌肉收缩的外部表现

（1）等长收缩和等张收缩：骨骼肌在体内收缩完成各种运动功能和维持各种姿势时，不外乎引起两方面的力学变化：一是肌肉缩短，牵动骨骼，改变躯体的位置；二是提高肌肉的张力，以对抗某种外力的牵拉，维持原有的姿势。肌肉收缩时，如果对抗的外力小，则肌肉缩短的程度大，所产生的张力就小；反之，若对抗的外力大，则肌肉缩短的程度小，所产生的张力就大。因此，骨骼肌有两个极端的收缩形式：一是等长收缩，即肌肉在收缩时，由于负荷太大，肌肉实际上没有缩短，但这时肌肉能产生最大的张力，肌肉收缩消耗的能量全部转化为张力；另一种收缩称等张收缩，即肌肉在收缩时，张力并无改变，但骨骼肌的长度明显缩短，而肌肉收缩所消耗的能量主要转变为缩短。实际上，人体在大多数情况下肌肉发生收缩时，往往是长度在缩短，张力也在同时加大，即既非单纯的等长收缩，也非单纯的等张收缩。

（2）单收缩和强直收缩：实验条件下，给予骨骼肌一个单个刺激，先是出现一次动作电位，紧接着出现一次机械收缩，称为单收缩。如果给肌肉以连续的脉冲刺激，肌肉的收缩情况将根据刺激频率不同而不同。在刺激频率较小的情况下，每一个后续刺激引起的收缩产生时，前一个刺激引起的肌肉收缩全过程已经结束，因此出现一连串的单收缩。当刺激频率增大时，后一次收缩有可能发生在前一次收缩的舒张期，这就发生了收缩过程的复合，形成不完全强直收缩，其特点是在描记曲线上出现锯齿形波，即每次收缩都残留一部分舒张期。如果刺激频率进一步增大，后一收缩有可能在前一次收缩的收缩期结束前开始收缩，这就发生了完全强直收缩，其特点是在描记曲线上发生肌肉收缩波的完全融合。无论是不完全强直收缩或完全强直收缩，其收缩曲线的高度都远远超过单收缩的曲线高度，这是因为后一次收缩是在前一次收缩的基础上产生的。

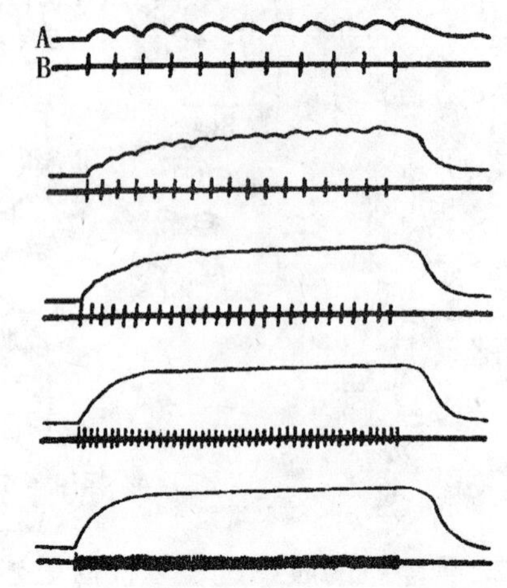

图 2－9　刺激频率对肌肉收缩形式的影响

A. 收缩曲线　B. 刺激频率

骨骼肌收缩可以复合，是因为骨骼肌动作电位的绝对不应期甚短，约为 1ms，故能接受较高频率的刺激而再次兴奋，而骨骼肌的机械收缩过程可达 100ms 以上，因此有可能在收缩过程中接受新的刺激并发生新的兴奋和收缩，新的收缩可与前次尚未结束的收缩发生总和。这就是强直收缩发生的基础。强直收缩较单收缩能产生更大程度的张力和缩短。在整体内，骨骼肌的收缩都属于完全强直收缩，因为由运动神经传向骨骼肌的兴奋冲动都是成串的。

2. 肌肉收缩的力学分析

（1）前负荷对肌肉收缩力的影响：肌肉收缩时总是要克服一定的负荷。前负荷指肌肉在收缩前，肌肉已承受的外加负荷。因此前负荷就必定会影响肌肉在收缩前的长度，即初长度。在一定范围内，前负荷越大，肌肉的初长度也越长。将肌肉固定在不同的初长，然后记录刺激后产生的张力，得到一条肌肉的初长度和张力的关系曲线（图2－10），曲线说明肌肉的前负荷存在着一个最适初长，在这一初长度下，肌肉收缩可以产生最大的主动张力，大于或小于这个初长，收缩张力都会下降。肌肉的长度－张力关系曲线可以用肌小节长度变化来说明(图2－11)，在图的a处，初长度小，粗、细肌丝的重叠程度大，

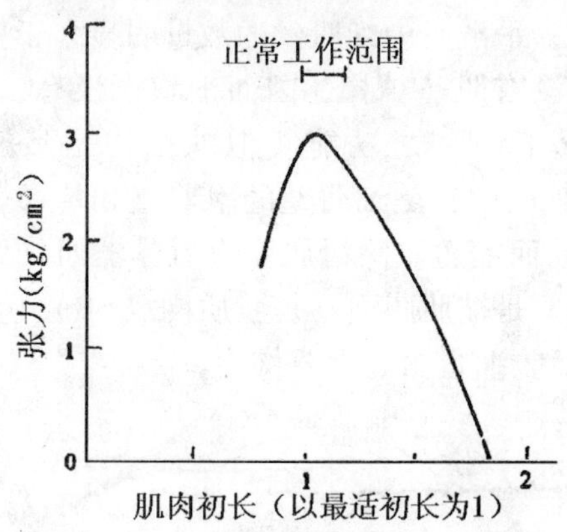

图2－10　肌肉的长度－张力关系曲线

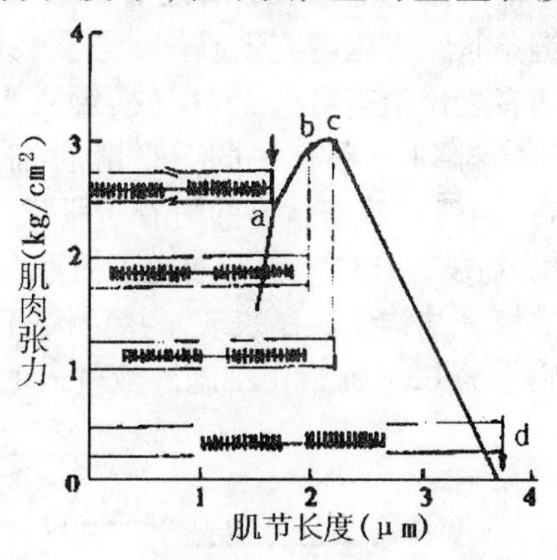

图2－11　肌小节的长度－张力关系曲线

且细肌丝发生卷曲，影响了部分横桥与细肌丝的接触，肌肉产生的张力相应较小；图的b处，粗、细肌丝的接触比a合理；但M线附近没有横桥，仍有一部分细肌丝不能和横桥接触，c处肌小节长度约为2.2μm，粗、细肌丝处于最适重叠状态，即所有的横桥都能与细肌丝接触，肌肉等长收缩时的主动张力亦达最大值；在图的d处，肌小节的长度使及粗、细肌丝完全不重叠，肌肉收缩的主动张力为零。以上结果表明，肌肉收缩产生的张力与细肌丝接触的横桥数目成正比，最适初长度时粗、细肌丝处于最佳配合，肌肉可以产生最大的主动张力。

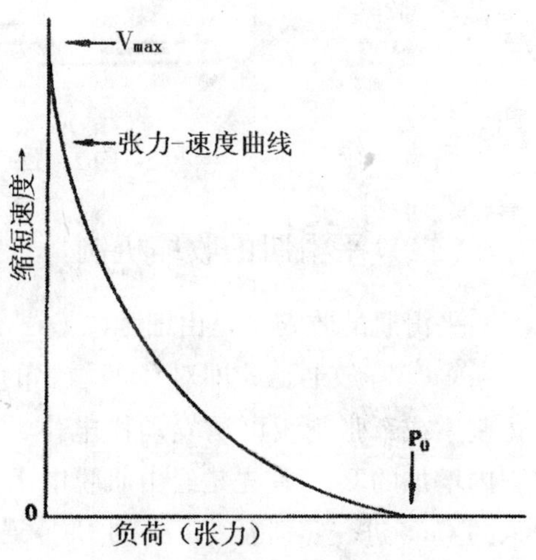

图2－12　肌肉的张力－速度曲线

（2）后负荷对肌肉收缩力的影响：后负荷指肌肉开始收缩时遇到的负荷或阻力。在前负荷不变的条件下，可以观测不同后负荷对肌肉收缩的影响。给肌肉施加刺激后，肌肉最初出现等长收缩，当收缩张力超过负荷时就进入等张收缩，肌肉就会缩短，同时移动负荷。不断

地改变后负荷，同时测定不同后负荷时肌肉缩短的速度，得到图 2－12 所示的张力－速度曲线。该曲线表明，随着后负荷的增加，收缩张力增加而缩短速度减小。当后负荷增加到使肌肉不能缩短时，肌肉可产生最大等长收缩张力（P_0）；当后负荷为零时，肌肉的缩短可达到最大缩短速度（V_{max}）。随着后负荷的增加，肌肉缩短速度减慢，可以用横桥拉动细肌丝移动时，由于后负荷增加，横桥摆动速度下降来进行解释。

二、平滑肌

（一）平滑肌的微细结构

平滑肌细胞呈细长的纺锤形，长 40～60μm，中间部的最大直径为 2～10μm，互相连接成链条状，细胞内充满肌丝。与横纹肌不同的是，平滑肌中细肌丝的数量明显多于粗肌丝，两者之比最高可达 15∶1（横纹肌为 2∶1），且没有肌节结构，因而细胞也没有横纹，但肌丝的排列仍是有序的。平滑肌细胞内没有 Z 盘，与之功能相似的结构是致密体（dense body）。致密体有的附着于肌膜，有的位于胞质中，是细肌丝的附着点和传递张力的结构（图 2－13）。平滑肌也通过肌丝的相互滑动而缩短。平滑肌膜没有骨骼肌细胞膜典型的横管结构，而是表现一些袋状凹入。肌丝主要是被肌膜而不是肌质网（SR）包绕，经肌膜上的 Ca^{2+} 通道由细胞外液进入的 Ca^{2+} 对激活收缩蛋白起重要作用。

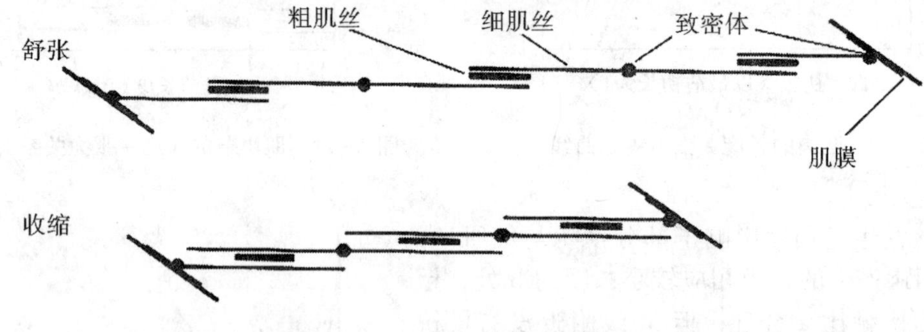

图 2－13　平滑肌收缩时的肌丝滑行

（二）平滑肌的收缩机制

平滑肌的收缩也是由细胞内 Ca^{2+} 浓度升高触发的。平滑肌的 SR 不发达，但 SR 膜有两条 Ca^{2+} 释放通道，即对 Ca^{2+} 敏感的通道和对 IP_3 敏感的 IP_3 受体（IP_3R）钙通道。去极化刺激或牵张刺激可诱发动作电位，平滑肌动作电位的升支是 Ca^{2+} 内流形成的，因此，胞内增加的 Ca^{2+} 首先是经由肌膜电压门控 Ca^{2+} 通道或机械门控 Ca^{2+} 通道进入的 Ca^{2+}，进入的 Ca^{2+} 进一步激活 SR 膜的 Ca^{2+} 通道，诱发 SR 内的 Ca^{2+} 释放；化学信号（如 ACh）也可不引起动作电位而经受体－G 蛋白－PLC 途径生成 IP_3，激活 SR 膜的 IP_3R 释放 Ca^{2+}。

平滑肌的粗肌丝由肌球蛋白构成，细肌丝由肌动蛋白和原肌球蛋白构成，但没有肌钙蛋白。兴奋时胞内增加的 Ca^{2+} 不是与肌钙蛋白结合，而是通过结合于钙调蛋白（CaM）而触发收缩。平滑肌舒张的过程非常缓慢，这主要是由于 Ca^{2+} 被 SR 钙泵回收的过程和被

肌膜 Na^+-Ca^{2+} 交换体与钙泵排出的过程比较缓慢。

（三）平滑肌的分类

不同器官和不同部位平滑肌的功能特性有相当大的差异，因此很难对平滑肌作明确的分类。通常根据兴奋传导的特征将平滑肌分为单个单位平滑肌（single - unit smooth muscle）和多单位平滑肌（multi - unit smooth muscle）。但许多平滑肌的特性介于两者之间。单个单位平滑肌也称内脏平滑肌（visceral smooth muscle），包括小血管、消化道、输尿管和子宫的平滑肌，其功能活动的形式类似于合胞体，即肌肉中所有的肌纤维作为一个单位对刺激发生反应，所有细胞的电活动和机械活动近于同步。这是由于肌细胞间存在大量缝隙连接，电活动可以由一个肌细胞直接传到其他肌细胞。这类平滑肌中还有少数细胞具有自动节律性（autorhythmicity），可以成为起步点（pacemaker），带动整个肌肉的电活动和机械活动。单个单位平滑肌的另一特征是牵张刺激可引发肌肉的收缩反应。多单位平滑肌主要包括睫状肌、虹膜肌、竖毛肌以及呼吸道和大血管的平滑肌，肌细胞之间很少有缝隙连接。因此每个肌细胞的活动都是彼此独立的。这类平滑肌一般没有自律性，肌细胞的收缩活动受支配它们的自主神经控制，收缩强度取决于被激活的肌纤维数目和神经冲动的频率；牵张刺激通常不能引起这类平滑肌产生收缩反应。

无论哪种类型的平滑肌，都可以产生两种形式的收缩，即时相性收缩（phasic contraction）和紧张性收缩（tonic contraction）。时相性收缩是一种间断的或节律性的收缩，如胃肠道管壁环行肌的蠕动就是时相性收缩。紧张性收缩是一种持续性的收缩活动，如血管张力就是血管壁平滑肌的紧张性收缩引起的。因此，根据平滑肌的主要收缩形式，又可将平滑肌分为时相性平滑肌和紧张性平滑肌两大类。

（四）平滑肌活动的神经调控

骨骼肌的收缩活动完全依赖于神经系统的控制，而平滑肌则有所不同。许多平滑肌（主要是单个单位平滑肌）具有自律性，外源性的神经冲动不是发动肌肉收缩的必要条件，仅具有调节肌肉兴奋性和影响收缩强度；另一些不具自律性的平滑肌（主要是多单位平滑肌）则与骨骼肌相似，是由支配它们的神经纤维发动收缩。大多数平滑肌接受自主神经的支配，而且除了小动脉平滑肌只接受交感神经单一支配外，其他器官的平滑肌都接受交感和副交感神经的双重支配。支配平滑肌的神经纤维在进入肌组织后多次分支，分支上形成许多念珠样的曲张体，内含大量分泌囊泡，是递质释放的部位（图 2 - 14）。曲张体与邻近的平滑肌细胞相距较远，并不形成经典的神经 - 肌接头。肌细胞膜上也无类似骨骼肌终板样的结构，神经兴奋以非突触性化学传递（non - synaptic chemical transmission）的方式传递至平滑肌细胞。神经递质对平滑肌的效应与不同部位平滑肌细胞膜上的受体种类有关（详见神经系统）。

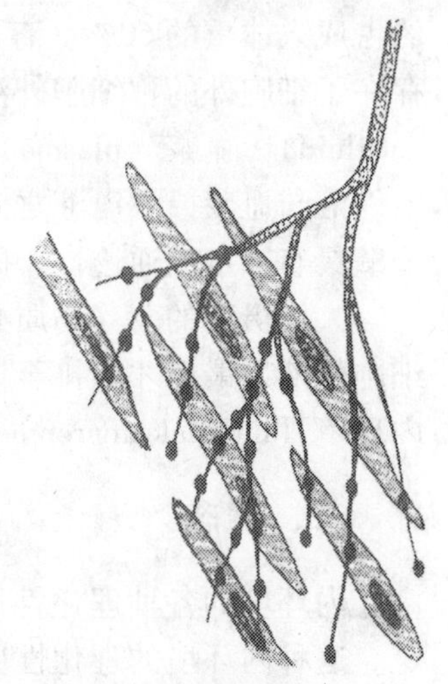

图 2 - 14　交感神经对平滑肌的支配

第三章 血 液

有一种理论认为，生命起源于海洋。单细胞生物通过细胞膜直接和海水进行物质交换。当其进化为比较复杂的多细胞生物时，机体内部的细胞已不可能与周围的海水直接接触，于是，开始出现了细胞外液。在进化过程中，最初的细胞外液可能就是由包围在机体内部的那部分海水形成的，主要是一种盐溶液。哺乳动物的细胞外液的各种无机盐的种类和浓度，与远古的海水十分近似，这可以作为生命起源于海洋的佐证。随后，机体内出现循环系统，细胞外液也进一步分化为血管内的血浆和血管外组织细胞之间的组织间隙液（简称组织液）。组织液成分主要是盐溶液和少量蛋白质；血管内的液体除盐溶液和蛋白质外还逐步出现了各种血细胞，于是形成了血液。

第一节 内环境与稳态

一、体液和内环境

血液（blood）是指在心血管系统内循环流动的红色的、黏稠的液体，由血浆和血细胞组成。血液对于维持内环境的相对恒定是极其重要的。人体生命活动的基本单位是细胞，绝大部分细胞不直接与外界自然环境接触。**体液（body fluid）**是体内液体的总称，约占成人体重的60%。存在于细胞内的称**细胞内液（intracellular fluid）**，占体重的40%；存在于细胞外的称**细胞外液（extracellular fluid）**，占体重的20%，包括组织液（interstitial fluid）、血浆（plasma）、淋巴液和脑脊液。在细胞内液与细胞外液间隔有细胞膜；在组织液与血浆或淋巴液之间隔有毛细血管壁或淋巴管壁。由于细胞膜、毛细血管壁和淋巴管壁具有一定的通透性，因而各部分的体液既彼此隔开，又互相沟通。

人体摄入的营养物质必须通过细胞外液才能进入细胞；而细胞的代谢产物也首先排至细胞外液，最后才能排至体外。所以，细胞外液是细胞直接接触和生活的环境，称机体的内环境（internal environment）。

二、稳态

内环境的各种理化性质，如温度、渗透压、酸碱度、各种离子浓度经常保持相对恒定。这种内环境的理化性质保持相对稳定的状态称为**稳态（hemeostasis）**。稳态是细胞进行正常生命活动的必要条件，稳态一旦遭到破坏，机体功能将会出现紊乱，甚至引起疾病。

血液的功能依赖于在循环系统中不断地循环流动。通过血液的运输，实现其沟通各部分组织液以及与外环境进行物质交换的功能，从而在维持内环境稳态中发挥重要作用。

第二节　血液的组成和理化特性

一、血液的基本组成

血液由血浆和悬浮于其中的血细胞（blood cells）组成。血细胞在全血中所占的容积百分比，称为血细胞比容（hematocrit）。通常将一定量的血液与抗凝剂混匀后，置于有刻度的比容管中，以3000r/min的速度离心30min后，使血细胞下沉、压紧，上层浅黄色的液体即为血浆，下层是红色的红细胞，红细胞层的表面是一薄层白色的白细胞和血小板。正常成年男性的血细胞比容约为40%～50%，成年女性约为37%～48%，新生儿约为55%。血细胞比容的数值反映血液中红细胞数量的相对值。

二、血浆的成分及功能

血浆的主要组成成分如图3－1：

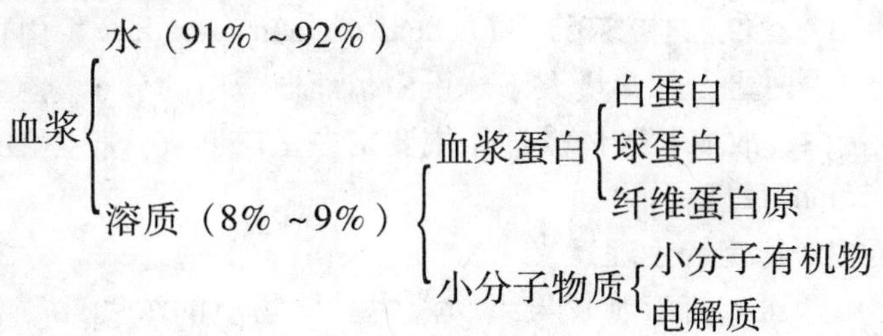

图3－1　血浆的成分

血浆的主要成分是水，约占血浆总量的91%～92%。溶质中小分子物质约占血浆总量的2%，包括多种电解质和小分子有机物（如营养物质、代谢产物及激素等）。血浆中电解质含量和组织液基本相同。由于这些小分子物质和水都能自由地通过毛细血管壁和组织液交换，因此血浆中的小分子溶质的浓度基本上代表组织液中这些物质的浓度。

血浆蛋白是血浆中多种蛋白质的总称。用盐析法可将血浆蛋白分为白蛋白（albumin，A)、球蛋白（globulin，G)、纤维蛋白原（fibrinogen）三类；用电泳法又可将球蛋白分为α_1－、α_2－、β－、γ－球蛋白；正常成人的血浆蛋白含量约60～80g/L，其中白蛋白为40～50g/L，球蛋白为20～30g/L，白蛋白（A）/球蛋白（G）的比值约为1.5～2.0，白蛋白和大多数球蛋白主要由肝脏产生，但γ球蛋白由淋巴系统产生，所以肝脏疾病时，常致A/G比值下降，甚至倒转。

血浆蛋白的主要功能有：形成血浆的胶体渗透压；白蛋白、α－球蛋白和β－球蛋白可作为载体运输激素、脂类物质、离子、维生素及多种代谢废物；参与凝血、抗凝血以及纤溶的过程；对病原微生物具有防御和免疫功能；营养以及缓冲酸碱度的功能。

三、血液的理化特性

（一）血液的比重

血液的比重约1.050～1.060，主要取决于红细胞的数量；血浆的比重约1.025～

1.030，主要取决于血浆蛋白的含量。

（二）血液的黏滞度

血液是一种黏滞性（viscosity）较大的液体组织，以水的黏滞度为1计，血液的相对黏度约为4~5，主要决定于红细胞的数量；血浆的相对黏度约为1.6~2.4，主要决定于血浆蛋白的含量。

（三）血浆渗透压

1. 渗透压的概念 渗透压（osmotic pressure）是溶液本身的一种特性。是溶液所具有的吸引水分子透过半透膜的能力。溶液的渗透压与单位体积溶液中溶质颗粒的数量成正比，而与溶质的种类及颗粒的大小无关。

2. 血浆渗透压 血浆的渗透压在37℃约7.63个大气压（约5790mmHg）。血浆渗透压由两部分组成：①晶体渗透压（crystal osmotic pressure），由血浆中小分子物质形成，80%来自 Na^+ 和 Cl^-。由于血浆中晶体物质分子量小，溶质颗粒数较多，晶体渗透压约占血浆总渗透压的99.6%。②胶体渗透压（colloid osmotic pressure），由血浆蛋白分子颗粒形成。由于血浆蛋白中白蛋白的含量大于球蛋白，而白蛋白的分子量较小，因此白蛋白的分子数量远多于球蛋白，故血浆胶体渗透压主要由白蛋白形成。胶体渗透压仅占血浆总渗透压的0.4%，约25mmHg。

3. 血浆渗透压相对稳定的生理意义

（1）血浆晶体渗透压：由于血浆与组织液中晶体物质的浓度几乎相等，所以它们的晶体渗透压也基本相等。水分子易通过细胞膜，而各种溶质不易通过。若血浆晶体渗透压与细胞内液的渗透压不相等，水就会从低渗透压向高渗透压转移，影响细胞的形态和容积，进而影响其功能。因此血浆晶体渗透压对维持细胞内外的水平衡极为重要。

（2）血浆胶体渗透压：毛细血管壁通透性很高，允许除蛋白质以外的其他小分子物质自由进出。因此如果血浆或组织液中晶体渗透压发生改变时，两者会很快得到平衡。由于血浆蛋白一般不能通过毛细血管壁，血浆蛋白质的浓度大于组织液中蛋白质的浓度，所以血浆胶体渗透压虽小，但对于维持血管内外的水平衡极为重要。血浆胶体渗透压是一种吸引组织液中水回到血管，保持血管内水分的力量。各种原因导致血浆胶体渗透压下降，均可导致水在组织中潴留，而形成水肿。

4. 等渗溶液与等张溶液 渗透压与血浆渗透压相等的溶液称为等渗溶液。临床上常用于静脉补液的0.9% NaCl溶液（称为生理盐水）和5%的葡萄糖溶液都是等渗溶液。由于NaCl和葡萄糖都不易通过细胞膜，红细胞可在这些等渗溶液中维持正常的形态和容积，因而又称为等张溶液。所谓张力，是指溶液中不易透过细胞膜的颗粒形成的渗透压。1.9%尿素溶液虽然也是等渗溶液，但由于尿素易通过细胞膜，红细胞置于其中会立即出现溶血，所以不是等张溶液。

（四）血浆的pH

正常血浆的pH通常在7.35~7.45之间波动。主要决定于血浆中主要的缓冲对 $NaHCO_3/H_2CO_3$ 比值，这一比值约20（此外，血浆和红细胞中还有其他的缓冲对）。当酸性或碱性物质进入血液，可依靠这些缓冲对的作用，使血浆 pH 的波动减至最小，由于肺和肾能不断地排出体内过多的酸或碱，可使血浆 pH 保持相对恒定。

四、血液的生理功能

血液的生理功能由其各种组成成分完成。其主要功能如下：

（一）维持内环境稳态

血浆作为机体内环境的重要组成部分，对于内环境中各种营养物质的含量、渗透压、无机离子浓度、体温、pH 等各种成分和理化性质的相对稳定起重要作用。

（二）运输功能

血液可通过血浆蛋白运送很多物质，可通过红细胞运送 O_2 和 CO_2，血液还运送各种内分泌腺分泌的激素到靶器官和靶细胞以发挥调节作用。

（三）调节体温

血液可通过两种方式参与体温调节。一是缓冲作用，血浆中有大量的水，水的比热较大，可以吸收机体产生的热量。二是运输作用，即将机体深部产生的热量运输到体表散发。

（四）免疫和防御保护功能

血浆中含有多种免疫物质，能使机体抵御病原微生物的侵袭；白细胞对侵入机体的病原微生物有吞噬和分解、破坏作用；血小板和血浆中凝血因子有止血和凝血作用。

第三节 血细胞生理

一、红细胞

（一）红细胞的形态和数量

正常红细胞呈双凹圆碟形，直径为 7～8μm，周边较厚，中央较薄。红细胞（red blood cell，RBC）在血液中数量最多。我国正常成年男性红细胞数量为（4.5～5.5）×10^{12}/L，平均约 5.0×10^{12}/L；女性为（3.8～4.6）×10^{12}/L，平均约 4.2×10^{12}/L；新生儿红细胞高达 6.0×10^{12}/L。

红细胞内的功能蛋白质主要是血红蛋白（hemoglobin，Hb）。成年男性的血红蛋白浓度为 120～160g/L；女性为 110～150g/L；新生儿可达 200g/L 以上，6 个月降到最低，一岁以后逐渐升高，青春期达成年人水平。妇女妊娠期由于血浆量增多，故红细胞数量和血红蛋白含量相对下降。高原地区居民的红细胞数量和血红蛋白含量均高于海拔较低地区的居民。

（二）红细胞的生理特性

1. 红细胞膜的通透性 红细胞膜和其他细胞膜一样，也是以脂质双分子层为基架的半透膜。O_2、CO_2、脂溶性小分子物质均可自由通过。细胞内 K^+ 高于细胞外，细胞内的

Na^+远低于细胞外，这种膜内外的Na^+、K^+浓度差也是依靠钠泵维持的。低温贮存较久的血液，血浆K^+浓度升高，就是因为低温下代谢减缓甚至停止，钠泵不能活动的结果。红细胞利用葡萄糖主要通过无氧酵解和磷酸戊糖通路，产生的能量主要用于供应钠泵的活动以及维持细胞膜的完整和双凹圆碟形状。此外，红细胞膜对Cl^-、HCO_3^-等负离子通透性较高，而对正离子不易通透。

2. 红细胞的可塑变形性 正常红细胞的双凹圆碟形状使得其表面积相对于内容物较大，这使得红细胞有很大的变形能力。红细胞在全身血管中循环运行时，常要挤过直径比它小的毛细血管和血窦孔隙，这时红细胞可发生卷曲变形，通过后又恢复原状，这种特性称为可塑变形性。红细胞的可塑变形能力与红细胞膜的弹性、表面积、内容物流动性成正比关系。因此，衰老的红细胞、球形红细胞、血红蛋白异常均可降低红细胞的可塑变形能力。

3. 红细胞的悬浮稳定性和血沉 将经过抗凝处理的血液置于垂直放置的血沉管中，红细胞由于密度大而下沉，但正常时下沉的速度十分缓慢，红细胞悬浮于血浆中不易下沉的特性，称为悬浮稳定性（suspention stability）。通常以红细胞在第1小时末所析出的血浆柱高度（mm）表示红细胞的沉降速度，即红细胞沉降率（erythrocyte sedimentation rate，ESR），简称血沉。用长管法（魏氏法）检测的红细胞沉降率，男性为0～15mm/h，女性为0～20mm/h。红细胞的沉降率越大，表示其悬浮稳定性越小。

红细胞的悬浮稳定性，来源于双凹圆碟形状的红细胞在下降时与血浆的摩擦阻力。在某些疾病时（如活动性肺结核、风湿热、晚期癌症），多个红细胞易发生凹面相贴，形成红细胞叠连。红细胞叠连使其与血浆的摩擦阻力下降，血沉加快。红细胞易于发生叠连的原因在于血浆成分的变化，而不在于红细胞本身。通常血浆中球蛋白、纤维蛋白原及胆固醇含量增加，红细胞易发生叠连，血沉加快；而白蛋白、卵磷脂含量增加时，则血沉减慢。

4. 红细胞的渗透脆性 红细胞和一般细胞相比较，对低渗溶液有一定的抵抗力。红细胞在低渗溶液中发生膨胀、破裂的特性，称为红细胞的渗透脆性。渗透脆性大，表示对低渗溶液的抵抗力小。衰老的红细胞、球形红细胞渗透脆性较大。

正常成人的红细胞，一般在0.42%的NaCl溶液中开始溶血，在0.35%的NaCl溶液中完全溶血。在某些患溶血性疾病的病人，红细胞开始溶血和完全溶血的NaCl溶液的浓度均高于正常人，表明红细胞的渗透脆性增大。

（三）红细胞的生理功能

红细胞的生理功能主要是运输O_2和CO_2，在动脉血液中由红细胞运输的O_2约为物理溶解于血浆的70倍，在红细胞参与下运输的CO_2约为血浆物理溶解的18倍（详见第五章呼吸气体的运输）。红细胞运输O_2的功能是依靠红细胞中的血红蛋白实现的，运输CO_2除了依靠血红蛋白外，还依靠红细胞内含有的丰富的碳酸酐酶。

此外，红细胞内有多种缓冲对，有一定缓冲血液pH的能力。

二、白细胞

（一）白细胞的数量和分类

1. 数量　白细胞（leukocyte，或 white blood cell，WBC）是一类无色有核的血细胞，在血液中呈球形。正常成人的白细胞总数约（4.0～10.0）$\times 10^9$/L，平均约 7×10^9/L。新生儿大大高于成年人。女性在月经期、妊娠期和分娩时，白细胞数量有所增加。白细胞有昼夜周期性变动，下午较清晨高。

2. 白细胞的分类和分类计数　根据白细胞胞浆中有无特殊染色颗粒，可分为颗粒细胞和无颗粒细胞；颗粒细胞又可根据其嗜色特性的不同区分为中性粒细胞、嗜酸粒细胞和嗜碱粒细胞；无颗粒细胞包括单核细胞和淋巴细胞。

各类白细胞的分类计数比例如图 3－2：

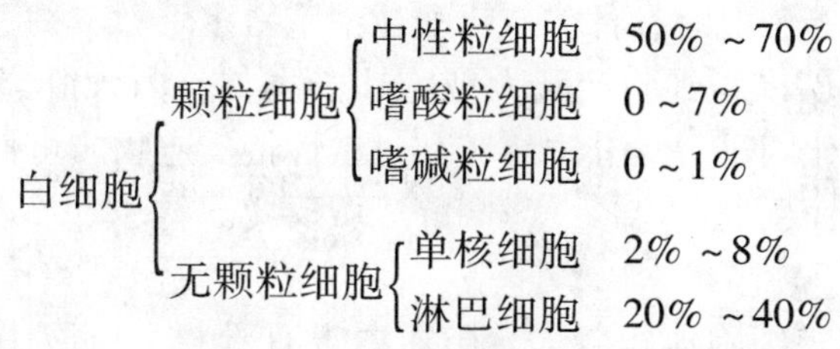

图 3－2　白细胞的分类计数

正常人白细胞总数和分类计数保持相对稳定，但在各种急、慢性炎症，组织损伤或白血病等疾病情况下，可发生特征性变化，在临床诊断中有重要参考价值。

（二）白细胞的生理特性和功能

白细胞能伸出伪足作变形运动，通过这种运动，白细胞可穿过血管壁进入组织，这一过程称为渗出。白细胞具有趋向某些化学物质游走的特性，称为趋化性，这些化学物质包括细胞的降解产物、抗原－抗体复合物、细菌毒素和细菌等。白细胞游走到细菌等异物附近，通过入胞作用把异物吞入胞浆，这个过程称为吞噬。各类白细胞胞浆内含有某些特殊的酶，如蛋白酶、多肽酶、淀粉酶、脂肪酶和脱氧核糖核酸酶等，可破坏吞噬的异物或释放出来破坏周围的组织。

1. 颗粒细胞

（1）中性粒细胞：中性粒细胞具有活跃的变形能力、高度的化学趋向性、较强的吞噬能力和消化病原微生物的能力。血管内的中性粒细胞约有一半随血流循环，称为循环池，通常的白细胞计数仅反映这一部分中性粒细胞的数量；另一半附着在小血管壁上，称为边缘池。中性粒细胞在血液中仅停留 6～8 小时，很快通过变形运动穿过血管壁进入组织发挥作用，进入组织后不再返回血流。由于中性粒细胞对趋化物质的敏感性很高，所以在血液的非特异性免疫中起着十分重要的作用，处于抵御病原微生物，特别是化脓性细菌入侵的第一线。每个中性粒细胞可吞噬 5～10 个细菌，如若吞噬细菌过多，本身也将分解死亡，死亡后的中性粒细胞也称脓细胞，脓细胞和周围被溶解的组织及细菌碎片一起形成脓液。当化脓性细菌入侵时，边缘池的中性粒细胞和骨髓内贮存的中性粒细胞可立即调动进入血液循环，所以在感染发生后2小时，中性粒细胞的数量便明显升高。当中性粒细胞数量下降到1×10^9/L时，可使机体抵抗力明显下降，容易发生感染。此外，中性粒细胞还可吞噬、清除衰老的红细胞和抗原－抗体复合物等。

（2）嗜酸粒细胞：嗜酸粒细胞在血液中数量较少，但有明显的昼夜周期性波动，清晨较少，午夜时增多。这种波动可能与血液中糖皮质激素的水平变化有关（血液中糖皮质激素清晨较多，午夜较少，详见第九章）。嗜酸性粒细胞只有微弱的吞噬能力，基本上无杀菌作用。

嗜酸粒细胞的主要功能有：①限制嗜碱粒细胞和肥大细胞在速发性过敏反应中的作用。嗜碱粒细胞被激活后能释放组胺等物质，引起急性过敏反应，同时释放嗜酸粒细胞趋化因子以吸引嗜酸粒细胞。嗜酸粒细胞通过吞噬嗜碱粒细胞释放的物质颗粒，产生前列腺素E以抑制嗜碱粒细胞合成和释放引起过敏反应的生物活性物质，以及释放组胺酶等破坏嗜碱粒细胞释放的组胺等三方面来限制嗜碱粒细胞的活性。②参与对蠕虫的免疫反应。寄生虫感染、过敏反应等情况时，常伴有嗜酸粒细胞增多。

（3）嗜碱粒细胞：嗜碱粒细胞和肥大细胞功能类似，内含肝素、组胺、过敏性慢反应物质、嗜酸粒细胞趋化因子等。其中组胺和过敏性慢反应物质可使毛细血管壁通透性增加、支气管平滑肌收缩而引起荨麻疹、哮喘等过敏反应。

2. 无颗粒细胞

（1）单核细胞：单核细胞体积较大，胞质内没有颗粒。血液中的单核细胞仍然是尚未成熟的细胞。单核细胞在血液中停留2～3天后迁移到周围组织中，细胞体积继续增大，直径可达50～80μm，溶酶体内颗粒增加，成为成熟的细胞，称为巨噬细胞。巨噬细胞的功能主要是：吞噬消灭病毒、疟原虫、真菌及结核分枝杆菌等；识别和杀伤肿瘤细胞；清除变性的蛋白质、衰老受损的细胞及碎片。巨噬细胞在吞噬过程中还参与激活淋巴细胞的特异性免疫功能。此外，激活的巨噬细胞还能合成和释放多种细胞因子，如集落刺激因子、白介素、肿瘤坏死因子、干扰素等，这些细胞因子能调节其他细胞的生长。

（2）淋巴细胞：血液中的淋巴细胞可分为两大类。一类是在胸腺的作用下发育成熟的，简称T淋巴细胞（thymus－derived lymphocyte）；另一类是在骨髓或肠道淋巴组织中发育成熟的，简称淋巴细胞B（bone marrow－derived lymphocyte）。血液中的淋巴细胞，T细胞占80%～90%，B细胞主要停留在淋巴组织内。淋巴细胞常在血液、淋巴系统和组织间隙之间往返循环流动，寿命较长。淋巴细胞主要执行特异免疫功能，T细胞主要执行细胞免疫功能，B细胞主要执行体液免疫功能。

三、血小板

（一）血小板的形态和数量

血小板是从骨髓中成熟的巨核细胞裂解脱落下来的具有生物活性的小块胞质，呈两面微凸的圆盘状，直径约2～4μm，除不具有细胞核外，其他的主要细胞结构都基本存在，如α颗粒、致密体、溶酶体、开放小管系统、致密小管系统、微管和微丝等。这些结构均与血小板的特殊功能有密切关系。

正常成人的血小板数量为（100～300）$\times10^9$/L，平均为160×10^9/L。通常午后较清

晨多，冬季较春季多，静脉血较毛细血管血多，剧烈运动后及妊娠中、晚期增多。血小板少于 $50\times10^9/L$，可产生异常出血，若血小板超过 $1000\times10^9/L$，则易发生血栓性疾病。

（二）血小板的生理特性

1. 黏附　血小板黏附指血小板与血管内皮下成分结合的过程。参与血小板黏附的主要成分包括血小板膜糖蛋白、内皮下组织（胶原）和血浆成分［包括抗血管性假血友病因子（von willebrand factor，VWF），是一种多功能蛋白质；纤维蛋白原等］。

黏附反应的可能机制是血管损伤暴露胶原组织时，VWF 首先与胶原纤维结合，导致 VWF 变构，然后血小板膜蛋白与 VWF 结合，因此认为 VWF 是血小板黏附于胶原的桥梁。当 VWF 缺乏或胶原组织变性时，血小板黏附功能受损，可能发生出血倾向。

2. 聚集　血小板彼此黏着的现象称为聚集。静息时血小板并不发生聚集，只有当其受到激动剂刺激时，血小板才发生聚集，血小板聚集后迅速形成血小板栓子。假如血管损伤很小，血小板栓子本身就可完全阻止血液流失。血小板栓子形成对于每天上百次的微小血管损伤的封闭是极为重要的。有很多生理性和病理性因素均可引起血小板聚集。生理性的致聚剂主要有胶原、ADP、血栓烷 A_2、凝血酶、前列腺素等；病理性致聚剂如细菌、病毒、抗原－抗体复合物、药物等。

（1）胶原：胶原是一种强致聚剂，胶原只引起血小板的不可逆聚集。

（2）ADP：ADP 是引起血小板聚集最重要的物质，特别是从血小板释放的 ADP。血小板聚集可分为两个时相：第一时相发生迅速，但聚集后又可解聚，称为可逆性聚集，主要由受损组织释放的 ADP 引起。第二时相发生较慢，聚集后不能解聚，称为不可逆聚集，主要由血小板释放的内源性 ADP 引起。

（3）血栓烷 A_2（thromboxane A_2，TXA_2，也称血栓素 A_2）：血栓烷 A_2 是血小板膜的磷脂中含有的花生四烯酸在血小板内一系列酶的作用下生成的（图 3－3）。

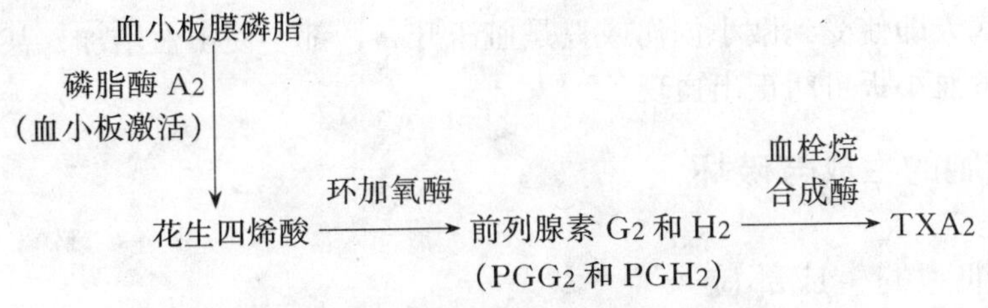

图 3－3　血栓烷 A_2 生成示意图

TXA_2 使血小板内 cAMP 减少，游离 Ca^{2+} 增多，有很强的聚集血小板和收缩血管的作用。阿司匹林与消炎痛（indomethacin）都能抑制环加氧酶，所以有防止血小板聚集的作用；咪唑（imidazole）可抑制血栓烷合成酶，所以也有防止血小板聚集的作用。

（4）凝血酶：凝血酶也是一种很强的致聚剂，凝血酶使血小板的释放作用增强，即使没有纤维蛋白原的存在，凝血酶也可使血小板聚集。

近年来发现血小板的黏附和聚集特性与某些疾病有关，例如心肌缺血患者血小板黏附、聚集性均升高，与心肌缺血猝死有关，所以这方面的研究受到基础和临床的普遍重视。

3. 释放反应 当血小板受到刺激后，在发生黏附和聚集的同时，将主动向外释放一些生物化学物质，这个过程称为血小板的释放反应。这些物质包括致密体中 ADP、ATP、5-羟色胺、Ca^{2+}；α-颗粒中的血小板特异蛋白质、纤维蛋白原、VWF、许多凝血和抗凝因子、纤溶抑制物以及溶酶体中的酸性蛋白酶和组织水解酶等。当血小板受到刺激时释放最快的是膜磷脂产物（TXA_2 等）与致密体的内容物（ADP、5-羟色胺等），它们对血小板聚集具有正反馈作用，它们促使血小板的聚集、血管收缩和血液凝固。

（三）血小板的功能

血小板的主要生理功能是参与止血、促进凝血和保持毛细血管内皮细胞的完整性。

1. 血小板在生理性止血中的作用 小血管破损而引起出血时，在几分钟内会自然停止，这一过程称为生理性止血。生理性止血过程主要包括血管挛缩、血小板栓子形成和纤维蛋白凝块生成三个时相。临床上用小针刺破皮肤使其出血，然后测定出血持续的时间，称为出血时，正常为 1~3 分钟。血小板参与了生理性止血的全过程。

（1）通过血小板黏附、聚集形成血小板栓子；

（2）通过血小板的释放反应促使血管收缩；

（3）血小板促进血液凝固发挥持久的止血作用。

2. 血小板在促进血液凝固中的作用 血小板有较强的促进血液凝固的作用。血小板含有的与血液凝固有关的因子，主要是血小板因子 3（platelet factor 3，PF_3，现在认为，PF_3 实质上是膜磷脂的改组和重新排列）。PF_3 的参与，使血液凝固过程大大加速。例如凝血因子Ⅹ活化后，如果和血小板结合，催化凝血酶原转变成凝血酶的速度可增加 30 万倍。

3. 血小板在保持血管内皮细胞完整性中的作用 血小板可以融合入血管内皮细胞，而且能随时沉着于血管壁，以填补内皮细胞脱落留下的空隙。因此，当血小板数量减少至 50×10^9/L 以下时，皮肤、黏膜以及内部组织会发生多处出血点，临床上称为血小板减少性紫癜。这种病人即使受到微小创伤或只是血压升高，都会使出血增加，甚至出现自发性出血。输入新鲜血小板可纠正出血现象。

四、血细胞的生成与破坏

（一）血细胞的生成部位

在胚胎发育的早期，由卵黄囊造血；从胚胎第二个月开始，由肝、脾造血；第四个月以后，肝脾的造血活动逐渐减少，骨髓开始造血并逐渐增强，在婴儿出生时，几乎完全依靠骨髓造血。儿童到 4 岁以后，骨髓腔的增长速度超过造血组织增加的速度，脂肪细胞逐步填充多余的骨髓腔。18 岁以后，则只有扁骨、短骨及长骨近端骨骺处才有造血骨髓（红骨髓）。

（二）造血过程

成年人红骨髓中的造血干细胞是一切血细胞的发源地；淋巴结、脾、胸腺、扁桃体、肠道淋巴结等是淋巴细胞增殖的场所。

造血干细胞具有高度的自我更新能力。它们通过自我更新以保持本身数量的稳定，又能分化形成各系的定向祖细胞。各系的定向祖细胞已经限定了进一步的分化方向，可以继续分化和增殖成各种血细胞的前体细胞，这些细胞再分别成熟为具有特殊功能的各类血细胞。由于干细胞具有高度自我更新和多向分化潜能，因此在体内能长期重建造血，造血干细胞的输注可替代骨髓移植。

正常情况下，造血干细胞的增殖与分化仅限于造血组织，人进行骨髓移植时，造血重建也只发生在骨髓。正常有效的造血需要特定的造血微环境的支持。它包括造血组织内的基质细胞、基质细胞分泌的细胞外基质以及各种造血调节因子。

在骨髓中，造血基质细胞由成纤维细胞（也称网状细胞）、内皮细胞、巨噬细胞等多种成分组成。成纤维细胞是一类极具黏附性的细胞群，造血干细胞必须黏附于基质细胞才能成活。基质细胞分泌的细胞外基质主要是一些大分子黏性蛋白，都与造血细胞的黏附有关。基质细胞还产生多种造血调节因子以影响造血干细胞的定居、存活、增殖、分化、成熟与凋亡。当基质细胞通过各种黏附结构把造血干细胞固定于局部时，基质细胞膜表面的很多细胞因子受体又结合大量的游离造血调节因子于局部，于是造血干细胞的增殖和分化就受局部的高浓度的造血调节因子的调控了。生理情况下，循环血液中的造血调节因子的浓度是很低的，而这些基质细胞表面的细胞因子受体成为一些“锚定因子”，使得“锚定因子”局部有不同的造血调节因子聚集，使干细胞向不同的方向分化。

（三）各类血细胞的生成调节

1. 红细胞

（1）红细胞生成所需的原料：蛋白质和 Fe^{2+} 是合成红细胞内血红蛋白的基本原料。此外，还需要维生素 B_6、B_2、C、E 和微量元素 Cu、Mn、Co、Zn 等。成人每天需要 20～30mg 铁用于红细胞生成，但每天只需从食物中吸收 1mg 以补充排泄的铁，其余均来自体内铁的再利用。再利用的铁主要来自被破坏的红细胞。如铁的吸收量减少、体内贮存的铁减少，或出血过多以及因造血功能增强等原因致铁供应不足时，均可导致血红蛋白合成不足，引起低色素小细胞性贫血，即缺铁性贫血。

（2）影响红细胞成熟的因素：

①叶酸：叶酸广泛存在于动物性和植物性食品中，人体每天约需 50μg。叶酸在体内转化成四氢叶酸，成为合成胸腺嘧啶脱氧核苷酸必需的辅酶，因此叶酸缺乏时，DNA 合成受阻。就使得造血过程中细胞核发育停滞，而细胞质的成熟却不受显著影响，细胞核和细胞质的这种不平衡发育导致细胞体积异常增大、细胞分裂明显滞后的巨幼红细胞。这种红细胞在血循环中寿命较短，由此引起的贫血称巨幼细胞性贫血。

②维生素 B_{12}：目前认为，叶酸直接参与了 DNA 的合成过程，维生素 B_{12} 对红细胞成熟的促进作用是通过增加叶酸在体内的利用率来实现的。

维生素 B_{12} 是一种含有金属钴的维生素，结晶体呈暗红色。人体所需要的维生素 B_{12} 必须从食物中摄取，各种动物性食品如肝、肾、肉、海产蚌类，都含有丰富的维生素 B_{12}。一般情况下，由于人体肝脏内贮存的维生素 B_{12} 较多，而每天消耗的维生素 B_{12} 很少，因此除非膳食中长期缺乏维生素 B_{12}，否则不易出现维生素 B_{12} 缺乏症。但儿童、孕妇、乳母以及肝脏有疾患的病人，对维生素 B_{12} 需要量相对增大，其供应量也应相应补充。

维生素 B_{12}在食物中与蛋白质结合在一起，经过蛋白酶的作用分离出来后，需要与胃腺壁细胞分泌的“内因子”（一种糖蛋白）结合成一种复合物，才能在回肠被吸收入血。因此，无论是先天缺乏“内因子”（如恶性贫血患者），还是后天由于胃大部或全部切除，以及萎缩性胃炎造成“内因子”缺乏，都可导致巨幼细胞性贫血。显然，这些原因引起的巨幼细胞性贫血，补充维生素 B_{12}不能使用口服的方法。

叶酸和维生素 B_{12}缺乏都引起巨幼细胞性贫血。在造血方面发生的症状，叶酸缺乏和维生素 B_{12}缺乏是不容易辨别的。主要的差异在于维生素 B_{12}缺乏时往往伴有神经系统的症状，例如神经纤维的髓鞘发生退行性变，引起深部感觉减退、肢体运动失调等。

维生素 B_{12}和叶酸除能促进红细胞成熟外，同样促进其他细胞（白细胞和血小板）在骨髓中的发育，因此缺乏叶酸和维生素 B_{12}也可使血液中粒细胞和血小板数量减少。

案例联系：

1. 缺铁性贫血 是世界各地包括我国最常见的一种贫血。据世界卫生组织统计，全世界有10% ~ 30%的人伴有不同程度的缺 Fe^{2+}，男性发病率约10%，女性发病率大于20%，亚洲发病高于欧洲。缺铁性贫血是指体内贮存 Fe^{2+}不足，影响血红蛋白合成。血液检查可见红细胞数下降，血红蛋白含量下降，但血红蛋白减少比红细胞数减少更明显；其次可见红细胞比正常小，颜色较浅，因此也称低色素小细胞性贫血。贫血的主要临床表现有皮肤、黏膜、甲床颜色苍白，疲乏无力，头晕，眼花，耳鸣，记忆力减退等。发生原因是由于血液中血红蛋白含量下降导致运输 O_2 量降低，致组织缺 O_2。

2. 巨幼细胞性贫血（megaloblastic anemia） 是叶酸和（或）维生素 B_{12}缺乏引起的一种大细胞性贫血。叶酸和维生素 B_{12}在细胞核 DNA 合成过程中都是重要的辅酶。本病是一个全身性疾病，除贫血外，全身各系统细胞，特别是增殖较快的细胞如黏膜、皮肤细胞也发生病变。可以认为巨幼细胞性贫血是全身病变的血液学表现。其中叶酸缺乏占90%，以妊娠妇女和婴幼儿多见。

实验室检查可见红细胞数量减少（白细胞与血小板均减少），正常色素型，伴红细胞形态异常，可见中巨或晚巨幼红细胞。主要由于 DNA 合成受抑，而 RNA 合成量正常，RNA/DNA 比值增加。DNA 主要位于胞核内，而 RNA 主要分布在胞浆细胞器中，故细胞体积大（血红蛋白合成不受影响）、核成熟障碍（DNA 合成障碍）。血清维生素 B_{12}或叶酸含量减少。

本病发病缓慢，诊断主要依据贫血和消化道症状为主的临床表现。但血红蛋白降至一定临界值时贫血发展速度显著加快，大多呈现中、重度贫血，头晕、无力，活动后心慌气短等。消化道症状尤其是食欲不振发生在疾病早期，并有腹胀、腹泻或便秘。约36%患者常发生口炎，包括口角炎、舌炎，舌面光滑称“镜面舌”或舌质绛红称“牛肉舌”。

（3）红细胞的生成及调节：

①红细胞的生成过程：红细胞的生成经历以下阶段：在经历3 ~ 4次有丝分裂之后，一个原红细胞可生成约16个成熟红细胞。从原红细胞开始，血红蛋白开始合成，在红细胞分裂和成熟的过程中，红细胞和细胞核的体积由大变小，在网织红细胞时核被排出细胞外；血红蛋白的浓度逐渐增加，到完全成熟时，血红蛋白浓度达到最高值（图3 - 4）。

②红细胞生成的调节：目前已证明有两种造血调节因子分别调节两个不同发育阶段红系祖细胞的生长。

爆式促进活性物质（burst promoting activity，BPA）是由白细胞产生的一类分子量为25000 ~ 40000的糖蛋白，以早期红系祖细胞为靶细胞，强烈刺激早期红系祖细胞的增殖活动。

促红细胞生成素（erythropoietin，EPO）主要是由肾皮质小管周围细胞（成纤维细胞、内皮细胞等）产生的糖蛋白，主要以晚期红系祖细胞为靶细胞。EPO 的主要作用是促进

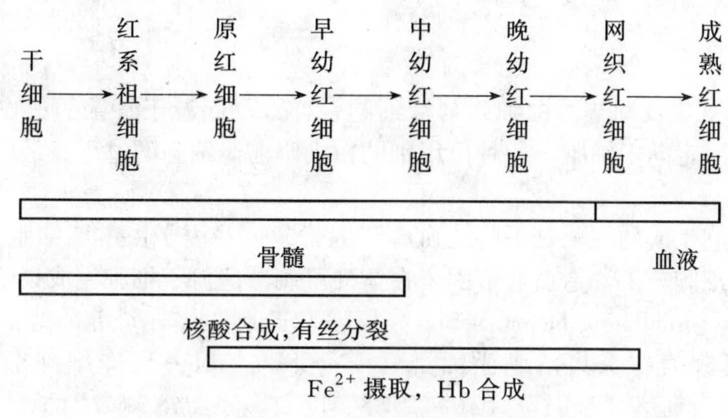

图 3-4　红细胞生成过程示意图

晚期红系祖细胞的增殖、分化以及幼红细胞的成熟，加速网织红细胞的释放以及提高红细胞膜的抗氧化酶的活性等。

人的 EPO 基因位于第 7 号染色体，目前已用分子生物学手段得到人促红细胞生成素（rhEPO）。1985 年 rhEPO 开始应用于临床，在治疗慢性肾功能衰竭的贫血时获得了成功。1989 年 rhEPO 大量应用于临床，除治疗肾性贫血外，对其他各种贫血，如恶性肿瘤、慢性炎症所致贫血等均取得一定疗效。近年来有资料显示某些再生障碍性贫血可能是红系祖细胞上 EPO 受体有缺陷所致。此外，雄激素、甲状腺激素、生长激素、糖皮质激素也可刺激红细胞生成。

（4）红细胞的破坏：

成年人体内约有 25×10^{12} 个红细胞，是血液中数量最多的一种血细胞，红细胞的平均寿命约 120 天，红细胞破坏的场所，可分为血管外和血管内，以血管外为主。血管外破坏是在脾、肝、骨髓等网状内皮系统进行。红细胞衰老后，变形能力下降，不易通过变形运动通过直径比它小的血管，脾脏具有复杂的血管分布，变形能力差的红细胞容易滞留于脾内血窦，继而被脾内丰富的网状内皮细胞吞噬。肝脏也能识别、吞噬损伤较重的红细胞。由于肝血流量远大于脾，所以肝对红细胞的破坏远大于脾。红细胞从骨髓内释放入血时，受到骨髓出口处巨噬细胞的“检查”，一些发育不正常的红细胞将不予放行，在骨髓内就被吞噬破坏。血管内破坏是指红细胞在血流湍急处因机械冲击而破坏。

红细胞在血管内破坏后释放出血红蛋白，血红蛋白和血浆中的触珠蛋白（一种 α_2 球蛋白）结合成一种复合物，使其不易从肾小球滤出，只能被网状内皮细胞吞噬。正常时这种触珠蛋白足以把红细胞破坏释放出的血红蛋白全部结合成复合物。因此血浆中并无游离的血红蛋白。但在患各种溶血性疾病时，或输入异型血液时，红细胞破坏释放出的血红蛋白大量增多，超过了血浆中可与血红蛋白结合的触珠蛋白数量，游离的血红蛋白就会从肾小球滤过，造成血红蛋白尿，严重时堵塞肾小管，甚至出现肾功能衰竭。

红细胞无论在血管内破坏还是在血管外破坏，血红蛋白都被网状内皮细胞吞噬并进行分解。血红蛋白先分解为珠蛋白和血红素。珠蛋白继续分解为氨基酸，后者加入到全身代谢。血红素脱掉的 Fe^{2+} 一部分被骨髓重新利用以合成新的红细胞，一部分以铁蛋白的形式暂贮于网状内皮细胞，供以后利用。脱铁血红素转变为胆色素，在肝脏进行进一步处理。

2. 白细胞

（1）白细胞的生成及调节：白细胞与红细胞一样，都起源于骨髓的造血干细胞。都要经历造血干细胞→定向祖细胞→各种可识别的白细胞前体细胞的过程，最后生成各种成熟的白细胞。

参与调节白细胞生成的主要是一些造血调节因子，这些因子由淋巴细胞、单核细胞、成纤维细胞和内皮细胞分泌。造血调节因子在体外可刺激造血干细胞生成集落，故又称集落刺激因子（colony stimulating factor，CSF）。根据CSF刺激体外培养的造血干细胞所形成的集落类型，可分为粒系集落刺激因子（G－CSF）、粒－巨噬细胞集落刺激因子（GM－CSF）、巨噬系集落刺激因子（M－CSF）、以及多系集落刺激因子（multi－CSF，即白细胞介素－3，interleukin－3，IL－3）、EPO等。除EPO调节红细胞生成以外，其余因子均参与白细胞的生成。它们都属于糖蛋白，目前均已用基因工程方法获得重组的CSF。G－CSF和GM－CSF已成功地应用于再生障碍性贫血、获得性免疫缺陷综合征（AIDS）、抗肿瘤化疗后粒细胞减少或缺乏症，骨髓移植时植入延迟或移植失败以及药物性粒细胞减少症等。临床上已广泛采用G－CSF作为干细胞动员剂，使外周血干细胞移植变得更为可能。现在还能将两种CSF的基因融合表达出融合CSF，使其作用更强更广。

（2）白细胞的的破坏：白细胞的寿命较难准确判断。中性粒细胞在循环血液中停留8小时后即进入组织，3～4天后衰老死亡，或经消化道黏膜从胃肠道排出。若有细菌入侵，中性粒细胞在吞噬活动中吞噬细菌过多会造成细胞死亡。单核细胞在血液中3～4天后进入组织中继续发育成巨噬细胞，寿命约数周至数月。淋巴细胞一般寿命较长，它们不断地在血液、组织液、淋巴之间往返，而且可以在淋巴结等处增殖分化。少数记忆细胞可存活若干年。

3. 血小板

（1）血小板生成及调节：生成血小板的巨核细胞也是从骨髓造血干细胞分化而来。成熟巨核细胞胞质伸向骨髓腔并脱落成为血小板进入血流。巨核细胞虽只占骨髓有核细胞的0.05%，但一个巨核细胞大约可产生200～7700个血小板。从原始巨核细胞到释放血小板入血约需8～10天，进入血液的血小板一半以上在血液中循环，其余的贮存于脾。

近年来对巨核细胞、血小板生成调节的研究取得了较大进展。早在1985年就有人发现在血小板减少症病人或动物的血浆中存在着一种物质，可以促进巨核细胞的成熟及血小板的生成，并命名为血小板生成素（thrombopoietin，TPO）。造血干细胞、巨核细胞与血小板的细胞膜上都存在TPO受体，提示TPO对血小板生成的全过程均有一定的调控作用。此外TPO与其他造血因子有协同作用，促进其他血细胞生成，特别是当有EPO存在时更是如此。因此，TPO极有希望在原发性和继发性骨髓衰竭的治疗中起重要作用。目前，TPO制剂的临床试用正在进行，对促进化疗病人血小板减少症的恢复有明显效果。

（2）血小板的破坏：血小板平均寿命为7～14天，但只有进入血液的最初两天具有生理功能。血小板可因衰老而被脾、肝、肺组织的巨噬细胞吞噬；也可融入血管内皮细胞，或发生聚集、释放反应时在血管内破坏。

第四节 血液凝固和纤维蛋白溶解

一、血液凝固

血液凝固（blood coagulation）简称凝血，指血液由流动的液体状态变成不能流动的凝胶状态的过程。凝血是一个复杂的生物化学反应过程，其最终表现是纤维蛋白的生成。纤维蛋白在生成时交织成网，并把血细胞网罗其中，生成凝血块。血凝发生1～2小时，血凝块会发生收缩，并释放出淡黄色的液体，即血清（serum）。血清与血浆（plasma）的区别，在于血清中缺少纤维蛋白原和凝血发生时消耗掉的一些凝血因子，但增添了一些血凝时由血管内皮细胞和血小板释放出的化学物质。

（一）凝血因子

血浆与组织中直接参与血凝的物质，统称为凝血因子（blood clotting factor）（表3－1）。包括由国际凝血因子命名委员会根据发现的先后顺序，以罗马数字编号的12种（用FⅠ～FXⅢ表示。后来发现FⅥ是血清中活化的FV，不再将其视为一个独立的因子），此外，前激肽释放酶（PK）、高分子激肽原（HK）以及来自血小板的磷脂（PF_3）也参与凝血过程。

表3－1 凝血因子

因子	同义名称	合成部位	基因定位（染色体）
Ⅰ	纤维蛋白原（fibrinogen）	肝脏	4
Ⅱ	凝血酶原（prothrombin）	肝脏	11
Ⅲ	组织因子（tissure factor，TF）		1
Ⅳ	钙离子（Ca^{2+}）		
Ⅴ	前加速素（proaccelerin）	内皮细胞和血小板	1
Ⅶ	前转变素（ proconvertin）	肝脏	13
Ⅷ	抗血友病因子（antihemophilic factor，AHF）	肝脏	X
Ⅸ	血浆凝血激酶（plasma thromboplastin component，PTC）	肝脏	X
Ⅹ	stuart－prower因子	肝脏	13
Ⅺ	血浆凝血激酶前质（plasma thromoboplastin antecedent，PTA）	肝脏	4
Ⅻ	接触因子（contact factor）	肝脏	5
XⅢ	纤维蛋白稳定因子（fibrin－stabilizing factor）	肝脏、血小板	6，1
HK	高分子激肽原（High－molecular weight kininogen，HK）	肝脏	3
PK	前激肽释放酶（prekallikrein，PK）	肝脏	4

凝血因子有如下一些特点：

1. 除FⅢ［又称组织因子（tissue factor，TF）］由损伤组织释放，其他凝血因子均存在于新鲜血浆中。

2. 除FⅣ是Ca^{2+}，其余的凝血因子都是蛋白质，且多数在肝脏合成，其中因子Ⅱ、Ⅶ、Ⅸ、Ⅹ的合成需要维生素K的参与。

3. 起酶促作用的因子有Ⅱ、Ⅶ、Ⅸ、Ⅹ、Ⅺ、Ⅻ、ⅩⅢ以及前激肽释放酶（PK），这些具有酶特性的因子都以无活性的酶原形式存在，必须激活才具活性。被激活的因子的右下角标上a表示。如活化的FⅡ表示为FⅡa。

（二）凝血过程

1. 内源性凝血 内源性凝血指参加血凝的因子全部来自血液，由FⅫ的激活而启动。这个过程称为“表面激活”。在表面激活阶段，FⅫa可使前激肽释放酶（PK）生成激肽释放酶（KK），KK反过来可激活FⅫ生成更多的FⅫa，形成表面激活的正反馈效应。此外，高分子激肽原（HK）起着辅因子的作用，HK可和FⅪ及PK结合，有利于FⅫa激

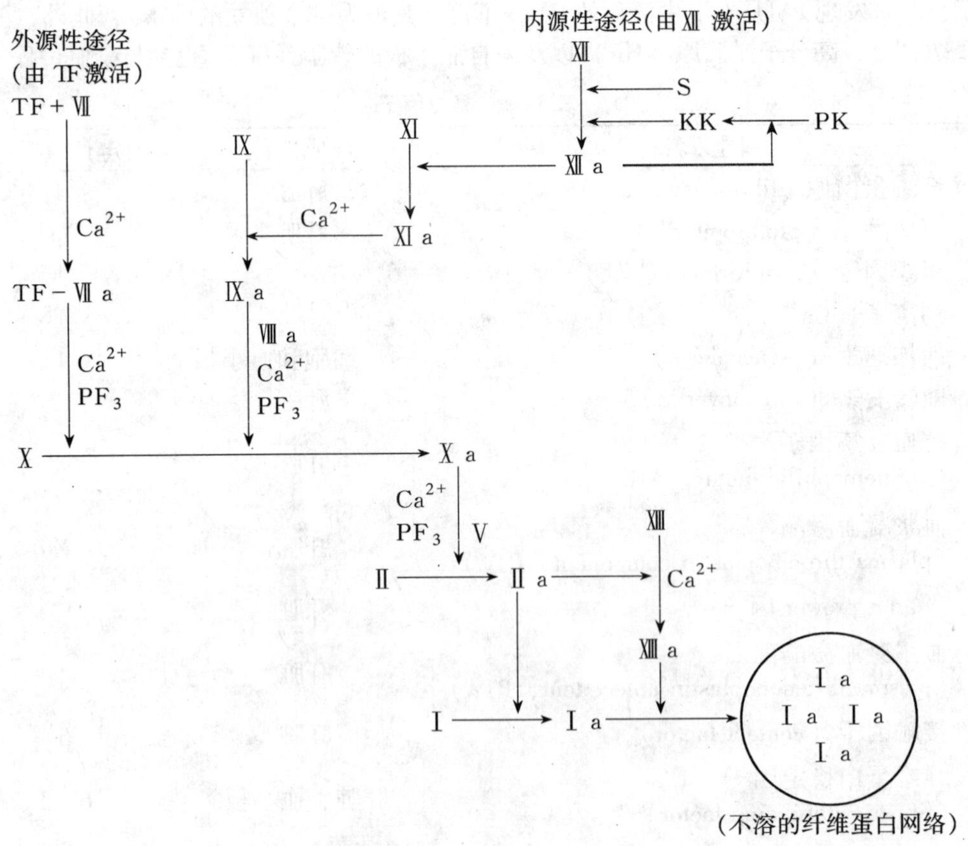

图3-5 经典的凝血过程示意图

PF_3：磷脂 S：胶原 PK：前激肽释放酶 KK：激肽释放酶

活FⅪ和PK。表面激活所生成的FⅪa再激活FⅨ成为FⅨa，这一步需要Ca^{2+}的存在。FⅨa生成后再与FⅧa、Ca^{2+}、PF_3共同激活FⅩ成为FⅩa。这个过程中FⅧa起着相当重要的辅因子的作用，它可使这个激活过程的反应速度提高20万倍。在FⅩa生成后，内源性和外源性血凝途径进入相同途径（图3－5）。

2. 外源性凝血 外源性凝血是指凝血由FⅢ（组织因子TF）启动。TF是一种跨膜糖蛋白。在生理条件下，除了与血浆直接接触的血细胞和内皮细胞外，其余大部分组织细胞均表达TF。由于外伤或其他原因，组织因子进入血液，在FⅦ和Ca^{2+}的参与下使FX成为FXa。

FXa生成后，与FV、PF_3和Ca^{2+}形成凝血酶原激活物，使FⅡ活化成FⅡa。FⅡa使FⅠ生成可溶性纤维蛋白单体（FⅠa），FⅠa在FⅩⅢa的作用下生成不溶的纤维蛋白多聚体。

（三）对经典凝血概念的现代认识

长期以来，由于临床上发现先天性缺乏FⅧ（血友病A）、缺乏FⅨ（血友病B）、缺乏FⅪ（血友病C）存在明显的出血倾向，因此认为内源性凝血途径是主要的。

但近年来的研究和临床观察发现，内源性血凝途径的启动因子FⅫ以及PK、HK缺乏的患者，几乎没有出血症状。相反，单纯缺乏FⅦ的病人却会出现明显的出血症状。实验中发现，以FⅫ抗体耗竭FⅫ，而后注入内毒素，动物仍然出现弥散性血管内凝血（DIC）；此外，FⅫ与PK的基因纯合子缺陷患者反而存在血栓倾向，所有这些事实都表明，内源性凝血途径的“表面激活”并不参与生理性止血的凝血过程，而可能与体内的抗血栓机制有关。

上述事实提示我们，体内凝血过程应该都是由外源性途径，也就是由TF启动的，TF是生理性凝血的启动物（图3－6）。

基于以上研究结果，可以将血凝过程的现代概念表述如下：

（1）体内血凝过程几乎都是由外源性途径启动的，由于组织因子（TF）嵌在细胞膜上，可起“锚定”作用，使血凝发生在TF暴露的局部。

（2）生理性血凝过程需要外源性血凝途径和内源性血凝途径共同完成。

二、抗凝系统

在生理情况下，不可避免地会出现血管内皮损伤，由此发生血凝。但这一过程仅在损伤部位形成一个血凝块止血栓，不会堵塞血管内腔，更不会扩展到全身，这意味着体内存在着一个抗凝系统（anticoagulative system）。目前已知体内的抗凝系统包括细胞抗凝系统（如肝细胞、网状内皮系统细胞对各种凝血因子、凝血酶原激活物及可溶性纤维蛋白单体的吞噬）和体液抗凝系统，体液抗凝系统中的主要抗凝物质如下：

1. 抗凝血酶Ⅲ 抗凝血酶Ⅲ（antithrombinIII，ATⅢ）主要由肝细胞和血管内皮细胞合成。

在凝血因子中，因子Ⅱ、Ⅶ、Ⅸ、Ⅹ、Ⅺ、Ⅻ、ⅩⅢ和PK都是丝氨酸蛋白酶，其活性中心均含有丝氨酸残基。ATⅢ分子中的精氨酸残基，可以和这些酶活性中心的丝氨酸残基结合，这样就“封闭”了这些酶活性中心而使其失活。正常情况下，ATⅢ的直接抗凝

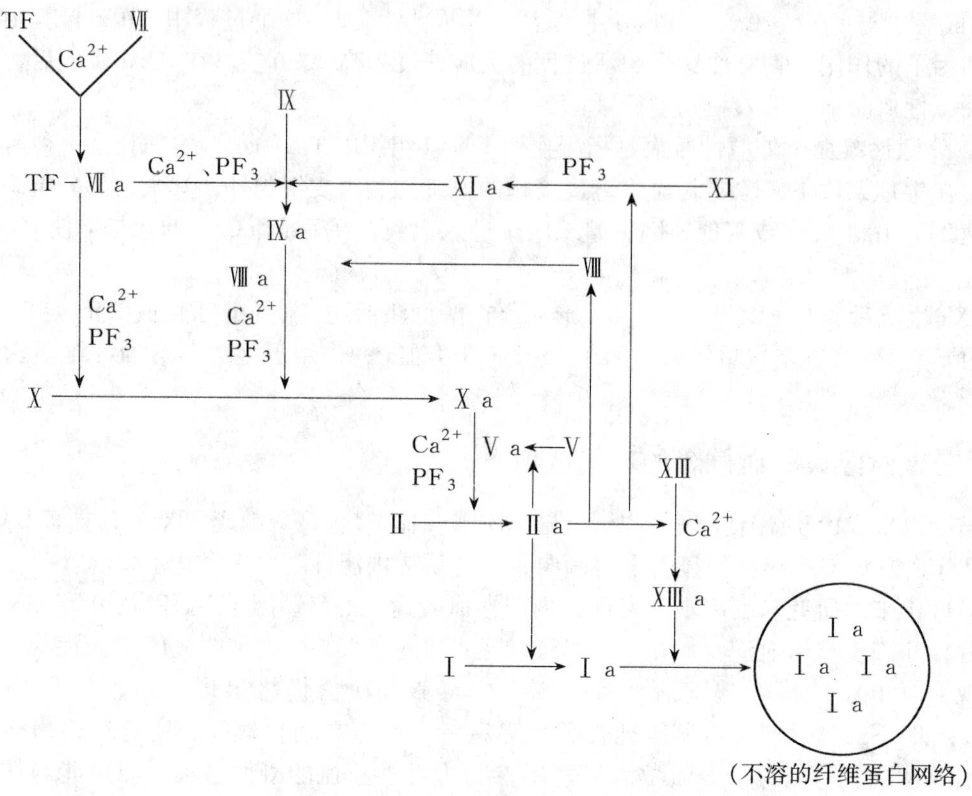

图3－6 凝血过程现代概念示意图

作用慢而弱，不能有效抑制血凝，但它与肝素结合后，其抗凝作用可增强1000～100000倍。

2. 肝素 肝素（heparin）是一种酸性黏多糖，主要由肥大细胞和嗜碱性粒细胞产生。尤以肺、心、肝、肌组织中含量丰富，但生理情况下血浆中含量甚微。肝素是一种有效的抗凝物质，临床上把它作为一种抗凝剂广泛应用于防治血栓性疾病。肝素抗凝作用主要是与血浆中的抗凝蛋白（ATⅢ）结合，使活化的凝血因子迅速灭活。此外，肝素可刺激血管内皮细胞大量释放其他抗凝物质，从而抑制凝血过程。

3. 组织因子途径抑制物 组织因子途径抑制物（TFPI）是体内主要的生理性抗凝物质，主要来自小血管内皮细胞，但在一定条件下，巨核细胞、血小板、单核细胞、肾间质细胞也有少量合成，是一种相对稳定的糖蛋白。TFPI的抗凝机制可分两个过程：一是和FXa结合，直接抑制FXa的活性；二是在Ca^{2+}存在的前提下，TFPI－FXa复合物与TF－FⅦa复合物结合，从而灭活TF－FⅦa的活性，发挥负反馈性抑制凝血作用。

4. 蛋白质C 蛋白质C（protein C，PC）以酶原形式存在于血浆中，受FⅡa的激活，激活后可通过以下途径实现抗凝作用：①在磷脂和Ca^{2+}存在时，灭活FVa和FⅧa。②阻碍FXa和PF_3的结合。③刺激纤溶酶原激活物的释放，增强纤溶酶活性，从而促进纤维蛋白的溶解。

三、其他影响血凝的因素

1. 温度　在一定范围内，温度降低可致血凝过程中酶活性下降，可延缓凝血；温度升高则可致酶活性提高，加速凝血。外科手术中常用温热盐水纱布按压伤口促进凝血以减少出血。

2. 接触面的光滑程度　光滑容器的表面可减少血小板的聚集和释放，因而可延缓凝血的发生；相反，接触粗糙的表面可增加血小板的聚集和释放，故临床上常用粗糙表面的纱布压迫止血。

3. Ca^{2+}的存在　由于凝血过程的多个环节都需要Ca^{2+}的参与，当去掉血浆中游离的Ca^{2+}时，便可阻止凝血发生。例如临床输血时用枸橼酸钠与Ca^{2+}生成不易离解的可溶性配位化合物以去掉血浆中游离的Ca^{2+}；临床化验检查和实验室中用草酸盐与Ca^{2+}生成不溶解的钙盐沉淀以阻止凝血。

四、纤维蛋白溶解系统和纤溶抑制物

纤维蛋白溶解简称纤溶，指纤维蛋白或纤维蛋白原被纤维蛋白溶解酶（简称纤溶酶）水解液化的过程。纤溶可使止血过程中形成的纤维蛋白凝块适时溶解、及时清除。这对保证血管的通畅性、组织的修复和再生都有重要意义。纤溶系统包括细胞纤溶系统和血浆纤溶系统。细胞纤溶系统是指白细胞、巨噬细胞、内皮细胞、间质细胞等对纤维蛋白的吞噬作用，然后通过细胞内的蛋白酶使纤维蛋白降解。血浆纤溶系统由纤溶酶原、纤溶酶、纤溶酶原激活物和抑制物组成。下面主要介绍血浆纤溶系统（图3－7）。

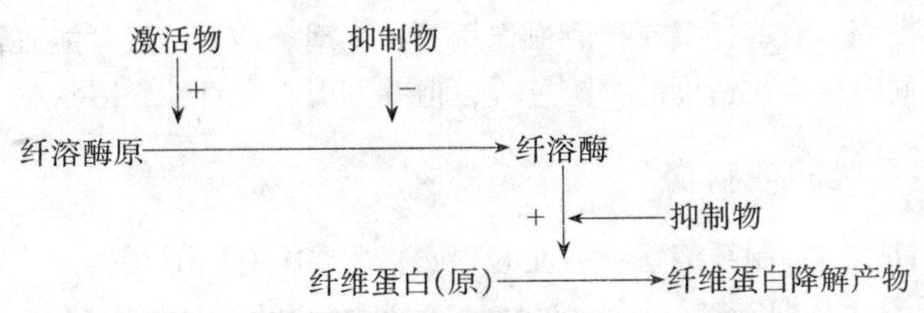

图3－7　纤溶系统作用示意图

由于纤溶酶的特异性较低，它不仅水解纤维蛋白、纤维蛋白原，还水解凝血因子Ⅱ、Ⅴ、Ⅷ、Ⅹ、Ⅺ、Ⅻ、XⅢ，因而具有抗凝血作用。

纤溶酶原主要在肝、骨髓、嗜酸粒细胞和肾中合成，广泛存在于各种体液中，尤其以血浆中含量最多。它必须在纤溶酶原激活物的作用下才能转变为有活性的纤溶酶。因此，激活物是否存在及含量的多少，在纤溶过程中起着关键的作用。

（一）纤溶酶原的激活

1. 内源性激活途径　内源性激活途径指通过过去划分的所谓内源性凝血有关的凝血因子，如FⅫa、FⅪa、PK、KK、HK等使纤溶酶原转化为纤溶酶。这些因子曾被认为参与内源性血凝的“表面激活”阶段，现认为主要与抗血栓形成有关。

2. 外源性激活途径 外源性激活途径指由组织型纤溶酶原激活物（tissue - type plasminogen activator，tPA）、尿激酶型纤溶酶原激活物（urokinase - type plasminogen activator，uPA）对纤溶酶原的激活，血浆内tPA主要由血管内皮细胞和各组织细胞分泌，uPA主要由胃肠道成纤维细胞、肾小管、集合管上皮细胞分泌。大多数情况下，tPA和uPA是体内纤溶酶原的基本激活物。tPA主要涉及体内纤维蛋白的溶解过程，uPA主要涉及细胞迁徙和组织重塑。

各器官组织细胞tPA含量相差很大。子宫、肾上腺、前列腺、淋巴结等组织含量较高；肺、卵巢、骨骼肌和脑次之。当上述器官损伤时，可将tPA释放到血液和周围组织液中，从而促进血凝块液化。子宫黏膜在分泌期中所含的tPA最多，这是妇女月经血不凝的原因。临床上在施行子宫、甲状腺、肺部外科手术时，病人常有出血不易凝固和术后渗血现象。

tPA和uPA发挥协同的溶栓作用。在溶栓的开始阶段，纤维蛋白吸引纤溶酶原和tPA，tPA激活纤溶酶原生成纤溶酶，纤溶酶一方面降解纤维蛋白，使其暴露新的赖氨酰残基，这些赖氨酰残基吸引更多纤溶酶原；另一方面纤溶酶使uPA活化。uPA与tPA共同完成对纤溶酶原的激活，通过纤溶酶的作用又使纤维蛋白降解，暴露更多的结合位点，吸引更多的纤溶酶原，生成更多的活化的uPA，这种正反馈机制使血栓局部产生高效的、选择性的溶栓作用。

（二）纤维蛋白的降解

纤溶酶是血浆中活性最强，特异性很差的蛋白酶。纤溶酶水解纤维蛋白得到的可溶性小分子多肽不再凝固，有些还具有抗凝血作用。在生理条件下，很可能血管壁经常有低水平的凝血发生，同时也存在适度的纤溶过程，但并不引起全身性纤溶状态。

（三）纤溶系统的抑制物

人体内存在许多可抑制纤溶系统活性的物质，主要的有以下几类：

1. 纤溶酶原激活物抑制剂（plasminogen activator inhibitor，PAI） 已知的PAI包括PAI-1、PAI-2和PAI-3。PAI-1是一种单链糖蛋白，由内皮细胞和血小板分泌，PAI-1的主要作用是通过抑制tPA来限制血栓局部的纤溶活性。PAI-2由胎盘的滋养层上皮产生，PAI-2主要作用于uPA。PAI-3现已明确就是活化的蛋白质C的抑制物，对uPA和tPA都有抑制作用。

2. α_2-抗纤溶酶 α_2-抗纤溶酶主要由肝脏产生，是一种单链糖蛋白，平时储存于血小板的α颗粒中，是循环血液中纤溶酶的主要抑制物。当血小板受到凝血酶刺激时，α_2-抗纤溶酶就释放出来，迅速与纤维蛋白交联在一起，干扰纤溶酶原吸附于纤维蛋白，从而抑制纤溶酶的形成和纤维蛋白的降解。先天性缺乏α_2-抗纤溶酶的患者常有严重的出血现象。

3. 凝血酶激活纤溶抑制物（thrombin－activatable fibrinolysis inhibitor，TAFI） TAFI是一种新发现的血浆蛋白，与纤溶酶原具有较强的亲和力。天然的TAFI是一种酶原，它被凝血酶激活后对纤溶酶原活化具有抑制作用。其抑制机制可能是去掉纤维蛋白部分水解后暴露出来的赖氨酰残基，从而使纤溶酶原的结合位点减少，纤溶酶原活化的概率减少。

4. α_2－巨球蛋白 α_2－巨球蛋白是一个巨分子蛋白，由4个相同的亚基组成，主要由肝细胞与巨噬细胞产生，不仅直接抑制纤溶酶，也能抑制tPA和uPA。α_2－巨球蛋白是一个广谱的蛋白酶抑制剂，对凝血与纤溶过程中的丝氨酸蛋白酶都有一定的抑制作用，这对于将血凝和纤溶局限于创伤局部都有重要意义。

案例联系：弥散性血管内凝血

弥散性血管内凝血（Disseminated Intravascular Coagulation，DIC）DIC是一种以凝血功能紊乱为基本特征的病理过程，本质上是一种广泛的弥散于微血管内的微血栓形成。有许多因素可以促进凝血的激活使血液处于高凝状态，例如感染性休克致微循环障碍；缺氧及酸中毒致血管内皮细胞受损；创伤或手术致组织严重损伤，释放大量组织因子；多数合并DIC的疾病均与血管内皮细胞或组织损伤有关。典型的DIC可分为高凝期、消耗性低凝期及继发性纤溶亢进期。

由于弥散性血管内凝血消耗了大量的凝血因子，使血液中凝血因子和血小板减少，可继发性出现血液低凝或不凝状态。临床上表现为广泛的出血倾向。发生弥散性血管内凝血时，由于局部缺O_2而使内皮细胞释放纤溶酶原激活物，从而启动继发性纤溶过程，继发性纤溶可解除血管的阻塞及组织的缺血。但在DIC持续时间较久的情况下，由于血管壁的完整性已受到不可逆的损害，或者内脏细胞已经坏死。此时的继发性纤溶可导致内脏出血，进一步使病情恶化。

正常生理情况下，不会出现DIC，那是因为：

1. 血管内皮细胞为血液的流通提供了一个特殊的表面，称为不凝血表面或血液相容性表面。正常内皮细胞的这种特性，也称为不凝血性质，产生这种性质的机制十分复杂。首先是正常情况下内皮细胞不表达组织因子（TF），正常血管内皮细胞表面能够排斥血小板黏附和聚集，对形形色色的细胞表面，血小板几乎都能发生黏附反应，唯独内皮细胞例外。

2. 血管内皮细胞能释放各种活性物质，既有促进凝血的，也有抗凝血的；有促进纤溶的，也有抗纤溶的。通过这些物质的不同时期的作用，对血凝、纤溶和抗纤溶过程进行精细的调节，使之处于平衡状态。

3. 当血管损伤后在损伤处发生血凝，由于血液中存在抗凝血系统，所以血凝不会向外扩展。紧接着纤维蛋白将在局部吸附大量的纤溶酶原和激活物，从而启动纤溶过程，在血管内壁随时维持着血凝和纤溶的动态平衡。

第五节 血型与输血

血型指红细胞膜上特异抗原的类型。20世纪以前人们曾尝试过给大量失血的病人以输血治疗，结果一些人奇迹般地恢复了健康，另一些人则反而更快地死亡。1901年奥地利病理学家与免疫学家兰茨坦纳（Landsteiner，1868～1944年）发现了第一个人类血型系统——ABO血型系统，从此揭开了血型的奥秘，使输血成了安全的治疗手段。兰茨坦纳因此而获得1903年的诺贝尔生理学医学奖。1995年，国际输血协会（ISBT）认可的红细胞血型系统有23个，涉及193种抗原，医学上比较重要的引起溶血性输血反应的血型系统是ABO血型系统和Rh血型系统。

白细胞和血小板上除了也存在A、B、H、MN、P等红细胞抗原外，还有它们所特有的抗原。这些抗原的存在形成了复杂的白细胞及血小板血型，具有一定的临床意义。白细胞上最强的同种抗原是人白细胞抗原（human leukocyte antigen，HLA），HLA是一个极其复杂的抗原系统，在体内分部广泛，与器官移植（植皮、骨髓移植、输血等）免疫排斥反应密切相关。由于HLA的数目极多，要有相同表现型的机会极少，因此还可用于亲子鉴定和人类学研究。血小板还有一些特异的抗原，它们与红细胞或白细胞上的同种抗原没有关系，这些抗原可因输血和妊娠产生免疫抗体，从而引起输血时的发热等免疫反应现象。

本节主要介绍红细胞ABO和Rh血型系统。

一、红细胞凝集现象

若将血型不同的两个人的血滴在玻片上混合，红细胞就会凝集成簇，不论如何振荡，均不能再使其散开，这种现象称为红细胞凝集（agglutination）。凝集的红细胞可以堵塞毛细血管，凝集的红细胞发生溶血，释放的大量血红蛋白将损害肾小管的功能，同时常伴发过敏反应，临床上统称为输血反应，严重的可危及生命。

二、凝集原和凝集素

现代免疫学已经证实红细胞凝集的本质是抗原-抗体反应，凝集原的特异性决定于红细胞膜上的特异糖蛋白或糖脂，它们在凝集反应中起抗原的作用，因而称为凝集原。能与红细胞膜上的凝集原起反应的特异抗体则称为凝集素。凝集素是溶解在血浆中的球蛋白。发生抗原-抗体反应时，每一个抗体上有多个与抗原结合的部位，抗体在若干个带有相应抗原的红细胞之间形成桥梁，使红细胞凝集成簇。

三、ABO血型系统

（一）ABO血型系统的分型原则

ABO血型系统是根据红细胞膜上是否存在凝集原A与凝集原B而分为四种血型。凡红细胞膜上只含凝集原A的为A型，只含有凝集原B的为B型，两种凝集原都有的为AB型，两种都没有的为O型。在同一个体的血清中不会含有与他本身的红细胞相对抗的凝集素。

A抗原和B抗原都是在H抗原的基础上生成的。由于O型红细胞也含有H抗原，有人也把ABO血型系统称为ABH血型系统，H抗原的抗原性较弱，因此一般血浆中都不含有抗H抗体。

ABO血型系统还有亚型，与临床关系密切的是A型中的A_1型和A_2型。在A_1型红细胞膜上有A和A_1两种凝集原（血浆中有抗B凝集素），A_2型红细胞膜上仅含有A凝集原（血浆中含有抗B和抗A_1凝集素）。A型分为A_1型和A_2型，使得AB型也分为A_1B型和A_2B型两种亚型。我国汉族人口中，A_2型和A_2B型只占A型和AB型人群的1%以下，但由于A_2型和A_2B型血浆中含有抗A_1凝集素，它们可能在输血时去凝集A_1型红细胞。另外，A_2型和A_2B型红细胞膜上的A抗原抗原性较弱，在血型鉴定时，不易与抗A凝集素反应，容易将 A_2 型和 A_2B 型误定为 O 型和 B 型，因此输血时应特别注意 A 亚型的存在（表 3－2）。

表 3－2　ABO 血型系统抗原和抗体的分布关系

表现型		红细胞膜上凝集原（抗原）	血清内凝集素（抗体）
A 型	A_1	A、A_1	抗 B
	A_2	A	抗 A_1、抗 B
B 型		B	抗 A
AB 型	A_1B	A、A_1、B	——
	A_2B	A、B	抗 A_1
O 型		——	抗 A、抗 B

（二）ABO 血型的检测

正确测定血型是保证输血安全的基础。在一般输血中首先考虑的是 ABO 血型系统的相合。测定 ABO 血型的方法是在玻片上（或试管中）分别滴上一滴抗 B，一滴抗 A，一滴抗 A 抗 B 血清，再在每种血清中加一滴待测红细胞悬液，轻轻混匀，观察有无凝集现象。在抗 B 血清中被凝集的红细胞膜上有 B 抗原；在抗 A 血清中被凝集的红细胞膜上有 A 抗原。根据红细胞膜上抗原存在的种类，即可确定其 ABO 血型（图 3－8）。

（三）ABO 血型的遗传

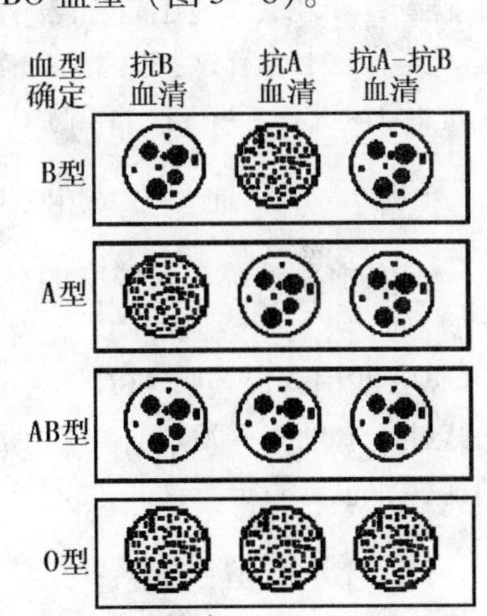

图 3－8　ABO 血型的鉴定

ABO 血型系统中，控制 A、B、H 凝集原生成的基因位于 9 号染色体的一对等位基因上。在这对染色体上只能出现 A、B、H 三个等位基因中的两个，其中一个来自父亲，一个来自母亲，它们决定了子代血型的基因型。从表 3－3 中可看出每种血型表现型的可能基因型。A 基因和 B 基因是显性基因，O 基因则为隐性基因。因此，红细胞膜表现 O 型只可能来自两个 O 基因，其父母不一定都是 O 型；而表现型是 A 或 B，基因型可能是 AA、AO 和 BB、BO，因而 A 型或 B 型的父母完全可能生下 O 型的孩子。知道了 ABO 血型的遗传规律，就可以从子女的血型表现型来了解父母的可能血型，从而推断亲子关系，但是这种推断只能是否定的参考依据，不能据以作出肯定的判断（表 3－3）。例如父母一方是 AB 型，即不可能有 O 型的子女产生。由于血细胞上有许多血型系统，测定血型的种类越多，作出判断的可靠性越高。

表 3－3　ABO 血型的遗传关系

父母血型表现型	基因型	子女可能出现的血型	子女不可能出现的血型
O×O	OO OO	O	A、B、AB
A×A	AA　AO AA　AO	A、O	B、AB

续表

父母血型表现型	基因型	子女可能出现的血型	子女不可能出现的血型
A × O	AA AO OO	A、O	B、AB
B × B	BB BO BB BO	B、O	A、AB
B × O	BB BO OO	B、O	A、AB
A × B	AA AO BB BO	A、B、AB、O	
AB × O	AB OO	A、B	O、AB
AB × A	AB AA AO	A、B、AB	O
AB × B	AB BB、BO	A、B、AB	O
AB × AB	AB AB	A、B、AB	O

ABO 血型系统抗原除存在于红细胞膜上，还存在于白细胞、血小板，以及其他组织细胞膜上。组织细胞还能分泌可溶性 A、B、H 抗原，进入多种体液中，以唾液中含量最多。凡体液中含有这些血型物质者为分泌型，不含者为非分泌型。存在于血浆中的 A、B、H 抗原为糖脂，存在于分泌物中的是糖蛋白，而红细胞膜上是糖脂和糖蛋白。

（四）ABO 血型在人群中的分布

ABO 血型系统在人群中的分布，依民族和地域不同而异。美洲土著民族中，90% 属 O 型；而中欧地区，40% 以上为 A 型，40% 左右为 O 型，10% 左右为 B 型，6% 左右为 AB 型；我国各民族中 ABO 血型的分布也不尽相同。了解各民族、各地域的 ABO 血型分布规律，有助于人类学研究各民族的来源和相互关系，在临床医学中对于了解和准备输血的血源，也有一定意义。

四、Rh 血型系统

1940 年，兰茨坦纳又与维勒（Wiener）发现了 Rh 血型系统，在人类的血型系统中，ABO 血型和 Rh 血型是临床上与输血有关系的最重要的血型。

兰茨坦纳用恒河猴（Rhesus monkey）的红细胞重复注射入家兔体内，使家兔血清中产生抗恒河猴红细胞的抗体，再用含有这种抗体的血清与人的红细胞混合，发现在美洲白种人中，约 85% 的人其红细胞可被这种血清凝集。表明这些人的红细胞上具有与恒河猴同样的抗原，故称为 Rh 抗原，红细胞膜上有 Rh 抗原的，称为 Rh 阳性；不被这种血清凝集的，称为 Rh 阴性。在我国各族人群中，汉族和其他大多数民族属 Rh 阳性的约 99%，Rh 阴性只占 1% 左右。但在某些少数民族中，Rh 阴性的人较多，可达 5% ~10%。

（一）Rh 血型系统的抗原与分型

基本的 Rh 系统包括 3 个紧密连锁的基因位点，三对等位基因（即 C c；D d 和 E e;）

控制着6种抗原。在5种抗原中，D抗原发现最早，抗原性最强，因而是最重要的Rh抗原。因此通常将红细胞膜上含有D抗原称为Rh阳性，不含有D抗原的，称为Rh阴性。

（二）Rh血型系统抗体的特点

与ABO血型系统相比较，Rh血型系统有以下特点：

1. 人的血清中不存在抗Rh的天然抗体，只有当Rh阴性的人接受Rh阳性血液后，通过体液性免疫才能产生抗Rh的抗体。因此，Rh阴性的受血者第一次接受Rh阳性血液输入时一般不会发生明显输血反应。但在第二次，或多次再输入Rh阳性血液时，即可发生抗原－抗体反应，输入的Rh阳性红细胞即被凝集而发生溶血反应。

2. Rh血型系统的抗体主要是不完全的抗体IgG，分子量小，能透过胎盘进入胎儿的血液，可使胎儿的红细胞发生凝集和溶血，造成胎儿死亡或新生儿溶血性贫血。

（三）Rh血型系统在临床医学上的意义

1. **首先是Rh阴性病人的重复输血问题** 已为前述，Rh阴性的受血者第一次接受Rh阳性供血者的血液时，不会发生凝集现象，但是受血者将因这次输血而产生抗Rh的抗体。若下次再接受Rh阳性血液时，就可能发生凝集反应，特别是多次输入Rh阳性红细胞后，受血者体内所产生的抗Rh抗体的效价达到一定程度，再输入Rh阳性血液，即可迅速发生红细胞凝集，引起严重的输血反应。故临床上对于重复输入同一个献血者的血液，也必须作交叉配血试验。

2. **Rh阴性妇女因输血和妊娠产生抗Rh抗体的问题也应引起注意** Rh阴性妇女可由于输入Rh阳性血液而产生抗Rh抗体，已如上述。Rh阴性妇女还可能因妊娠Rh阳性胎儿（胎儿Rh阳性基因由父亲遗传），分娩时胎盘绒毛损伤破裂而使胎儿Rh阳性红细胞进入母体，刺激母体产生抗Rh抗体。特别是在多次妊娠之后，Rh阴性母体可产生效价很高的抗Rh抗体，一旦这种抗体通过胎盘进入胎儿体内，即可与胎儿的红细胞发生抗原－抗体反应，导致严重的胎儿溶血，引起胎儿死亡或新生儿溶血病。对新生儿溶血病的治疗原则是尽量用Rh阴性血液（无抗Rh抗体）替换新生儿血液。

五、血量和输血原则

（一）血量

血量指体内循环系统中血液的总量（blood volume）。正常成年人血液总量约为体重的7%～8%，即每公斤体重有70～80ml血液。以此推算，体重60kg的人，血量约4.2～4.8L。安静时，绝大部分血液在心血管中流动，称为循环血量；少部分血液滞留于肝脏、肺脏、腹腔静脉，以及皮下静脉丛等处，流动缓慢，血细胞比容较高，称为储存血量，这些部位称为储血库。当人体在剧烈运动或大量失血时，储血库的血液可补充循环血量。按单位体重计算的全血量，男性高于女性，幼儿高于成人，肥胖者较正常者偏低，女性妊娠期血量增多，且以血浆增多更为明显。

（二）输血原则

在输血时，首先应鉴定ABO血型系统血型，保证供血者与受血者的ABO血型相合。对于生育年龄的妇女或需要反复输血的病人，还必须注意Rh血型相合。

即使是ABO血型相合，Rh血型相合的人之间进行输血，输血前还必须进行交叉配血试验（cross-match test）（图3-9）。交叉配血试验的主侧是指供血者的红细胞与受血者血清进行配合，次侧是指受血者的红细胞与供血者的血清进行配合，观察它们是否发生凝集。这样，既可检验血型测定是否有误，又能发现红细胞或血清中是否还存在其他不相容的凝集原或凝集素。如果交叉配血试验的主、次两侧都没有凝集反应，即为配血相合，可以进行输血；如果主侧不凝集而次侧有凝集，则只能在紧急情况下输血（这种情况类似于将O型血输给其他血型的受血者，或AB型受血者接受其他血型血液），进行这种情况下的输血速度要慢，数量不宜超过200ml，并须密切观察，如发生输血反应，应立即停止。

另一方面，输血过多过快，将使心脏负担过重，严重时会引起心力衰竭，故一般情况下，输血速度不宜过快。

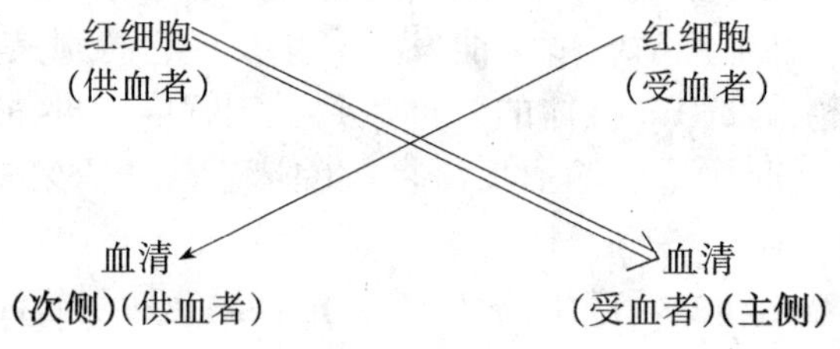

图3-9　交叉配血试验示意图

（三）输血的类型

输血可分为自体输血和异体输血。长期以来，临床输血基本上都是异体输血。近年来，自体输血迅速发展。所谓自体输血是指在手术前先抽取并保存病人的血液，在以后的手术中再将血液输给病人。自体输血的优点很多，例如可减少血源性疾病（如艾滋病、肝炎）的传播，可防止输注异体血细胞引起的并发症：如血型不合引起的溶血，异体白细胞引起的发热反应、过敏反应等。由于多次取血可刺激骨髓造血功能，再加上重组人类促红细胞生成素（rhEPO）的临床应用，使自体输血发展很快。

案例联系：成分输血

随着医学和科学技术的进步，由于血液成分分离机的广泛应用，分离技术和成分血的质量不断提高，输血疗法已经从原来的单纯输全血发展为成分输血。即把人血中各种组成成分，如红细胞、粒细胞、血小板和血浆分别制备成高纯度或高浓度的制品，根据病人的不同需求，进行输注。例如严重贫血患者，主要是红细胞数量减少或血红蛋白的浓度过低，血液运O_2能力下降，血量并未减少，故最好输以浓缩的红细胞悬液；大面积烧伤或烫伤的病人，主要是创面渗出丢失血浆，故应输入血浆或血浆代用品（如右旋糖酐溶液）；对于某些严重感染的病人，可输入浓缩的白细胞和血浆（内含抗体）以增强抗病能力和免疫能力，对某些出血性疾病的病人，可根据病因输入浓缩的血小板悬液，或含凝血因子的新鲜血浆，以增强血液凝固的能力，促进止血。

第四章　血液循环

第一节　血液循环的发现

血液循环的发现是科学史上最重大的事件之一，2000年曾被一些西方学者列为近一千年来影响人类历史最重要的几十件大事之一。恩格斯充分肯定了血液循环发现的重要意义，他说："哈维由于发现了血液循环而把生理学（人体生理学和动物生理学）确立为科学。"如果我们要讨论哲学方法论与自然科学的关系，血液循环发现史的研究无疑会成为一面最好的镜子，给予我们很多宝贵的启迪，让我们能够从扑朔迷离、纷繁芜杂的现象中找到一条认识事物本质从而接近真理的捷径。

早在两千多年以前的自然哲学时期，人们就对血液循环现象产生了浓厚的兴趣，企图通过它来了解似乎神秘的整个生命过程，并且根据宏观观察的结果而提出了若干天才般的臆测。然而在以后的历史进程中，科学认识的进步却十分缓慢，在唯心主义神学思想禁锢下，在长达一千四百多年的历史进程中几乎没有什么重要的突破，常常是经过旷日持久的努力而一无所获，或已快要接近正确的认识又误入歧途了。对血液循环认识的每一次进步，无不与世界观方法论上的进步以及相关学科科学技术的进步具有密切的关系。

一、古代自然哲学时期对血液循环现象的认识

自然哲学时期一般指自然科学还未从哲学中独立出来的古希腊时期，在中国正是春秋战国时期。那时候的科学家都是一些自然哲学家，东西方大都相类似，他们常常从固有的哲学思想来观察和说明自然现象，加上技术手段的限制，无法对自然界的事物进行有条件的受控实验，只能依据宏观的观察提出某种猜想。通过考察，我们惊奇地发现，东西方学者对人体奥秘的认识有那么多的相似之处。

（一）希波克拉底之前的时代

据公元前18世纪的巴比伦王国《汉漠拉比法典》记载，生活在公元前3000年的幼发拉底、底格利斯两河流域的苏马连人已能区别动脉血和静脉血。古埃及（公元前3200年左右～公元前568年）时期的医籍《医师之秘籍》中已提出血管系统从心脏出发而行至全身，因此各个地方都能感觉到心脏的搏动，这大约是有关血液循环的最早设想了。生于公元前5世纪前半期的古希腊哲学家代该乃斯（Diogenes）通过人体解剖，记载了人体脉管、脉搏、左心室是灵气之所在，吸入人体内的空气通过脉管系统而分布全身，这也是有关血液循环系统解剖结构的最早记载。

真正最先从整体上较为全面地认识到血液循环概念的，其实只能认为是中国春秋战国时代的医学家。《黄帝内经》中多次记载了气血循环的现象，如"心生血……在体为脉，在藏为心"，"心主身之血脉"，"经脉流行不止，环周不休"，"经脉之相贯，如环无端"，"人受气于谷，谷入于胃，以传于肺，五藏六府，皆以受气，其清者为营，浊者为卫，营在脉中，卫在脉外，营周不休，五十度而复大会，阴阳相贯，如环无端"。这些记载，已可见心与血管系统关系的雏形，尽管还比较粗放和笼统，也不乏主观臆测的成分，但其明确指出血液运行"流行不止"、"营周不休"、"如环无端"，更是说明他们对血液

"循环"已有初步的认识。

（二）希波克拉底时代（Hippocrates，公元前460年~公元前377年）

被西医尊崇为医圣的奠基人**希波克拉底**是古希腊医学的集大成者，约生于公元前460年~公元前377年之间，和大哲学家苏格拉底（公元前469年~公元前399年）生活在同一时代。这一时期正是古希腊哲学、科学、艺术的全盛时代。希波克拉底是古希腊医学之集大成者，他的《希波克拉底全集》是一部百科全书式的著作（可能并非出自一人之手，因为其中不乏自相矛盾之处），包涵了当时各个医学派别的精华，类似于中国春秋战国时期的医学著作《黄帝内经》。希氏对血液循环的认识主要有心脏为精神所在（类似中医之"心主神明"）；动脉和静脉是两个互相独立的系统，静脉输送血，动脉输送气；肝生血，进入右心室接受人体机能的温煦，之后通过静脉送到全身；左心室及动脉乃灵气之所在，灵气是肺从空气吸入人体内的。希氏的认识在继承前人并总结了当代成就的基础上，有所进步，但仍有浓厚的主观想象成分。由于希氏的权威性，这一观点统治了数百年之久，直至以后的亚历山大时代也未能脱其巢臼。

（三）亚历山大时代（Alexander the great，公元前400年~公元前100年）

亚历山大时代是古埃及的强盛时期，特别是托勒密王朝（Ptoilemy Soter，公元前367年~公元前283年）时期，埃及首都亚历山大成为欧、非的文化中心，统治者出于对医学的支持，将被判处死刑的囚犯交给解剖学家，于是出现了历史上最早的系统人体解剖，这无疑为人们对血液循环认识的进步创造了条件。最有代表性的人物是以下两位：

首先是当时的首席解剖学家**赫罗费劳斯**(Herophilus，鼎盛年约在公元前300年左右)。他发现了动静脉之间的差别，动脉壁能强有力地搏动，而静脉壁则比较软弱，他指出两种管道都是运输血液的，而非一个送气一个送血的互不相关的系统。他还利用水钟来计算脉搏的次数，注意到健康和患病时脉搏情况不一样，使其成为当之无愧的脉学创始人。希波克拉底对神经系统的意义几乎毫无所知，而赫氏则对神经系统解剖有了全面系统的认识，因而他能勇敢地对亚里士多德的"心脏是一个智力器官"的论点提出了质疑，遗憾的是他未能把心脏的跳动与动脉的搏动联系起来，这不能不认为是缺乏理论思维能力（想象力）的表现。

其次是**埃拉西斯特拉塔**(Erasistratus，约公元前310年~公元前250年)。他认为一切疾病的原因都是"多血"，来自没有消化的食物的血液多了就会堵住元气（生命的灵气）在大动脉中的运行（即静脉中的血液在病理条件下会溢到动脉中去)。这本身是一种错误的推测，然而却促使他特别注意心脏和血管的结构和功能的关系，解剖中他发现尸体动脉总是比静脉塌陷，则更坚定了他对希波克拉底有关动静脉关系的认识，认为两者只有在病理条件下才有联系，然而他却无愧于是第一个精确描述了心脏结构并正确预言了毛细血管系统存在的科学家。他详细地描述了半月瓣、二尖瓣、三尖瓣的结构特征以及血管在全身的分布，并且推断血管在组织中会不断分支，直到肉眼看不见。埃氏的杰出之处在于他的理论思维能力（想象力)，他善于运用逻辑思维并通过假设和类比将不同的事物联系起来。他把心脏看成一个水泵，把瓣膜看成一个单向开放的阀门，这在机械学开始成为时髦科学的时代，确实是一个不同学科交叉碰撞产生新学说的典型例子，是对人体生理现象与机械类比的首次尝试，无疑是血液循环发现史上一个很大的进步。

（四）盖仑医学体系时期

古罗马的**盖仑**(Galen，约公元130~200年）是古希腊希波克拉底之后的第一个伟大的医学泰斗，学识丰富，思考缜密，并具有敏锐的批判能力。当时罗马教会统治很严，禁止尸体解剖，盖仑是一个有神论者，他自觉地遵循教会的规定，并接受其唯心主义的思想教条，然而他却通过动物的解剖把医学研究推向了顶峰。

盖仑在当时极其简陋的条件下，通过科学而巧妙的设计构思，进行了很多心血管功能的有益探索。例如从活体动物中分离出一段动脉，结扎两端，切开中间，结果流出了鲜红的血液，从而彻底否定了“动脉内只含空气，静脉才含血液”的错误，又如用一根羽毛插入动脉内，当结扎动脉上端时，羽毛就停止了伴随血管搏动的运动，由此证明脉搏是伴随心脏跳动而发生的；再如他首次发现动物离体心脏仍能继续跳动，就很好地证明了心跳独立神经刺激之外，因而是肌原性的，从而成为第一个提出心搏肌原性学说的人。此外，盖仑还论述了心脏的瓣膜作用，血液如何通过动脉分布到全身各处，他还观察到暗红色的静脉血在肺内加入空气后颜色就变得鲜红等等。他无疑对血液循环发现史作出了巨大的贡献。

盖仑主观地认为，肝脏能把食物的有用部分变成带有“自然灵气”的血液，血液带着“自然的灵气”和营养物质从肝脏出发，沿着静脉系统分布到全身，心脏的右边是静脉系统的主要分支，部分血液通过动脉样的静脉（肺动脉）向肺里排出“烟气”，这些烟气被呼出体外，部分血液通过盖仑想象中的心室中隔上的孔进入左心，在这里，静脉血碰到了由气管和静脉样的动脉（肺静脉）从外界带进来的元气，两者混合，就产生了颜色鲜红的动脉血及“活力的灵气”，通过动脉系统分布到全身。某些动脉中的血液流到大脑，在那里“活力的灵气”变成了“动物的灵气”，然后通过中空的神经分布到全身。三个主要器官：肝、心和脑；三种主要类型的管道：静脉、动脉和神经。这种简单的对应正好满足了他所信奉的哲学原则的需要。

盖仑是继希波克拉底之后500年医学研究集大成者，他不满足于过去单纯的解剖学观察，而极力把研究领域从结构扩展到功能，成为最早用实验方法研究动物生理功能的先驱，奠定了受控实验动物生理学的基础。盖伦还在当时极其简陋的条件下，通过科学而巧妙的设计构思，进行了很多心血管功能的有益探索，然而由于唯心主义神学的束缚，使他从很多正确的实验演示结果得出了相当错误的循环系统理论，他的错误和他的成功一样，统治了西方医学界一千四百多年，几乎窒息了其间有关血液循环的各种新的探索。恩格斯曾说过“许许多多自然界科学家已经给我们证明了，他们在他们自己那门科学的范围内是坚定的唯物主义者，但在这以外就不仅是唯心主义者，而且甚至是虔诚的正教教徒”。盖伦正是这样一位自然科学家，他的思想中占主导地位的是自然界的一切安排都是合理的。他虔诚地信奉上帝，在人和宇宙的哲学观点上，他和柏拉图与亚里士多德一样，是一个十足的目的论者，他认为是神创造了世间万物，人体结构的完整性乃上帝的杰作，他作为一个自然科学家的全部天赋都用来证明上帝的力量和智慧。盖伦是个自觉维护宗教教义的自然科学家，教会反过来又对他的理论赋予了极大的权威性，让他的医学著作成为不可怀疑的金科玉律，统治了西方整个中世纪，直至文艺复兴之前，对盖伦的观点提出疑问就有被指控为异教徒而遭受严酷惩罚的危险，这种偶象崇拜阻碍了科学的发展，堵塞了通向真理之路，使人类对血液循环的认识停滞了一千四百多年之久。

二、文艺复兴时代为血液循环的最终发现作了充分的准备

起始于意大利的文艺复兴运动举起人文主义的旗帜，向中世纪的宗教观念及教会的统治发起了全面的攻击，作为神学和经院哲学基础的传统权威的教条思想统治受到了强有力的挑战。自然科学领域也相应地得到了飞速发展。在此时期，医学科学也突破了盖伦的神圣不可侵犯的成规旧说，取得了许多重要的新成果，为以后哈维最终发现血液循环而使生理学成为一门科学作了充分的准备。

1. 达·芬奇等人的工作 艺术家们从艺术品的角度学习解剖学，达·芬奇（L. Da. Vinci，1452～1519年）是他们中的杰出代表。他因《蒙娜丽莎》等绘画艺术而闻名于世，但他不仅从艺术家的角度研究人体解剖学，而且以一个自然科学家的身份来研究人体，确实是一位出类拔萃的学者。他不仅做了很多关于肌肉和肌肉群的模型，而且通过研究心脏的活动，制作了心瓣的模型，他还切开猪的胸壁观察

动物活体心脏的跳动。他已认识到心脏实际上是一块非常强有力的肌肉，并发现无论怎样用力把气吹进肺，都不能把气吹送入心脏，与盖伦的血液循环概念相悖。然而达·芬奇并未全面怀疑盖伦的学说，也终究没有提出什么有意义的新见解。

2. 维萨里的工作 16世纪是解剖学和医学进步的重要转折点，一批解剖学家有了很多新发现，其中最杰出的是德裔的荷兰人维萨里（Andreas Vesalius，1514~1564年），将盖仑的解剖学深入和发展了，关键是他强调要直接地观察人体，而不能依赖于盖仑书本上的结论，这在当时是要有极大勇气的。维萨里发现并指出了盖仑的若干解剖学错误，更重要的是他倡导了一种不要迷信权威，而要忠于事实的思想，打破了对盖仑的盲目崇拜。他曾细致地解剖了心脏、动脉、静脉和静脉瓣膜，并力图在心脏中隔上去寻找盖仑所预言的小孔，但始终没有成功。这说明他也受到盖仑局限，或者说仍然缺乏必要的想象力和勇气，因而在血液循环发现史上并没有直接的贡献。

3. 塞尔维特发现肺循环 西班牙人**塞尔维特**(Sarverto，约1511~1553年）是维萨里的同代人，也是著名的解剖学家，他确定心脏中隔上并没有小孔，得益于超常的洞察能力。他认为“血液是从右心室流到左心室去的。但是，从右心室到左心室这种流动不是通过心间隔实现的，这种灵活的血液从右心室流出后，靠着一种奇妙的机制，在肺内走了一段长长的行程。血液在肺内受到改造，颜色变得鲜红，从动脉样的静脉（肺动脉）流入静脉样的动脉（肺静脉内），与吸入空气相混合，通过呼气，排出其中的烟尘，最后在左心室舒张时被吸入其中”。这的确是一个超越前人的发现，这一发现为以后哈维最终发现血液循环创造了重要条件。由于他所持的其他一些当时被视为异端邪说的观点，塞尔维特终于被耶稣教徒活活烧死，为血液循环发现史写下了最为悲壮的一页。

4. 哥伦巴进一步肯定肺循环 维萨里的学生**哥伦巴**(Realdus Columbus，1516~1559年）接受了塞尔维特关于肺循环的理论，并将他的见解建筑在解剖学和动物实验的基础之上，进一步对肺循环提出了深刻的认识。他明确指出：“血液由动脉样的静脉（即肺动脉）输送到肺，然后和空气一起由静脉样的动脉（即肺静脉）再送回心脏的左心。”“如果你观察的不仅有死动物而且有活动物的话，就会发现这条脉管在任何情况下都是充满着血液的。”

5. 法布里修斯对静脉的研究 **法布里修斯**(Hieronymus Fabricius，约1537~1619年）是哈维的老师，他对静脉瓣膜的研究也给哈维最终发现血液循环提供了重要的启示。16世纪有很多解剖学家都发现并记载了静脉瓣膜结构，但并没有引起足够的注意。只有法布里修斯完整地描述了静脉瓣膜的结构、位置和分布，并进行了活体实验，演示了这些瓣膜的功能。他发现用绑带扎住手臂，静脉所经之处就会出现突起的小瘤，它们正好与静脉瓣的位置相吻合，这些小瘤阻止你沿静脉方向推挤血液流向手掌。这是一个非常有价值的发现，然而法氏却没有能够由此而得出静脉瓣就是决定血液流向的阀门样结构的正确结论。为什么会这样呢？看来他仍然为盖伦体裁系所禁锢，仍然不能摆脱静脉是用来把富于营养而缺乏灵气的血液运出心脏以供身体各部分使用的训戒。

三、哈维发现血液循环，从而最终完成了为现代生理学的奠基

哈维(William Harvey，1578~1657年）是英国当时最杰出的医生和解剖学家，他性格文静，从小就勤于思考、观察敏锐，孩提时代他就玩过动物心脏，当学生时他就注意到朋友动脉受伤时血液一股股地喷出来，与静脉血平静地流出的现象完全不同。在医疗实践和实验工作中，他敢于彻底摆脱盖仑医学体系的束缚，怀疑那些一千多年来统治医学界的教条，他想知道为什么两个心室的结构相似，而功能却那么不同，一个专输送血液，一个输送生命灵气；为什么动脉样的静脉（肺动脉）只为肺提供营养，而静脉样的动脉（肺静脉）却必须为全身提供营养；动、静脉血确实有些颜色上的差异，但在其他可观察到的性质方面，哈维实在看不出二者有什么明显的不同，哈维的这些疑问在他之前也有人提出过，但哈维与他同时代以及前人不同的是，他选择了实验的方法来研究，而且一开始就应用了定量的方法。

哈维在思索心脏和血管的作用时，采取了一种为探求事物的本质而从最简单的角度切入的方法，只把研究局限于血液循环的机械学部分，而对于各种敏感的灵气分布问题暂时搁置起来。哈维称是他的老师法布里修斯的静脉瓣膜的演示实验启发他从“循环”的角度来思考问题，他首先从数量入手，了解心脏每次搏动到底送出多少血液，这个问题非常简单，很容易从定量的方法解决。哈维用多种动物进行了实验，求出了动物每次心搏喷出血液的准确数量，之后他又指出其实精确的测定并无必要，因为通常半小时内喷出的血液就肯定超过了动物体的总重量，这么多的血液要在半小时内由肝脏产生又在全身消耗肯定是不可能的，唯一的解释是：血液必须是通过全身循环运动的。哈维纠正了关于血液循环研究最基本的谬误，并由此提出了他的在当时最激进的血液循环理论：血液是在机体内不断地循环的，而不是由肝脏利用食物不断合成而后沿静脉血管流向全身而消失的。哈维的研究着眼于“血液的数量和来源”，把机械学的模式应用于人体内进行了成功的类比正是他成功的关键，轻而易举地就改进了前人有关肺循环的研究，让人不得不叹服他的实验构思的巧妙。

我们在称赞哈维实验构思的巧妙时，更钦佩他的理论思维能力。哈维时代只有手持放大镜，不能直接观察到连接动静脉之间的毛细血管系统，他却大胆地提出了一个假说，成功地预言动、静脉之间存在着这个“血管交织网”。若干年后，列文虎克（Leeuwen Hock，1632～1723年）和马尔比基（Malpighi，1628～1694年）将显微镜应用于解剖学研究后，哈维的“假说”才终于得到了证实。

哈维非常谦逊。1616年在一次演讲中他就宣布了自己革命性的新学说，12年后的1628年，他才正式出版了结构紧凑、论证严密的专著《心血运动论》（De Motu Cordis)，全面论述了他的血液循环新理论。毫无疑问，哈维证明了今天人们普遍了解的常识性问题：“在动物体内，血液被驱动着进行不停的循环运动，这是心脏通过血管执行的功能；而血管的搏动则是心脏运动和收缩的唯一结果。”静脉瓣膜的作用也变得一目了然，它们控制血液流动的方向，而不是简单地控制其在某一区段的容量。在成年人，全部血液必须经过肺才能从心脏的右边流到左边。哈维还证明了心脏是肌肉质的，其主要的功能是收缩。哈维应用的证明方法至今还很有价值，充分显示出他的天才。他的这一著作标志着近代生理科学的诞生，他的工作给近代生理学提供了活体解剖实验方法，为生理学发展成为一门独立的实验科学创造了条件，是历史上第一部有明确实验证据的生理学著作。

四、血液循环发现史给我们的几点启迪

（一）科学是在不断同谬误作斗争的过程中前进的，它本身应当是革命的，它只尊重事实，而不迷信权威。任何科学理论都不应当也不可能是万古不变的教条，它必然随着人们实践活动的深入发展而变化。只要承认人类社会在不断进步发展，就应当承认人们对真理的认识也会不断深入，不会停止在一个水平上。科学领域内不存在任何时间和空间范围内都绝对正确的理论，它的发展只能是新的“假说”不断地取代（或完善）旧的“假说”。正确的东西也要准备接受历史的检验，历史上自然科学家为追求真理曾经付出了巨大的代价乃至牺牲生命。恩格斯在论述到发现肺循环的塞尔维特时曾经说过这样一段话：“自然科学当时也在普遍的革命中发展着，而且它本身就是彻底革命的；它还得为自己的生存权利而斗争。同现代哲学从之开始的意大利伟大人物一起，自然科学把它的殉道者送上了火刑场和宗教裁判所的牢狱。值得注意的是，新教徒在迫害自然科学的自然研究上超过了天主教徒。塞尔维特正要发现血液循环过程的时候，加尔文烧死了他，而且还活活地把他烤了两个小时，而宗教裁判所只是把乔尔丹诺·布鲁诺简单地烧死便心满意足了。”今天的自然科学工作者有了前人不可比拟的学术研究自由和条件，当然不会受到那样的迫害，但是不畏困难，随时准备捍卫真理而和各种各样的谬误作斗争的精神则是永远需要发扬的。当然自然科学工作者自身也有局限性，也可能受到各种不正确思想的束缚而不能正视事实，因此也应当准备和自己的谬误作斗争，随时准备坚持真理，修正谬误。

（二）自然科学的发展需要较强的思维分析能力和想象力，为此我们应特别重视提出新问题和新理

论的能力，需要充分认识“假说”的重要意义。对于言之有据的新发现、新观点、新理论，尽管暂时可能还不完善、不全面，甚至可能还有一些不能自圆其说之处，我们都不应该轻易地否定它，而应当热情地鼓励、支持和帮助它。历史上许多有价值的新学说在开始建立的时候，常常起始于科学家思想的火花。科学研究中常有这样的事情，科学家在思想上产生了疑问，有了某一种思考，再按照这种思考去观察、去实验，以证实这种思考是正确的抑或是错误的，是全面的还是片面的。不一定都是有大量的有效的实践后再来归纳总结。哈维发现血液循环时还无法证实毛细血管系统，他提出的“血管交织网”就是一个假说，如果没有这个假说，他就不可能获得成功。恩格斯曾经非常精辟地指出：“只要自然科学在思维着，它的发展形式就是假说。一个新的事实被观察到了，它使得过去用来说明和它同类的事实的方式不中用了。从这一瞬间起，就需要新的说明方式了——它最初仅仅以有限数量的事实和观察为基础。进一步的观察材料会使这些假说纯化，取消一些，修正一些，直到最后纯粹化地构成定律。如果要等待构成定律的材料纯粹化起来，那么这就是在此以前要把运用思维的研究停下来，而定律也就永远不会出现。”这一段话对自然科学研究有着非常重要的指导意义。血液循环发现史的考察证明，科学理论的进步就是不断用新的“假说”取代（或完善）旧的“假说”。科学作为人类的一种社会实践活动，必然表现为社会的认识过程，科学家个人的认识虽有其不可磨灭的独创性和天才般的贡献，仍然不可能不受到历史的局限。正如恩格斯所说：“每一时代的理论思维，从而我们的理论思维，都是一种历史的产物，在不同的时代具有非常不同的形式，并因而具有非常不同的内容。”他又说：“我们只能在我们时代的条件下进行认识，而且这些条件达到什么程度，我们便认识到什么程度。”血液循环在哈维之后又有了进一步的深入发展，直至今天也还在不断深入。任何新理论都不应该也不会穷尽真理，而应该为真理的进一步发展开辟新的广阔的道路。

（三）只有善于继承前人的成就，并善于吸收当代各门学科的研究成果，并充分调动自己的理论思维能力，进行独立思考和必要的科学实验之后，才可能在科学研究中有所建树。血液循环发现史雄辩地证明，正是众多前人和同时代自然科学家的工作，给哈维以启示，为他最终建立血液循环新理论准备了条件，同时正是哈维的有创造性的独立思考和严格的科学实验，使他获得了辉煌的成功。

（四）自然科学工作者需要自觉地接受正确的宇宙观和方法论的指导，学习唯物辩证法并用以指导自己的科学实践，在某种意义上具有决定性的作用。恩格斯说过：“不管科学家采取什么样的态度，他们还是得受哲学的支配。问题只在于：他们是愿意受某种坏的时髦哲学的支配，还是愿意受一种建立在通晓思维的历史和成就的基础上的理论思维的支配。”考察血液循环发现史让我们看到，所有的自然科学家自觉不自觉地都受到当时某种哲学观点的影响，科学家所处时代的世界观和方法论总是会渗透到他个人的思维方式之中，影响他的整个研究活动。血液循环发现史中在盖仑之后一千四百多年几无进展，除了相关学科的条件之外，唯心主义神学的思想禁锢起了决定性的作用，只是到了十六七世纪的文艺复兴时代，通过哥白尼、伽利略、开普勒和牛顿等人的工作，一种新的宇宙观牢固地建立起来了。自从牛顿提出万有引力定律和物体运动三大定律之后，无论天上的还是地上的物体的运动都概括在了一个理论之中，这在人类的认识史上的确是件空前的大事。恩格斯曾经指出：“自从哥白尼的不朽著作发表以来，自然科学便开始从神学中解放出来……科学的发展从此便大踏步地前进。”人们开始认识到，太阳不过是辽阔宇宙中的一个天体，地球只不过是围绕太阳运转的一颗行星。维持天体在固有的轨道上运行的，不是上帝，不是天使，而是引力。尽管在生物学中这种观念的革命没有那样直接和广泛，但影响毕竟是存在的。

第二节　血液循环系统概述

循环系统由心脏和血管组成。心脏是血液流动的动力器官。循环系统中的血液不停地灌流着各器官和组织，以保证它们的物质需要和废物排除，从而维持其正常的生理功能。由于机体活动强度的不同，这种血液灌流必须及时地随着活动强度的变化而变化。在整体中循环系统的功能是在神经和体液调节机制的控制下完成的。人体各系统不同的器官，为了维持正常的生理活动，所需的氧和营养物质相差很大。因此循环一旦停止，对各器官、组织的影响也不相同。例如视网膜细胞将立即出现功能障碍，脑细胞对缺氧也非常敏感，一旦停止供血几秒钟，即可使大脑活动进入抑制，意识丧失，停止供血4~6分钟以上常可引起不可逆的损伤。心脏本身的血液供应减少或断绝，也会使其很快停止活动；如停止供血时间太长，功能也不可恢复。四肢的肌肉则可耐受较长时间的缺血。低温条件下（如临床进行低温麻醉），脑和心脏细胞可耐受较长时间的缺血，因为此时它们代谢的速度较正常体温时慢。

心脏由左右两个心泵构成：右心将血液泵入肺循环；左心则将血液泵入主动脉，再流入各器官。每侧心泵均由心房和心室组成。心房收缩力较弱，但其收缩可帮助心房内血液流入心室，起初级泵的作用；心脏的泵血功能主要由心室收缩完成。心脏和血管、淋巴管内的瓣膜使血液在循环系统中以单一方向流动（图4-1）。

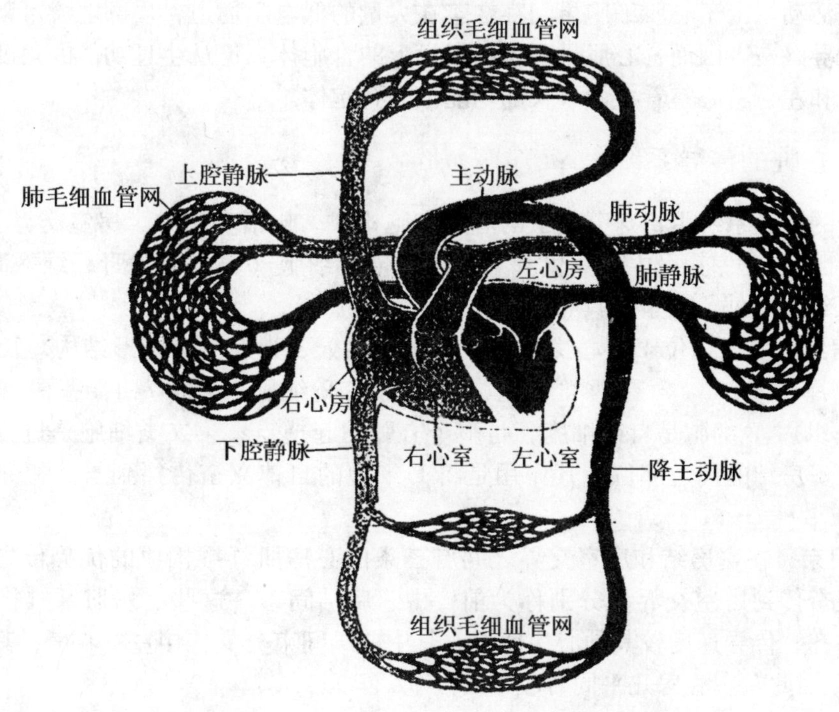

图4-1　血液循环示意图

第三节　心肌细胞的生物电现象

一、心肌细胞的功能结构特点

（一）心肌细胞的类型

构成心脏的心肌细胞，可根据结构和功能分成两大类。第一类是工作细胞，包括心房肌和心室肌细胞，含有大量的肌原纤维，具有较强的收缩性；另一类是特殊分化了的心肌细胞，构成了心脏的特殊传导系统。这一类细胞含有的肌原纤维甚少，而胞浆较多，基本上无收缩性。

（二）心肌细胞可看作功能性合胞体

经电镜观察，心肌细胞的细胞膜是完整的，不是合胞体。心肌细胞之间的闰盘实际为低电阻的**缝隙连接（gap junction）**结构。所谓缝隙连接，就是两个心肌细胞的细胞膜紧密接触（相隔仅2nm），每一侧膜上都整齐地排列着多个由六个蛋白质亚单位包绕而成的亲水性孔道，这些孔道都贯穿膜的脂质双分子层，在膜的外侧面两两对接。这些孔道可以允许直径小于1nm的物质自由地通过，包括电解质、氨基酸，用于标记的荧光物质等，形成一个低电阻部位。这种联系形式的功能意义之一，显然是使一群机能上相似的细胞能进行同步性活动。由于心肌细胞之间存在着在大量的低电阻通道，局部电流可以通过，细胞间可以传导兴奋。因而，心肌虽不是组织学上的合胞体，但从生理功能的角度，可以把左、右心房和左、右心室看成两个大的功能上的合胞体。

（三）心脏的传导系统

心脏中的传导系统由特殊分化了的心肌细胞构成。包括窦房结、房室交界（房结区、结区、结希区）、房室束及左右束支和末梢心肌传导细胞（也称浦肯野纤维网）（图4－2）。除结区细胞之外，其余都具有自律性。

1. 窦房结　窦房结位于右心房与上腔静脉交界处，为扁平椭圆形结构，长约15mm，宽约3mm，厚约1mm。含有两类细胞，大量的是P细胞（Pale cell，苍白细胞，又称Pacemaker cell），P细胞是自律细胞，是整个心脏的起搏点；第二类细胞是过渡细胞，过渡细胞位于窦房结的周边部位，其作用是将P细胞的自律兴奋传播到与其相邻的心房肌细胞。

2. 结间束　在窦房结和房室交界之间有三条由心房肌纤维构成的优势传导通路，将窦房结的兴奋传到房室交界，分别称为前、中、后结间束。这些心房肌纤维排列方向一致，结构整齐，传导速度较其他心房肌快。其中前结间束分支连接左右心房，其传导速度可达1m/s，因此左右心房几乎同时收缩。

3. 房室交界　心房与心室的心肌不相接触，心房和心室之间由结缔组织所构成的纤维环隔开。因此房室交界是唯一联系心房和心室的兴奋通路。房室交界的中心是结区，结区上端经房结区与结间束相连，下端经结希区与房室束相接。

4. 房室束及浦肯野纤维网　心室内的传导系统由浦肯野细胞组成。房室束行走于室间隔内，在室间隔膜部分成左右两支后大量分支，浦肯野纤维末梢交织成网，密布于心室的心内膜下，并进入心肌层，将兴奋传导到心室肌去。浦肯野纤维直径粗，细胞间有丰富的缝隙连接，传导速度很快。

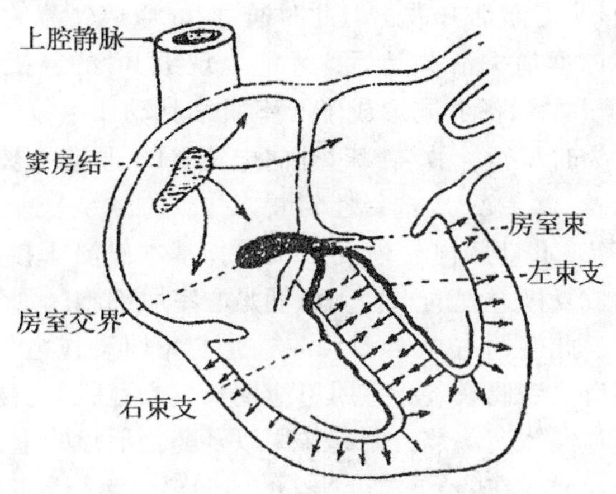

图4-2　心脏的传导系统

二、心肌细胞的生物电活动

（一）工作细胞

我们以心室肌细胞为例，讨论工作细胞的生物电活动原理。

1. 静息电位　心室肌细胞静息电位约为 -90mV。其形成机制与神经细胞和骨骼肌细胞相同，主要是细胞在静息状态下，对 K^+ 通透性较高，K^+ 顺浓度梯度向膜外扩散，以形成 K^+ 的电化学平衡电位的结果。

形成心室肌细胞静息电位的是 I_{k1} 通道，在膜电位处于静息电位附近时，I_{k1} 通道处于开放状态，膜内的 K^+ 可顺浓度差快速流向膜外，形成 I_{k1} 电流。I_{k1} 通道也称为内向整流 K^+ 通道（inward rectifier K^+ channel，I_{k1} 通道）。

2. 动作电位　心室肌细胞的动作电位与神经和骨骼肌明显不同。神经细胞的动作电位时程短，动作电位的升支和降支基本对称，而心室肌细胞动作电位表现为时程长、升支和降支不对称，复极过程复杂。通常将心室肌细胞动作电位过程分为 0、1、2、3、4 五个时期（见图4-3）。

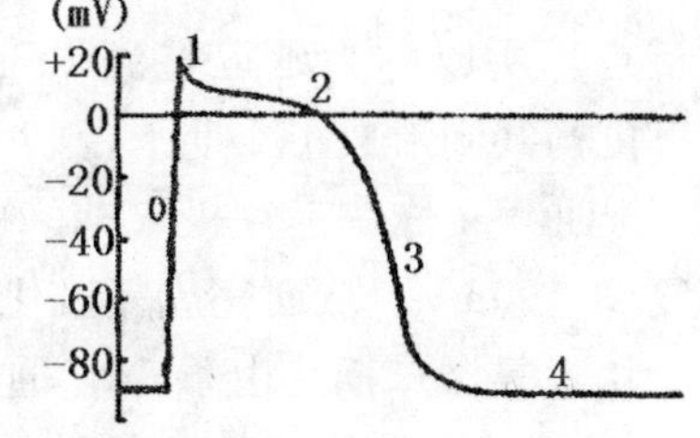

图4-3　心室肌细胞动作电位模式图

0 期　是心室肌细胞去极化的过程。膜内电位由静息时的 -90mV 急速上升到 +30mV 左右，构成动作电位的上升支，此时膜由极化状态变成反极化状态。人和哺乳类动物 0 期很短，仅 1～2ms。0 期形成的机制与神经细胞类似，是由于 Na^+ 通道打开，Na^+ 快速内流引起。由于心室肌细胞 0 期去极化速度快、幅度高，称为**快反应细胞**。

1 期 又称为**快速复极初期**。膜电位由 +30mV 迅速下降到 0mV 左右，耗时约 10ms。去极化 0 期和复极化 1 期，形成动作电位的尖峰部，称为**锋电位**。目前认为 Na^+ 通道关闭，K^+ 通道开放，K^+ 外流是心室肌细胞 1 期复极的主要原因。

1 期复极由短暂的**瞬时外向电流（transient outward current，Ito）**引起，Ito 通道在 0 期去极化到 -30 ~ -40mV 时激活开放，但此时通过 Ito 通道外流的 K^+ 远小于 0 期快速内流的 Na^+，只有当快 Na^+ 通道失活关闭后，才能呈现出 Ito 的复极化效应。因此可以说，Na^+ 通道的失活和 Ito 通道的激活共同形成了心室肌细胞动作电位的 1 期复极化。Ito 通道开放后迅速失活关闭，为时短暂，故名瞬时外向电流。Ito 通道可被 K^+ 通道阻断剂 4 - 氨基吡啶（4 - aminopyridine，4 - AP）选择性阻断。

2 期 又称为**平台期**。此期膜电位恢复很缓慢，基本停滞于接近于零的等电位状态。在动作电位曲线上，形成复极过程的平台。该期是心室肌细胞区别于神经细胞或骨骼肌细胞动作电位的主要特征。此期约占 100 ~ 150ms，是心室肌动作电位持续时间长的主要原因。该期与心室肌的兴奋收缩偶联、心室肌不应期长、心室肌不会发生强直收缩等特性密切相关。因此，是机体神经体液调节机制起作用以及药物治疗的重要环节。

平台期形成是由于同时存在的 Ca^{2+} 和 Na^+ 的内向离子流与 K^+ 的外向离子流处于平衡状态的结果。

平台期的形成涉及许多离子流，首先 I_{k1} 通道的内向整流特性是形成平台期的基础。I_{k1} 通道之所以被称为内向整流 K^+ 通道，是由于这个通道有这样一个特性，当膜电位去极化时，通道的通透性下降，去极化程度越高，通道的通透性越低。这是由于去极化时细胞内的 Mg^{2+} 和多胺移向 I_{k1} 通道内口，将通道堵塞。所以随着去极化程度的增加，细胞内的 K^+ 不但不遵循电化学梯度的变化外流增加，反而减少。在膜电位在 -20mV 或更小时，K^+ 通过 I_{k1} 通道的外流几乎为零。故名内向整流。

平台期内向电流主要是通过 L 型 Ca^{2+} 通道（L - type calcium channel，long lasting channel，I_{Ca-L}）的 Ca^{2+} 内流，I_{Ca-L} 在 0 期去极化到约 -40mV 时激活，它是一种慢通道，其激活、失活及再复活所需的时间均较 Na^+ 通道慢，在 2 期才表现为持续开放状态。Ca^{2+} 通道的专一选择性较差，除允许 Ca^{2+} 通过外，对 Na^+ 也允许少量通过。

平台期的外向电流主要是经由 I_k 通道（也称延迟整流 K^+ 通道）（delayed rectifier K^+ channel，I_k 通道）外流的 K^+。I_k 通道在 0 期去极化到约 +20mV 时激活，复极化到 -40 mV 时逐渐失活，I_k 通道的特点是激活开放和关闭的速度都很缓慢，也表现轻度内向整流的特点。所以称为延迟整流 K^+ 通道。I_k 通道在 2 期平台期有逐渐增大的 K^+ 外流，与 I_{Ca-L} 抗衡共同形成了 2 期平台期。

3 期 又称**快速复极末期**。此期复极化速度较快，膜内电位由平台期 0mV 左右迅速恢复到 -90mV，从而完成复极化过程，此期历时约 100 ~ 150ms。

快速复极末期是由于 Ca^{2+} 通道关闭，内向电流消失；而膜对 K^+ 的通透性又恢复并增高，K^+ 顺浓度差快速外出所引起的。3 期复极的 K^+ 外流有赖于 I_k 和 I_{k1} 通道的参与。在平台期逐渐增大的 I_k 电流导致平台期的中止和触发 3 期复极；当 3 期膜电位由 -20mV 变化到 -60mV 时，由于内向整流作用的减弱，I_{k1} 通道内口堵塞的 Mg^{2+} 和多胺被移走，I_{k1} 通道开放增多，K^+ 经 I_{k1} 通道快速外流，从而加速完成复极过程。

4 期　指**复极化完毕后的时期**。此期心室肌细胞的膜电位虽已恢复到静息电位水平，但膜内外离子的分布尚未恢复。4 期开始后，细胞膜的主动转运机制加强，Na^+-K^+泵将去极化时内流的 Na^+泵出细胞，把复极化时外出的 K^+泵回细胞。Ca^{2+}通过与 Na^+交换出细胞，称为 $Ca^{2+}-Na^+$交换，此外，位于细胞膜上的钙泵（calcium pump）也加强运转，将进入细胞内的 Ca^{2+}泵出细胞。

（二）特殊传导系统的细胞

特殊传导系统的细胞除结区外都具有自律性，称**自律细胞**。自律细胞 4 期电位不稳定，称为舒张电位。自律细胞复极化达到的最大值称为**最大舒张（复极）电位（maximum diastolic potential）**。不同类型的自律细胞，4 期自动去极化的速度不同，引起的离子基础也有差异。下面以窦房结细胞和浦肯野细胞为例介绍自律细胞的生物电特征。

1. 浦肯野细胞

（1）浦肯野细胞的动作电位和最大舒张电位：浦肯野细胞动作电位的波形与心室肌的相似，产生的离子基础也基本相同。最大舒张电位约 -90mV。

（2）浦肯野细胞 4 期自动除极的离子基础：浦肯野细胞的 4 期电位不稳定，和窦房结细胞一样出现自动除极现象。浦肯野细胞的 4 期的自动除极速率远较窦房结为慢，因此自律性较窦房结低。浦肯野细胞 4 期自动除极的离子基础主要是逐渐增强的内向电流（主要是 Na^+）与逐渐衰减的外向电流（K^+外流）综合作用的结果。①I_f：浦肯野细胞的舒张期除极主要依赖于内向电流 I_f，I_f 是一种奇特（funny）的离子通道，奇特之处在于它的电压依赖性和已知的其他通道的电压依赖性相反。其他通道都是因膜电位去极化而开放，唯独 I_f 是因膜电位的超极化而开放。I_f 通道在膜电位复极化到 -60mV 左右开始激活，到 -100mV 时充分开放。I_f 电流是个非选择性离子通道，Na^+和 K^+都可通过，但 I_f 充分开放的电位接近 K^+平衡电位，所以主要表现为 Na^+的内流，这一电位范围刚好是浦肯野细胞舒张期去极的电压范围。因此 I_f 电流也称起搏电流（pacemaker current）。I_f 在 0 期去极化到 -50mV 时失活关闭。②I_k：I_k 通道失活关闭形成 K^+外流的进行性衰减是 P 细胞舒张期去极次要的离子基础。I_k 通道在 0 期去极化到约 -40mV 时激活，当复极化达 -50mV时，I_k 通道开始失活关闭，形成 K^+外流的进行性衰减，但 I_k 在 3 期复极至 -60mV时已几乎关闭，因此 I_k 在浦肯野细胞的舒张期除极中的作用较小。

2. 窦房结

（1）窦房结 P 细胞的最大舒张电位和动作电位：窦房结 P 细胞是自律性活动频率最高的心肌细胞，细胞内肌原纤维少而肌浆较多，因而显得苍白（pale），是心脏的起搏细胞（pacemaker），故常称为**P 细胞**。P 细胞的最大舒张电位约为 -60mV，这是由于细胞膜上 I_{k1}通道十分稀少，膜对 K^+的通透性相对较低，其最大复极电位显著低于 K^+平衡电位。P 细胞的动作电位属于慢反应动作电位，这是由于 P 细胞的细胞膜上快 Na^+通道也比较贫乏，而这些 Na^+通道又因 P 细胞的最大复极电位较小（-60mV）而处于失活状态，所以 P 细胞动作电位的去极化依赖于 I_{Ca-L}来完成。当 P 细胞除极到约 -40mV 时，激活膜上的 I_{Ca-L}通道，引起 Ca^{2+}的内流，导致 0 期除极。由于 Ca^{2+}通道是慢通道，因此窦房结 P 细胞动作电位 0 期除极幅度低、速度慢（称慢反应细胞）。P 细胞动作电位的复极化由延迟

整流 K^+ 通道（I_k）激活而引起 K^+ 外流。随着 Ca^{2+} 通道逐渐失活，Ca^{2+} 内流减少和 K^+ 外流增强，膜便逐渐复极并达到最大舒张电位。窦房结 P 细胞动作电位幅值小，0 期幅值约 60mV，由于 P 细胞几乎没有 I_{k1} 通道，也很少表达 Ito 通道，所以没有 1、2 和 3 期之分（图 4-4）。

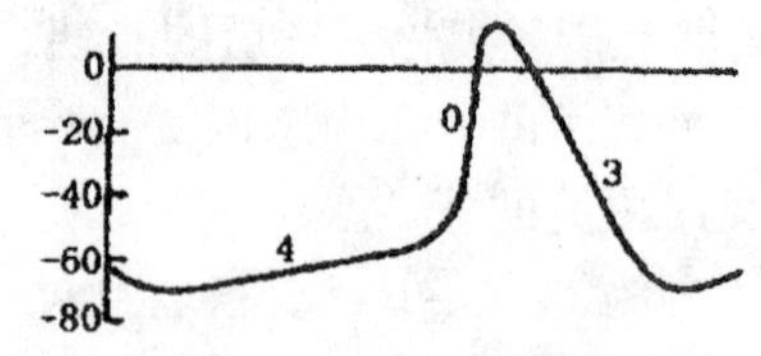

图 4-4 窦房结细胞动作电位模式图

（2）窦房结 P 细胞的 4 期自动除极的离子基础：窦房结 P 细胞的 4 期自动除极的离子基础比较复杂，依赖于多种离子电流的参与，主要有以下几种：①I_k：P 细胞动作电位的复极化由延迟整流 K^+ 通道（I_k 通道）激活而引起 K^+ 外流，I_k 通道在 0 期去极化到约 -40mV 时激活，当复极化达 -50mV 时，I_k 通道开始失活关闭，形成 K^+ 外流的进行性衰减，从而使其他内向离子流能超过外向离子流，形成 4 期自动去极化。K^+ 外流衰减的速率很快，而且与窦房结 P 细胞 4 期自动去极化时程正好同步，这表明 I_k 通道失活关闭形成 K^+ 外流的进行性衰减是 P 细胞舒张期除极最重要的离子基础。②I_f：I_f 通道在动作电位复极化到 -60mV 时开始激活开放，其激活开放程度随膜内负电位的增加而增加。但由于 I_f 通道充分开放的膜电位是 -100mV，因而在 P 细胞舒张期去极中可能不如 I_k 通道的进行性衰减重要。③窦房结细胞有两种 Ca^{2+} 通道，一是前述的 I_{Ca-L} 通道，窦房结细胞还有另一种 T 型 Ca^{2+} 通道（I_{Ca-T}），其电流微弱（tiny）而短暂（transient），故称 I_{Ca-T} 通道。在舒张除极的后期，当去极化到 -50mV 时，I_{Ca-T} 通道开放，少量 Ca^{2+} 内流，在 4 期后期加强舒张期去极。

第四节 心肌细胞的生理特性

心肌细胞的生理特性包括自律性、传导性、兴奋性和收缩性。其中自律性、传导性、兴奋性是以心肌细胞的生物电活动为基础的，故也称为电生理特性。心肌细胞的这些特性共同决定着心脏的活动，实现心脏的泵血功能。

一、自动节律性

心肌细胞能够在无外来刺激的情况下，自动地发生节律性兴奋的特性，称为**自动节律性**，简称**自律性**（**autorhythmicity**）。具有自律性的细胞，称为**自律细胞**。自律细胞在单位时间（每分钟）能自动发生兴奋的次数，即自动兴奋的频率，是衡量自动节律性高低的指标。

（一）心脏的起搏点

心脏特殊传导系统的细胞（结区除外）均具有自律性，但各部位的自律性高低不一。窦房结约为**90～100 次/分**，房室交界为**40～60 次/分**，心室内浦肯野纤维约为**15～40 次/分**。由于窦房结自律性最高，成为心脏活动的正常起搏点（normal pacemaker）。其他部位的自律细胞受窦房结控制，在正常情况下不表现自身的节律性，只起着兴奋传导的作用，所以是潜在的起搏点。以窦房结为起搏点的心脏节律性活动，临床上称为**窦性心律**（**sinus rhythm**）。

以窦房结以外的部位为起搏点的心脏活动，则称为**异位心律**（ectopic rhythm）。

（二）窦房结对潜在起搏点的控制方式

只能由一个起搏点控制整个心脏的活动是相当重要的。那么各部分自律细胞活动怎么才能统一起来而不至于“各自为政”呢？目前认为，主要通过两种方式实现。

1. 抢先占领（capture）　由于窦房结的自律性最高，所以在潜在起搏点4期自动去极尚未达到阈电位水平之前，窦房结传来的兴奋已抢先激动它，使之发生动作电位，其自身的自动兴奋不可能再出现。

2. 超速驱动阻抑　窦房结的快速节律活动，对较低频率的潜在起搏点的兴奋有直接抑制作用，称为超速驱动阻抑（overdrive suppression）。当窦房结对心室潜在起搏点的控制突然中断后，首先会出现一段时间的心室停搏，然后心室按其自身潜在起搏点的节律发生兴奋和搏动。这是因为潜在起搏点在窦房结作用下“被动”兴奋的频率远大于自己的自动兴奋频率，发生了自身自律活动的阻抑，需要一定的时间才能从被阻抑状态下恢复过来。高自律性细胞对低自律性细胞的这种抑制作用具有频率依从性，即频率差别越大，抑制作用就越强。因此，当窦房结停止发放冲动或冲动下传受阻后，先由房室交界的自律活动来替代，而不是心室自律活动来替代。该现象提示，临床上应用人工起搏时，如需暂停起搏器，在中断前应逐渐减慢起搏频率，以免发生心脏骤停。

关于超速驱动阻抑的机制，有人认为潜在起搏点在超速驱动下，单位时间内产生的动作电位数量增加，Na^+内流和K^+外出增多，刺激了Na^+-K^+泵活动，由于Na^+-K^+泵是生电性泵，Na^+-K^+泵活动的结果使细胞膜超极化，兴奋性下降，于是表现为超速驱动阻抑。

（三）影响自律性的因素

1. 4期自动去极化速度　4期自动去极化速度是影响自律性最重要的因素。4期自动去极化速度快，到达阈电位的时间就缩短，单位时间内爆发兴奋的次数增加，自律性增高。交感神经末梢递质可促进Ca^{2+}内流，加快自动去极化的速度，使心率加快。

2. 最大复极电位水平　最大复极电位水平上移，更接近阈电位，自动去极化到达阈电位所需时间缩短，自律性升高。反之，最大复极电位水平下移，自动去极化到达阈电位的时间延长，则自律性下降。心迷走神经兴奋时，其递质可增加细胞膜对K^+的通透性，K^+外出使最大复极电位远离阈电位，是导致心率减慢的原因之一。

3. 阈电位水平　阈电位下移，与最大复极电位的距离减小，自律性增高；反之，阈电位上移，则自律性下降。

案例联系：

1. 病态窦房结综合征　病态窦房结综合征（sick sinus syndrome，SSS）又称为病窦综合征。心肌炎、冠心病和其他心脏疾患均可导致发病，病窦综合征病理改变均为心脏起搏点窦房结细胞损伤、纤维化，导致起搏细胞失去功能或功能低下。

正常心律起源于窦房结，频率60次～100次/分，比较规则。窦房结兴奋经正常房室传导系统顺序激动心房和心室。但是，当某种原因引起窦房结本身及其附近组织发生炎症、缺血和纤维化等损害，使正常起搏功能发生障碍时，窦房结发放兴奋的功能就会降低，出现明显的窦性心动过缓（窦房传导阻滞时可出现停搏），由于心率减慢使心输出量减少，可出现心、脑、肾等重要器官缺血的相应临床症状，严重时可发生心脏停跳而危及生命。有关研究表明，窦房结内起搏细胞的数量与年龄呈负相关，也就是说，年龄愈大，起搏细胞愈少。

2. 人工心脏起搏　人工心脏起搏（artificial cardiac pacing）是通过人工脉冲发生器（简称起搏器），用特定的脉冲电流，经过电极刺激心脏，代替心脏的起搏点，带动心脏搏动的治疗方法。人工心脏起搏技术应用于临床已有50余年历史，是心脏介入治疗起步最早且发展迅速，独具功效的高精技术。它是电子工程技术应用于临床医学的成功范例，是近代心脏学科取得的重大进展之一。据统计，1995年国内安置心脏起搏器的人数约3000人，10年以后的2005年则接近3万人。

人工心脏起搏器主要用于治疗缓慢性心律失常。这类病人因为自身心脏的起搏功能低下或传导功能异常，导致阵发性或永久性心跳过缓，平均心率常低于50次/分，临床表现多以脑、心、肾等脏器供血不足尤其是脑供血不足症状为主。轻者乏力、头晕、眼花、失眠、记忆差、反应迟钝或易激动等，严重者黑朦，近乎晕厥或阿－斯综合征发作，人工心脏起搏器可以从根本上解除患者因心跳过缓所致的上述症状，提高患者的生活质量。

3. 阿－斯综合征　阿－斯综合征（Adams Stokes syndrome）又称心源性脑缺血综合征。是由于心脏原因引起的一种暂时性脑缺血、缺氧而致的急骤而短暂的意识丧失伴有惊厥的综合病症。引起本综合征的病因很多，主要有缓慢性心律失常，如病态窦房结综合征、完全性房室传导阻滞、快速性心律失常等。其发生是由于多种心律失常致心跳极慢（每分钟20次以下），甚至短时间的心室停跳，或心跳极快至室颤，使心脏排血功能骤降，引起大脑严重短暂缺血，从而出现昏厥、抽搐。如抢救不及时往往可引起死亡。

二、传导性

心肌细胞有传导性（conductivity）。心肌细胞某处发生的兴奋，可沿细胞膜扩布到整个细胞，而且可通过闰盘处缝隙连接传布到相邻的心肌细胞，其传导原理也和神经纤维中传导相同，都是以局部电流作为传导的动力。

（一）心脏内兴奋的传播途径

窦房结发生的兴奋，经心房肌及功能上的优势传导通路传到左右心房和房室交界，由房室交界将兴奋继续下传至房室束、左右束支以及浦肯野纤维末梢，最后到达心室肌。兴奋由内膜侧向外膜侧扩布，引起整个心室的兴奋。

（二）心脏内兴奋传导的特点

1. 房室延搁　兴奋在房室交界处传导速度极慢，延搁的时间较长（约0.1s），称为**房室延搁（atrioventricular delay）**。这一延搁的生理意义在于当心房兴奋后，要经过较长时间才引起心室兴奋收缩，可避免心房和心室收缩重叠的现象。这不但有利于心房、心室先后有序收缩，而且心房兴奋收缩可进一步将血液挤入心室，使心室收缩前有充分的血液充盈，有利于心室的射血。

房室交界传导速度较慢是因为房室交界结区细胞直径小，呈网状，缝隙连接数量也少。这易于发生房室传导阻滞。轻者表现为房室传导时间延长；较重者心房下传的兴奋有一部分被阻断而不能传到心室（不完全性房室传导阻滞），表现为心室搏动次数少于心房。更重者则心房的兴奋完全被阻滞而不能下传（完全性房室传导阻滞）。此时心房、心室各按自身节律性兴奋和收缩，互不相关。

2. 心房内和心室内（特别在心室内）兴奋传导的速度较快　其生理意义在于兴奋几

乎同时传到所有的心房肌或所有的心室肌，从而保证心房或心室几乎同时收缩（同步收缩），同步收缩效果好，力量大，有利于实现泵血功能。在有些病理情况下，可因为心肌的兴奋和收缩不同步，导致心肌的不规则收缩，称为纤维性颤动，简称纤颤。发生在心房称心房纤颤，发生在心室称心室纤颤，后者严重影响心室泵血功能，如不及时抢救，将危及生命。

（三）影响传导性的因素

1. 结构因素 心肌细胞兴奋传导的速度与细胞直径有关。直径大，横截面积较大，则对电流的阻力小，局部电流传播的距离较远，兴奋传导较快。末梢浦肯野纤维的直径比工作细胞还大，细胞间有丰富的缝隙连接，其传导速度是结区细胞的150倍，是心室肌细胞的6倍。

2. 电生理因素

（1）动作电位0期去极化速度和幅度：0期去极化速度和幅度越大，其形成的局部电流也就越大，达到阈电位所需的时间也就越短，传导速度增加。所以快反应细胞比慢反应细胞的传导速度快。0期去极化速度和幅度与静息电位水平（最大复极电位水平）和离子通道活性有关。

（2）邻近部位膜的兴奋性：邻近部位膜的兴奋性取决于静息电位和阈电位的差距。邻近部位膜的兴奋性高，即膜电位和阈电位的差距小，传导速度快。邻近部位膜的兴奋性还取决于快反应细胞 Na^+ 通道和慢反应细胞的 Ca^{2+} 通道的状况。当兴奋落在有效不应期内，则传导阻滞；如落在相对不应期和超常期，则传导减慢。

三、兴奋性

心肌细胞受刺激能产生动作电位，是细胞具有兴奋性的表现。心肌细胞兴奋性的高低可用刺激阈值来衡量。

（一）影响兴奋性的因素

1. 静息电位水平 静息电位增大时，与阈电位距离增大，引起兴奋所需阈值增大，兴奋性降低。例如，一定程度血 K^+ 下降，细胞易出现超极化，心肌兴奋性下降。

2. 阈电位水平 阈电位上移，和静息电位距离增大，兴奋性下降。

3. Na^+（Ca^{2+}）通道状态 心肌细胞兴奋都是以 Na^+（Ca^{2+}）通道的激活为前提的。以快反应细胞为例，Na^+ 通道具有备用、激活和失活三种状态。Na^+ 通道的激活、失活和复活再到备用状态都是电压依从性和时间依从性的。细胞膜上大部分 Na^+ 通道是否处于备用状态，是该心肌细胞是否具有兴奋性的前提。

（二）兴奋性的周期性变化与收缩的关系

1. 一次兴奋过程中，兴奋性的周期性变化 心肌细胞发生一次兴奋后，兴奋性会发生周期性的变化，这些变化与跨膜电位的变化密切相关，实际上也就是与离子通道的状态有关。心肌兴奋性的变化可分为以下几个时期：

（1）绝对不应期和有效不应期：从0期除极开始到复极达 -55mV 这一时期内，无论给予多大的刺激，心肌细胞均不产生反应，也就是说此期内兴奋性为零，称为**绝对不应期**（absolute refractory period，ARP）。从 -55mV 复极到 -60mV 这段时间内，给予强刺激可使膜发生部分除极或局部兴奋，但不能爆发动作电位。因此从除极开始至复极达 -60mV 这段时间，给予刺激均不能产生动作电位，称为**有效不应期**（effective refractory period，ERP）。在这段时间内钠通道完全失活或仅有少量 Na^+ 通道刚开始复活，大部分 Na^+ 通道没有恢复到备用状态。

（2）相对不应期：相当于复极过程中 -60mV 到 -80mV 的时期，在此期间内，用大于正常阈值的强刺激才能产生动作电位，故称**相对不应期**（relative refractory period，RRP）。在此期内，大部分 Na^+ 通道已复活，心肌的兴奋性已逐渐恢复，但仍低于正常。

（3）超常期：相当于复极过程中 -80mV 到 -90mV 的时期。在此期内，用低于正常阈值的刺激，就可引起动作电位，表明心肌的兴奋性超过正常，称为**超常期**（supranormal period，SNP）。在此期内，Na^+ 通道已恢复，而膜电位靠近阈电位，故所需的刺激强度小于正常阈值。

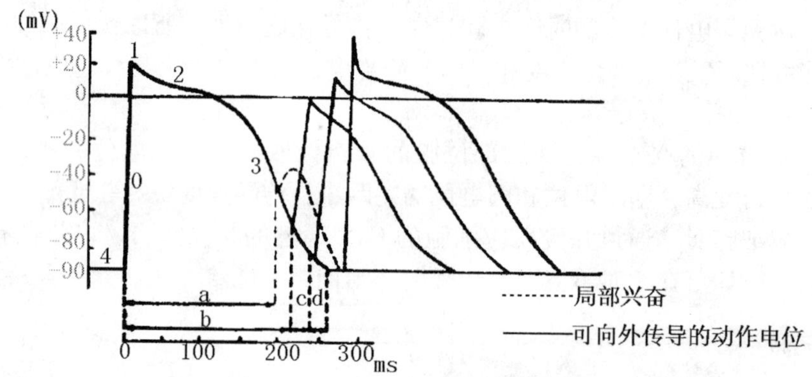

图4-5 心室肌细胞动作电位期间兴奋性的变化

a. **绝对不应期** b. **有效不应期** c. **相对不应期** d. **超常期**

在相对不应期和超常期引起的动作电位，其0期的幅度和上升速率均低于正常。这主要是由于部分 Na^+ 通道仍处于失活状态或膜电位较小。这样的动作电位传播速度较慢，易引起传导阻滞及其他心律失常（图4-5）。

2. 兴奋性周期性变化与心肌收缩活动的关系

（1）不发生强直收缩：由于心肌细胞的有效不应期很长（约 200～300ms），相当于整个收缩期和舒张早期（图 4-6），在此期内，任何刺激都不能使心肌发生兴奋和收缩。因此心肌和骨骼肌不同，不会发生完全强直收缩，而能保持收缩和舒张相交替，实现其泵血功能。

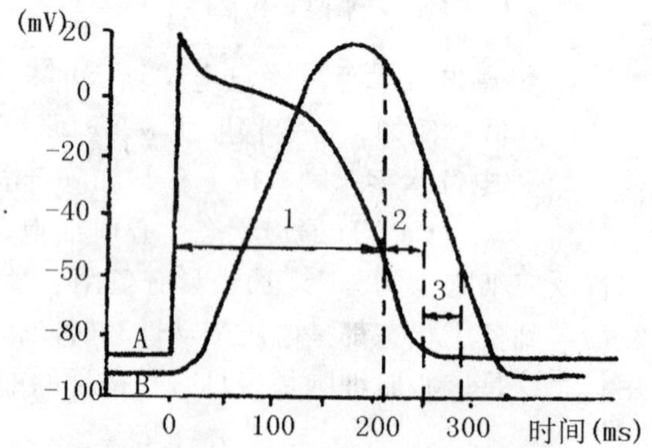

图4-6 心室肌细胞动作电位和收缩曲线之间的关系 A. **动作电位** B. **机械收缩**

1. **有效不应期** 2. **相对不应期** 3. **超常期**

(2) 期前收缩与代偿间隙：正常心脏是按窦房结发出的兴奋进行节律性收缩活动的。如果在心室的有效不应期之后，心肌受到人为的刺激或来自窦房结以外的病理性刺激时，心室可产生一次正常节律以外的收缩，称为**期前收缩**（premature systole）（图4－7）。引起期前收缩的兴奋称为期前兴奋。期前兴奋也有其有效不应期，当紧接着期前收缩后的一次窦房结的兴奋传到心室时，常正好落在期前兴奋的有效不应期内，因而不能引起心室兴奋和收缩，必须等到下次窦房结的兴奋传来，才能发生收缩。所以在一次期前收缩之后，往往有一段较长的心脏舒张期，称为**代偿间隙**（compensatory pause）。

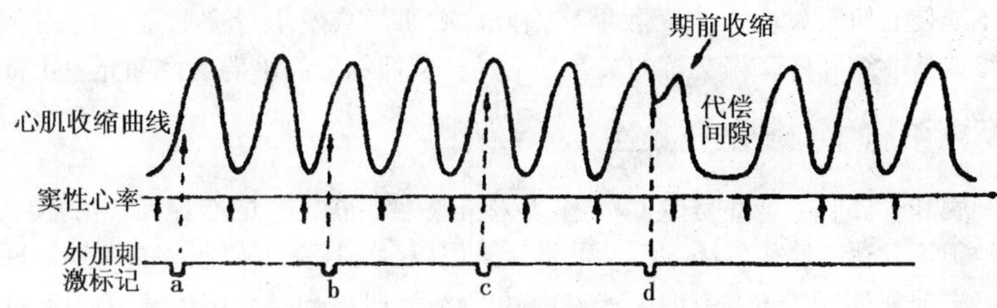

图4－7 期前收缩和代偿间隙示意图

案例联系：早搏

规则的心脏跳动之外出现突然提前的心跳，在医学上称为期外收缩，也称早搏（过早搏动），是临床上最常见的一种心律失常。早搏是因为心脏内某一部分的兴奋性过高而引起，若心房内兴奋性过高而产生的早搏，便称为房性早搏；如在房室交界或心室内有较高的兴奋点引起的早搏，则称为房室交界性或室性早搏。测试脉搏或听取心音时可出现早跳或"漏跳"，作心电图检查可以很容易地分辨出来。按早搏发生的频度，每分钟在6次以上的，被称为频发性早搏，不足6次的为偶发性早搏。若早搏两两成双地出现，则称为二联律；若三个三个一组出现，则称为三联律。

早搏虽是心脏的不规则的跳动，但早搏并非皆由疾病造成，早搏在正常人中也十分常见。情绪紧张、激动、焦虑，过多地吸烟，大量地饮酒、喝浓茶，甚至便秘皆可引起早搏。偶发性早搏，对血液循环的影响不大，多数人并无不适的症状，或仅仅感到短时的心悸，或心跳暂停感。频繁的早搏，大多使人感到心悸、胸闷、疲乏等不适。尤其在心脏病基础上可能演变为严重心律紊乱，或可能导致心绞痛与心力衰竭。

四、收缩性

心脏可看成由两个合胞体组成。左、右心房是一个合胞体；左、右心室是另一个合胞体。房室孔周围的结缔组织将这两个合胞体分开。在正常情况下，兴奋只能经房室交界仅几毫米宽的房室束由心房传向心室。这种结构使心房先于心室收缩，保证了心房和心室泵血的顺序性和有效性。

心肌细胞和骨骼肌细胞一样，在受刺激时首先发生动作电位，然后通过兴奋收缩偶联，引起肌丝滑行，从而使整个肌细胞收缩。心肌细胞的收缩和骨骼肌细胞比较，有以下一些特点：

（一）同步收缩（全或无收缩）

心房和心室内特殊传导组织传导速度快，且心肌细胞之间的闰盘电阻又低，因此兴奋在心房或心室内传导很快，几乎同时到达所有的心房肌或心室肌。从而引起所有心房肌或心室肌的同时收缩（同步收缩）。同步收缩效果好，力量大，有利于心脏射血。由于同步兴奋的特性，所以心肌要么不发生收缩，如果一旦收缩，则所有心房肌或心室肌都参与，因此，心肌收缩强度的变化不像骨骼肌那样可因参加收缩的肌细胞数目的改变而改变。

（二）不发生强直收缩

心肌一次兴奋后，其有效不应期特别长，相当于收缩期和舒张早期。即在此期内，任何刺激都不能使心肌再发生兴奋而收缩。因此，心肌不会发生骨骼肌那样的完全强直收缩，而始终保持收缩和舒张相交替的节律性活动，从而保证心脏的射血和充盈正常进行。

（三）对细胞外 Ca^{2+} 的依赖性

心肌细胞和骨骼肌细胞都是以 Ca^{2+} 作为兴奋收缩偶联媒介的。但是，心肌细胞的肌质网终末池很不发达，容积较小，Ca^{2+} 贮量比骨骼肌少。因此，心肌兴奋收缩偶联所需的 Ca^{2+} 除从终末池释放外，还需由细胞外液中的 Ca^{2+} 经肌膜和横管膜内流（心室肌细胞动作电位 2 期 Ca^{2+} 内流）。兴奋过后，肌浆中的 Ca^{2+} 一部分返回终末池贮存，另一部分则转运出细胞。心肌的横管系统远比骨骼肌发达，因而为 Ca^{2+} 的进出提供了更大的面积。因此，心肌细胞收缩对细胞外液的 Ca^{2+} 有明显的依赖性。

在一定范围内，细胞外液的 Ca^{2+} 浓度升高，兴奋时内流的 Ca^{2+} 增多，心肌收缩增强；反之，细胞外液 Ca^{2+} 浓度降低，则收缩力减弱。当细胞外液中 Ca^{2+} 浓度降得很低，甚至无 Ca^{2+}，心肌细胞膜虽然仍能产生动作电位，但细胞内收缩成分却不能收缩，这一现象称为“兴奋－收缩脱偶联”。

第五节　心脏的泵血功能

一、心动周期和心率

（一）心动周期

心房或心室每收缩和舒张一次，称为一个**心动周期**（cardiac cycle）。如成年人平均心率以 75 次/分计算，则每一心动周期约为 0.8s；其中心房收缩期约为 0.1s，舒张期约为 0.7s；心室收缩期约为 0.3s，舒张期约为 0.5s。当心房收缩时，心室处于舒张期；心房进入舒张期后，心室开始收缩。值得注意的是，心室舒张的前 0.4s，心房也处于舒张期，这一时期称为**全心舒张期**。由此可见，心房和心室各自按一定时程进行收缩与舒张交替活动，而心房和心室两者的活动又依一定的次序先后进行。左、右心房或心室的活动几乎是同步的。如果心率增快，心动周期缩短，则收缩期和舒张期均缩短，但舒张期更为显著。因此当心率增快时，心肌工作的时间相对延长，休息时间则相对缩短。由于推动血液流动主要靠心室的舒缩活动，故常以心室的舒缩活动作为心脏活动的标志，把心室的收缩期称为**心缩期**，心室的舒张期称为**心舒期**（见图 4－8）。

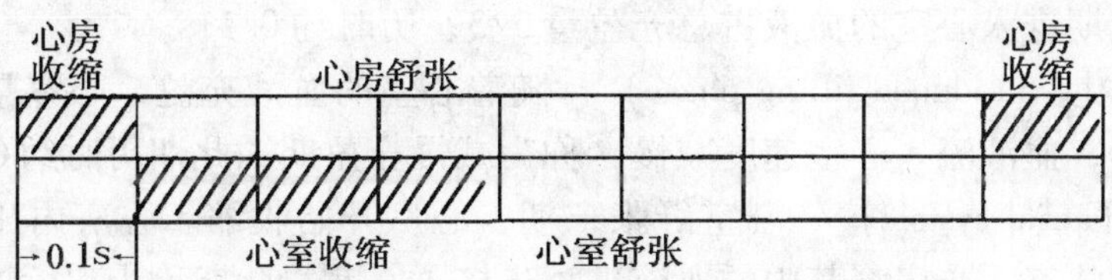

图 4-8 心动周期示意图

（二）心率

单位时间内心脏跳动的次数称为心率（heart rate）。正常成人安静状态下，心率约60~100次/分，心率有明显的个体差异。不同年龄、不同性别和不同生理情况下，心率都不相同。新生儿心率可达130次/分以上，随着年龄增长逐渐减慢，至青春期接近成年人的心率。成年人中，女性的心率比男性稍快。经常进行体力劳动和体育锻炼的人，平时心率较慢。同一个人，安静或睡眠时心率较慢，运动或情绪激动时心率较快。

二、心脏的泵血过程

每一心动周期，心脏射血一次。射血时，心脏的收缩提供血液流动的动力，心内瓣膜的活动控制血流的方向。现以左心为例，分析心脏射血和充盈过程。

（一）心室收缩期（ventricular systole）

1. 等容收缩期（isovolumic contraction phase） 心室开始收缩，室内压迅速升高，当室内压高于房内压时，房室瓣立即关闭。室内压继续上升，在低于主动脉压之前，主动脉瓣都处于关闭状态。从心室肌开始收缩到主动脉瓣开放之前，心室内血液量不变，由于血液可看成不可压缩的液体，故心室肌的强烈收缩使室内压急剧上升。所以此期的特点是心室容积不变（等容）而压力急剧升高。此期约0.05s。

2. 快速射血期（rapid ejection phase） 心室肌继续收缩，当室内压超过主动脉压时，主动脉瓣即被血液冲开。血液被迅速射入主动脉，这一时期称为快速射血期。射血后心室容积迅速缩小。此期射出血量约占总射血量的80%~85%，室内压在此期将达到最高值。此期约0.1s。

3. 减慢射血期（reduced ejection phase） 快速射血期后，心室内血液量减少，心室收缩力下降，射血速度减慢，称减慢射血期。此期内室内压已略低于主动脉压，血液依其惯性作用，逆着压力差继续流入主动脉。此期约0.15s。

（二）心室舒张期

1. 等容舒张期（isovolumic relaxation phase） 心室肌开始舒张，室内压力急剧下降，当室内压低于主动脉压时，主动脉瓣将在血液推动下关闭以阻止主动脉血液倒流入心室。从主动脉瓣关闭到房室瓣打开之前，心室内容积没有变化，而心室肌在舒张，称等容舒张期。由于心室肌舒张，室内压迅速下降，此期历时约0.06~0.08s。

2. 快速充盈期（rapid filling phase） 心肌继续舒张，心室内压降到刚低于心房压力时，房室瓣即开放，心房和大静脉血液由于心室舒张产生的抽吸作用迅速流入心室，称为快速充盈期。此期进入心室的血液占总充盈量2/3，历时约0.11s。

3. 减慢充盈期（reduced filling phase） 随着心室的血液充盈，心室与心房及大静脉之间压力差减小，血液流入心室速度减慢，称为减慢充盈期，此期历时约0.22s。

4. 房缩期（atrial systole） 心室舒张末期，心房开始收缩。心房内压力升高，此时房室瓣处于开放状态，心房将其内的血液进一步挤入心室，此期称为房缩期。心房收缩时泵入心室的血量约占每个心动周期中进入心室总血量的25%。所以心房收缩对心室充盈仅起辅助作用。

三、心脏泵血功能的评价

评价心脏泵血功能是否正常，是医疗实践中的重要问题，以下是一些常用的评价指标。

（一）每搏输出量和射血分数

一次心搏由一侧心室射出的血量称**每搏输出量**（stroke volume）。成年人安静时每搏输出量约70ml。心室舒张末期心室内血量约145ml，所以每次心搏心室射出的血量占心舒末期容量的百分比为（70/145）×100% =60%，这个比值称为**射血分数**（ejection fraction，EF）。

在评价心脏泵血功能时，射血分数是一个比每搏输出量更好的指标。心脏在正常情况下，心舒末期容积增加，每搏输出量也增加，射血分数基本不变。但在心室异常扩大，心功能减退时，每搏输出量虽可保持不变，但射血分数明显下降。

（二）每分输出量与心指数

每分钟由一侧心室射出的血量为每分输出量，简称**心输出量**（cardiac output）。它等于每搏输出量乘以心率。如果心率以75次/分计算，每搏输出量约70ml，则心输出量为5L左右。心输出量随机体活动和代谢情况而变化，在肌肉运动、情绪激动、怀孕等情况下，心输出量增高。此外，女子的心输出量较同体重男子低约10%。

心输出量是以个体为单位计算。对于身材高大和矮小的人，显然不能以心输出量的绝对值作为衡量心功能的指标。人体安静时的心输出量也如基础代谢一样，与体表面积成正比。为了便于比较，把在空腹和安静时，每平方米体表面积的每分心输出量，称为**心指数**（cardiac index）。一般身材的成年人，体表面积约为1.6～1.7m^2，以安静时心输出量5～6L计算，则心指数约为3.0～3.5L/（min·m^2）。不同年龄的人，单位面积的代谢率和心指数也不同。年龄在10岁左右时，心指数最大，可达到4L/（min·m^2）以上，以后随年龄增长而逐渐下降，到80岁时，心指数接近2L/（min·m^2）。

（三）心脏的做功

血液之所以能在心血管中克服阻力流动，是由于心脏做功提供的能量。心室一次收缩所做的功称为**每搏功**（stroke work），可用搏出的血液所增加的动能和压强能来表示，其中动能占整个搏出功的比例很小，可以略而不计。压强能实际是指心脏将静脉血管内较低血压的血液变成动脉血管内较高的血压所做的功。

每搏功 = 每搏输出量 × 血液比重 ×（平均动脉压 - 平均心房压）

每分功 = 每搏功 × 心率

右心室和左心室的心输出量相等，但肺动脉平均压仅为主动脉平均压的1/6，所以右心室做功量只有左心室的1/6。

显然，用心室做功量来评价心脏泵血功能，较每搏输出量和每分输出量更有意义。因为心脏收缩射出的血液必须克服动脉内的压力。在动脉压增高的情况下，心脏要射出与原先同等量的血液，就必须加强收缩，做更多的功。

四、影响心输出量的因素

在整体，心脏的泵血功能是随不同的生理情况的需要而改变的，人体处于安静状态，每分心输出量为4～6L。剧烈运动时，可增加4～7倍，这种变化是在复杂的神经体液调节下完成的。本节主要从心脏本身来阐述影响心输出量的因素。心输出量的大小取决于心率和每搏输出量。

（一）每搏输出量的调节

1. 前负荷　Starling在100多年前就发现，心脏能自动地调节每搏输出量与回心血量的关系。回心血量越多，心脏在舒张期充盈就越大，心肌受牵拉程度也就越大，即心肌的初长和前负荷增加，则心肌的收缩力量也就越强，每搏输出量也就越多。他称此定律为**"心的定律"**。即在生理范围内，心脏能将回流的血液全部泵出，使血液不会在静脉内蓄积，从而维持静脉回心血量和每搏输出量之间的动态平衡。这属于心肌纤维的一种自身调节。

2. 心肌收缩能力　人体在运动和强体力劳动时，每搏输出量可成倍增加，而此时心舒末期容量并不明显增大，显然此时心肌收缩力的增加并不依赖于前负荷的影响。任何影响兴奋-收缩偶联的各个环节的因素，都可调节心肌收缩力。例如，细胞外液Ca^{2+}变化，儿茶酚胺物质的作用等。

3. 后负荷　心室的射血过程中，大动脉血压起着后负荷的作用。当动脉血压开始升高时，心肌收缩力必须相应增加以克服增加了的后负荷，故等容收缩期延长，射血期相应缩短，致使每搏输出量暂时减少。一部分血液滞留于心室内，如果此时静脉回心血量不变，右心仍能正常泵血，使左心室舒张末期容积增大。左心室容积增大使心肌纤维拉长，于是心缩力增加，直到足以克服增大的后负荷，恢复到原有的每搏输出量。故动脉血压的波动对心输出量的影响只是暂时的，并不发生持久性影响。

（二）心率的调节

由于心输出量等于每搏输出量乘以心率。因此每搏输出量和心率的改变均可影响心输出量。在一定范围内（40～180次/分），心率增加，心输出量增加。如心率超过180次/分，则心动周期缩短，尤以心舒期缩短为明显，心室充盈不足，每搏输出量减少。因此，虽然心率增加，但每搏输出量下降过多，心输出量反而降低。心率低于40次/分，心舒期过长，心室充盈早已接近最大限度，不能再继续增加充盈量和搏出量，因而心输出量随心率减慢而下降。

五、心泵功能储备

心泵功能储备又称**心力储备**（**cardiac reserve**），是指心输出量随机体代谢的需要而增加的能力。例如健康成年人静息时，心输出量约为5~6L，而剧烈运动时，可达30L左右。说明健康成年人有相当大的心力储备。

心泵功能的储备取决于心率和每搏输出量的储备。

（一）心率储备

健康成年人的心率可从75次/分增加到180次/分，充分动用心率储备，可使心输出量增加2~2.5倍。

（二）每搏输出量储备

每搏输出量可由60ml增加到150ml以上，此为每搏输出量储备。每搏输出量储备又可分为舒张期储备和收缩期储备。一般说来，舒张期储备比收缩期储备小得多。静息状态下，舒张末期容量约为145ml，由于心肌的伸展性较小，心室不能过分扩张，一般只能达到160ml左右，即舒张期储备只有15ml左右。左心室收缩末期容量通常为75ml，当心肌收缩能力增强时，可使心室剩余血量不足20ml，可见充分动用收缩期储备，可使搏出量增加为55~60ml，远比舒张期储备大。

心泵功能储备反映心脏泵血功能对代谢需要的适应能力，反映心脏的健康和强壮程度。坚持体育锻炼可使心肌纤维变粗，酶反应变快，心肌收缩和舒张速度增快，可使心率增快时不减少回心血量。因此训练有素的运动员在安静时心率较慢，运动时可通过动用心率储备和收缩期储备，使心输出量达到35L以上。

第六节　心音与心电图

一、心音

心音（**heart sound**）是由于心肌收缩时，心脏瓣膜关闭和血液撞击心室壁和大动脉壁引起的振动产生的，可在胸壁用听诊器听取。如果用换能器将机械振动转换成电信号并记录下来，即为**心音图**（**phonocardiogram**）。每一心动周期中，可听到两个心音，分别称为第一心音和第二心音。

（一）第一心音

第一心音发生在心缩早期，标志心室收缩的开始，于心尖搏动处（一般在左锁骨中线第5肋间内侧）听得最清楚。第一心音由房室瓣关闭及随后血液射入动脉引起的振动构成。第一心音的特点是音调较低，持续时间较长，响度较大。心肌收缩能力越强，第一心音也越响。

（二）第二心音

第二心音发生在心舒早期，标志心室舒张期的开始。在胸骨旁第2肋间听得最清楚。它是由于主动脉瓣和肺动脉瓣迅速关闭，血流冲击大动脉根部引起的。第二心音的特点是音调较高，持续时间短，响度较低。其响度可反映主动脉或肺动脉压力的高低。

在正常人偶尔可听到第三心音和第四心音。第三心音发生在快速充盈期末，是一种低频低振幅的声音。在快速充盈期末，心室已大部分充盈，血液速度突然减慢可造成心室壁和瓣膜发生振动。第四心音又称心房音。是由于心房收缩使血液进入心室引起的心室壁振动（图4－9）。

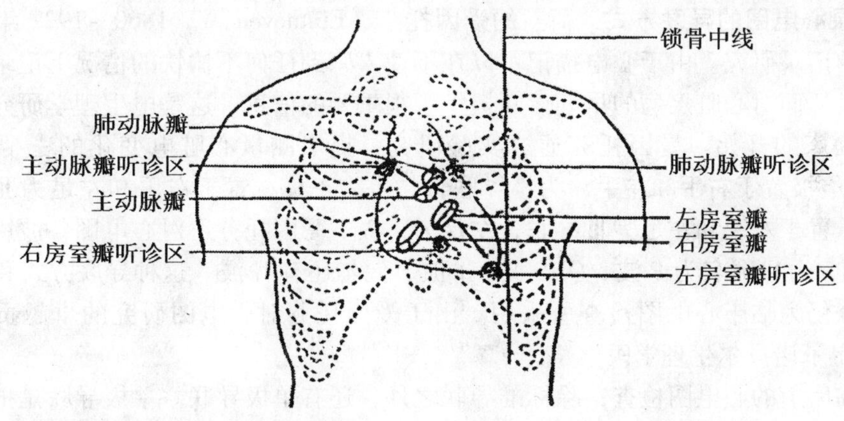

图4－9　心音听取部位

案例联系：心音听诊及意义

首先，心音听诊能判断心率和心律是否正常。其次，听取心音对于临床诊查瓣膜功能有重要的临床意义，是临床医生最重要的基本功之一。瓣膜关闭不全或狭窄时，均可使血液产生涡流而发生杂音。第一心音主要反映房室瓣的功能，第二心音主要反映动脉瓣的功能。从杂音产生的时间及杂音的性质、强度可判断瓣膜功能损伤的情况和程度。例如，在心尖部（即左房室瓣听诊区）听到响亮的收缩期杂音，一般为左房室瓣关闭不全。如在同一部位听到舒张期杂音，则为左房室瓣狭窄。

杂音听诊要点：听诊心脏杂音要注意以下几个要点：

1. 杂音出现的时间：出现在第一心音之后第二心音之前的杂音称为收缩期杂音，按其出现的早晚和持续时间长短又分为收缩早期、收缩中期、收缩晚期和全收缩期杂音。出现在第二心音之后第一心音之前的杂音叫舒张期杂音，也有舒张早、中、晚期和全舒张期杂音之分。杂音出现时间的临床意义非常重要，一般说来舒张期杂音和连续性杂音都是病理性的，收缩期杂音则不完全如此，全收缩期杂音一般是病理性的，而较弱的收缩早、中期杂音可以是生理性，要结合其他情况全面考虑加以判定。

2. 杂音的听诊部位和传导：有的心脏杂音比较局限，有的比较广泛，不同的心血管病产生杂音有其特有的听诊部位和传导方向，多数情况下杂音最响部位和产生杂音的解剖位置是一致的，但是也有不少杂音听诊最响部位和血流方向有关，例如主动脉瓣狭窄的杂音，最响部位常在胸骨上部右缘或颈部，而主动脉瓣关闭不全的杂音最响部位可在心尖部，杂音的传导方向和范围对判断杂音的来源有帮助。

3. 杂音的强度：一般来说功能性杂音强度较弱，病理性杂音一般较强，但病变程度和杂音强度往往不呈平行关系。

二、心电图

每个心动周期中，由窦房结产生的兴奋，依次传向心房和心室，心脏兴奋的产生和传播所伴随的生物电变化，可通过周围组织传导到全身。因此，可用引导电极置于肢体或躯体一定部位记录到心电变化的波形，称为**心电图**（electrocardiogram，ECG）。心电图反映心脏兴奋的产生、传导和恢复过程中的综合电变化，而与心脏的机械收缩活动无直接关系。

（一）正常心电图的波形及生理意义

1. 记录心电图的导联方式 荷兰的爱因托芬（Einthoven. W，1860～1927 年）最先进行了心电的记录研究。由于心电描记可以在不使人感到任何不愉快的情况下记录心脏活动的电变化，从而对心脏疾病的早期诊断提供了很重要的信息，这是电生理学研究从实验室走向医学临床的开始。爱因托芬通过实验研究，提出测量心脏电变化的三个“标准导联”，引导电极置于右手和左手，为Ⅰ导联，左手为正极；置于右手和左足为Ⅱ导联，左足为正极；置于左手和左足为Ⅲ导联，左足为正极。爱因托芬还对心电图各波用英文字母P开始命名，分别命名为P波、QRS波、T波，偶尔还有U波。这种导联方式和波形命名方式，迄今仍为临床心电图检查所采用。由于爱因托芬对心电图研究的卓越贡献，他于1924年获得了诺贝尔生理学医学奖。

现在临床上的心电图检查，除标准导联之外，还有单极导联。单极导联是把一个探查电极放在一指定点上（胸壁某处或肢体某处），另外一个选为无关电极（实际上把左手、右手和左足的三个电极连在一起形成一个相对无关电极）。临床上根据探查电极设置的位置不同，分为单极胸导联和单极肢体导联。

2. 正常心电图各波的波形及生理意义 心电图的形状可因导联不同而不同。现以标准Ⅱ导联为例，分析波形的意义。

（1）P波：P波代表两心房的去极化过程。P波的宽度反映去极化在心房传播所需的时间，波形小而圆钝，历时0.08～0.11s，波幅不超过0.25mV。

（2）P－R间期：从P波开始到QRS波群起点的时间。正常为0.12～0.20s，代表心房兴奋开始至心室开始兴奋的时间，即兴奋由窦房结传到心室所需的时间。

（3）QRS波群：代表两心室去极化过程。包括三个紧密相连的波。第一个向下的Q波，随后是高而陡峭向上的R波，最后是向下的S波。QRS波的幅度远大于P波，这是因为心室组织肥厚，QRS波的时间比P波短，历时仅0.06～0.1s，因为心室内传导系统传导速度快。

（4）S－T段：QRS波的终点到T波开始称S－T段。此时电位接近基线，心室各部分都处于去极化状态，故各引导电极之间不存在电位差。S－T段长短反映心室肌细胞动作电位平台期的长短。在心肌缺血或损伤，可出现S－T段异常偏离基线。

（5）T波：代表两心室复极化的电变化。相当于动作电位从2期末到3期。T波时程明显长于QRS波，T波的方向和QRS波的方向是相同的，表现心室最后去极化的区域首先复极。

心房在复极化时也应有自己的T波（Ta）。由于其幅度小，而且被埋在比它大得多的

QRS 波中，一般不能看到。如果心脏传导阻滞，在 P 波后无 QRS 波。有时在心电图中就可看到 Ta 波。

（6）U 波：心电图有时在 T 波之后可见到一个小的偏转，称为 U 波。一般推测 U 波可能与浦肯野纤维网的复极化有关，因为它们的动作电位时程比心肌长，复极较晚。

（7）Q－T 间期：从 QRS 波起点到 T 波结束，称为 Q－T 间期。Q－T 间期的时程与心率成反变关系，心率越快，Q－T 间期愈短。

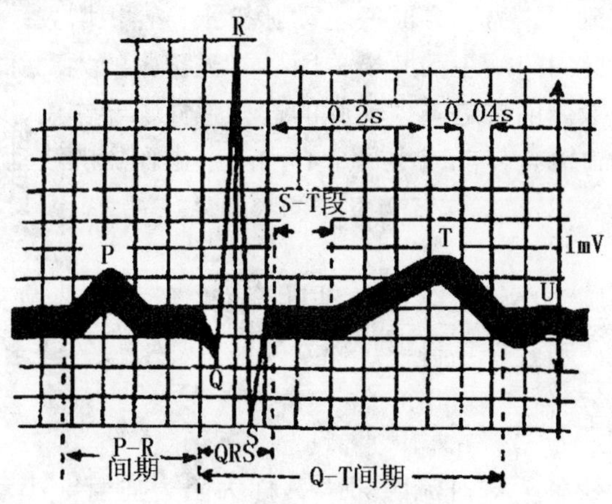

图 4－10　正常心电模式图

（二）心肌动作电位和心电图的关系

心房、心室肌动作电位和心电图在时间上的对应关系，可从图 4－11 中得到说明。P 波反映两心房肌细胞的去极化过程，QRS 波相当于心室肌细胞动作电位的 0 期，S－T 段相当于心室肌细胞的平台期，T 波反映心室肌细胞的 3 期复极。QRS 综合波和 T 波代表不同部位的心室肌在不同时间去极化和复极化时所产生的动作电位效应的总和。QRS 波的迅速的电位变化，反应去极化在心室中的快速传导；由于不同心室肌细胞动作电位时程有较大的差异，复极进程先后不一，故 T 波较宽。

心房的复极化电位通常埋在 QRS 波内，不能显示。

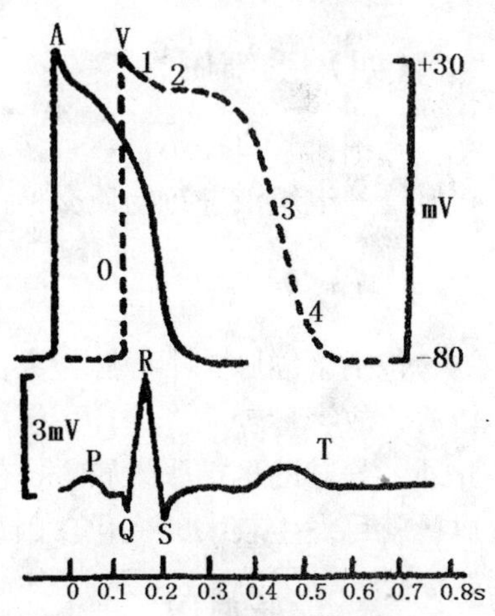

图 4－11　心肌细胞动作电位与常规心电图（Ⅱ导联）的关系
V：心室肌细胞动作电位
A：心房肌细胞动作电位

第七节　血管生理

血管是运送血液的管道，是保证各器官所需血流量的结构基础。血管系统由动脉、毛细血管和静脉组成，由心室射出的血液流经血管系统后返回心脏。

一、各类血管的结构和功能特点

（一）主动脉和大动脉

这些血管管壁厚，含丰富的弹性纤维，有很好的可扩张性和弹性，具有弹性贮器作用，称为**弹性贮器血管**。当左心室射血时，大量血液涌入主动脉，主动脉压升高，一方面推动动脉内的血液向前流动，另一方面使主动脉扩张，容积增大，使心室射出的血液一部分暂存于被扩张的主动脉内。当主动脉瓣关闭后，被扩张的大动脉管壁发生弹性回缩，将射血期暂存的那部分血液向前推进。大动脉的这种弹性贮器作用，可以使心脏间断的射血成为血管系统中连续的血流，并能减小每个心动周期中血压的波动。

（二）动脉

从富有弹性的大动脉到小动脉之间的动脉管道，管壁主要由平滑肌组成，收缩性较好，其功能是将血液输送到各器官组织，称**分配血管**。

（三）小动脉和微动脉

小动脉和微动脉管径小，对血流阻力大，称为**阻力血管**。小动脉和微动脉富含平滑肌，收缩性好，通过平滑肌舒缩活动可改变血管口径，从而改变血流阻力，因而小动脉和微动脉既是产生血流阻力的主要血管，也是阻力易于变化的血管。

（四）毛细血管

毛细血管口径小，数量多，管壁薄（只有一层内皮细胞），通透性好，是血管内血液和血管外组织液进行物质交换的场所，故称为**交换血管**。

（五）静脉

包括微静脉、小静脉、大静脉。静脉与相应的动脉比较，数量较多，口径较粗，管壁较薄，故容量较大。循环系统中有60%～70%血液容纳于静脉系统中，故称为容量血管。此外，静脉的可扩张性较大，较小的压力变化就可使容积发生较大的波动，静脉内容纳的血量就可发生较大的变化。因此，静脉起了贮血库的作用。

二、动脉血压

（一）血压的概念

血压（blood pressure，BP）是指血管内的血液对单位面积血管的侧压力（侧压强）。长期以来人们习惯用水银检压计来测量血压，单位是毫米汞柱（mmHg），1mmHg 等于0.133kPa。

血压的形成，首先是由于心血管系统中有血液充盈。循环系统中血液充盈的程度可用循环系统平均充盈压来表示。在动物实验中，用电刺激造成心室颤动使心脏暂时停止射血，血流也就暂停，此时在血管各处所能测得的压力都是相同的，这个数值称为**循环系统**

平均充盈压（**mean circulatory filling pressure**）。它的高低反映血量和血管容积之间的关系。如果血量增多，或血管容积缩小，则循环系统平均充盈压增高；反之，如果血量减少或血管容量增大，则此压力下降。用戊巴比妥麻醉的狗，循环系统平均充盈压约为7mmHg，人估计接近这一数值。

（二）动脉血压的概念

动脉血压（**arterial pressure**）指血液对动脉壁的侧压强。一般所说的动脉血压指**主动脉血压**。因为在大动脉中血压降落很小，故临床上测定肱动脉血压代表主动脉血压。在一个心动周期中，动脉血压随着心室的收缩和舒张发生有规律地波动。心室收缩射血时，动脉血压快速上升，其达到的最高值称为**收缩压**（**systolic pressure**）。心室舒张，动脉血压下降，在下次射血之前降到最低值，称为**舒张压**（**diastolic pressure**）。收缩压与舒张压之差，称为**脉搏压**（**pulse pressure**），简称**脉压**。整个心动周期中各瞬间动脉血压的平均值，称为**平均动脉压**（**mean arterial pressure**）。由于心室收缩期比舒张期短，故平均动脉压值接近于舒张压，约等于舒张压加1/3脉压。

血液在流动过程中，由于存在血流阻力，因而消耗能量，从动脉到静脉血压逐渐降低，血液在腔静脉进入右心房的入口处，血压几乎接近于零。

（三）动脉血压的正常值

我国健康青年人，安静状态下的收缩压为100～120mmHg（13.3～16.0kPa），舒张压为60～80mmHg（8.0～10.6kPa），脉压为30～40mmHg（4.0～5.3kPa）。

动脉血压有性别和年龄的差异。新生儿的收缩压仅40mmHg左右。出生后1个月，约可升高到80mmHg。以后继续升高，12岁时约为105mmHg。17岁时，收缩压可达120mmHg。青春期以后，收缩压随年龄增长而缓慢升高，至60岁时，收缩压约140mmHg。

一般说来，女性在更年期前动脉血压比男性低，更年期后动脉血压升高。男性和女性动脉血压都随年龄的增长而逐渐升高。但收缩压的升高较舒张压的升高更为显著。临床上将收缩压低于90mmHg、舒张压低于50mmHg看作血压偏低，而高血压的诊断主要依赖舒张压水平，如舒张压持续高于90mmHg，则为高血压。

（四）动脉血压的形成原理

1. 心血管内有足够的血液充盈　这是形成动脉血压的前提。

2. 心室射血和外周阻力的相互作用　通常心室每次收缩时，向动脉射血60～80ml，由于小动脉和微动脉对血液有较高的阻力，以及主动脉和大动脉有较大的可扩张性，因此，左心室每次收缩所射出的血液，在心室收缩期大约只有1/3流至外周，其余2/3被暂时贮存在主动脉和大动脉内。由于血液进入主动脉，主动脉压随之升高。心室舒张时，动脉瓣关闭，射血停止，被扩张的主动脉和大动脉发生弹性回缩，将贮存的血液继续向前推进，使主动脉压在心室舒张期仍能维持在较高水平。显然，如果不存在外周阻力，心室射出的血液将全部迅速流向外周，不可能使动脉血压升高。因此，动脉血压的形成是心室射血和外周阻力相互作用的结果。

3. 大动脉的弹性对血压的缓冲作用 主动脉和大动脉管壁的弹性起着贮存能量和缓冲血压的作用（图 4－12）。主动脉和大动脉弹性越好，缓冲收缩压、维持舒张压的作用越强。

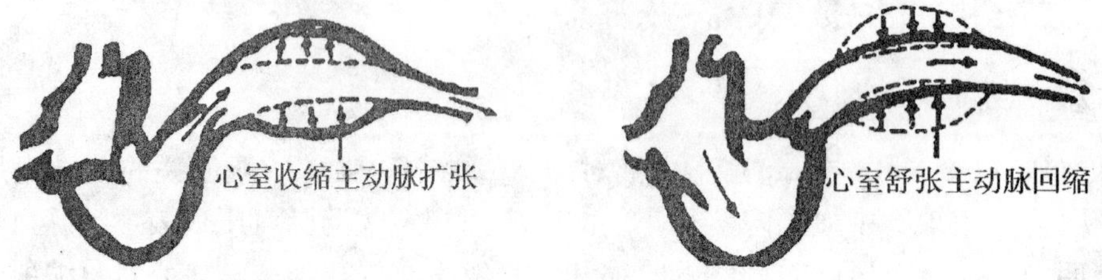

图 4－12 主动脉壁弹性对血压及血流的作用

（五）影响动脉血压的因素

由于心室射血和外周阻力是形成动脉血压的主要因素，因此，凡是影响心输出量和外周阻力的因素都影响动脉血压。此外，主动脉、大动脉的弹性和血管的充盈程度也影响动脉血压，分述如下：

1. 心输出量 心输出量增加时，动脉血压升高。如果心输出量增加是由于每搏输出量增加引起，那么随着每搏输出量增大，射入动脉内血液增多，血管壁所受张力增大，收缩压随之明显增高。但是收缩压升高，使血流速度加快，致使舒张期末，存留于主动脉血量增加不多，故舒张压升高不如收缩压升高明显，脉压增大。因此收缩压高低主要反映每搏输出量的多少。如果心输出量的增加是由于心率增加引起，那么当心率加快时，由于心室舒张期缩短，在心舒末期存留于主动脉中的血量增多，使舒张压升高。舒张压的升高显然也使收缩压提高，但由于心缩期血压较高，血流加速，有较多血液流向外周，因此收缩压的升高不如舒张压显著，脉压减小。

2. 外周阻力 血液在外周血管内流动时所遇到的阻力，称为血流的外周阻力。主要由血液流动时与管壁的摩擦力和血液内部摩擦力组成。根据泊肃叶定律（Poiseuille's Law），可用下式表达：

$$R \propto \frac{\eta \cdot L}{\pi \cdot r^4}$$

这一公式中，R 表示阻力，L 表示血管长度，η 表示血液黏滞度，r 表示血管半径。即血流阻力与血管的长度和血液的黏滞度成正比，与血管半径的 4 次方成反比。

由于血管的长度很少变化，因此血流阻力主要由血管口径和血液黏滞度决定。对于一个具体的器官，如果血液黏滞度不变，则器官血流量主要取决于该器官的阻力血管的口径。阻力血管收缩时，口径缩小，阻力增大，器官血流量减少。由于阻力与血管口径的 4 次方成反比，因此，血管口径的微小变化将极大地影响外周阻力。

当外周阻力增大时，主动脉和大动脉内的血液流向外周受阻，收缩压和舒张压都应有所升高，但以对舒张压影响更显著。这是因为心舒期血液流向外周的速度主要决定于外周阻力。而在心缩期，由于心肌收缩提供动力，血液流动速度快，有较多血液流向外周，因此收缩压升高不如舒张压明显。可见，舒张压主要反映外周阻力的大小。原发性高血压病人，主要是由于外周阻力过大使舒张压升高。

3. 大动脉管壁的弹性　大动脉管壁的可扩张性和弹性具有缓冲动脉血压的作用。青年人管壁弹性好，随着年龄的增大，动脉壁的弹性纤维逐步减少，胶原纤维增加，弹性逐渐减弱，缓冲动脉血压的能力也下降。有些老年人表现单纯性主动脉硬化，出现收缩压偏高，舒张压偏低，脉压增大。如果老年人大小动脉管壁的弹性都减弱，则收缩压和舒张压都可能升高。

4. 循环血量和血管容量的关系　在正常情况下，循环血量和血管系统容量相适应，血管系统有足够血液充盈，从而产生一定的循环系统平均充盈压，这是形成动脉血压的前提。失血后，循环血量明显减少，如果经神经体液调节，血管的收缩不能适应减少的血量，则血压下降；同样，如血量并无减少，而血管扩张致血管容量增大，血液仍不能充盈血管，血压也要下降。

以上对影响动脉血压的各种因素的讨论，都是在假设其他因素不变的前提下，分析某一因素变化时对动脉血压的影响。实际上，在整体内，某一因素的改变，往往导致其他因素的变化。因此，血压的变化往往是多种因素相互作用的综合结果。但总有一个因素可能是主要的。如过敏性休克时，血压下降的主要原因是血管扩张，体循环平均充盈压和外周阻力下降。急性心肌梗死时血压下降，主要是由于心输出量下降。

（六）循环系统中的血压降落和血流速度

当血液从主动脉流向外周时，不断克服血管对血流的阻力而消耗能量，血压也就逐渐降低。主动脉的平均血压如为100mmHg，流到直径为3mm的动脉时，血压有95mmHg；到微动脉的起始端，血压仍有85mmHg，但流经微动脉到达毛细血管起始端，血压仅有30mmHg，可见血液流经微动脉后压力下降了55mmHg。在各段血管中，血压降落的幅度与该段血管对血流的阻力的大小成正比。体循环中，微动脉的阻力最大，因而血压降落也越显著。血液流过毛细血管到达微静脉，压力为15～20mmHg；到达腔静脉和右心房已接近于零。

各类血管中血流速度与该类血管的总横切面积成反比。血管每一次分支时，每分支口径虽小，但各分支加起来总横截面积则扩大。根据犬类肠组织各类血管的计数和测算，体循环毛细血管的总横切面积约为主动脉的800倍，如果全部毛细血管都同时有血液通过，则毛细血管中血流速度应为主动脉血流的1/800，但实际上平时只有一小部分毛细血管中有血流，另一部分则关闭。据估计人静息时的主动脉血流速度约为20cm/s，毛细血管血流速度约为0.3～0.7mm/s（图4－13）。

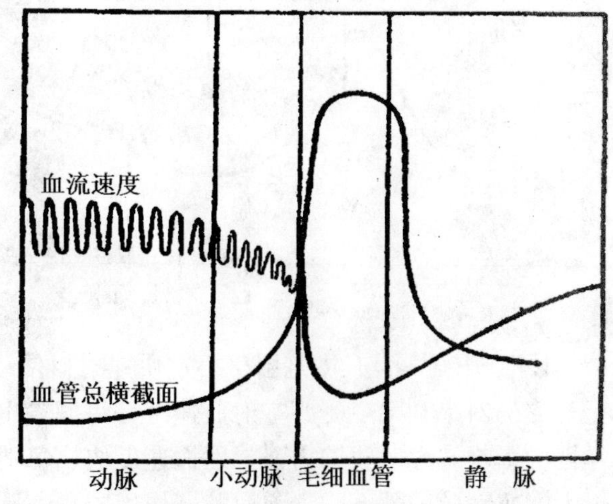

图4－13　各段血管的总横截面积与血流速度的关系

案例联系：高血压（hypertention）

高血压指体循环动脉血压增高，是一种常见的临床综合征。世界卫生组织（WHO）建议使用的血压标准是：凡正常成人收缩压应小于或等于140mmHg，舒张压小于或等于90mmHg。当血压持续超过这个范围的时候，我们就诊断为高血压。

世界卫生组织有关资料表明：2004年全世界死于心脑血管疾病的人数为2000万人，占总死亡人数的33%。我国心脑血管疾病患病率高达10%以上，全国已有近1.6亿的人口患有高血压病，并且每年以600万人数的速度递增，而死于该疾病的人数每年在200万人左右。高血压已经成为威胁人类健康的“头号杀手”。

高血压可分为原发性高血压和继发性高血压。前者是以动脉血压升高，尤其是舒张压持续升高为特点的全身性、慢性血管疾病。头痛、头晕、乏力是较常见的一般症状。晚期病人常因心、肾、脑等脏器出现不同程度的器质性损害，而有相应的各种临床表现。一般临床所称的高血压病即指原发性高血压。继发于某种疾病而引起的高血压，其血压升高仅是一种症状，所以又称症状性高血压或称继发性高血压。

血压是心脏射血与外周阻力相互作用的结果，如果因某种因素破坏了这种平衡就会发生血压升高。如人的血管运动中枢功能失调，导致交感缩血管神经兴奋，末梢释放NE增多，导致小动脉收缩，外周阻力增高，动脉血压升高；又如肾素-血管紧张素-醛固酮系统功能失调，使血管紧张素过多，使全身小动脉痉挛，外周阻力增高，血压升高；醛固酮分泌增多使肾脏对Na^+和水重吸收增多，血容量增多，血压升高。长期小动脉壁发生痉挛性收缩，内膜纤维组织和弹力纤维增生，形成小动脉硬化，造成重要器官心、肾、脑缺血缺氧而发生功能障碍。

三、动脉脉搏

每个心动周期中，动脉内压力发生周期性的波动。这种周期性压力变化可引起动脉血管发生搏动，称为**动脉脉搏**（pulse）。在手术时暴露动脉，可以直接看到动脉随每次心搏而发生搏动。用手指也可摸到身体浅表部位的动脉搏动。

（一）动脉脉搏的波形

用脉搏描记仪可以记录浅表动脉的脉搏波形，称为**脉搏图**。动脉脉搏的波形可因描记方法和部位的不同而有差异，但一般包括以下几个部分（图4-14）：

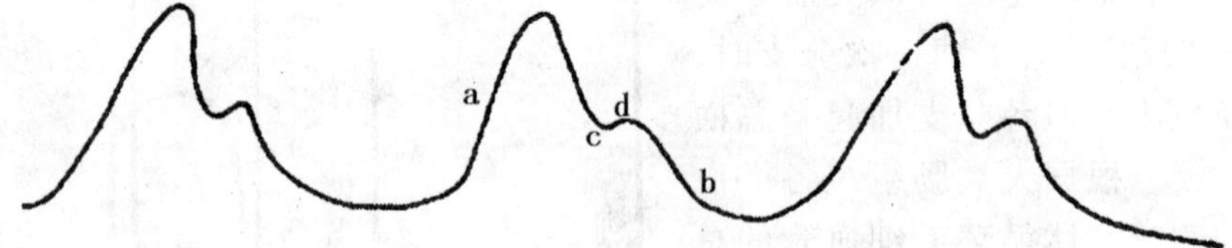

图4-14 脉搏图

a. **上升支** b. **下降支** c. **降中峡** d. **降中波**

1. 上升支 上升支是由于心室快速射血使动脉血压逐渐升高，血管壁突然扩张所致。上升支的斜率和幅度受心室射血速度、每搏输出量的多少、射血所遇到的阻力以及大动脉弹性的影响。心肌收缩力强、射血速度快、每搏输出量大、阻力小时，上升支较陡，幅度也大。主动脉弹性下降，弹性贮器作用减弱，则上升支也较陡和幅度也较大。主动脉瓣狭窄时，心室射血阻力增大，上升支的斜率和幅度都较小。

2. 下降支 下降支中间有一小波，称**降中波**。降中波前的小切迹称**降中峡**。下降支是由于动脉血压的下降引起的。降中峡前的降支是由于在心室射血的后期射血速度减慢，射血量也减少，进入主动脉的血量少于由主动脉流向外周的血量，动脉内压力降低，管壁回缩所致。随着心室舒张，心室内压力继续下降，此时动脉血液向心室逆流，促使主动脉瓣关闭。主动脉瓣关闭后，逆流的血液撞击在主动脉瓣上被弹回，使动脉血压再次稍有上升。所以降中波是主动脉瓣关闭的结果。此后，血液继续流向外周，动脉血压继续下降，形成坡度平坦的下降支。

脉搏波下降支的形状大致反映外周阻力的高低。如外周阻力高，血液流向外周的速度慢，则整个降支较平坦，降中峡位置较高；外周阻力下降，则下降支下降速度较快，降中峡位置较低。此外，主动脉瓣的病变也影响脉搏波的形状。例如，当主动脉瓣关闭不全时，心舒期有部分血液由主动脉返回左心室，则下降支较陡，降中波不明显甚至消失。

（二）动脉脉搏的传播

动脉脉搏波可沿着动脉管壁向外周血管传播，其传播速度受动脉弹性影响。在主动脉段传播速度为3~5m/s，大动脉段为7~10m/s，小动脉段为15~35m/s。而主动脉处血流速度仅为20cm/s。所以动脉脉搏不是由血液流动所传播的，而是血管的波动沿管壁扩布的结果。

由于小动脉和微动脉对血流的阻力很大，故在微动脉以后脉搏波动大大减弱，到毛细血管，脉搏已基本消失。

（三）动脉脉搏的临床意义

由于动脉脉搏与心输出量、动脉弹性、外周阻力、主动脉瓣功能等都有密切联系，因此，测定动脉脉搏可在一定程度上反映心血管的功能状态。例如，脉搏速率反映心室搏动频率，脉搏的节律反映心室搏动节律，脉搏的强弱相对反映每搏输出量的多少。

中医学的脉象可以理解为脉搏的表现特征。切脉是诊断疾病的重要手段之一。在切脉的同时记录病人的心电图和脉搏图，进行对比，初步总结出“数脉”为窦性心动过速；“迟脉”为窦性心动过缓；“促脉”为心律不齐，常见于心房颤动、早搏的病人；“结脉”有过早搏动和代偿间隙；“代脉”为房室传导部分阻滞。“洪脉”、“浮脉”、“紧脉”三者的脉搏波上升段陡直，波幅增大。“洪脉”、“浮脉”常见于高热病人。“洪脉”还见于主动脉瓣关闭不全患者，“紧脉”则见于严重动脉硬化的病人。“虚数脉”频率快，高峰时间短，下降速度快，降中峡切迹极低，见于大量失血失液病人。“弦脉”升支陡峭，幅度高，处于高峰时间长，降中峡位置高，降支的快速下降出现较迟，坡度较陡，常见于高血压病人。“滑脉”的升支也较陡峭，但幅度低于弦脉波，处于高峰的时间短，降支的快速下降期出现较早、坡度陡，降中峡位置较低。“细脉”幅度低，升支和降支的坡度较弦、滑脉小，有时不能分辨出降中峡和降中波。

四、静脉血压和静脉回流

静脉在功能上不仅是血液回流入心脏的通道，由于整个静脉系统的容量很大，而且静脉既容易被扩张，又能够收缩，因此静脉起着血液贮存库的作用，静脉的收缩和舒张可有效地调节回心血量和心输出量，使循环系统功能能够适应机体在各种生理状态时的需要。

（一）静脉血压

1. 外周静脉压 通常将各器官静脉的血压，称为**外周静脉压**（peripheral venous pressure）。当体循环血液流经器官动脉和毛细血管到达微静脉时，血压已下降至15mmHg左右。

2. 中心静脉压 通常将右心房和胸腔内大静脉的血压称为**中心静脉压**（central venous pressure）。血液流至下腔静脉时，血压为2～4mmHg，由于压力较低，常以厘米水柱为单位，正常范围为4～12cmH_2O（1cmH_2O＝98Pa）。最后汇入右心房时，压力已接近于零。

中心静脉压的高低取决于心脏射血能力和静脉回心血量之间的相互关系。如果心脏射血能力较强，能及时地将回心血液射入动脉，中心静脉压就较低。另一方面，如果静脉回流加快，中心静脉压也会升高，反之亦然。可见中心静脉压是反映心血管功能的又一重要指标。

临床上给病人进行输血、输液治疗时，除观察动脉血压之外，也要观察中心静脉压。如果中心静脉压偏低，常提示输液量不足；如果中心静脉压偏高并有进行性升高趋势，则提示输液过快或心脏射血功能不足。输液要慎重或暂停输液。心脏损伤、心力衰竭都可致右心房和腔静脉淤血，中心静脉压升高。中心静脉压升高使外周静脉血回流减慢，较多血液滞留在外周静脉而致外周静脉压升高。

（二）重力对静脉压的影响

血管内的血液因受地心引力的影响，产生一定的静水压。机体平卧时，身体各部分血管的位置大致都处于和心脏相同的水平，故静水压也大致相同。但当人体从平卧转为直立时，足部血管内的血压比卧位时增高，增高部分等于从足至心脏这样一段血柱高度形成的静水压，约90mmHg。而在心脏水平以上的部位，血管内的压力应较平卧时为低。重力形成的静水压，对于处在同一水平上的动脉和静脉是相同的，但是对静脉的影响比对动脉影响大。因为静脉较动脉管壁薄，有较大的可扩张性，当人直立时，足部静脉就因血液的重力作用而充盈饱满，而颈部的静脉则会塌陷。静脉的这一特性在人类特别值得注意。人直立时，身体中大多数容量血管都处于心脏水平以下，由于重力所致静脉充盈扩张，可比在平卧时多容纳400～600ml血液。如果从卧位立即变为直立，就会使回心血量减少，每搏输出量和血压下降。动物由于四肢着地，多数容量血管都处于心脏水平以上，故体位改变时回心血量的改变不如人类那样明显。

（三）静脉回流

1. 静脉回心血量 单位时间内由静脉回流入心脏的血量与心输出量相等。在静脉系统中，由微静脉到右心房的压力降落仅约15mmHg，可见静脉对血流的阻力很小，约占体循环总阻力的15%。

2. 影响静脉血回流的因素　单位时间内的静脉回心血量取决于外周静脉压和中心静脉之差，以及静脉对血流的阻力。故凡能影响上述力量的因素，都能影响静脉回心血量。

（1）循环系统平均充盈压：循环系统平均充盈压反映血管系统内血液充盈程度。实验证明，当循环系统平均充盈压升高时（例如血量增加或容量血管收缩），外周静脉压也升高，静脉回心血量也就越多。反之，体循环系统平均充盈压降低（如血量减少或容量血管舒张），静脉回心血量减少。

（2）心肌收缩力量：心肌收缩力量是血液射入动脉的力量，同时也是静脉血回心的主要力量。如果心肌收缩力量强，射血分数就较大，射血时心室排空完全，心室舒张时心室内压就较低，对心房和大静脉血液的抽吸力量也较大。右心衰竭时，由于右心室射血能力减弱，右心室射血分数下降，心舒期右心室内压较高，血液淤积在右心房和大静脉，中心静脉压升高，回心血量减少。患者出现颈外静脉怒张，肝充血肿大，下肢浮肿等体征。左心衰竭时，左心房压和肺静脉压升高，则引起肺循环高压，造成肺瘀血和肺水肿。

（3）体位改变：由于静脉血管管壁薄，血管的可扩张性大，因而静脉血回流受重力的影响较大。体位改变可明显改变静脉血回流速度。卧位时静脉血回流容易；立位时心脏以下的容量血管易扩张，从而容纳血量增多使回心血量减少。这种变化会发动体内调节机制使血管收缩，心率增快，使动脉血压及时恢复。长期卧床病人，静脉壁紧张性较低，可扩张性较大，加之腹壁和下肢肌肉收缩力量减弱，由平卧突然站立时，可因大量血液积滞在下肢，回心血量过少而发生昏厥。体位改变时静脉回心血量的这种影响，在高温环境下更为明显。在高温环境中，皮肤血管扩张，容纳的血量增多，回心血量就会减少，如果再长久站立不动，回心血量就会更为下降，导致心输出量减少，脑的血液供应减少，引起头晕甚至昏厥。此外，抬高受伤的肢体，帮助静脉血回流可减轻肿胀和疼痛。

（4）骨骼肌的挤压作用：上述体位改变对静脉回流的影响，主要指在没有骨骼肌收缩的情况下发生的。如果下肢肌肉收缩，情况就不一样。肌肉收缩可对肌肉内和肌肉间的静脉发生挤压，从而使静脉血回流加快；另一方面，因静脉内有静脉瓣存在，使静脉内的血液只能向心脏方向流动而不能倒流。这样，骨骼肌和瓣膜一起，对静脉回流就起了一种“泵”的作用，称为“静脉泵”或“肌肉泵”。下肢肌肉进行节律性舒缩活动时，例如步行，肌肉泵的作用就能很好发挥。当肌肉收缩时，将静脉内血液挤向心脏，当肌肉舒张时，静脉内压力下降，有利于毛细血管内血液流入静脉。这对克服重力的影响，减少血液在下肢的淤滞有重要作用。在跑步时，两下肢肌肉泵每分钟挤出的血液可达数升。此时下肢肌肉泵的做功在相当程度上加速了全身的血液循环，对心脏泵血起辅助作用。

（5）呼吸运动：呼吸运动也影响静脉血回流。在“呼吸”章将会详述，胸膜腔内压是低于大气压的，称为胸膜腔负压。吸气时，胸腔容积增大，胸膜腔负压进一步增大，使胸腔内的大静脉和右心房更加扩张，压力也进一步下降，有利于外周静脉血回流入右心房。由于回心血量增加，心输出量也相应增加。呼气时则相反。可见，呼吸运动对静脉回流也起着“泵”的作用。呼吸运动对静脉血回流的促进作用，主要是通过吸气动作实现的。

五、微循环

微循环（microcirculation）是指微动脉和微静脉之间的血液循环。血液循环最根本的功能是实现血液和组织液之间的物质交换。这一功能是在微循环部分实现的。

（一）微循环的组成

微循环的结构因器官组织不同而不同。人手指甲周皮肤的微循环组成比较简单，微动脉和微静脉之间仅由袢状的毛细血管相连。而骨骼肌和肠系膜的微循环组成比较复杂。典型的微循环由微动脉、后微动脉、毛细血管前括约肌、真毛细血管、通血毛细血管、动静脉吻合支和微静脉组成。

1. 微动脉 微动脉管壁有完整的、环形的平滑肌层，受交感神经和体液因素的调节，收缩时可增加毛细血管前的阻力，减少流入微循环的血量；舒张时则相反。因此可将微动脉看作微循环这个功能单位的总闸门。

2. 后微动脉 微动脉分支成为管径更细的后微动脉。后微动脉管壁的平滑肌已不连续，当移行到毛细血管时，平滑肌完全消失。后微动脉已无神经支配，主要接受体液因素的调节。

3. 毛细血管前括约肌 后微动脉分支成真毛细血管时，在真毛细血管起始部由稀疏的平滑肌细胞环绕管壁，形成一个环，称毛细血管前括约肌。毛细血管前括约肌无神经支配，主要接受局部体液因素的调节，该括约肌的舒缩状态决定进入真毛细血管的血流量，因此毛细血管前括约肌起着“分闸门”的作用。

4. 真毛细血管 真毛细血管通常由后微动脉呈直角方向发出。真毛细血管壁仅由一层内皮细胞构成，内皮细胞之间相互连接处存在着细微裂隙，管壁薄，通透性大，是循环系统进行物质交换的主要部位。

5. 通血毛细血管 是由后微动脉直接延伸部分，管壁也只有一层内皮细胞，口径比真毛细血管稍大，也具有通透性。由于它与微动脉和微静脉直接相通，血流速度很快，物质交换的能力很小。

6. 微静脉 结构和功能与微动脉相似，但管壁薄，含平滑肌较少。其舒缩活动受交感神经和体液因素调节，可改变毛细血管血流后方的阻力，控制毛细血管内血流的排出。因此可将它看成是微循环的“后闸门”。

7. 动－静脉吻合支 存在于微动脉和微静脉之间，管壁结构类似微动脉，管壁平滑肌受交感神经控制，在人体某些部分（手指、足趾、耳郭）的皮肤和皮下组织，这类通路较多（见图4－15）。

（二）微循环的血流通路

1. 直捷通路 血液由微动脉流经后微动脉、通血毛细血管，到微静脉流出。这一通路口径较大，弯曲较少，阻力小，血流快，并经常处于开放状态。其主要功能是使一部分血液迅速经过微循环流入静脉，以保证一定的静脉回心血量，避免血液过多地滞留在微循环内。

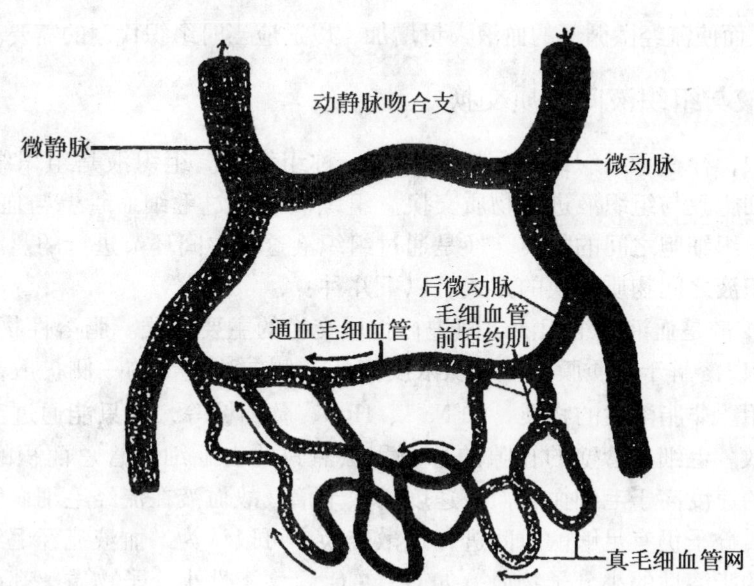

图 4－15　微循环结构示意图

2. 动静脉短路　血液由微动脉经动静脉吻合支，直接进入微静脉。这一通路途径短，血流速度快，但经常处于关闭状态。动静脉吻合支的功能主要在体温调节中发挥作用。当环境温度升高时，动静脉吻合支开放增多，血液通过动静脉吻合支流向大量的皮下静脉丛，皮肤血流量增加，皮肤温度升高，有利于发散身体热量。动静脉短路开放，会相对地减少组织对血液中 O_2 的摄取。在某些病理状态下，例如中毒性休克时，动静脉短路大量开放，可加重组织的缺氧状况。

3. 迂回通路　血液由微动脉流入，经后微动脉、毛细血管前括约肌、真毛细血管网、由微静脉流出。真毛细血管数量多，迂回曲折，互相连通，交织成网。血液经过此通路时，血流速度慢，血管壁通透性好，有利于物质交换，故又称**营养通路**。

（三）微循环的神经体液调节

1. 神经调节　交感神经支配微动脉和微静脉，当交感神经紧张性增加时，微动脉和微静脉（特别是微动脉）收缩，微循环血液灌流量减少。

2. 体液调节　缩血管物质去甲肾上腺素、肾上腺素、血管紧张素Ⅱ等都能使微动脉收缩，微循环血流量减少。局部组织的代谢产物如 CO_2、乳酸、腺苷、组胺等都能使微动脉、后微动脉和毛细血管前括约肌舒张。

众多真毛细血管并非都同时开放，而是交替开放的。其开放与关闭受后微动脉和毛细血管前括约肌控制。当真毛细血管网关闭一段时间后，局部组织的代谢产物就会增多，局部代谢产物都有使血管平滑肌舒张的作用，于是后微动脉和毛细血管前括约肌舒张，其后的真毛细血管网就有血液通过。血液通过时，积聚于局部的代谢产物被血流清除，后微动脉和毛细血管前括约肌又收缩，后方的真毛细血管网又关闭。如此反复交替进行，一般每分钟轮换 5～10 次。在安静情况下，平均仅有 8%～16% 的真毛细血管网是开放的，而其余大部分处于关闭状态。在组织活动增强，代谢水平提高时，局部代谢产物增多，开放的真毛细血管网大量增加，从而使流经微循环的血液大量增加，以适应当时组织代谢的需要。

（四）血液与组织液间物质交换

细胞外液中，存在于组织细胞间隙的液体，称组织液。组织液是组织细胞生活的环境。细胞通过细胞膜与组织液进行物质交换。组织液则通过毛细血管壁与血液进行交换。因此，血液与组织细胞之间的物质交换是通过组织液这个中间环节进行的。

血液与组织液之间物质交换的方式有以下几种：

1. 扩散 扩散是血液与组织液之间进行物质交换的主要方式。脂溶性物质，如 O_2 和 CO_2，可以直接以溶解于脂质膜的方式从浓度高的一侧向浓度低的一侧扩散，毛细血管壁对其无屏障作用。非脂溶性的物质，如 Na^+、H_2O、葡萄糖等，则只能通过毛细血管壁上的孔隙进行扩散。毛细血管壁的孔隙的总面积虽然只约占毛细血管总面积的1/1000，但由于分子运动的速度高于毛细血管血流速度的数十倍，故血液在流经毛细血管时，血浆与组织液中的溶质分子仍有足够的时间进行扩散交换。可以认为，血液流经毛细血管后，血浆和组织液中的脂溶性的小分子物质，如 O_2、CO_2、水溶性小分子物质，都可以通过扩散作用达到平衡状态。

2. 滤过和重吸收 当毛细血管内外的静水压不等时，水分子就会通过血管壁的小孔顺压力差从压力高的一侧向压力低的一侧移动。水中的溶质分子，如其分子直径小于血管壁的小孔也随水分子一起滤过。但血浆蛋白质、组织液蛋白质等胶体物质较难通过毛细血管壁的孔隙，因此它们形成的胶体渗透压能限制水分子的跨血管壁移动，我们将这种由于管壁两侧静水压和胶体渗透压的差异而引起的液体由血管内向血管外的移动称为**滤过**，而将液体反方向的移动称为**重吸收**。滤过和重吸收方式发生的物质交换，和通过扩散方式发生的物质交换相比，仅占很小的一部分，但在组织液的生成中起重要作用。

3. 吞饮 毛细血管内皮细胞能吞饮某些液体物质进入胞浆，形成吞饮小泡，再运送到细胞另外一侧排出细胞外。这种交换方式主要适合于分子较大的物质如血浆蛋白等在毛细血管内外进行交换。

六、组织液和淋巴液

组织液（interstitial fluid）浸润着机体的每个细胞，是细胞从血液中摄取营养物质和细胞代谢产物进入血液的中介。组织液进入毛细淋巴管即成淋巴液。淋巴液经淋巴循环最后又回流入血。

（一）组织液的生成与回流

绝大部分组织液呈胶冻状，不能自由流动，因此组织液不会因重力作用而流至身体的低垂部分。将注射针头插入组织间隙，也不能抽出组织液。组织液的基质是胶原纤维和透明质酸细丝。组织液中有极小一部分呈液态，可自由流动，自由流动的液体与不能流动的胶冻状组织液经常保持动态平衡。

组织液是血浆滤过毛细血管壁而形成的。因此，组织液中各种离子成分与血浆相同，组织液中也存在各种血浆蛋白质，但浓度明显低于血浆。液体是否进出血管，取决于**有效滤过压**（effective filtration pressure）。有效滤过压由4种力量组成（见图4-16）：

有效滤过压＝（毛细血管血压＋组织液胶体渗透压）－（血浆胶体渗透压＋组织液静水压）

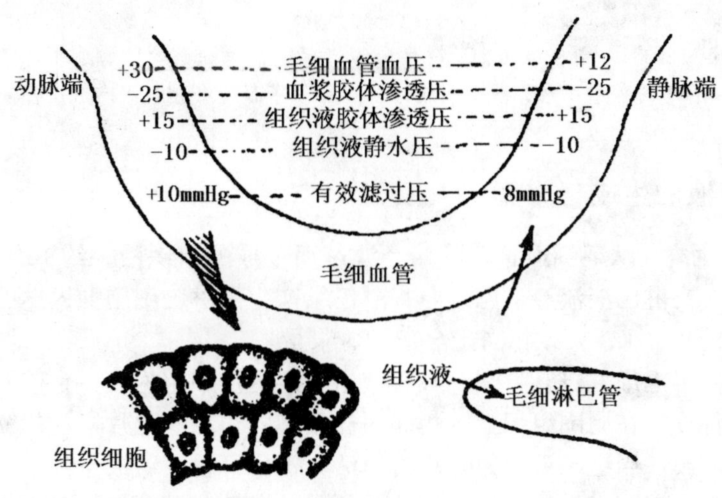

图4－16　组织液生成与回流示意图

人体毛细血管血压和组织液胶体渗透压是促进组织液生成的力量，血浆胶体渗透压和组织液静水压是阻止滤过的力量，将这些数值代入上式，得出毛细血管动脉端的有效滤过压为10mmHg，而静脉端的有效滤过压为－8mmHg。因此，在毛细血管的动脉端血浆由毛细血管壁滤出而生成组织液，在静脉端组织液被重吸收进入血液。滤出的液体中90%在静脉端回流入血液，10%进入毛细淋巴管，成为淋巴液。从毛细血管滤出的少量白蛋白也进入毛细淋巴管，最终回到血液中去。

（二）影响组织液生成的因素

正常情况下，组织液不断生成，又不断回流，保持动态平衡，故血量和组织液量能维持相对稳定。如果这种动态平衡遭到破坏，组织液生成过多或回流减少，组织间隙中就有过多的液体潴留，形成组织水肿。任何影响有效滤过压的因素以及毛细血管壁通透性的变化，都可以影响组织液的生成。

案例联系：水肿

通常所称的水肿（edema）指组织间隙内的体液增多。水肿可表现为局部性或全身性，全身性水肿（anasarca）时往往同时有浆膜腔积水，如腹水（ascites）、胸腔积水（hydrothorax）和心包腔积水（hydropericardium）。

1. 毛细血管血压　毛细血管血压是促进滤过的力量。毛细血管血压升高使有效滤过压增大，促进滤过而减少回流。毛细血管血压的高低与毛细血管前、后阻力有关。微动脉舒张时，毛细血管前阻力下降，毛细血管血压升高，组织液生成增多。运动着的肌肉和发生炎症的部位，都可以出现这种情况。当某种原因造成静脉回流受阻，则使毛细血管后阻力增加，毛细血管血压也增加，组织液生成增多，形成水肿。充血性心功能不全引起的水肿，即属于这种类型。左心功能不全引起肺水肿，右心功能不全则导致全身性水肿。

2. 血浆胶体渗透压　由于营养不良，机体摄入蛋白质不足；或肾脏疾病机体大量蛋白质随尿排出；或由于肝脏功能下降，合成蛋白质减少，都可以导致血浆胶体渗透压下降，有效滤过压增大，组织液生成增多，回流减少，形成水肿。

3. 淋巴回流　由于一部分组织液是经淋巴管回流入血液的，因此，当淋巴回流受阻时，受阻部位远端的组织就会出现水肿。例如丝虫病患者的下肢水肿。

4. 毛细血管壁的通透性　正常情况下，只有极少量的血浆蛋白滤入组织间隙（这些滤入组织间隙的蛋白质经淋巴液回流入血液）。但在烧伤、过敏反应等情况下，毛细血管壁的小孔口径变大，通透性显著升高，部分血浆蛋白可进入组织液，使血浆胶体渗透压下降而组织液胶体渗透压升高，有效滤过压增大，使组织液生成增多而发生水肿。

（三）淋巴液的生成与回流

1. 淋巴液的生成　从毛细血管动脉端经滤过而生成的组织液，约10%进入毛细淋巴管，形成淋巴液。当淋巴液流经淋巴结时，淋巴结产生的淋巴细胞加入淋巴液。正常人每日淋巴液生成量约2～4L，大致相当于全身的血浆量。

淋巴系统起始于毛细淋巴管盲端，其管壁由单层内皮细胞构成，管壁外无基膜。各个细胞均以固定微丝连接在周围组织上，相邻内皮细胞的边缘像瓦片样互相覆盖，形成向管腔内开放的单向活瓣。当组织液压力升高时，活瓣被推开，组织液与其中的大分子物质如蛋白质、脂肪微粒，甚至血细胞、细菌以及其他异物都可以通过瓣口而进入毛细淋巴管，如液体倒流，则活瓣关闭，故淋巴液不能反流。由于淋巴液来源于组织液，而两种液体之间的压力差是促进组织液进入淋巴管的动力，因此，凡能增加组织液生成的因素，均能增加淋巴液的生成（见图4－17）。

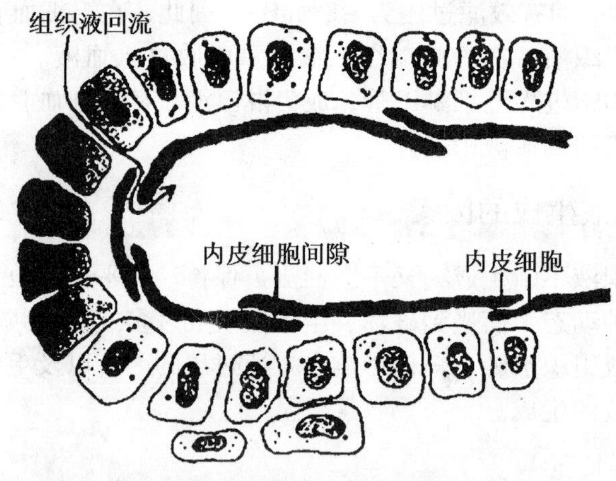

图4－17　毛细淋巴管盲端示意图

2. 淋巴液的回流　淋巴液在毛细淋巴管生成后，逐渐汇集于较大的淋巴管，最后由淋巴管主干汇入大静脉。较大的淋巴管内有瓣膜防止淋巴液逆流。较大的淋巴管管壁中有平滑肌，可以收缩，淋巴管管壁平滑肌的收缩活动和瓣膜共同构成“淋巴管泵”，推动淋巴液流动。淋巴管周围组织对淋巴管的压迫均能推动淋巴液流动。

3. 淋巴液回流的主要功能

（1）调节血浆与组织液之间的液体平衡： 淋巴液回流速度虽然缓慢，但每天回流的淋巴液大致相当于全身血浆总量，因此，淋巴液回流在组织液生成和回流的平衡中起重要的作用。

（2）回收组织液中蛋白质： 每天由淋巴管回收的组织液蛋白质为75～200g，从而使组织液蛋白质浓度维持在较低水平。如某一局部的淋巴管发生阻塞，则该处将因组织液中蛋白质聚集发生严重水肿。

(3) 防御和保护作用：淋巴回流可清除组织中的红细胞、细菌和其他异物。淋巴液回流经过淋巴结时，可由淋巴系统中的吞噬细胞对此进行清除。此外，淋巴结产生的淋巴细胞随淋巴液进入血液循环，参加免疫反应。

(4) 帮助小肠脂肪吸收：脂肪在小肠内消化后，主要经小肠绒毛的毛细淋巴管吸收入血。

第八节　心血管活动的调节

血液循环的根本功能在于提供各器官组织代谢所需的营养物质，运走代谢产物，从而维持内环境的相对恒定。在不同的生理状态下，人体各器官组织的新陈代谢水平不同，对血液的需求也不同。机体通过神经系统和体液因素调节心脏和各部分血管的活动，从而调整心输出量以及各器官组织间的血流量分配，以适应机体不同活动的需要。

一、神经调节

心肌和血管平滑肌接受自主神经支配。机体对心血管活动的神经调节是通过各种心血管反射实现的。

(一) 心脏的神经支配

支配心脏的传出神经为**心交感神经**（**cardiac sympathetic nerve**）和**心迷走神经**（**cardiac vagus nerve**）。

1. 心交感神经　支配心脏的交感神经节前纤维，起源于胸部脊髓1～5节段的灰质侧角细胞。大部分沿交感链上行，在颈上、颈中、颈下三个神经节交换神经元，从这三个神经节发出的交感节后纤维构成心神经丛，支配心脏各个部分，包括窦房结、房室交界、房室束、心房肌和心室肌。动物实验中观察到，两侧心交感神经对心脏的支配有差别。右侧交感神经主要支配窦房结，左侧交感神经主要支配房室交界和心室肌。因此，右侧交感神经兴奋以引起心率增快的效应为主，而左侧交感神经兴奋时，则以加强房室传导和心肌收缩能力为主。

心交感神经节后纤维末梢释放的递质是**去甲肾上腺素**（**norepinephrine，NE**），与心肌细胞膜上的 β_1 受体结合，通过G蛋白激活腺苷酸环化酶（AC），使细胞内环一磷酸腺苷（cAMP）（第二信使）增多，使 I_{Ca-T} 和 I_{Ca-L} 增大，加快 I_k 的衰减，细胞膜对 Ca^{2+} 通透性增高和对 K^+ 通透性下降。膜对 Ca^{2+} 通透性增加，Ca^{2+} 内流加快，一方面使窦房结细胞4期自动去极化过程加快，自律性增加，心率加快；房室交界细胞0期去极化增快，使房室传导增快；另一方面促进了心肌的兴奋收缩偶联，使心肌收缩力增加。

2. 心迷走神经　心迷走神经的节前纤维起自延髓的迷走背核和疑核，行走于迷走神经中，在胸腔分出心迷走神经，与心交感神经一起组成心神经丛，进入心脏后在窦房结、房室交界附近交换神经元，发出节后纤维分布到心肌细胞。右侧心迷走神经节后纤维，主要支配窦房结、右心房，因而对心率影响较大；左侧心迷走神经节后纤维对房室交界的影响较大。

心迷走神经节后纤维末梢释放递质**乙酰胆碱**（acetelcholine，ACh），和心肌细胞膜上的M受体结合，通过G蛋白，激活膜上的一种依赖ACh的K^+通道（I_{k-ACh}）使细胞膜对K^+的通透性增加，K^+外流加速；通过抑制I_{Ca-L}使Ca^{2+}通道受到抑制，Ca^{2+}内流减少。窦房结细胞的K^+外流加速，使其最大复极电位变大，膜超极化，由膜电位到阈电位距离加大，4期自动去极化过程减慢，窦房结自律性下降，心率减慢。Ca^{2+}内流减慢使房室交界细胞0期去极化速度下降，房室传导减慢。K^+外流加速使3期复极提前，2期平台期Ca^{2+}内流减少，心房肌收缩力减弱。

一般地说，心交感神经和心迷走神经对心脏的作用是相拮抗的。但是，当两者同时对心脏发生作用时，其效果并不等于两者分别作用时效果的代数和。在多数情况下，心迷走神经的作用比心交感神经的作用更有优势。在动物实验中，同时刺激迷走神经和交感神经，出现的反应为心率减慢。引起这一现象的机制可能是复杂的。

（二）血管的神经支配

1. 交感缩血管神经纤维　支配血管的交感神经主要为**缩血管神经纤维**（vasoconstrictor fiber）。人体的大部分血管只接受交感缩血管神经的单一支配。交感缩血管神经的节前纤维起源于脊髓胸1～腰3节段灰质侧角，在脊柱旁交感链以及脊柱前的交感神经节（腹腔神经节，肠系膜上、下神经节等）交换神经元，节后纤维分布于四肢、躯干、头部、内脏血管。

体内几乎所有的血管都接受交感缩血管神经支配，但在不同器官的血管分布不同。皮肤血管中交感缩血管神经支配最密，其次是骨骼肌和内脏血管，冠状血管和脑血管分布较少。在同一个器官的血管中，微动脉分布最密，静脉分布较少。

交感缩血管神经节后纤维末梢释放的递质是去甲肾上腺素，它主要和血管平滑肌的α受体结合，产生缩血管效应。安静时，交感缩血管神经持续发放低频率（1～3次/秒）的冲动，我们称为交感缩血管神经的紧张性活动。这种紧张性活动使血管平滑肌维持一定程度的收缩。通过改变这种紧张性活动的强度，可以调节血管的口径，改变循环系统的外周阻力。当紧张性活动增强时，血管平滑肌进一步收缩，血管口径进一步缩小；反之，血管舒张。

2. 交感舒血管神经纤维　**交感舒血管神经纤维**（sympathetic vasodilator fiber）一般只限于支配骨骼肌血管，其分布方式与缩血管神经无区别。其中枢可能位于皮层运动区及下丘脑前部。交感舒血管神经节后纤维末梢释放的递质是ACh，与血管平滑肌上的M受体结合后，使血管舒张。交感舒血管神经平时无紧张性活动，只有在机体呈现激动、恐慌和准备作强烈肌肉活动时才发挥作用。这类神经纤维在调节血压中起的作用较小，但对体力活动时血液的重新分配（增加骨骼肌血液供应）起重要作用。

3. 副交感舒血管神经纤维　**副交感舒血管神经纤维**（parasympathetic vasodilator fiber）主要支配唾液腺、胃肠道腺体和外生殖器等的血管。其末梢释放的递质是ACh，与血管平滑肌上的M受体结合，引起血管舒张。副交感舒血管神经的活动只起调节所支配器官组织的局部血流量的作用，对循环系统总外周阻力影响很小。

4. 血管活性肠肽神经元　已知支配汗腺的交感神经元和支配颌下腺的副交感神经元末梢，有血管活性肠肽（vasoactive intestinal polypeptide，VIP）和ACh共存。当这些神经元兴奋时，其末梢释放的 ACh 引起腺细胞分泌，释放的 VIP 引起舒血管反应，使局部组织血流增加，满足分泌活动的需要。

（三）心血管中枢

在人体内，心脏活动的加强和减弱，血管的收缩与舒张，都是在中枢神经系统的直接控制下进行的。参与这种控制（或调节）作用的有关中枢结构，统称为**心血管中枢**（**cardiovascular center**）。心血管中枢存在于中枢神经系统的各个水平，包括脊髓、脑干、下丘脑、边缘系统及大脑皮层。最基本的心血管中枢在延髓。

1. 延髓的心血管中枢　在 19 世纪 70 年代，动物实验就已证明，只要保留延髓和脊髓的联系，即使上位中枢都不存在，动物的血压无明显变化，基本的心血管反射仍能进行。但如果切断延髓和脊髓的联系，则血压立即降到 40～50mmHg。这些结果说明，神经系统调节心血管的紧张性活动不是起源于脊髓，而是起源于延髓。

近年来，生理学工作者用电生理方法，记录脑干及下丘脑中的局部电活动或单细胞放电，同时结合形态学上的实验方法（如辣根过氧化酶法、放射自显影法）已证实在延髓有控制交感缩血管神经活动的神经元群（交感缩血管中枢），控制心交感神经活动的神经元群（心交感中枢），有接受外周传入冲动以影响心血管中枢的神经元群（即传入神经接替站，延髓孤束核），此外，心迷走神经的节前神经元胞体位于迷走背核和疑核（心迷走中枢）。

延髓心血管中枢的神经元不断地受到各种传入冲动和体液因素的影响，经常处于一定的兴奋活动水平。这种兴奋活动是心交感神经、心迷走神经、交感缩血管神经紧张性活动的来源。

在正常情况下，延髓心血管中枢并不是独立地完成各种心血管反射，而是在各级上位中枢的控制下进行调节的。

2. 延髓以上的心血管中枢　在延髓以上的脑干以及大脑、小脑中，都存在与心血管活动调节有关的神经元。它们在调节心血管活动中起的作用更加复杂和高级。主要是进行心血管活动和机体其他功能之间的整合。例如下丘脑就是一个非常重要的延髓以上的心血管中枢。下丘脑在体温调节、摄食、水平衡以及情绪反应中都有重要的作用，而这些活动都伴随有相应的心血管活动的变化。这些变化往往是通过精细整合的，在生理功能上往往是相互协调的。例如电刺激下丘脑的“防御反应区”，可立即引起动物的警觉状态、骨骼肌肌紧张加强，表现出准备进攻的姿势；同时出现一系列心血管活动的改变，主要为心率加快、心搏加强、心输出量增加、皮肤和内脏血管收缩、骨骼肌血管舒张、血压稍有升高。这些心血管反应显然是与当时机体所处的状态相协调，主要是使骨骼肌有充足的血液供应，以适应防御、搏斗、逃跑等行为的需要。

此外，大脑皮层运动区、大脑边缘系统、小脑顶核等均参与复杂的心血管活动的调节。

（四）心血管活动的反射性调节

神经系统对心血管活动的调节是通过各种反射来实现的。机体内外环境发生变化时，可引起各种心血管反射，使心输出量和各器官血管舒缩状况发生相应改变，动脉血压也可发生变动。心血管反射一般都能很快完成，其生理意义在于使循环系统功能能适应于当时机体所处的状态或内外环境的变化。

1. 颈动脉窦和主动脉弓压力感受性反射 当动脉血压升高时，可引起压力感受性反射，其反射效应是使心率减慢，外周血管阻力降低，血压回降。

（1）压力感受器（baroreceptor）：颈动脉窦（carotid sinus）和主动脉弓（aortic arch）血管外膜下，有丰富的感觉神经末梢，末梢分支末端膨大呈卵圆形，对机械牵张敏感，血压在60～100mmHg之间变化时，压力感受器的传入冲动频率与动脉血压、动脉管壁的扩张程度成正比，在100mmHg时对压力变化最敏感，分别称为颈动脉窦压力感受器和主动脉弓压力感受器。血压越高，血管壁扩张程度越大，则压力感受器发出传入冲动越多。压力感受器对快速的压力变化比缓慢的压力变化更加敏感。颈动脉窦是颈内动脉根部略为膨大的部分，其管壁较薄，压力增大时易于扩张，故颈动脉窦压力感受器比其他部位的压力感受器对血压的变化更加敏感，因而对血压的调节作用也较大（图4－18）。

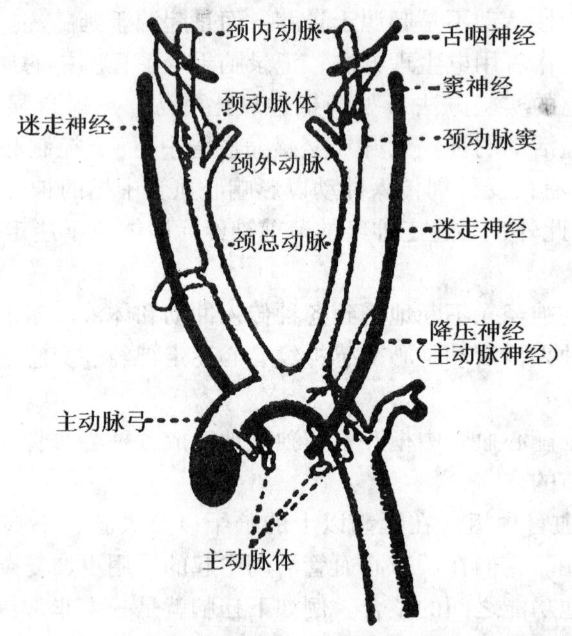

图4－18 颈动脉窦和主动脉弓的压力感受器和化学感受器

（2）传入神经和传出神经：颈动脉窦压力感受器的传入神经是窦神经，经舌咽神经进入延髓。主动脉弓压力感受器的传入神经为主动脉神经，经迷走神经进入延髓［兔的主动脉神经自成一束，称为**降压神经**（depressor nerve），与迷走神经伴行至颅底才并入迷走神经］。这些神经进入延髓孤束核，通过神经元接替作用于延髓的心血管中枢，也有一部分神经纤维上传至下丘脑等较高级的心血管中枢。压力感受性反射的传出神经是心迷走神经、心交感神经和交感缩血管神经。

（3）反射效应：在正常情况下，颈动脉窦和主动脉弓压力感受器接受动脉血压的刺激而兴奋，发放一定频率的传入冲动，到达延髓心血管中枢后，对该中枢已具有的一定的紧张性产生影响；即使心迷走中枢的紧张性增强，而心交感中枢和交感缩血管中枢的紧张性下降。这些中枢的紧张性活动改变，分别通过心迷走神经、心交感神经和交感缩血管神经，影响效应器官心脏和血管的活动。总的效应是使心脏的活动不至太强，血管外周阻力不至过高，从而将动脉血压维持在不太高的正常水平。由于此反射是起降低血压的效应，故又称**降压反射**（depressor reflex）。

（4）**压力感受性反射的生理意义**：压力感受性反射是机体的一种负反馈调节机制。其生理意义在于当心输出量、外周阻力、血量等发生突然变化时，对动脉血压进行快速调节，使动脉血压不至于发生过大的波动，保持相对恒定。因此生理学中又将压力感受器的传入神经称为**缓冲神经**（buffer nerve），压力感受性反射也称**缓冲反射**（buffer reflex）。由于颈动脉窦和主动脉弓压力感受器正好位于脑和心脏动脉血管的起始部，而安静时动脉血压已高于压力感受器阈值，因此压力感受器经常起调节作用，这在维持脑和心脏等重要器官的正常血液供应有特别重要的意义。

在动物实验中，将颈动脉窦与体循环隔离开来，人工单独灌注，但仍保留窦神经与中枢神经的联系，观察到颈动脉窦的灌注压力低于60mmHg时，窦神经无传入冲动，降压反射活动停止，体循环动脉血压维持在高水平。颈动脉窦灌注压超过60mmHg以后，由于降压反射发生作用，动脉血压降低，且灌注压越高，动脉血压也越低。当窦内压超过180mmHg后，压力感受器的兴奋已接近饱和，故动脉血压不再出现明显下降。实验还证明灌注压在100mmHg（相当正常血压水平）上下时，降压反射的调节最灵敏；即灌注压较小的变化，就可引起动脉血压的较大变化，可见降压反射在血压正常波动范围内反应最灵敏，因而在维持动脉血压的相对稳定中起重要作用（图4-19）。

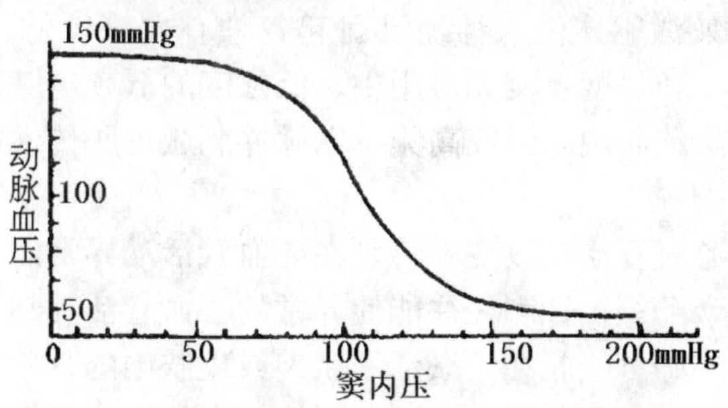

图4-19　颈动脉窦窦内压与动脉血压的关系

2. 颈动脉体和主动脉体化学感受性反射　在颈总动脉分成颈内动脉和颈外动脉的分叉处和主动脉弓附近，存在着化学感受器，分别称为**颈动脉体**和**主动脉体**(图4-18)。它们是不依附于动脉管壁的一种独立结构，体积小，在人类约1mm^3。其内含丰富的毛细血管网，血流量是体内各器官中按单位重量计最高的。其内有窦神经和主动脉神经的感觉神经末梢，化学感受器受到刺激后，其感觉信息由窦神经和主动脉神经传入，后分别加入舌咽神经和迷走神经到达延髓孤束核。

当动脉血中CO_2过多，H^+浓度过高或缺O_2时，化学感受器兴奋，所引起的反应主要是呼吸运动加快、加深，同时也出现心血管活动变化。在人为地保持呼吸频率和深度不变的实验条件下，则化学感受器的传入冲动可使心率减慢，心肌收缩力减弱，心输出量减少，冠状动脉舒张，骨骼肌和内脏血管收缩。由于外周血管阻力增大的作用超过心输出量减少的作用，故血压升高。在动物保持自然呼吸情况下，化学感受器兴奋时引起呼吸中枢兴奋，呼吸加深加快，可反射性间接地引起心率加快，心输出量增加，外周血管阻力增大，血压升高。

颈动脉体和主动脉体化学感受性反射在一般情况下，对心血管活动不起明显的调节作用。只有在缺 O_2、窒息、动脉血压过低（例如血压低于 60mmHg，此时压力感受性反射效应下降甚至停止）、酸中毒等情况下才发生作用，尤其在缺 O_2 时对动脉血压的维持，重新分配血量，增加心、脑重要器官的血流量具有重要意义。此外，延髓中也存在化学感受器（见呼吸生理），当受到血中 CO_2 和 H^+ 增多刺激时，也可反射性引起升压效应；由于中枢化学感受器的敏感性比外周化学感受器要高，故其重要性也相对较大。

3. 其他感受器引起的心血管反射

（1）心肺感受器：在心房、心室和肺循环血管壁存在着许多感受器，总称为心肺感受器（cardiopulmonary receptor）。其传入纤维主要行走于迷走神经干内。引起心肺感受器兴奋的刺激有二类。一类是机械牵张；一类是一些化学物质，如前列腺素等。当心房、心室内血容量增多或肺循环血管压力增大，心脏和血管壁受到较大的牵张刺激时，心肺压力感受器兴奋。与颈动脉窦、主动脉弓压力感受器相比较，心肺感受器位于循环系统压力较低的部位，故也称为“低压力感受器”，而颈动脉窦、主动脉弓的压力感受器称为“高压力感受器”。由于生理情况下心房壁的牵张往往由于血容量增大引起，因此心房中这类压力感受器称为容量感受器（volume receptor）。大多数心肺感受器的传入冲动是使交感紧张降低，迷走紧张加强。此外，心肺感受器兴奋时使肾交感神经活动抑制，肾血管舒张，肾血流量增加；同时还抑制肾素和血管升压素的释放，使肾排 Na^+ 排水增加。

（2）躯体感受器：刺激躯体传入神经可引起各种心血管反射。反射的效应取决于感受器的性质、刺激的频率和强度。例如，用中、低强度的低频电脉冲刺激骨骼肌的传入神经，往往可引起血压下降；而用高强度高频率电脉冲刺激皮肤传入神经，则常引起升压反应。

针刺穴位可以引起心血管活动改变。特别在心血管活动异常的情况下。例如某些高血压和低血压状态、心律紊乱等，针刺往往能使异常的心血管活动趋向正常。针刺的作用机制是相当复杂的，但其基础可能就在于激活了肌肉或皮肤中的某些感受器，特别是肌肉中的感受器，传入神经将这些信息传到中枢神经系统，可改变与心血管活动有关的神经元的活动，最后通过影响延髓心血管中枢，使心血管活动得到调整。

（3）内脏感受器：扩张肺、胃、肠、膀胱，挤压睾丸，可引起心率减慢，外周血管舒张，血压下降。这些内脏感受器的传入纤维行走于迷走神经或交感神经内。因此在进行外科手术时，应注意操作轻柔。

（4）脑缺血反应：当脑血流量明显减少时，心血管中枢的神经可对脑缺血发生直接反应，引起交感缩血管紧张性显著加强，外周血管强烈收缩，动脉血压升高，称为脑缺血反应。动脉血压过低，脑脊液压力升高（压迫脑的动脉）都可使脑的血流减少。这种反应在某些紧急情况下对增加脑血流量起一定调节作用。

二、体液调节

体液调节是指血液和组织液中所含的一些化学物质对心肌和血管平滑肌活动的调节，这些体液因素，有些通过血液的运输，对心血管系统的作用比较广泛；有些则在组织中生成，主要作用于局部的血管，调节局部组织的血流量。

1. 肾上腺素（adrenaline，Ad）和去甲肾上腺素（norepinephrine，NE）　肾上腺素和去甲肾上腺素在化学结构上都属于儿茶酚胺类物质。血液中的肾上腺素和去甲肾上腺素主要来自肾上腺髓质的分泌。肾上腺髓质的分泌受交感神经节前纤维的控制，当交感神经系统兴奋时，可刺激肾上腺髓质分泌大量肾上腺素和去甲肾上腺素。其中肾上腺素约占分泌量的80%，去甲肾上腺素约占20%。由交感神经末梢释放的去甲肾上腺素，一般均在局部发挥作用，然后被神经末梢重摄取或迅速被酶分解失活，仅有一小部分进入血液循环。

肾上腺素和去甲肾上腺素对心脏和血管的作用既有相同的地方，也有不同的地方。这主要是由于它们对不同的肾上腺素能受体结合能力不同所致。Ad既能激活α受体，也能激活β受体，包括β_1和β_2受体。当它与心肌的β_1受体结合时，使心率增快，心肌收缩力增强，心输出量增多。Ad对血管的作用取决于血管上的α和β_2受体的分布情况。在皮肤、肾脏和胃肠道的血管平滑肌上，α受体在数量上占优势，Ad的作用是使这些器官的血管收缩；在骨骼肌和肝脏的血管，β_2受体占优势，小剂量的Ad常以兴奋β_2受体的作用为主，引起血管舒张，大剂量时也兴奋α受体，引起该类器官血管收缩。因此，Ad对外周血管的调节作用是使全身各器官的血液分配发生变化，而总外周阻力增加很少，或基本不变，甚至下降。由于Ad有明显的强心作用，而对外周阻力影响不大，所以在临床上常用作强心剂。

NE和Ad一样，也可激活β_1受体，引起心脏兴奋。但对于血管平滑肌上的α受体和β_2受体，NE主要激活α受体，和β_2受体结合能力很弱。因此，当静脉注射NE时，可使全身血管广泛收缩，动脉血压升高；而血压升高使压力感受性反射活动加强，压力感受性反射对心脏的抑制效应超过NE对心脏的直接效应，故心率减慢。临床上，NE作为缩血管升压药物使用。

2. 肾素－血管紧张素－醛固酮系统　肾素（renin）是由肾近球细胞合成和分泌的一种酸性蛋白酶，进入血液循环后，将血浆中的血管紧张素原水解为血管紧张素Ⅰ（10肽）。血管紧张素Ⅰ在经过肺循环时，在转换酶的作用下水解为血管紧张素Ⅱ（8肽）。血管紧张素Ⅱ可进一步被血浆和组织中的氨基肽酶水解为血管紧张素Ⅲ（7肽）。血管紧张素Ⅱ和Ⅲ有刺激肾上腺皮质球状带分泌醛固酮的作用。由于肾素、血管紧张素和醛固酮在血液中数量和功能之间的密切关系，因此称为肾素－血管紧张素－醛固酮系统（renin－angiotensin－aldosterone system，RAAS）。

（1）血管紧张素Ⅰ：血管紧张素Ⅰ对多数组织、细胞不具有活性，但能刺激肾上腺髓质分泌Ad和NE，从而使心率加快，心肌收缩力增强，心输出量增加，外周阻力升高，血压上升。

（2）血管紧张素Ⅱ：血管紧张素中最重要的是血管紧张素Ⅱ。血管紧张素Ⅱ是已知最强的缩血管物质之一。它的缩血管作用可通过下述途径实现：①直接作用于阻力血管和容量血管平滑肌，使其收缩，血压升高。②作用于中枢神经系统血管紧张素Ⅱ的敏感区，使交感缩血管中枢紧张性活动增强。③作用于交感缩血管神经纤维末梢的突触前受体，促使交感神经末梢释放NE增多。总之血管紧张素Ⅱ可通过中枢和外周机制，使外周血管收缩，血压升高。

血管紧张素Ⅱ可强烈刺激肾上腺皮质球状带合成和释放醛固酮，后者可促进肾小管对Na^+的重吸收，增加细胞外液量，使血量增加，血压升高。血管紧张素Ⅱ还可使血管升压素和促肾上腺皮质激素的释放增加，并引起动物的觅水和饮水行为。

（3）血管紧张素Ⅲ：血管紧张素Ⅲ的缩血管效应仅为血管紧张素Ⅱ的10%～20%，但刺激肾上腺皮质合成和释放醛固酮的作用较强。

在正常生理状态，循环血液中存在着的低浓度的血管紧张素Ⅱ可能与交感缩血管紧张的维持有一定关系。各种原因导致的肾血流量减少，都将使肾素－血管紧张素－醛固酮系统活动增强，并对这些状态下的循环功能的调节起重要作用。有些高血压的形成与该系统的异常有关。

3. 血管升压素 血管升压素（vasopressin）是下丘脑视上核和室旁核神经元合成的。这些神经元的轴突组成下丘脑垂体束，进入垂体后叶，血管升压素作为垂体后叶激素进入血液循环。

在正常情况下，血管升压素浓度升高时首先引起抗利尿效应。促进肾集合管对水的重吸收，尿量减少，故又称**抗利尿激素**（antidiuretic hormone，ADH）。只有当其血浆浓度明显高于正常时，才引起血压升高。这是因为血管升压素一方面使血管平滑肌收缩，是已知的最强的缩血管物质之一；另一方面又能提高压力感受性反射的敏感性，故能缓冲升血压效应。

血管升压素对体内细胞外液量和渗透压的调节起重要作用。在禁水、失水、失血等情况下，血管升压素释放增加，不仅对维持细胞外液量，维持细胞外液渗透压平衡起重要作用，而且对维持动脉血压都有重要作用。

4. 心房钠尿肽 心房钠尿肽（atrial natriuretic peptide，ANP）是由心房肌细胞合成和释放的一类多肽。它具有强烈的舒血管作用，使外周阻力下降，血压降低；也可使心率减慢，每搏输出量减少，心输出量减少。

此外，心房钠尿肽可抑制近球细胞释放肾素，抑制肾上腺皮质球状带细胞释放醛固酮，在脑内抑制血管升压素的释放。这些作用都使肾利钠利水作用增加，使细胞外液量减少，血压下降。因此心房钠尿肽是体内调节水盐平衡的一种重要的体液因素。影响心房钠尿肽释放的主要因素是各种原因引起的心房壁牵拉刺激（例如当血容量增多时）。

5. 激肽类 活性激肽指存在于血浆中的缓激肽和主要存在于组织中的血管舒张素（赖氨酰缓激肽）。是目前所知的最强烈的舒血管物质。可参与对血压的调节和影响局部组织的血流。

激肽是激肽释放酶水解激肽原生成的。激肽原是存在于血浆中的一些蛋白质，分为高分子量的激肽原和低分子量的激肽原。激肽释放酶可分为两大类，一类存在于血浆，称为血浆激肽释放酶；另一类存在于组织中，称为组织激肽释放酶。血浆中的激肽释放酶作用于高分子量的激肽原，生成缓激肽（bradykinin）。组织激肽释放酶作用于血浆中的低分子量的激肽原，生成血管舒张素（kalidin）。

活性激肽可能是通过内皮细胞释放一氧化氮（NO）而产生强烈的舒血管活性。循环血液中的激肽参与动脉血压的调节；腺体组织中的激肽可使腺体血管舒张，血流量增多，为腺细胞的分泌活动提供物质基础。激肽还能增加毛细血管通透性，并能吸引白细胞离开毛细血管，聚集于激肽产生的部位，同时激肽对神经末梢有强烈的刺激作用，引起疼痛感觉。目前认为激肽可能是产生局部炎症或过敏反应的直接原因。

缓激肽和血管舒张素在血浆和肺血管中很快被激肽酶分解失活，因此它在全身性血压调节中的作用尚无肯定意见。

6. 阿片肽　体内的阿片肽（opioid peptide）有许多种。垂体释放的β－内啡肽（β－endorphin）和促肾上腺皮质激素来自同一个前体。在应激等情况下，β－内啡肽和促肾上腺皮质激素一起被释放入血液。β－内啡肽可使血压降低。β－内啡肽的降血压作用有中枢性的，也有外周性的。

（1）血浆中的β－内啡肽可进入脑内并作用于与心血管活动有关的神经核团，使交感神经活动抑制，心迷走神经活动加强。内毒素、失血等强烈刺激可引起β－内啡肽释放，并可能成为引起循环休克的原因之一。针刺某些穴位也可引起脑内阿片肽的释放，这可能是针刺使高血压患者血压下降的机制之一。

（2）阿片肽也可作用于外周的阿片受体。血管壁的阿片受体在阿片肽作用下，可导致血管平滑肌舒张，另外，交感缩血管神经纤维末梢也存在突触前阿片受体，这些受体激活时，可使交感纤维末梢释放递质减少。

7. 血管内皮生成的活性物质　多年来一直认为血管内皮只是衬在心脏和血管腔内的一层单层细胞组织，在毛细血管处，通过内皮细胞进行血管内外的物质交换。近年来已证实，血管内皮细胞还能释放若干血管活性物质，引起血管平滑肌收缩或舒张。

（1）血管内皮生成的舒血管物质：血管内皮生成的舒血管物质主要有前列环素（prostacyclin，PGI_2）和NO。其作用都是降低平滑肌细胞内Ca^{2+}，舒张小血管。PGI_2和NO都是由内皮细胞不断生成、不断释放的，可看成一种局部激素。它们对抗缩血管物质（如NE、TXA_2、血管紧张素、升压素、内皮素）的缩血管作用，保持血管的通畅与较低的血流阻力。如果这种抗衡作用受到破坏，可影响血压水平。

（2）血管内皮生成的缩血管物质：血管内皮细胞也可产生多种缩血管物质，总称内皮缩血管因子。近年来研究得较深入的是内皮素，内皮素（endothelin，ET）是内皮细胞合成和释放的由21个氨基酸构成的多肽，ET的受体有两种亚型：ETA受体和ETB受体。在生理情况下，血浆ET的浓度极低，不足以引起血管收缩，此时仅与ETB结合，使血管内皮细胞释放NO和PGI_2，引起血管舒张，高浓度的ET和ETA结合，可产生持久的缩血管反应，是已知的最强烈的缩血管物质之一，给动物注射ET可引起持续时间较长的升血压效应。

8. 组胺　组胺存在于许多组织中。特别是皮肤、肺和肠黏膜的肥大细胞中含有大量的组胺。当组织受到损伤或发生炎症和过敏反应时，都可释放组胺。组胺有强烈的舒血管作用，并能使毛细血管和微静脉管壁通透性增加，血浆漏进组织，形成局部组织水肿。

9. 组织代谢产物　组织细胞代谢增强或组织血流量不足时，均可导致细胞代谢产物（如腺苷、CO_2、H^+、乳酸等）在组织中积聚，使局部血管舒张。O_2分压下降时，也可引起血管舒张。

三、自身调节

心脏和血管在去掉神经和体液因素的影响后，仍然对环境的变化产生一定的适应性反应，称为心血管自身调节。

（一）心脏的自身调节

Starling在100多年前就发现，在人工灌流的情况下，心脏能自动地调节并平衡每搏输出量和回心血量，即回心血量越多，心脏在舒张期容积越大，心肌受牵拉越大，心室的收缩力量也越强，每搏输出量也愈多，他称此现象为“**心的定律**”。换言之，在一定范围内，心肌收缩时产生的张力随肌纤维初长的增加而增加。这使得心脏能将回流的血液全部泵出，血液不会在静脉内蓄积。这种自身调节使得心输出量适应于静脉回流量。

（二）血管的自身调节

许多血管平滑肌经常保持一定的紧张性收缩，称为肌源性活动。血管平滑肌还有一个特性，即当被牵张时肌源性活动增强。动物实验中发现，当器官血管的灌注压突然升高时，则引起器官血管收缩，使血流阻力增大，器官血流量不致因灌注压升高而增多。当器官灌注压突然降低时，则可使器官血管舒张，使血流阻力减小，器官血流量不致因灌注压降低而减少，即器官血流量因此保持相对稳定。这种肌源性自身调节现象，在肾血管表现特别明显，在脑、心、肝、肠系膜和骨骼肌的血管也能看到。在实验中用罂粟碱、水合氯醛或氰化钠等药物抑制平滑肌的活动后，肌源性自身调节现象也随之消失。

四、动脉血压的长期调节

以上所讨论的血压调节机制，都是对短时间内发生的血压变化起调节作用。当血压在较长时间内发生变化时，此时在动脉血压的调节中起重要作用的是肾。肾脏通过对体内细胞外液量的调节而对动脉血压进行调节，此调节的活动过程如下。

1. 细胞外液量增多，血量增多，动脉血压升高。
2. 肾脏排出过多液体使细胞外液量和血量减少。
3. 心输出量减少，动脉血压恢复正常。

相反，如果动脉血压过低，肾就保留液体，血量就增多，动脉血压也就恢复正常水平。这个控制机制称为肾-体液控制机制。

肾对体液量的控制主要接受血管升压素和血管紧张素-醛固酮系统的调节。血管升压素使肾集合管对水的重吸收增加，导致细胞外液量增加。当血量增加时，血管升压素释放减少，使肾排水增加。血管紧张素Ⅱ除引起血管收缩外，还能促使肾上腺皮质分泌醛固酮，醛固酮能使肾小管对 Na^+ 重吸收增加，重吸收 Na^+ 的同时也重吸收水，因而细胞外液量增加，血压升高。实验证明，长期只增加几百毫升细胞外液就可以导致严重的高血压状态，而给以利尿药物，只要使细胞外液减少几百毫升，常常就使动脉血压恢复正常。

案例联系：几种功能状态的心血管活动调节

机体处于不同的代谢水平、环境刺激时，中枢神经系统对全身各部分器官组织的活动进行调节，使机体作为一个整体作出反应，以适应环境变化和各种机能状态的需要。心血管活动的调节是这种复杂整合中的一个重要组成部分。

1. 运动　运动时心交感中枢、交感缩血管中枢兴奋，心迷走中枢抑制，使心率增快，心肌收缩力量增加，心输出量增加；交感神经兴奋使肾上腺髓质分泌肾上腺素和去甲肾上腺素增多，进一步加强对心肌的兴奋作用。同时，收缩的骨骼肌血管舒张，不收缩的骨骼肌血管和内脏、皮肤血管收缩，容量血管收缩，血压轻度升高，通过这种调节机制，对血量进行重新分配，使运动的肌肉血流量大大增加。运动开始时，皮肤血流量减少，但以后由于肌肉产热增加，体温升高，通过体温调节中枢的调节，使皮肤血管舒张，血流量增加，以利散热。

2. 少量献血　血量的相对恒定是维持机体正常生命活动的必要条件。失血引起的一系列症状中，首先是动脉血压下降。如一次失血不超过血量的10%，机体可通过以下方式进行调节：

(1) 通过交感神经系统兴奋，在失血的30s内交感神经系统活动增强，肾上腺髓质分泌Ad和NE增多，心脏活动加强，心率加快，心输出量增加；大多数器官的阻力血管收缩，使心血管的血液充盈度不发生显著变化，血压回升。

(2) 同时容量血管（储血库）的血管收缩，可动员储存血液迅速补充循环血量，因而不出现明显的血压下降。

(3) 由于阻力血管收缩，毛细血管血压降低，组织液回流增多，血浆中丢失的水和电解质，可在1~2小时内由组织液进入毛细血管及时补充。

(4) 血管紧张素、醛固酮、血管升压素失血后都释放增加，这些体液因素都能使血管收缩，促进肾脏对Na^+和水的重吸收，有利于血量的恢复。

(5) 丢失的血浆蛋白，可在1~2天内由肝脏加速合成而得到补充。

(6) 红细胞的恢复稍慢，由于缺血使组织供O_2减少，肾脏产生促红细胞生成素（EPO）增多，使骨髓生成红细胞增多，红细胞可在一个月左右得到恢复。

因此正常人一次献血300ml以内，机体通过上述调节机制，各种生理功能不会受到明显影响。但是如果一次失血过多过快，失血量超过体内血量的20%则血压会显著下降，引起机体功能的严重障碍，若失血量超过血量的30%，将会危及生命，此时，输血是最重要的抢救措施。

3. 防御反应　当动物的安全受到威胁而处于紧急状态时，可出现一系列复杂的行为反应，为防御反应。猫的防御反应表现为瞳孔扩大、竖毛、耳郭平展、弓背、伸爪、呼吸加深、怒叫，最后发展为搏斗或逃跑；伴随防御反应的心血管整合型式包括心率增快，骨骼肌血管舒张，而内脏和皮肤血管收缩，血压轻度升高。这些心血管活动变化显然有利于防御反应。人在情绪激动时也发生类似防御反应的心血管整合型式。

4. 体温调节　高温环境中，通过体温调节中枢的调节，皮肤血管明显舒张，皮肤动静脉短路开放，皮肤血流量大，骨骼肌血管也轻度舒张，内脏血管收缩，总外周阻力变化不大。在低温环境中皮肤血管收缩。

5. 睡眠　睡眠时心脏和血管的活动与防御反应相反，心率减慢、心输出量减少、内脏血管舒张、骨骼肌血管收缩，血压稍下降。

第九节　心、肺和脑的血液循环

体内每一器官的血流量取决于该器官的动脉与静脉之间的血压差，以及该器官血管的舒缩状态。由于各器官的结构和功能不同，器官内部的血管结构又各有特征，所以其血流量还有各自的特点。

一、冠脉循环

冠脉循环（coronary circulation）指供给心脏自身组织的血液循环。冠状动脉发自主动脉根部，左冠状动脉主要供给左心室前部，右冠状动脉主要供给右心室和左心室后部。冠状动脉的小分支常以垂直方向穿入心肌，并在心肌细胞之间形成丰富的毛细血管网。毛细血管与肌纤维平行地走行，通常一根肌纤维只有一条毛细血管供给。冠状循环的静脉血大部分汇入冠状窦而流回右心房，一小部分通过小的静脉直接进入左、右心房和心室腔。

（一）冠脉血流特点

1. 冠脉血流丰富、流速快，摄氧率高　冠脉血流量丰富，在安静状态下，正常人的冠脉血流量约为225ml，约占心输出量的4% ~5%（心脏的重量只占体重的0.5%）。剧烈运动时，冠脉血流量可增大4~5倍以上。由于冠状循环途径短、血压高，血液从主动脉根部起，经过全部冠状血管到右心房只需几秒钟，血流速度很快。血液流经冠状循环后，血液含氧量的65% ~70%被心肌摄取，比其他器官的摄氧率大1倍。说明心脏的耗氧量远多于其他器官。冠脉循环的摄氧率很高，氧的贮备较少，因此，心肌对缺血缺氧非常敏感。当心肌需要较多 O_2 供应时，主要是通过冠状动脉扩张来增加血流量，以提高对心肌的氧的供应。

2. 冠脉血流的周期性波动 由于冠脉的大部分分支均埋藏在心肌内，心肌节律性舒缩对冠脉血流产生很大的影响，尤以对左冠状动脉的影响更为显著。在等容收缩期，左冠状动脉受心肌收缩的强烈压迫，血流阻力增加，血流量锐减，甚至倒流。到快速射血期，冠状动脉压随主动脉压升高而升高，冠脉血流开始增多。到减慢射血期，冠脉流量随血压下降而减少。当心室舒张开始，血压虽然降低，但是冠脉由于所受心肌收缩的压迫解除，血流阻力显著减小，血流量迅速增加。一般情况下，每个心动周期中，左冠状动脉的血流量在心缩期只有心舒期的20% ~30%。由此可知，主动脉舒张压的高低，以及心舒期的长短是决定冠脉血流量的重要因素。如舒张压过低或心舒期过短，都会使冠脉血流量显著减少。由于左心室内膜下层在心缩期几乎无血流，因此这一部位最易发生缺血性损害和心肌梗死。由于右心室肌肉比较薄弱，收缩时对冠脉血流的影响不如左心室显著，故在安静情况下，右冠状动脉的血流量在心缩期和心舒期相差不多，甚至出现心缩期的血流量多于心舒期。

（二）冠脉血流量的调节

1. 心肌代谢水平 心肌代谢水平是调节冠脉血流量最重要的因素。实验证明，当心脏活动加强时，冠脉舒张，冠脉血流量与心肌代谢水平成正比。冠脉舒张的原因不是低氧本身，而是心肌代谢产物，其中最重要的是腺苷。腺苷生成后，几秒钟内即被破坏，因此不会引起其他器官的舒血管效应。心肌的其他代谢产物如 H^+、CO_2、乳酸等，也有舒血管作用，但作用较弱。在有冠状动脉硬化时，心肌代谢产物的增加难以使冠脉舒张，故较易发生心肌缺血。

2. 神经调节 冠状动脉受迷走和交感神经双重支配。迷走神经对冠脉的直接作用是使其舒张。但在动物实验中，刺激完整机体的迷走神经，对冠脉血流量的影响较小。这是因为迷走神经兴奋时，使心脏活动减弱，心肌代谢产物减少，这些因素抵消了迷走神经对血管的直接舒张作用。刺激交感神经时可使冠脉先收缩后舒张。早期出现的冠脉收缩是交感神经末梢释放的NA与冠脉平滑肌上 α 受体的直接作用，而后出现的冠脉舒张，则是由于心肌活动加强，代谢水平提高，交感神经对血管平滑肌的直接收缩效应被局部代谢产物增加的舒血管效应掩盖。总之，神经因素对冠脉血流量的调节很快就被心肌代谢所引起的血流变化所替代。在剧烈运动和大量失血时，虽然交感神经兴奋使全身血管收缩，但对冠脉血管并无明显影响，心肌仍能有相当血液供应。

案例联系：冠心病

冠心病（coronary heart disease，CHD）是冠状动脉粥样硬化性心脏病的简称。心脏承担着为全部组织提供血液的重任，但自身的营养供应则只能从冠状血管供应。心脏的毛细血管网极为丰富，毛细血管数与心肌纤维数的比值约1:1，冠状动脉之间的侧支吻合较细小，血流量很少，因此当冠状动脉突然发生阻塞时不易很快建立侧支循环。由于冠状动脉粥样硬化使其管腔狭窄，导致心肌缺血缺氧，引起心绞痛发作。若粥样斑块脱落，冠脉血栓形成，或冠脉持续痉挛，使血管发生持久完全的闭塞，导致心肌严重缺血，引起心肌坏死，称急性心肌梗死（myocardial infarction）。

二、肺循环

肺的血液供应有两条途径，一是体循环中的支气管循环，其功能是供给气管、支气管以及肺的营养需要；二是肺循环（pulmonary circulation），其功能是使右心室射出的静脉血通过肺毛细血管时和肺泡气进行交换，转换成动脉血后进入左心房。这两种循环在末梢部分有少量吻合。因此，有少量的支气管静脉血通过这些吻合支直接进入肺静脉和左心房，估计这部分未经肺泡气体交换的静脉血占心输出量的1%~2%。

（一）肺循环的特点

1. 循环途径短、血流阻力小，血压低 与主动脉、腔静脉相比较，肺动、静脉较粗短，肺动脉管壁厚度只有主动脉的1/3；肺循环的全部血管都在胸腔内，而胸膜腔内的压力低于大气压。这些因素都使得肺动脉易于扩张，对血流的阻力小，仅为体循环外周阻力的1/10。由于肺循环血流阻力小，虽然右心室和左心室的每分输出量相等，但肺动脉压远较主动脉压低。肺动脉的收缩压和右心室收缩压相同，平均约22mmHg；舒张压约为8mmHg，平均压约13mmHg，毛细血管血压约7mmHg。肺循环终点，即肺静脉和左心房的压力为1~4mmHg。可见，肺循环是一低阻抗低压力系统，极易受心功能状态的影响。当左心功能不全时，很易造成肺瘀血和肺水肿，从而影响呼吸功能。

2. 肺血容量波动大 通常肺部的血容量约为450ml，占全身血量的9%。由于肺血管的可扩张性大，故肺部血容量的变动范围较大。在用力呼气时，肺部血量可减至200ml；而在深吸气时，可增加到1000ml。由于肺的血容量较多，而且变动范围较大，故肺循环血管也起贮血库的作用。当机体失血时，肺血管收缩，将一部分血液由肺循环转移至体循环，起代偿作用。在每一呼吸周期中，肺循环的血容量发生周期性变化，同时也影响心输出量和动脉血压。开始吸气时，由于胸内负压增大，由腔静脉回流入右心房的血量增多，右心室射出的血量也增加。但由于肺扩张时牵拉肺部血管，使其扩张，于是容量增大，能容纳较多血液，使由肺静脉回流入左心房的血液反而减少，因此在吸气初期，动脉血压下降，在吸气中期降到最低点；在吸气的后期，经过几次心搏后，扩张的肺血管已被充盈，流入左心房的血液逐渐增加，血压开始升高。呼气的前期血压继续升高，在呼气中期达到最高点，呼气晚期血压开始下降，吸气开始后继续下降，然后重复上述的过程。因此在吸气开始时，动脉血压下降，以后逐渐回升，在呼气的中期达到最高点。呼吸周期中出现的这种血压波动，称为**动脉血压的呼吸波**。

3. 肺循环毛细血管处的液体交换 由于肺毛细血管平均压约7mmHg，而血浆胶体渗透压约25mmHg，故在肺毛细血管，将组织液中液体吸收进毛细血管的力量较大。这个力量使肺泡膜和肺毛细血管壁紧密相贴，有利于肺泡气和血液之间的气体交换；这个力量还有利于肺组织间隙和肺泡内液体进入肺毛细血管。因此，正常时肺是“干燥”的，肺内无液体存在。在某些病理情况下，如左心衰竭、肺静脉压升高，肺循环的毛细血管血压也随着升高，就会使液体积聚在肺组织间隙和肺泡内，形成肺水肿。

（二）肺循环血流量的调节

一般情况下，肺循环血管口径的变化大多是被动的。随着右心室输出量的增加，肺血管被动扩张。神经体液调节因素和局部环境对肺血管的舒缩有一定调节作用。

1. 神经调节 肺循环血管受交感神经和迷走神经支配。交感神经兴奋时，肺血管收缩，血流阻力增大。迷走神经兴奋时可使肺血管舒张。

2. 肺泡气氧分压 肺泡气的氧分压对肺部血管的舒缩活动有明显的影响。当肺泡气 O_2 分压降低时，引起该肺泡周围的微动脉发生缩血管反应，这与体循环的血管对周围 O_2 分压低时发生的血管舒张反应刚好相反。其生理意义在于：当一部分肺泡因通气不足而 O_2 分压下降时，这些肺泡周围的血管就收缩，血流就减少，于是使较多的血液流经通气充足、肺泡气 O_2 分压高的肺泡。假若没有这种缩血管反应，血液流经通气不足的肺泡，血液不能充分氧合，这部分含氧量较低的血液流回左心房，就会影响体循环血液的含氧量。在高海拔地区，当吸入气 O_2 分压过低时，可引起肺循环微动脉广泛收缩，血流阻力增大，肺动脉压显著升高，肺动脉高压使右心室负荷加重，最终导致右心室肥厚，发展为高原性心脏病。

3. 血管活性物质 肾上腺素、去甲肾上腺素、血管紧张素Ⅱ、组胺、5－羟色胺等都能使肺动脉收缩。

案例联系：肺水肿

肺水肿（pulmonary edema）是由于肺脏内血管与组织之间液体交换功能紊乱，液体从毛细血管渗透至肺间质或肺泡，致肺含水量增加，严重影响肺换气功能。发病机理主要涉及4个方面：肺毛细血管静水压增高；肺毛细血管胶体渗透压降低；肺毛细血管通透性增强；肺淋巴回流障碍。其中，任何一种发生障碍均可导致间质水肿和肺泡水肿。任何原因引起肺泡表面活性物质减少或灭活，均可使肺泡表面张力增加，肺泡过度缩小甚至萎陷，间质负压加大，继而诱发或加重间质及肺泡水肿。本病可严重影响呼吸功能，是临床上较常见的急性呼吸衰竭的病因。主要临床表现为极度呼吸困难，端坐呼吸，紫绀，大汗淋漓，阵发性咳嗽伴大量白色或粉红色泡沫痰，双肺布满对称性湿啰音，有时伴哮鸣音，X片可见两肺蝶形片状模糊阴影，晚期可出现休克甚至死亡。

临床上常见的肺水肿是心源性肺水肿和肾性肺水肿。病理上可分间质性和肺泡性两类，可同时并存。

治疗：

1. 降低肺毛细血管压 由肺毛细血管压增高引起的肺水肿，多为心源性的。如高血压性心脏病、冠心病、左心衰竭及二尖瓣狭窄等。降低循环血浆容量用利尿剂，用洋地黄类制剂等改善心肌收缩力。

2. 升高胶体渗透压 低蛋白血症者（例如肾性肺水肿），可给予白蛋白或高分子右旋糖酐以提高胶体渗透压，促使肺间质液体回到肺毛细血管内。

3. 降低毛细血管通透性 应用肾上腺皮质激素，提高细胞对缺氧的耐受性，稳定细胞溶酶体膜，降低肺泡膜通透性，促进表面活性物质的分泌，有助于水肿液的吸收。

三、脑循环

脑循环的血液供应来自颈内动脉和椎动脉。两侧椎动脉在颅腔先合成基底动脉，再与两侧颈内动脉的分支合成颅底动脉环，再分出各脑动脉，分别供应脑的各部。人的颈内动脉在颅底动脉环的供血量较多，若颈内动脉发生阻塞，可严重地影响脑循环，但多数仍可以借助于颅底动脉环的通路得到代偿。脑血管的小分支，除在脑表面部分有吻合支外，脑深部小血管彼此吻合较少。当某局部脑血管发生栓塞时，不易建立侧支循环。

（一）脑循环的特点

1. 血流量大、耗氧量多　脑组织的代谢率高，血流量较多。在安静状态下，整个脑的血流量为750ml/min。脑的重量仅占体重的约2%，而血流量却占心输出量的约15%。可见其血流量比其他器官大得多。此外，脑组织的耗氧量也较大，脑血流量占心输出量的15%，而耗氧量占全身耗氧量的20%。脑的能量代谢以糖为主，脑的能量贮备十分有限，及时由血液供给其代谢所需的 O_2 和葡萄糖极为重要。缺氧和低血糖都严重影响脑的功能。血流中断10秒左右，即可导致意识丧失。脑组织通常仅能耐受血流中断3～4分钟，如超过此时限，将引起不可逆的脑损伤。

2. 脑血流量变化小　脑位于颅腔内，颅腔是骨性的，其容积是固定的。颅腔内为脑、脑血管和脑脊液所充满，三者容积的总和也是固定的。由于脑组织和脑脊液都是不可压缩的，故脑血管舒缩程度受到相当的限制，血流量的变化较其他器官为小。因此，要增加脑的血液供应主要靠增加单位时间内脑循环的血流量（即血流速度）。

3. 血－脑屏障和血－脑脊液屏障　在脑毛细血管血液和脑组织液之间，脑毛细血管血液和脑脊液之间，物质的转运都不是单纯的被动扩散、自由交换的过程，似乎存在着一个特殊的屏障，我们称之为**血－脑屏障（blood－brain barrier）**和**血－脑脊液屏障（blood－cerebrospinal fluid barrier）**。血－脑屏障的结构基础首先是脑毛细血管壁的内皮细胞相互紧密接触，并有一定的重叠，管壁上没有小孔。另外，毛细血管和神经元之间并不直接接触，而为神经胶质细胞所隔开。这一结构特征使得神经元所需的营养物质只能依靠神经胶质细胞的“转运”。血－脑屏障允许脂溶性物质 O_2、CO_2、某些麻醉药、乙醇通过；而对水溶性物质，其通透性并不一定和分子的大小相关。例如葡萄糖和氨基酸的通透性很高，而甘露醇、蔗糖和许多离子的通透性则很低，甚至不能通透。青霉素、H^+、HCO_3^-都不易进入脑组织。说明血液和脑组织液之间的物质交换和身体其他部位的毛细血管处是不同的，也存在主动转运的过程。

脑脊液存在于脑室系统、脑周围的脑池和蛛网膜下腔。脑脊液形成原理和组织液不完全相同，主要由脑室脉络丛分泌产生。脑脊液中蛋白质含量极微，葡萄糖含量也较血浆少，K^+、HCO_3^-、Ca^{2+}的含量也比血浆低，但 Na^+ 和 Mg^{2+} 的浓度较血浆中高。可见血液和脑脊液之间的物质交换也不是被动转运的过程，而是一个主动运输的过程。血－脑脊液屏障的基础是无孔的毛细血管壁和脉络丛细胞中运输各种物质的特殊载体系统。

脑脊液的主要功能是在脑、脊髓和颅腔、椎管中起缓冲作用，有保护性意义。脑浸于脑脊液中，由于浮力的作用，使脑的重量减轻到50g左右。另外，脑脊液还作为脑和血液之间进行物质交换的中介。脑组织中没有淋巴管，由毛细血管壁漏出的少量蛋白质，主要经由血管周围间隙进入蛛网膜下腔的脑脊液中，然后通过蛛网膜绒毛回入血中。

血－脑屏障和血－脑脊液屏障的存在，对于保持脑组织周围稳定的化学环境和防止血液中有害物质侵入脑内具有重要意义。循环血液中乙酰胆碱、去甲肾上腺素、多巴胺、甘氨酸等物质不易进入脑内；否则，血浆中这些物质的浓度变化将会明显地扰乱脑内神经元的正常功能活动。在用药物治疗神经系统疾病时，必须明确所用的药物是否容易通过血－

脑屏障。

在脑室系统，脑脊液和脑组织之间为室管膜所分隔；在脑的表面，脑脊液和脑组织之间为软脑膜所分隔。室管膜和软脑膜的通透性都很高，脑脊液中的物质很容易通过室管膜或软脑膜进入脑组织。因此，临床上可将不易通过血－脑屏障的药物直接注入脑脊液，使之能较快地进入脑组织。

（二）脑血流量的调节

1. 神经调节 脑血管接受交感和副交感神经的支配，还接受起自蓝斑的去甲肾上腺素神经元以及血管活性肠肽等神经肽纤维支配。但神经对脑血管活动的调节意义不大。刺激或切断支配脑血管的神经后，脑血流量没有明显变化。在机体各种心血管反射中，脑血流量一般不受影响。

2. 自身调节 脑的血流量取决于脑的动、静脉压力差和脑血管的血流阻力。正常情况下，颈内静脉压接近于右心房压，且变化不大；又由于脑血管舒缩受颅内容积固定的限制，故影响脑血流量的主要因素是动脉压。当动脉压升高时，脑血流量就增多；反之，动脉压降低时，脑血流量就减少。但当动脉压在 60～140mmHg 范围内变化时，脑血管可通过自身调节机制使脑血流量保持恒定。平均动脉压降到 60mmHg 以下时，脑血流量就会显著减少，引起脑功能障碍。反之，当平均动脉压超过脑血管自身调节的上限时，脑血流量显著增加，可因毛细血管血压过高而引起**脑水肿（brain edema）**。高血压患者发病之初，脑血流量可增加而出现各种脑充血症状；经过一定时间后，脑血管阻力发生适应性增加，这时血压虽高过 150mmHg 以上，脑血流量也不再增加。这使得高血压患者的血压在100～180mmHg 之间变动时，脑血流量也基本不变，在一个较高的范围内实现其自身调节。此时患者的自觉症状也有所减轻，这可能是脑内小动脉血管平滑肌增厚引起的。

3. CO_2 和 O_2 对脑血流量的影响 影响脑血管舒缩活动的最重要因素是脑组织的局部环境。当血液 CO_2 分压升高或 O_2 分压下降时，可通过使细胞外液 H^+ 浓度升高而使脑血管舒张，血流量增加。而当过度换气使动脉血 CO_2 分压过低时，脑血管收缩，脑血流量将减少，可引起头晕等症状。

4. 脑的代谢对脑血流的影响 脑各部分的血流量与该部分脑组织的代谢活动程度有关。实验证明，当脑的某一部分活动加强时，该部分的血流量就增多。例如以光刺激实验动物，大脑皮层的视区血流量增多；握拳时，对侧大脑皮层运动区的血流量增多；阅读时，脑的许多区域的血流量增多，特别是枕叶、颞叶与言语功能有关的部分血流量增加更为明显。代谢活动加强引起局部脑血流量增加的机制，可能是通过代谢产物如 H^+、K^+、腺苷以及 O_2 分压降低来引起血管舒张的。

第五章　呼吸生理

机体要维持生命活动，需要不断地消耗能量。能量来自细胞新陈代谢的氧化过程，因此需要不断消耗 O_2 并产生 CO_2。由于 O_2 和 CO_2 都不能在体内大量贮存，必须不断地从外界环境摄取 O_2 并将体内代谢产生的 CO_2 及时排出。摄取 O_2，排出 CO_2，称为气体交换。机体与外界环境之间的气体交换过程称为**呼吸**（**respiration**）。呼吸是维持新陈代谢和功能活动所必需的基本生理过程之一，一旦呼吸停止，生命将终止。

在高等动物和人体，呼吸过程由以下相互衔接并且同时进行的三个环节来完成：①**外呼吸**（**external respiration**）：指外界环境与血液之间在肺部进行气体交换。包括肺通气（指外界空气与肺泡之间的气体交换）和肺换气（指肺泡与肺毛细血管血液之间的气体交换）。②**气体在血液中的运输**：通过血液循环将 O_2 运送到组织细胞，将组织细胞产生的 CO_2 运送到肺的过程。③**内呼吸**（**internal respiration**）：指血液与组织细胞之间的气体交换过程，又称为组织换气，有时也将细胞内的氧化过程包括在内。由此可见，呼吸系统与血液循环系统在功能上有着密切的联系（图 5－1）。

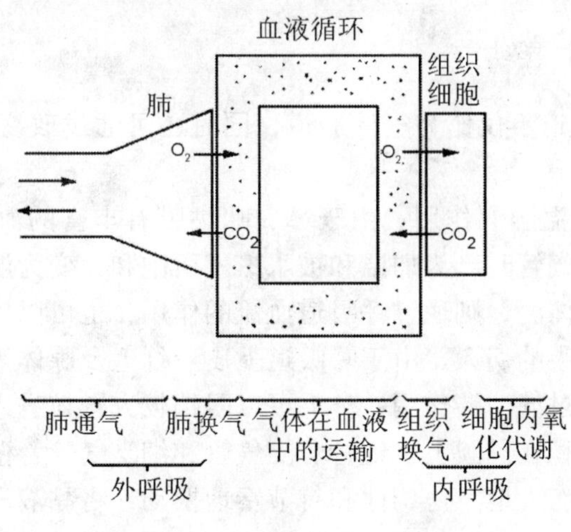

图 5－1　呼吸过程的三个环节

第一节　肺通气

气体经呼吸道进出肺的过程称为**肺通气**（pulmonary ventilation）。

一、呼吸道的结构特征和功能

呼吸道由鼻、咽、喉、气管、支气管、肺内各级分支和终末细支气管组成。临床上通常以环状软骨下缘为界把呼吸道分为上呼吸道（鼻、咽、喉）和下呼吸道（气管、支气管及其肺内分支）。终末细支气管再逐级分为呼吸性细支气管、肺泡管、肺泡囊和肺泡，这几部分都有肺泡，能进行气体交换。

随着呼吸道的不断分支，气道数目增多，口径减小，总横截面积增大，管壁变薄。从气管到终末细支气管，管壁的软骨组织逐渐减少消失，而平滑肌组织相对增多，以细支气管平滑肌最丰富。呼吸道平滑肌的舒缩活动对呼吸道口径影响较大，是决定呼吸道气流阻力的重要因素。

（一）呼吸道平滑肌和口径的调节

1. 神经调节 呼吸道平滑肌受迷走神经和交感神经的双重支配。迷走神经兴奋时，其节后纤维末梢释放递质 ACh，与呼吸道平滑肌细胞膜上 M 型胆碱能受体结合，使平滑肌收缩，呼吸道口径缩小，气道阻力增加；当交感神经兴奋时，其节后纤维末梢释放递质 NE，与呼吸道平滑肌细胞膜上 β_2 型肾上腺素能受体结合，使平滑肌舒张，呼吸道口径增大，气道阻力减小。

2. 体液调节 组胺、5－羟色胺和缓激肽等，可以引起呼吸道平滑肌的强烈收缩。此外，某些过敏原在支气管黏膜上发生抗原抗体反应时，产生一种“慢反应物质”，能引起平滑肌痉挛。支气管哮喘发作就很可能与组胺或“慢反应物质”的释放有关；而肾上腺素，特别是异丙肾上腺素可引起呼吸道平滑肌舒张，临床上常用**拟肾上腺素**药物使支气管平滑肌舒张，缓解支气管哮喘。

（二）呼吸道的主要功能

1. 通气功能 呼吸道不仅作为气体通道，同时还可通过改变气道阻力调节进出肺的气体量和速度。

2. 保护功能 ①加温湿润作用：由于鼻、咽黏膜有丰富的血流，并有黏液腺分泌黏液，所以吸入气在到达气管时已为加温和被水蒸气所饱和，变为温暖而湿润的气体进入肺泡。如果外界气温高于体温，则通过呼吸道血流的作用，也可以使吸入气的温度下降到体温水平。经气管插管呼吸的病人，由于呼吸道上皮、纤毛及腺体等受到损伤，因此应给病人呼吸湿润的空气。②过滤清洁作用：鼻毛可以阻挡较大颗粒进入，而鼻甲的形状则使许多颗粒直接撞击在或沉积在黏膜上。气管、支气管和细支气管管壁黏膜能分泌黏液，并覆盖在纤毛上，许多纤毛有力地、协调地和有节奏地摆动，将黏液和附着于其上的颗粒向喉咽方向移动，或被咳出或被吞咽。吸入气干燥或含有刺激性物质，如氨、二氧化硫等，可以损害纤毛的运动，影响呼吸道的防御功能。直径小于 2μm 的小颗粒可以进入呼吸性细支气管、肺泡管和肺泡，这里的巨噬细胞可以吞噬吸入的颗粒和细菌，然后带着它的吞噬物向上游走到细支气管壁上的黏液层，随黏液排出。此外，呼吸道的分泌物中还含有免疫球蛋白和其他物质，有助于防止感染和维持黏膜的完整性。

案例联系：支气管哮喘（bronchial asthma）

支气管哮喘是呼吸系统最常见的肺部过敏性疾病，发作时表现为呼吸困难，以呼气时费力明显，呼气时间延长，呼气时伴有喘鸣声（因为吸气时，胸廓增大，牵拉扩张肺，有利于呼吸道扩张；而呼气时，胸廓缩小压迫呼吸道，所以表现呼气特别困难）、咳嗽、咯痰等。支气管哮喘在一定的诱因下会突然发作，反复发作是其另一特征。

支气管哮喘患者属于过敏性体质，抗原与附着于支气管壁细胞上抗体发生反应，释放多种生物活性物质，如组胺、慢反应物质等，导致支气管平滑肌收缩痉挛、黏膜充血、水肿、分泌物增加，使呼吸道狭窄，通气障碍。引起过敏的原因很多，如室内尘埃、螨、花粉、动物皮毛、鱼、虾、冷空气、油、烟或是化学物品都可成为过敏原；有的则是由于自主神经功能紊乱，迷走神经过度兴奋，β－肾上腺素受体功能低下导致气管、支气管平滑肌反应性明显增高引起。

治疗支气管哮喘，首先是对症治疗，应用支气管扩张剂（例如 β_2 受体激动剂）以抑制支气管平滑肌痉挛。根本的治疗方法是寻找到引起发作的过敏原，采取相应的脱敏治疗。

二、肺泡的结构和功能

（一）肺泡

肺泡是肺的基本结构和功能单位，是肺泡气和血液进行交换的场所。它是由上皮细胞构成的半球形囊泡，大小不一。正常成人两肺共有肺泡3亿～4亿个，总面积可达50～100m^2，为气体交换提供了广大面积。

肺泡上皮细胞根据形态和功能分为两型：Ⅰ型细胞，为扁平上皮细胞，数量较多；Ⅱ型细胞，为分泌上皮细胞，呈圆形或立方形，数量较少，分散存在于Ⅰ型细胞之间，具有合成和分泌肺泡表面活性物质的功能。

肺泡与肺泡之间为肺泡隔，隔内有丰富的毛细血管网和大量的弹性纤维，以及少量的胶原纤维等。肺泡毛细血管网紧贴肺泡上皮，有利于血液和肺泡腔内的气体交换。

（二）呼吸膜

肺泡与肺毛细血管血液之间进行气体交换所通过的组织结构，称为**呼吸膜（respiratory membrane）**，人两肺呼吸膜总面积约70m^2。在电子显微镜下呼吸膜可分为6层（图5－2），自肺泡内表面向肺毛细血管依次为：①含肺泡表面活性物质的液体层；②肺泡上皮层；③上皮基膜层；④基膜层之间的间隙；⑤毛细血管基膜层；⑥毛细血管内皮细胞层。虽然呼吸膜有6层结构，但总厚度不到1μm，故通透性很大，O_2 和 CO_2 容易扩散通过。此外，因为呼吸膜的面积大，肺毛细血管总血量只有60～140ml，这样少的血液分布于这样大的面积，使血液层很薄，O_2、CO_2 交换速度快。病理情况下，如肺纤维化、肺水肿等，使呼吸膜增厚或扩散距离增加，都会降低扩散速率，减少扩散量，导致气体交换减少。

（三）肺泡表面张力和肺泡表面活性物质

1. 肺泡表面张力　表面张力（surface tension，T）指液－气界面上液体分子之间引力，这种引力有使液体表面尽量缩小表面积的趋势。肺泡内表面有一薄层液体，与肺泡内气体形成液－气界面，这一液－气界面上存在使液体表面趋于缩小的力，即肺泡表面张力，是使肺泡缩小的力量。

2. 肺泡表面活性物质　肺泡表面活性物质（pulmonary surfactant，PS）是由肺泡Ⅱ型细胞合成并分泌的一种复杂的脂蛋白混合物，其主要成分是**二棕榈酰卵磷脂（dipalmitoylecithin，DPL或dipalmitoyl phosphatidyl choline，DPPC）**，它的极性端插入水中，非极性端伸入肺泡气中，以单分子层分布在肺泡内的液－气界面上，并随肺泡的张缩而改变其密度，其生理作用是降低肺泡表面张力。

DPPC 分子的一端是非极性疏水的脂肪酸，不溶于水，另一端是极性的亲水端，易溶于水。因此，DPPC 分子垂直排列于肺泡液－气界面，在肺泡的液－气界面上形成单分子层，掩盖其下面的液体使其不与肺泡气接触，DPPC 分子以及与液体分子间吸引力较小，当 DPPC 存在于液体表面时，稀释了液体分子，减少了液体分子之间的吸引力，因此能有效地使肺泡表面张力降低为原来的 1/7 ~ 1/14。肺泡表面活性物质不断更新，以保持其正常的功能。

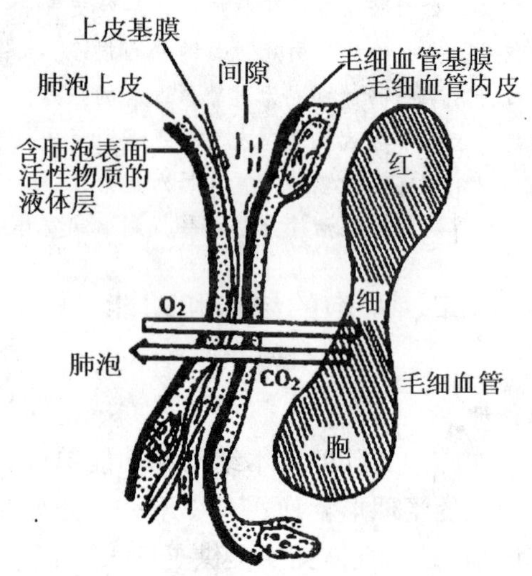

图 5－2　呼吸膜结构示意图

肺泡表面活性物质具有重要的生理意义：①防止肺萎缩塌陷，降低吸气阻力，减少吸气做功。当呼气时，肺泡缩小，肺泡表面活性物质密集，降低肺泡表面张力的作用加强，使肺泡表面张力减小，肺泡回缩压力减小，防止肺萎缩塌陷；同时使肺泡易于扩张，从而降低了吸气阻力。②维持肺泡容积的相对稳定。根据**拉普拉斯（Laplace）定律**：

$$P（肺泡内压力）=\frac{2T（肺泡表面张力）}{r（肺泡半径）}$$

如果肺泡表面张力不变，则肺泡内压力将与肺泡半径的大小成反比，即小肺泡的压力大，大肺泡的压力小。在大小连通的肺泡中，小肺泡内回缩压力大，其中的气体势必流入大肺泡，但通常这种情况并不发生，那是因为，小肺泡的表面活性物质密集，降低表面张

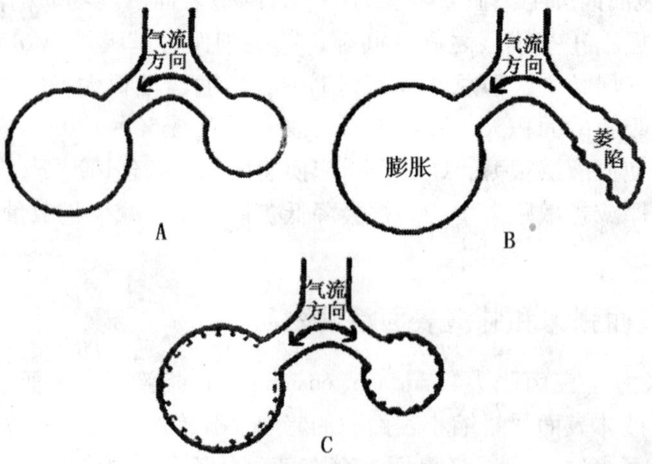

图 5－3　大小不同的肺泡连通时气流方向示意图

A. 大小肺泡在无表面活性物质时，表面张力相同

B. 为 A 的结果

C. 大肺泡表面活性物质分布密度小，表面张力大；小肺泡表面活性物质密度大，表面张力小，大小肺泡容积相对稳定

力的作用较强，小肺泡不致塌陷；大肺泡的表面活性物质分散，降低表面张力的作用较弱，大肺泡不致过度膨胀。因此维持了大、小连通肺泡容积的相对稳定，有利于吸入气在肺内较均匀分布（图5－3）。③减少肺间质和肺泡内的组织液生成，防止肺水肿发生。由于肺泡表面活性物质降低了肺泡表面张力，减弱了表面张力对肺毛细血管中液体的吸引作用，防止液体渗入肺间质和肺泡内，使肺泡得以保持“干燥”，以保证肺换气的正常进行。

案例联系：

1. 呼吸窘迫综合征（respiratory distress syndrome，RDS）　RDS不是一个独立的疾病，是多种原因引起的急性呼吸衰竭，临床上以呼吸窘迫，顽固性低氧血症和非心源性肺水肿为特征，胸部X线检查可见肺泡内积液，病情凶险，预后恶劣，病死率高达50%～60%。任何能直接或间接损伤肺组织的疾病，均可成为RDS的病因。RDS的病因有严重感染（败血症）、肺炎、严重低血压（休克）、肺栓塞、烧伤、溺水等，大约1/3的患者是由严重的全身感染（败血症）所致。当肺泡和肺毛细血管受损，血中的有形成分和液体可漏出至肺泡之间的腔隙，最后可进入肺泡内，继之出现的炎症可导致瘢痕组织的形成，从而影响肺功能。

2. 新生儿呼吸窘迫综合征（neonatal respiratory distress syndrome，NRDS）　NRDS是由于缺乏肺泡表面活性物质，使肺泡表面张力增大，临床以进行性呼吸困难、肺不张为主要表现，病理检查出现嗜伊红透明膜，故又名肺透明膜病（hyalie membrane disease）。

NRDS主要发生在早产儿，胎儿在胎龄20～24周时肺Ⅱ型细胞已能产生肺泡表面活性物质，但要在30周左右才有较多的肺泡表面活性物质分泌，故早产儿可因缺乏肺泡表面活性物质，肺泡表面张力很高，肺泡极度缩小致肺不张，肺泡表面张力吸引肺毛细血管内血浆液体与蛋白质渗入肺泡，其中纤维蛋白的沉着，在肺泡内壁形成一层透明膜阻碍气体交换，造成呼吸困难，可导致死亡。

对可能发生早产的孕妇在妊娠后期可给予肾上腺糖皮质激素，促进早产儿肺的成熟，刺激胎儿肺Ⅱ型细胞产生PS，能降低NRDS的发生率和病死率。对于产前未对孕妇作预防的早产儿，出生后半小时内应立即利用呼吸机和气管插管滴入PS，以预防NRDS的发生或减轻其症状，预防愈早效果愈好，最好在婴儿呼吸开始前或在呼吸机正压呼吸开始前从气管插管内滴入，可使PS在肺内均匀分布。临床上现已可抽取羊水检查其PS的含量，协助判断发生这种疾病的可能性。

三、肺通气原理

（一）肺通气动力

气体的流动和液体一样依靠压力差来推动，从压力高处流向压力低处。气体进出肺是由于大气和肺泡气之间存在着压力差。在自然呼吸条件下，此压力差产生于肺的张缩所引起的肺内压的变化。呼吸运动是肺通气的原动力，大气与肺泡气之间的压力差是肺通气的直接动力。

1. 呼吸运动　呼吸肌收缩舒张引起的胸廓有节律地扩大和缩小称为**呼吸运动**（**respiratory movement**）。引起呼吸运动的肌肉为呼吸肌。吸气肌主要有膈肌和肋间外肌；呼气肌主要有肋间内肌和腹壁肌。此外，还有一些辅助吸气肌，如斜角肌、胸锁乳突肌等。

吸气运动主要是由膈肌和肋间外肌收缩完成。膈肌收缩时，隆起的中心下移，从而增大了胸腔的上下径，胸腔和肺容积增大，产生吸气。由于胸廓呈圆锥形，其横截面积上部较小，下部明显加大。因此，膈稍稍下降就可使胸腔容积大大增加。据估计，平静呼吸时因膈肌收缩而增加的胸腔容积相当于总通气量的4/5，所以膈肌的舒缩在肺通气中起重要作用（图5-4）。肋间外肌收缩时，由于脊椎的位置固定，肋骨沿肋脊关节旋转轴上抬，胸骨也随之上提，使胸腔前后径增大；同时肋骨下缘还略向外侧偏转，使胸腔的左右径也增大，产生吸气。

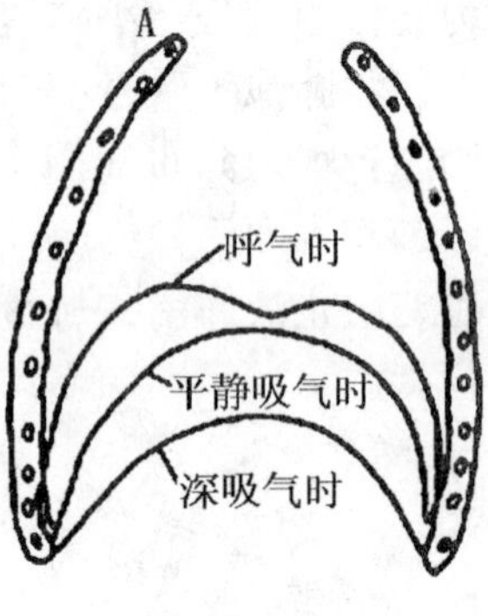

膈肌和肋间外肌舒张，肋骨和胸骨借重力作用而恢复原位，膈肌也被腹腔器官的推挤和胸内负压吸引而恢复原位，胸腔上下径、左右径、前后径均缩小，肺依靠本身的回缩力量而回位，产生呼气。

图5-4 膈肌活动引起的胸腔容积变化示意图

安静状态下，每分钟频率为12~18次且较为平稳均匀的呼吸称为**平静呼吸**（eupnea）。在平静呼吸时，吸气运动主要是膈肌和肋间外肌的收缩，使胸腔上下径、左右径和前后径增大；呼气运动则是膈肌与肋间外肌舒张引起的。可见，在平静呼吸过程中，吸气运动是主动的，而呼气运动则是被动的。机体活动时，呼吸将加深、加快，这种型式的呼吸运动称为**用力呼吸**（forced breathing），这时不仅有更多的辅助吸气肌参与收缩，而且呼气肌也主动参与收缩。可见，用力呼吸时，无论吸气还是呼气都是主动过程。

在呼吸运动中由膈肌舒缩、腹壁起伏为主的呼吸运动称为**腹式呼吸**（abdominal breathing）。由肋间肌舒缩、胸壁起伏为主的呼吸运动称为**胸式呼吸**（thoracic breathing）。

一般情况下，人是以腹式和胸式混合式呼吸为多见。小儿和男性主要表现为腹式呼吸；女性在妊娠晚期，膈肌活动受限，以胸式呼吸为主。病理情况下，如腹水患者以胸式呼吸为主；胸膜炎患者以腹式呼吸为主。

2. 肺内压 肺内压（intrapulmonary pressure）是指肺内气道和肺泡内气体的压力。在呼吸暂停、呼吸道畅通时，肺内压与大气压相等。吸气之初，肺内压暂时下降，低于大气压，空气在此压差推动下进入肺泡，随着肺内气体逐渐增加，肺内压逐渐升高，至吸气末，肺内压已升高到和大气压相等，气流也就停止。反之，在呼气之初，肺容积减小，肺内压暂时升高并超过大气压，肺内气体便出肺，肺内压逐渐下降，至呼气末，肺内压又降到和大气压相等。

肺内压变化的大小与呼吸运动的深浅、缓急和呼吸道的通畅程度有关。平静呼吸时，吸气之初肺内压约低于大气压1~2mmHg；呼气之初，肺内压则高于大气压1~2mmHg。用力呼吸时，呼吸深快，肺内压变化的程度增大。当呼吸道不够通畅时，肺内压的变化更大。例如紧闭声门，尽力作呼吸动作，则吸气时肺内压可降低到-30~-100mmHg，而呼气时则可高于大气压60~140mmHg。

由此可见，在呼吸过程中由于肺内压的周期性交替升降，造成肺内压和大气压之间的压力差，这一压力差成为推动气体进出肺的直接动力。一旦呼吸停止，便可根据这一原理，进行人工呼吸，即用人为的方法造成肺内压和大气压之间的压力差来维持肺通气，但首先要保持呼吸道畅通。

3. 胸膜腔内压 胸膜腔内压（intrapleural pressure）是指胸膜腔内的压力，简称胸内压。胸膜腔是由紧贴于肺表面的脏层胸膜和紧贴于胸廓内壁的壁层胸膜形成的一密闭的潜在腔隙。胸膜腔内没有气体，仅有少量浆液，浆液的黏滞性很低，可以减少呼吸运动过程中两层胸膜互相滑动时的摩擦；浆液使两层胸膜贴附在一起，不易分开，从而保证呼吸运动中肺可以随胸廓的运动而运动。

平静呼吸时胸膜腔内压都低于大气压，以大气压为零，则胸膜腔内压为负压，故简称为**胸内负压**。正常人胸膜腔内压在平静呼气末为 -3 ~ -5mmHg，平静吸气末为 -5 ~ -10 mmHg；关闭声门，用力吸气时可达 -90mmHg；用力呼气可升高到 110mmHg。

胸内负压的形成原理可以从分析作用于胸膜腔的力来说明。胸膜外层受到胸廓组织的保护，故不受大气压的影响，胸膜内层的压力有两个：其一是肺内压，使肺泡扩张，其二是肺的回缩力，使肺泡缩小（图 5 -5，箭头所示）。因此胸膜腔内的压力实际上是这两种方向相反的力的代数和，即：

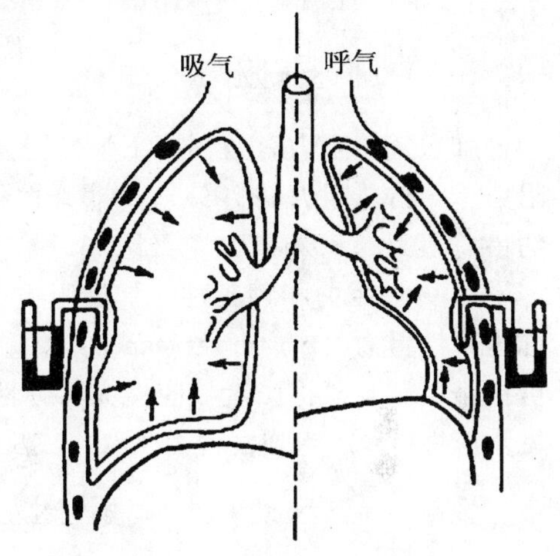

图 5 -5　胸膜腔内压测量示意图

胸内压 = 肺内压 - 肺回缩力

在吸气末和呼气末，肺内压等于大气压，若以大气压力为零位标准，胸内压 = -肺回缩力

可见，胸内负压是由肺的回缩力造成的。肺的回缩力有两个来源：一是肺的弹性纤维形成的弹性回缩力，另一是肺泡内液 - 气界面表面张力形成的回缩力。平静呼吸时，肺泡表面张力是形成肺回缩力的主要因素，约占总回缩力的 2/3。吸气时，肺扩张，肺回缩力增大，胸内负压更负；呼气时，肺缩小，肺回缩力也减小，胸内负压也减少。

胸内负压有重要的生理意义：①使肺和小气道维持扩张状态，不致因回缩力而使肺完全塌陷。②有助于静脉血和淋巴的回流。胸内负压作用于胸腔内腔静脉和胸导管，使其被动扩张，管内压下降，有利于回流。

案例联系：

1. 人工呼吸急救法（artificial respiration）　人工呼吸是指用人为的方法，造成肺内压与大气压之间的压力差，使呼吸骤停者获得被动式呼吸，获得氧气，排出二氧化碳，维持最基础的生命活动。

（1）口对口或（鼻）吹气法：此法操作简便容易掌握，而且气体的交换量大，接近或等于正常人呼吸的气体量。操作方法：病人取仰卧位，即胸腹朝天，抢救者站在其头部的一侧，自己深吸一口气，对着伤病人的口（两嘴要对紧不要漏气）将气吹入，造成吸气。为使空气不从鼻孔漏出，应用一手将其鼻孔捏住，然后救护人嘴离开，将捏住的鼻孔放开，并用一手压其胸部，以帮助呼气。这样反复进行，每分钟进行 14 ~ 16 次。

（2）俯卧压背法：在人工呼吸中是一种较古老的方法。病人取俯卧位，舌头能略向外坠出，不会堵塞呼吸道，救护人不必专门来处理舌头，节省了时间（在极短时间内将舌头拉出并固定好并非易事），能及早进行人工呼吸。气体交换量小于口对口吹气法，目前，在抢救触电、溺水时，现场还多用此法。但对于孕妇、胸背部有骨折者不宜采用此法。

（3）仰卧压胸法：此法便于观察病人的表情，而且气体交换量也接近于正常的呼吸量。病人取仰卧位，背部可稍加垫，使胸部凸起。救护人屈膝跪地于病人大腿两旁，把双手分别放于乳房下面（相当于第六七对肋骨处），大拇指向内，靠近胸骨下端，其余四指向外，放于胸廓肋骨之上。此法的缺点是，伤员的舌头由于仰卧而后坠，阻碍空气的出入。所以使用本法时要将舌头拉出。这种姿势，对于淹溺及胸部创伤、肋骨骨折伤员不宜使用。

2. 气胸　胸膜腔是脏层胸膜与壁层胸膜之间的密闭腔隙。无论是脏层胸膜或壁层胸膜，因各种原因破损时，气体便进入胸膜腔，形成胸膜腔积气，胸内负压减小，甚至消失，称为**气胸**（pneumothorax）。气胸时肺将因其本身的回缩力而塌陷，引起肺不张，影响肺的通气功能；胸腔大静脉和淋巴回流也将受阻，甚至因呼吸、循环功能严重障碍而危及生命。气量较多时的急救原则是适当进行排气，以解除胸腔积气，使肺尽早扩张，恢复其功能。

（二）肺通气阻力

肺通气的阻力有两种：①弹性阻力，包括肺和胸廓的弹性阻力，是平静呼吸时的主要阻力，约占总阻力的70%；②非弹性阻力，包括气道阻力、惯性阻力和组织的黏滞阻力，约占总阻力的30%，其中又以气道阻力为主。

1. 弹性阻力和顺应性　弹性组织在外力作用下变形时，具有对抗变形和回位的力量，称为**弹性阻力**（elastic resistance）。**顺应性**（compliance）是指在外力作用下弹性组织的可扩张性。容易扩张者顺应性大，弹性阻力小；不易扩张者，顺应性小，弹性阻力大。可见顺应性（C）与弹性阻力（R）成反变关系：

$$\text{顺应性（C）}=\frac{1}{\text{弹性阻力（R）}}$$

肺和胸廓都是弹性组织，受外力作用时，容积（即扩张程度）的变化可反映顺应性的大小，而顺应性可用单位压力变化（△P）所引起的容积变化（△V）来衡量，单位是 L/cmH_2O：

$$\text{顺应性（C）}=\frac{\text{容积变化（△V）}}{\text{压力变化（△P）}}$$

（1）肺的弹性阻力和顺应性：肺的弹性阻力来自：①肺泡内壁液－气界面的表面张力，约占肺弹性阻力的2/3。②肺弹性纤维的弹性回缩力，约占肺弹性阻力的1/3。在正常情况下，肺总是处于一定的扩张状态，因此肺总是表现有弹性阻力。

肺的弹性阻力可用肺顺应性来衡量。**肺顺应性**（lung compliance，C_L）指单位跨肺压变化所引起的肺容积变化。跨肺压指肺内压与胸膜腔内压之差。

肺顺应性正常值约为0.2L/cmH_2O。在肺充血、肺不张、肺纤维化等病变情况下，肺组织比较坚硬，肺弹性阻力增加，肺顺应性减小，患者可表现为吸气困难。

（2）胸廓的弹性阻力和顺应性：胸廓也具有弹性，其弹性成分构成胸廓的弹性阻力。

胸廓的弹性阻力可用胸廓的顺应性来衡量。**胸廓顺应性**（thoracic compliance，C_T）是指单位跨壁压变化所引起的肺容积变化。跨壁压为胸膜腔内压与大气压之差。

正常人胸廓顺应性也是0.2L/cmH_2O。胸廓顺应性可因肥胖、胸廓畸形、胸膜增厚等而降低。

（3）肺和胸廓的总顺应性：由密闭的胸膜腔偶联在一起的肺和胸廓呈串联关系，肺通气时，肺和胸廓的总弹性阻力是两者弹性阻力之和，而顺应性为弹性阻力的倒数，故肺和胸廓的总顺应性（lung－thorax compliance，C_{LT}）可用下列关系式表示：

$$\frac{1}{\text{肺和胸廓总顺应性（}C_{LT}\text{）}}=\frac{1}{\text{肺顺应性（}C_L\text{）}}+\frac{1}{\text{胸廓顺应性（}C_T\text{）}}$$

正常肺和胸廓的总顺应性约为0.1L/cmH_2O。

2. 非弹性阻力　非弹性阻力包括惯性阻力、黏滞阻力和气道阻力。其中气道阻力是非弹性阻力的主要成分，占80%～90%。非弹性阻力是气体流动时产生的，并随流速加快而增加，故为动态阻力。惯性阻力是指呼吸器官移位时所产生的阻力。黏滞阻力来自呼吸时组织相对位移产生的摩擦。

气道阻力（airway resistance）主要是指气体流经呼吸道时气体分子间和气体分子与气道之间的摩擦力。主要发生在管径大于2mm的细支气管以上部位。一般情况下，气道阻力虽然仅占呼吸总阻力30%左右，但是气道阻力的增加却是临床上通气障碍最常见的病因。

影响气道阻力的因素有：气流速度、气流形式和气道管径等。流速快，阻力大；层流阻力小，湍流阻力大；气流太快和管道不规则容易发生湍流，增加气道阻力。气道管径大小是影响气道阻力的一个重要因素，管径变小则气道阻力增大，管径变大则气道阻力减小。

（三）呼吸功

呼吸功（work of breathing）是指在呼吸运动中，呼吸肌为克服弹性阻力和非弹性阻力实现肺通气时所做的功。通常以单位时间内压力变化与容积变化的乘积来表示。正常人平静呼吸时，呼吸功为2.9～5.9J，其中2/3用来克服弹性阻力，1/3用来克服非弹性阻力。

四、肺容积和肺容量

在呼吸运动中，了解肺通气量的简单方法是用肺量计记录进出肺的气量。图5－6示呼吸时肺容量变化的曲线。

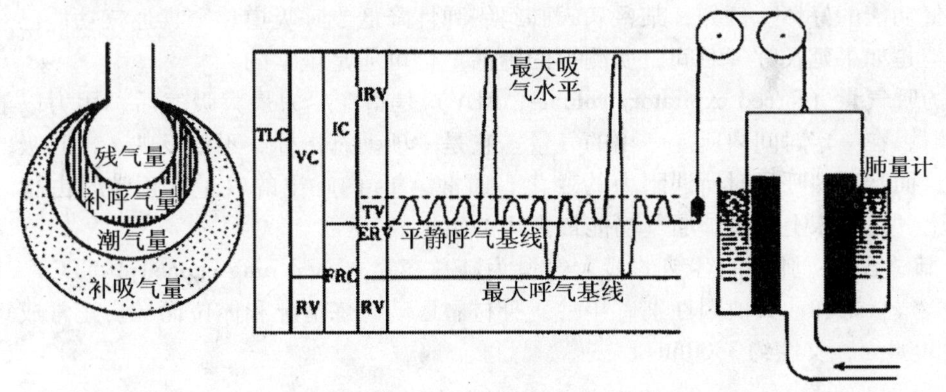

图5－6　肺容积和肺容量组成示意图

（一）肺容积

图5－6左侧示肺的四种基本容积，它们互不重叠，全部相加等于肺总容量。

1. 潮气量　平静呼吸时每次吸入或呼出的气量称为**潮气量**（tidal volume，TV）。为400～600ml，平均约500ml。

2. 补吸气量　平静吸气末，再尽力吸气所能吸入的气量称为**补吸气量**（inspiratory reserve volume，IRV），也称吸气储备量。正常成年人为1500～2000ml。

3. 补呼气量 平静呼气末，再尽力呼气所能呼出的气量称为**补呼气量**（expiratory reserve volume，ERV），也称呼气储备量。正常成年人为900～1200ml。

4. 残气量 最大呼气末存留于肺内不能再呼出的气量称为**残气量**（residual volume，RV）。正常成年人为1000～1500ml。

（二）肺容量

肺容量（pulmonary capacity）是肺容积中两项或两项以上的联合气量。

1. 深吸气量 从平静呼气末作最大吸气时所能吸入的气量为**深吸气量**（inspiratory capacity，IC），是潮气量和补吸气量之和，是衡量最大通气潜力的一个重要指示。胸廓、胸膜、肺组织和呼吸肌等的病变，可使深吸气量减少而降低最大通气潜力。

2. 功能残气量 平静呼气末尚存留于肺内的气量为**功能残气量**（functional residual capacity，FRC），是残气量和补呼气量之和。功能残气量的生理意义是缓冲呼吸过程中肺泡气氧分压（P_{O_2}）和二氧化碳分压（P_{CO_2}）的过度变化。吸气时，肺内P_{O_2}不至突然升得太高，P_{CO_2}不致降得太低；呼气时，肺内P_{O_2}则不会降得太低，P_{CO_2}不致升得太高。这样，肺泡气和动脉血液的P_{O_2}和P_{CO_2}就不会随呼吸而发生大幅度的波动，有利于气体交换。肺弹性降低、呼吸道狭窄致通气阻力增大时可使功能残气量增加。

3. 肺活量、用力呼气量 最大吸气后，用力呼气所能呼出的气量称为**肺活量**（vital capacity，VC）。它是潮气量、补吸气量和补呼气量之和。正常成年男性平均约为3500ml，女性约为2500ml。肺活量可反映一次呼吸的最大通气量，在一定程度上可作为肺通气功能的指标。肺活量有较大的个体差异，与身材大小、性别、年龄、呼吸肌强弱等有关，可作同一个体的自身比较。但由于测定肺活量时不限制呼气的时间，所以不能确切反映通气功能的好坏。例如，某些病人肺组织弹性降低或呼吸道狭窄，通气功能已经受到损害，但是如果延长呼气时间，所测得的肺活量仍可能是正常的。

用力呼气量（forced expiratory volume，FEV）是指在尽力最大吸气后，用力以最快速度呼气时，在一定时间内所能呼出的气量。它是一项动态指标，不仅反映一次呼吸的最大通气量，而且反映呼吸时所遇阻力的变化。通常第1s内呼出的气量，正常时占肺活量的80%以上，是临床上衡量肺通气功能最常用的指标。

4. 肺总容量 肺所能容纳的最大气量为**肺总容量**（total lung capacity，TLC），是肺活量与残气量之和。其值因性别、年龄、身材、运动锻炼情况和体位而异。正常成年男性平均约5000ml，女性约3500ml。

五、肺通气量

（一）每分通气量

每分通气量（minute ventilation volume）是指每分钟进或出肺的气体总量，等于潮气量乘以呼吸频率。平静呼吸时，正常成年人潮气量500ml，呼吸频率为12～18次/分，则每分通气量6～9L。每分通气量随性别、年龄、身材和活动量不同而有差异。

最大通气量（maximal voluntary ventilation）指单位时间内（1min）能吸入或呼出的最大气量。它反映单位时间内充分发挥全部通气能力所能达到的通气量，是估计一个人能进行多大运动量的生理指标之一。最大通气量一般可达 70～120L/min。比较平静呼吸时的每分通气量和最大通气量，可以了解在连续通气状态下肺的最大通气能力和贮备能力，通常用通气贮量百分比表示：

$$通气贮量百分比=\frac{最大通气量-每分平静通气量}{最大通气量}\times 100\%$$

正常值等于或大于93%。

（二）肺泡通气量

1. 无效腔　每次吸入的气体，一部分将留在从上呼吸道至呼吸性细支气管以前的呼吸道内，不参与肺泡与血液之间的气体交换，故这部分呼吸道容积称为**解剖无效腔**（**anatomical dead space**），容积约为150ml。进入肺泡内的气体，可因血流在肺部分布不均而未能都与血液进行气体交换，未能进行交换的这一部分肺泡容积称为**肺泡无效腔**（**alveolar dead space**）。

肺泡无效腔与解剖无效腔合称为**生理无效腔**（**physiological dead space，Vd**），正常人肺泡无效腔容积不大，平卧时生理无效腔接近于解剖无效腔。

2. 肺泡通气量　由于无效腔的存在，每次吸入的新鲜空气不能都到达肺泡进行气体交换，因此从气体交换的角度考虑，真正有效的通气量是肺泡通气量。**肺泡通气量**（**alveolar ventilation**）是指每分钟进入肺泡或由肺泡呼出的气体量，即能够与肺毛细血管血液进行气体交换的气体量。肺泡通气量=（潮气量－无效腔气量）×呼吸频率。

当潮气量减半而呼吸频率加倍或呼吸频率减半而潮气量加倍时，每分通气量不变，但肺泡通气量则发生很大变化（表5－1）。浅快呼吸时的肺泡通气量比深慢呼吸时明显减少，从气体交换的效果看，适当深而慢的呼吸，肺泡通气量较大，有利于气体交换。

表5－1　不同呼吸频率和潮气量时的每分通气量和肺泡通气量

呼吸频率（次/分）	潮气量（L）	每分通气量（L/min）	肺泡通气量（L/min）
16	0.5	8.0	5.6
8	1.0	8.0	6.8
32	0.25	8.0	3.2

第二节　呼吸气体的交换

肺通气使肺泡气不断更新，保持了肺泡气 P_{O_2}、P_{CO_2} 的相对稳定，这是气体交换得以顺利进行的前提。呼吸气体交换包括肺换气和组织换气。肺换气指肺泡与肺毛细血管血液之间 O_2 和 CO_2 的交换；组织换气指血液与组织细胞之间 O_2 和 CO_2 的交换。这种交换是通过扩散完成的。

一、气体交换的原理

气体分子不停地进行着无定向的运动，其结果是气体分子从分压高处向分压低处发生净转移，这一过程称为**气体扩散**。气体分压差是气体扩散的动力。

（一）分压与张力

1. 分压　在混合气体中，每种气体分子运动所产生的压力为该气体的**分压**（**partial pressure**），它不受其他气体或其分压的影响，在温度恒定时，每一气体的分压只决定于它自身的浓度。混合气的总压力等于各气体分压之和。气体分压可用混合气体的总压力乘以该气体在混合气体中所占的容积百分比求得，即：

气体分压 = 总压力 × 该气体的容积百分比

空气是由 O_2、CO_2、N_2 等多种成分组成的混合气体，其总压力在海平面约为760mmHg。空气中 O_2 占的容积百分比约为20.8%，则 O_2 分压（P_{O_2}）= 760 × 20.8% = 159mmHg；空气中 CO_2 占的容积百分比约为0.04%，则 CO_2 分压（P_{CO_2}）= 760 × 0.04% = 0.3mmHg。N_2 既不是动物组织需要的气体，也对机体无害，可视为无关气体。

2. 张力　气体与液体表面接触时，气体分子可不断溶解于液体中，而溶解在液体中的气体也可以不断从液体中逸出。溶解的气体分子从溶液中逸出的力，称为**张力**（**tension**），气体的张力也就是气体在液体中的分压。当气体分子溶解和逸出的速度相等时，液体中的气体分压就与液体上方的气压相等。

（二）空气、肺泡气、血液和组织中的 P_{O_2} 和 P_{CO_2}

表5-2中值仅是安静状态下的大致估计值。不同组织的 P_{O_2} 和 P_{CO_2} 不同，同一组织的 P_{O_2} 和 P_{CO_2} 还受组织活动水平的影响。

表5-2　海平面空气、肺泡气、血液和组织内 O_2 和 CO_2 的分压（mmHg）

	空气	肺泡气	动脉血	混合静脉血	组织
P_{O_2}	159	102	100	40	30
P_{CO_2}	0.3	40	40	46	50

由此表可见，空气、肺泡气、血液和组织中的 P_{O_2} 和 P_{CO_2} 各不相同，存在着分压差，是气体扩散进行交换的动力。P_{O_2} 最高的部位是肺泡，最低的部位是组织；P_{CO_2} 最高的部位是组织，最低的部位是肺泡。

气体扩散速率

单位时间内气体扩散的容积为**气体扩散速率**（**diffusion rate，D**），它受很多因素的影响，其关系是：

$$扩散速率(D) \propto = \frac{分压差(\Delta P) \times 扩散面积(A) \times 温度(T) \times 气体溶解度(S)}{扩散距离(d) \times \sqrt{分子量(M_W)}}$$

1. 分压差　气体扩散速率与气体分压差成正比。肺泡与肺毛细血管之间 O_2 的分压差为62mmHg，CO_2 的分压差为6mmHg，则 O_2 的分压差大约是 CO_2 的分压差的10倍。

2. 气体的分子量和溶解度　分子量小的气体扩散较快，在相同条件下，气体扩散速率与气体分子量（MW）的平方根成反比。在液体中或气体与液体的交界面上，气体的扩散速率还与它在液体中的溶解度成正比，溶解度高的气体则扩散快。溶解度（S）是单位分压下溶解于单位容积的溶液中的气体量。一般以1个大气压、38℃时、100ml液体中溶解的气体的毫升数来表示。溶解度与分子量的平方根之比（$S/\sqrt{M_W}$）为扩散系数，它取决于气体分子本身的特性。CO_2 在血浆中的溶解度（51.5ml）比 O_2（2.14ml）大 24 倍，但 CO_2 的分子量（44）略大于 O_2（32）的分子量，两者分子量平方根之比为 1.14:1，所以 CO_2 的扩散系数约为 O_2 的 21 倍（24/1.14）

3. 扩散面积和距离　气体扩散速率与扩散面积（A）成正比，与扩散距离（d）成反比。

4. 温度　气体扩散速率与温度（T）成正比。人体的体温相对恒定，温度因素可忽略不计。

二、肺换气

（一）肺换气过程

混合静脉血流经肺毛细血管时，其血液 P_{O_2} 为 40mmHg，比肺泡气 P_{O_2} 低，肺泡气中的 O_2 便顺分压差由肺泡向血液扩散；混合静脉血的 P_{CO_2} 约为 46mmHg，肺泡气的 P_{CO_2} 为 40mmHg，所以，CO_2 则以相反方向由血液扩散进入肺泡。O_2 和 CO_2 的扩散都极为迅速，仅需约 0.3s 即可达到平衡。通常情况下，血液流经肺毛细血管的时间约为 0.7s 静脉血就已变成了动脉血（图 5－7）。所以当血液流经肺毛细血管全长约 1/3 时，已基本完成肺换气过程，静脉血就已变成了含 O_2 高的动脉血。

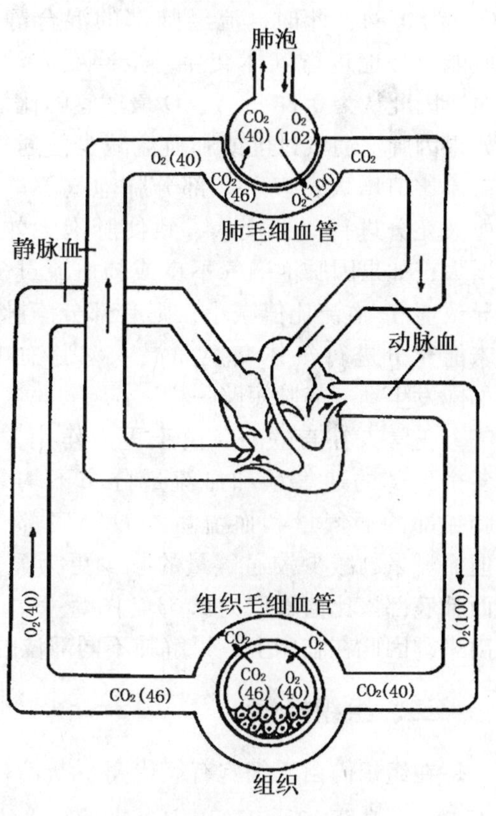

图 5－7　气体交换示意图
数字为气体分压 mmHg（1mmHg＝0.133kPa）

（二）影响肺换气的因素

前面已经述及，气体扩散速率受分压差、扩散面积、扩散距离、温度和扩散系数的影响。这里说明肺的扩散距离和扩散面积以及影响肺部气体交换的其他因素，即通气/血流比值的影响。

1. 呼吸膜的面积　在肺部，扩散面积是指肺与毛细血管血液进行气体交换的呼吸膜面积，气体扩散速率与扩散面积成正比。正常成人呼吸膜总面积约 $70m^2$，安静状态下，呼吸膜的扩散面积约为 $40m^2$。在运动或劳动时，则因肺毛细血管舒张和开放数量增多，扩散的面积大大增加。若发生肺不张、肺实变、肺气肿或肺毛细血管关闭和阻塞等病变时，可使呼吸膜扩散面积减小，气体交换量减少。

2. 呼吸膜的厚度　呼吸膜的厚度即是气体的扩散距离，气体扩散速率与扩散距离即呼吸膜的厚度成反比，呼吸膜愈厚，扩散速率就愈慢，单位时间内的扩散气体量就愈少。

正常呼吸膜的厚度不到1μm，故气体扩散速度很快。在病理情况下，任何因素使呼吸膜增厚即气体扩散距离增加都会降低气体扩散速率，使气体扩散量减少，如肺纤维化和肺水肿等。

3. 通气/血流比值 由于肺换气是在肺泡与肺毛细血管血液之间进行的，要实现肺内气体交换，则除有足够的肺泡通气量和肺血流量外，还要求这两者有恰当的比值。每分钟肺泡通气量（V_A）与每分钟肺血流量（Q）之间的比值称为**通气/血流比值（ventilation/perfusion ratio，V_A/Q）**。

正常人安静时肺泡通气量约为4.2L/min，每分钟肺血流量（也就是右心输出量）约为5L/min，则通气/血流比值（V_A/Q）为0.84，此时，流经肺部的混合静脉血能充分地进行气体交换，全部变成动脉血，因此认为0.84是V_A/Q最适宜的比值。如果因肺泡通气过度或肺血流减少使通气/血流比值增大，表示有部分肺泡气不能与血液充分进行气体交换，致使肺泡无效腔增大；如果因肺泡通气不良或肺血流过多，导致通气/血流比值减小，则有部分静脉血未能充分进行气体交换而混入动脉血中，如同发生动-静脉短路一样。

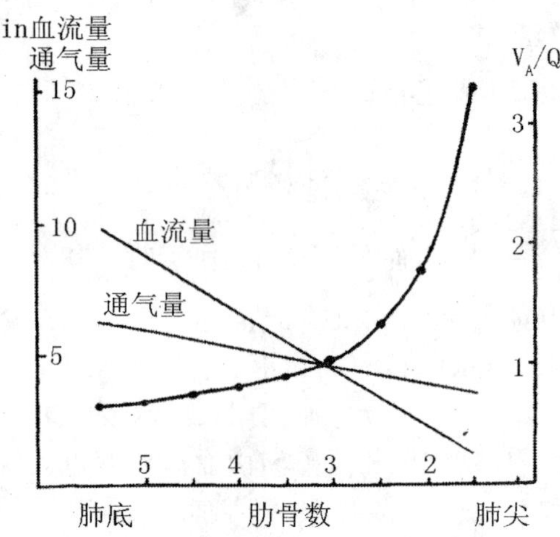

图5-8 正常人直立时肺通气和血流量的分布
V_A/Q，通气/血流比值

正常人在直立时，由于重力作用，肺各个局部的通气量和血流量分布不均匀。肺尖部的通气量和血流量都较肺底部少，但血流量的减少较通气量的减少更为显著，因此在肺尖部通气/血流比值可增大到3.3，而肺底部该比值降低为0.63（图5-8）。这些区域性差异用整体通气/血流比值不能反映出来，因此在临床上，了解肺不同部位的通气/血流比值较总通气/血流比值更有意义。

三、组织换气

在组织内由于细胞有氧代谢不断消耗O_2，并产生CO_2，因此P_{O_2}降到30mmHg以下，而P_{CO_2}上升至50mmHg以上。当动脉血流经组织毛细血管时，O_2便顺分压差由血液向组织扩散，CO_2则由组织向血液扩散，使动脉血因失去O_2和得到CO_2而变成了静脉血（图5-7）。CO_2分压差虽不如O_2的分压差大，但它的扩散速度比O_2快，故仍能迅速完成气体交换。

第三节 气体在血液中的运输

气体在血液中的运输指机体通过血液循环将O_2运送到全身各组织，又将组织产生的CO_2运送到肺泡的过程。因此，血液循环通过对气体的运输将肺换气和组织换气联系起来。

一、气体在血液中的存在形式

O_2 和 CO_2 都以两种形式存在于血液中，即物理溶解和化学结合。表 5 - 3 为安静状态下正常人血液中物理溶解和化学结合的气体量。

表 5 - 3　正常人血液中 O_2 和 CO_2 的含量（ml/L 血液）

	动脉血			静脉血		
	物理溶解	化学结合	合计	物理溶解	化学结合	合计
O_2	3.0	200.0	203.0	1.2	152.0	153.2
CO_2	26.2	464.0	490.2	30.0	500.0	530.0

从表中可以看出：

血液中运输 O_2 和 CO_2 的主要形式是化学结合，物理溶解的量较小，但气体进入血液，首先要溶解于血浆提高其分压，而后才能发生化学结合；O_2 和 CO_2 从血液中释放时，也是溶解的先逸出，使其在血浆中的分压下降，结合的再分离出来加以补充，以便继续释放。在生理范围内，溶解的和结合的气体经常处于动态平衡之中。

健康成年人安静状态下，每 1L 动脉血 O_2 含量约 203.0ml，CO_2 含量约 490.2ml；每 1L 静脉血 O_2 含量约 153.2ml，CO_2 含量约 530.0ml。故每 1L 血液经血液循环一周，可从肺泡吸收约 50ml O_2 运送到组织细胞，并释放出来供其利用；同时从组织细胞回收 40ml CO_2 运送到肺泡排出体外。如果此时心输出量为 5L，则人每分钟可吸收约 250ml O_2，排出约 200ml CO_2。

二、氧的运输

血液中，O_2 的物理溶解量极少，仅占血液总量的 1.5%；O_2 的化学结合形式，主要是与红细胞内的**血红蛋白（hemoglobin，Hb）**结合并进行运输，占总量的 98.5%。因此在正常情况下，O_2 几乎完全是由 Hb 输送。Hb 的分子结构特征使之成为极好的运 O_2 工具。Hb 还参与 CO_2 的运输，所以在血液气体运输方面 Hb 占极为重要的地位。

（一）氧与血红蛋白的可逆结合

每 1Hb 分子由 1 个珠蛋白和 4 个血红素（又称亚铁原卟啉）组成。每个珠蛋白有 4 条多肽链，每条多肽链与 1 个血红素相连接构成 Hb 的单体或亚单位。每个血红素又由 4 个吡咯基组成一个环，中心为一亚铁离子（Fe^{2+}）。

血液中的 O_2 主要是以氧合血红蛋白（HbO_2）的形式运输。O_2 与 Hb 的可逆性结合可表示为：

$$Hb + O_2 \underset{P_{O_2}\text{低（组织）}}{\overset{P_{O_2}\text{高（肺部）}}{\rightleftharpoons}} HbO_2$$

Hb 与 O_2 的结合有以下特征：

1. 反应快、可逆、不需酶的催化、受 P_{O_2} 的影响。当血液流经 P_{O_2} 高的肺部时，红细胞内 Hb 与 O_2 结合，形成 HbO_2；当血液流经 P_{O_2} 低的组织时，HbO_2 迅速解离，释放 O_2，成为去氧 Hb（或还原 Hb）。

2. Fe^{2+}与O_2结合后仍是二价铁，所以该反应是氧合（oxygenation），不是氧化（oxidation）。

3. 1分子Hb可以结合4分子O_2。Hb分子量约64000～67000道尔顿，1gHb可以结合1.34～1.39mlO_2。

100ml血液中，Hb所能结合的最大O_2量称为Hb的**氧容量（oxygen capacity）**，此值受Hb浓度的影响；而100ml血液实际结合的O_2量称为Hb的**氧含量（oxygen content）**，此值可受P_{O_2}的影响。Hb氧含量和氧容量的百分比为Hb**氧饱和度（oxygen saturation）**。即：Hb氧饱和度＝（氧含量/氧容量）×100%。通常情况下，物理溶解的O_2极少，故可忽略不计，因此，Hb氧容量，Hb氧含量和Hb氧饱和度可分别视为血氧容量、血氧含量和血氧饱和度。正常人动脉血氧饱和度约为93%～98%，静脉血氧饱和度约为60%～75%。

HbO_2呈鲜红色，去氧Hb呈紫蓝色，动脉血含HbO_2较多而呈鲜红色，静脉血含去氧Hb较多而呈紫红色。

案例联系：

1. 发绀（cyanopathy）　又称紫绀，指当体表表浅毛细血管血液中去氧Hb含量达5g/100ml血液以上时，皮肤、黏膜、指甲床等呈青紫色。临床上发绀可作为缺氧的征兆，但是，在严重贫血者，由于Hb总量太少，去氧Hb浓度达不到5g/100ml血液，缺氧时不发生紫绀；在红细胞增多症的人（如高原性红细胞增多症），血液中Hb含量明显升高，即使不缺O_2，由于去氧Hb浓度可超过5g/100ml血液，因此可出现紫绀。

2. 煤气中毒（一氧化碳中毒）　一氧化碳（CO）是无色、无味、无臭的气体。CO与Hb的结合力是O_2的210～300倍；空气中CO浓度只要达到0.1%以上时，即可使人发生CO中毒。当CO进入肺泡，迅速弥散于血液内，与血红蛋白结合成碳氧血红蛋白（HbCO），由于CO和O_2都和血红蛋白的同一位点结合，CO占据了Hb的结合位点，血液携氧功能受阻，造成低氧血症，引起组织严重缺氧而产生一系列症状，甚至危及生命。CO中毒可导致急性脑缺氧性疾病，出现程度不同的神经系统损害症状。轻者表现为头痛、头晕、心悸、眼花、恶心、呕吐、全身乏力等；重者则出现意识障碍，表现为意识模糊、嗜睡、蒙眬，继而进入昏迷。由于HbCO呈樱桃红色，CO中毒患者皮肤和黏膜可呈樱桃红色，此时病人虽严重缺氧却不出现紫绀。

一旦发生煤气中毒，传统的方法是鼻导管给氧，但其给氧浓度只能达到30%～40%，对于重度急性患者效果不大理想。而高压氧治疗是给病人吸入高于常压的氧气，首先提高了血液中物理溶解氧量，迅速增加血液当中的氧含量。可以有效减少CO中毒后遗症的发生。对于中、重度中毒的患者，有时仅经1～3次高压氧治疗就可清醒，但为预防迟发脑病的发生，必须经过多次高压氧治疗，才能达到完全治愈。所以，高压氧治疗为解救煤气中毒者的最好方法。因此，最好把患者就近送到有高压氧舱设备的医院进行抢救，争取到最佳抢救时机治疗。

3. 亚硝酸盐中毒　如大量进食含有亚硝酸盐的变质蔬菜，使Hb中的Fe^{2+}被氧化成Fe^{3+}，成为高铁血红蛋白，高铁血红蛋白丧失运输O_2的能力，血液携氧功能下降。由于血中高铁血红蛋白呈紫蓝色，亚硝酸盐中毒也可出现紫绀。

（二）氧解离曲线

P_{O_2}与Hb氧饱和度之间的关系曲线称为**氧解离曲线（oxygen dissociation curve）**（图5-9）横坐标代表P_{O_2}，纵坐标代表Hb氧饱和度，随着P_{O_2}的升高，HbO_2愈多，氧饱和度愈高，100%表示Hb最高的氧饱和度。从氧解离曲线可以看出，P_{O_2}和Hb氧饱和度之间，并非是直线关系，而是呈现“S”形的曲线。

1. 曲线上段　相当于 P_{O_2} 60～100mmHg 之间，该段曲线较平坦，表明 P_{O_2} 在此范围内变化时，对 Hb 氧饱和度影响不大。因此，如在高原、高空或某些呼吸系统疾病时，吸入气或肺泡气 P_{O_2} 将会降低，但只要 P_{O_2} 不低于 60mmHg，Hb 氧饱和度仍能保持在 90% 以上，血液仍可携带足够量的 O_2，不致发生明显的低氧血症。

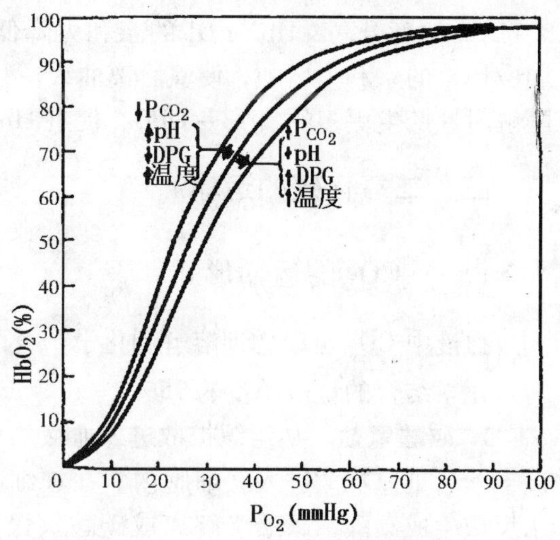

图 5－9　氧解离曲线及其主要影响因素

（1mmHg＝0.133kPa）

2. 曲线中段　相当于 P_{O_2} 在 40～60mmHg 之间，曲线坡度较陡。在这一范围内，随着 P_{O_2} 下降，Hb 氧饱和度较明显降低，解离出大量的 O_2。安静时，混合静脉血的 P_{O_2} 为 40mmHg，Hb 氧饱和度为 75%。曲线中段的意义就是有利于组织细胞从血液中摄取 O_2。

3. 曲线下段　相当于 P_{O_2} 在 15～40mmHg 之间，曲线坡度最陡。意味着在这一范围内，只要血中的 P_{O_2} 稍有下降，血氧饱和度就会大幅度下降，释放出大量的 O_2。在组织活动加强时，P_{O_2} 可降至 15mmHg，HbO_2 进一步离解，Hb 氧饱和度下降到 22% 左右，血氧含量降到 4.4ml/dl，即每 100ml 动脉血能供给组织 15ml 的 O_2，为安静时的 3 倍。可见该段曲线代表 O_2 贮备，其生理意义是有利于活动组织细胞从血液中摄取足够的 O_2。

（三）影响氧解离曲线的因素

1. pH 和 P_{CO_2} 的影响　血液 pH 降低（[H^+] 升高）或 P_{CO_2} 升高，使 Hb 对 O_2 的亲和力降低，氧解离曲线右移；血液 pH 升高（[H^+] 降低）或 P_{CO_2} 降低，使 Hb 对 O_2 的亲和力增加，氧解离曲线左移。pH 和 P_{CO_2} 对氧解离曲线的这种影响称为**波尔效应（Bohr effect）**。

波尔效应有重要的生理意义，它既可促进肺毛细血管的血液氧合，又有利于组织毛细血管血液释放 O_2。当血液流经肺时，CO_2 从血液向肺泡扩散，血液 P_{CO_2} 下降，[H^+] 也降低，使 Hb 对 O_2 的亲和力增加，曲线左移，在任一 P_{O_2} 下 Hb 氧饱和度增加，血液运 O_2 量增加。当动脉血液流经组织时，CO_2 从组织扩散进入血液，血液 P_{CO_2} 和 [H^+] 升高，Hb 对 O_2 的亲和力降低，曲线右移，促使 HbO_2 解离，向组织释放更多的 O_2。

2. 温度的影响　温度升高，氧解离曲线右移，促进 O_2 的释放；温度降低，曲线左移，不利于 O_2 的释放。温度对氧解离曲线的影响，可能与温度影响了 H^+ 活度有关。温度升高，H^+ 活度增加，降低了 Hb 与 O_2 的亲和力。当组织代谢活跃时，局部组织温度升高，CO_2 和酸性代谢产物增加，都有利于 HbO_2 解离出 O_2，使活动组织获得更多的 O_2 以适应其代谢的需要。温度降低，H^+ 活度降低，Hb 对 O_2 的亲和力增加而不易释放 O_2。

3. 2，3 二磷酸甘油酸的影响　2，3 二磷酸甘油酸（2，3－diphospoglyceric acid，2，

3－DPG）是红细胞无氧糖酵解的中间产物，在调节 Hb 和 O_2 的亲和力中起重要作用。2，3－DPG 浓度升高，Hb 与 O_2 的亲和力降低，使氧解离曲线右移；2，3－DPG 浓度降低，Hb 对 O_2 的亲和力增加，使氧解离曲线左移。贫血、缺 O_2 等情况下，红细胞进行无氧糖酵解时，产生更多的 2，3－DPG，促进 Hb 解离出更多的 O_2 供给组织。

三、二氧化碳的运输

（一）CO_2 的运输形式

血液中 CO_2 也以物理溶解和化学结合两种形式运输。物理溶解的量只占总量的 5% 左右，化学结合的量占总量的 95%。

1. 碳酸氢盐 从组织扩散进入血液的大部分 CO_2，先溶解于血浆，使血浆中的 P_{CO_2} 升高，然后迅速扩散进入红细胞内。在红细胞内，除极少量直接溶解外，绝大部分 CO_2 与水反应生成碳酸，碳酸又解离成碳酸氢根和氢离子，反应极为迅速，可逆（图 5－10）。这是因为红细胞内含有较高浓度的碳酸酐酶，在其催化下，使反应加速 5000 倍，不到 1s 即达平衡。反应中生成的碳酸氢根便顺浓度梯度经红细胞膜扩散进入血浆。红细胞内负离子的减少应伴有同等数量的正离子向外扩散，才能维持电平衡。但红细胞膜不允许正离子自由通过，而小的负离子可以通过，于是，Cl^- 便由血浆扩散进入红细胞，这一现象称为**氯转移（chloride shift）**。在红细胞膜上有特异的 HCO_3^-－Cl^- 载体，运载这两类离子跨膜交换。这样，碳酸氢根便不会在红细胞内堆积，有利于反应向右进行和 CO_2 的运输。上述反应中产生的 H^+，大部分和 Hb 结合，Hb 是强有力的缓冲剂。

$$CO_2 + H_2O \xrightleftharpoons{\text{碳酸酐酶}} H_2CO_3 \rightleftharpoons HCO_3^- + H^+$$

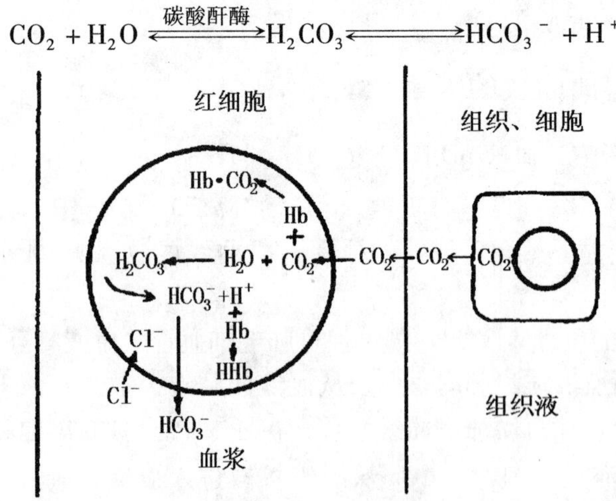

图 5－10 CO_2 在血液中的运输示意图

当静脉血流经肺泡时，静脉血 P_{CO_2} 高于肺泡气，于是血浆中 CO_2 向肺泡内扩散，上述反应向相反方向进行。红细胞内的 HCO_3^- 和 H^+ 生成 H_2CO_3，H_2CO_3 分解成 CO_2 和 H_2O，CO_2 从红细胞扩散入血浆，而血浆中的 HCO_3^- 便进入红细胞以补充消耗的 HCO_3^-，Cl^- 则出红细胞。这样以 HCO_3^- 形式运输的 CO_2，在肺部又转变成 CO_2 释出。

2. 氨基甲酸血红蛋白 进入红细胞的一部分 CO_2 能直接与血红蛋白的氨基结合，形成**氨基甲酸血红蛋白**（**carbaminohemoglobin**）。

$$HbNH_2 + CO_2 \rightleftharpoons HbNHCOOH$$

这一反应无需酶的催化且迅速、可逆，调节它的主要因素是氧合作用。氧合 Hb 与 CO_2 结合成氨基甲酸血红蛋白的能力比去氧 Hb 小，因此，在组织，HbO_2 解离释出 O_2，使去氧 Hb 含量多，结合的 CO_2 量就多，可形成大量的氨基甲酸血红蛋白。在肺部，由于 Hb 与 O_2 结合成 HbO_2，就迫使 CO_2 解离扩散入肺泡。虽然以氨基甲酸血红蛋白形式运输的 CO_2 仅占总运输量的7%左右，但在肺部排出的 CO_2 总量中，却约有 17.5% 是从氨基甲酸血红蛋白释放出来的，可见以氨基甲酸血红蛋白形式运输 CO_2 的效率很高。

（二）二氧化碳解离曲线

CO_2 解离曲线（**carbon dioxide dissociation curve**）是表示血液中 CO_2 含量与 P_{CO_2} 关系的曲线（图 5－11）。与氧解离曲线不同，血液 CO_2 含量随 P_{CO_2} 上升而增加，几乎成线性关系而不是“S”形，而且没有饱和点。因此，CO_2 解离曲线的纵坐标不用饱和度而用浓度来表示。

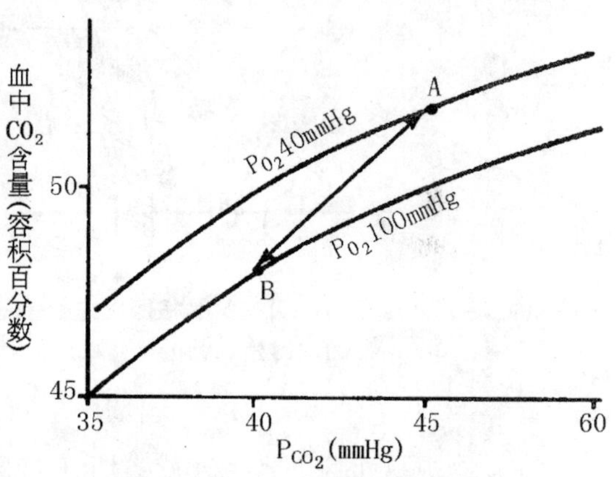

图 5－11 CO_2 解离曲线

A. **静脉血** B. **动脉血**（1mmHg＝0.133kPa）

图 5－11 的 A 点是静脉血 P_{O_2} 为 40mmHg、P_{CO_2} 为 45mmHg 时的 CO_2 含量，约为 52ml/100ml 血液；B 点是动脉血 P_{O_2} 为 100mmHg、P_{CO_2} 为 40mmHg 时的 CO_2 含量，约为 48ml/100ml 血液。可见，静脉血液流经肺部时每 100ml 血液释放出了 4ml 的 CO_2。

第四节 呼吸运动的调节

呼吸运动是由呼吸肌舒缩活动来完成的一种节律性运动。其深度和频率随体内、外环境的改变而改变，从而使肺通气量与人体代谢水平相适应。例如劳动或运动时，代谢增强，呼吸加深加快，肺通气量增大，摄取更多的 O_2，排出更多的 CO_2，以与增强的代谢水平相适应。呼吸运动的深度和频率主要受两个系统调节：一是随意的呼吸调节系统，中枢主要是大脑皮层；二是不随意的自主呼吸节律调节系统，中枢主要位于低位脑干。下面主要讨论后一系统。

一、呼吸中枢与呼吸节律的形成

（一）呼吸中枢

呼吸中枢（**respiratory center**）是指在中枢神经系统内产生和调节呼吸运动的神经细胞群。多年来，对于这些细胞群在中枢神经系统内的分布和在呼吸节律产生及调节中的作用，进行了大量的实验性研究。

1. 脊髓 脊髓中支配呼吸肌的运动神经元位于第3～5颈段（支配膈肌）和胸段（支配肋间肌和腹肌）脊髓灰质前角。动物实验中，在延髓和脊髓之间横断脊髓，呼吸就停止。说明节律性呼吸运动不是在脊髓产生的。脊髓只是起着联系上位脑和呼吸肌的中继站以及整合某些呼吸反射的初级中枢。

2. 低位脑干 横切脑干的动物实验（图5－12）：

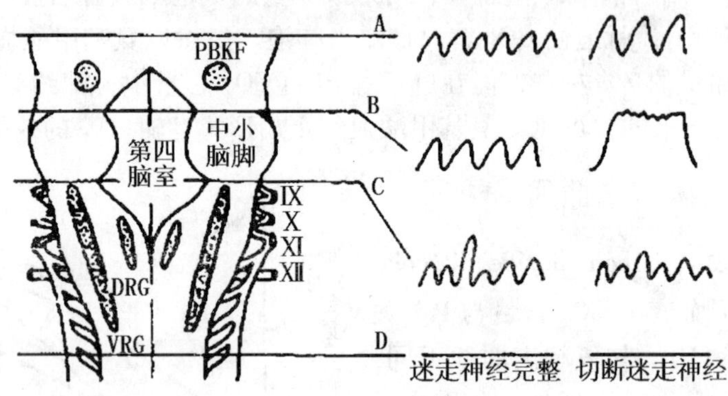

图5－12 脑干与呼吸有关的核团（左）和在不同平面横切脑干后呼吸的变化（右）示意图

DRG：背侧呼吸组 VRG：腹侧呼吸组 PBKF：臂旁内侧核和Kolliker－Fuse核

A、B、C、D为不同平面横切

在动物中脑和脑桥之间进行横切（图5－12，A平面），呼吸节律无明显变化。在延髓和脊髓之间横切（D平面），呼吸停止。上述结果表明呼吸节律产生于下位脑干，上位脑对节律性呼吸不是必需的。如果在脑桥上、中部之间横切（B平面），呼吸将变慢变深，如再切断双侧迷走神经，吸气便大大延长，仅偶尔为短暂的呼气所中断，这种形式的呼吸称为**长吸呼吸**。这一结果提示脑桥上部有抑制吸气的中枢结构，称为**呼吸调整中枢**；来自肺部的迷走传入冲动也有抑制吸气的作用，当延髓失去来自这两方面对吸气活动的抑制作用后，吸气活动不能及时中断，便出现长吸呼吸。在脑桥和延髓之间横切（C平面），不论迷走神经是否完整，长吸式呼吸都消失，而呈喘息样呼吸，呼吸不规则。因而认为脑桥中下部有活化吸气的长吸中枢。后来的研究证明，延髓有产生原始呼吸节律的基本中枢，脑桥上部有呼吸调整中枢，它们共同形成基本正常的呼吸节律。目前未能证实脑桥中下部存在着结构上特定的长吸中枢。

用微电极记录神经元电活动表明，在中枢神经系统内有的神经元呈节律性放电，并和呼吸周期相关，被称为**呼吸相关神经元或呼吸神经元**。这些呼吸神经元就其自发放电的时间而言，有以下类型：①在吸气相放电的为吸气神经元；②在呼气相放电的为呼气神经元；③在吸气相放电并延续至呼气相的为吸气－呼气神经元；④在呼气相放电并延续到吸气相者，为呼气－吸气神经元。后两类神经元均系跨时相神经元。

（1）延髓：延髓是产生原始呼吸节律的基本中枢，称为**延髓呼吸中枢**。在延髓，呼吸神经元主要集中在背侧和腹侧两组神经核团内，分别称为**背侧呼吸组**和**腹侧呼吸组**（图5－12）。

背侧呼吸组（dorsal respiratory group，DRG）呼吸神经元主要集中在延髓背侧孤束核的腹外侧部，主要含吸气神经元，其轴突交叉到对侧，下行至脊髓颈段和胸段，支配膈肌运动神经元和肋间外肌运动神经元，兴奋时产生吸气。DRG 有的吸气神经元的轴突投射到腹侧呼吸组或脑桥、边缘系统等。DRG 接受来自中枢和外周感受器、肺牵张感受器、本体感受器、对侧腹侧呼吸组头端、脑桥、大脑皮层等的传入，可调节吸气的速率和深度。

腹侧呼吸组（**ventral respiratory group，VRG**）呼吸神经元主要集中于疑核、后疑核和面神经后核附近的包钦格复合体（Botzinger complex，Bot C）。疑核内主要含吸气神经元，其轴突交叉下行至脊髓颈段和胸段，也支配膈肌和肋间外肌运动神经元，兴奋时引起吸气。疑核内的吸气和呼气神经元的轴突还随同侧舌咽神经和迷走神经传出，支配咽喉部呼吸辅助肌，兴奋时引起喉部声带外展，减小吸气阻力。后疑核内主要含呼气神经元，其轴突交叉下行至脊髓胸段，支配肋间内肌和腹肌运动神经元，仅在呼吸运动加强时兴奋，引起主动呼气。包钦格复合体（Bot C）内主要含呼气神经元，其轴突投射到延髓内侧部和脊髓，抑制吸气神经元的活动，此区也含有调节咽喉部呼吸辅助肌的呼吸运动神经元。

近来有实验证明在位于疑核和外侧网状核之间的前包钦格复合体（**pre－Botzinger complex，pre－Bot C**）有起搏样放电活动，认为它可能起呼吸节律发生器的作用，是呼吸节律起源的关键部位。

（2）脑桥：在脑桥上部，呼吸神经元相对集中于臂旁内侧核（NPBM）和相邻的 Kolliker－Fuse（KF）核，合称 PBKF 核群。其中含有一种跨时相神经元，其表现在吸气相与呼气相转换期间发放冲动增多。PBKF 核群和延髓的呼吸神经核团之间有双向联系，形成调控呼吸的神经元回路。将猫麻醉后，切断双侧迷走神经，损坏 PBKF 核群，可出现长吸式呼吸，这说明脑桥上部有抑制吸气的中枢结构，称此为脑桥**呼吸调整中枢**（**pneumotaxic center**）。该中枢主要位于 PBKF 核群，其作用为限制吸气，促使吸气向呼气转换，防止吸气过长过深。

3. 高位脑 高位脑不是产生节律性呼吸必需的部位，但呼吸运动受高位脑（大脑皮层、边缘系统、下丘脑等）的影响，尤其是大脑皮层。人可有意识地控制呼吸深度和频率，使呼吸运动在一定范围内可以随意进行，屏气、深呼吸、说话、唱歌、饮水、进食等活动都必须靠呼吸运动配合，这些活动和呼吸运动的协调变化都是在大脑皮层严密控制和协调下完成的。大脑皮层对呼吸的调节系统是随意呼吸调节系统，而下位脑干的呼吸调节系统是不随意的自主呼吸节律调节系统。这两个系统的下行通路是分开的。临床上有时可以观察到自主呼吸和随意呼吸分离的现象。例如在脊髓前外侧索下行的自主呼吸通路受损后，自主节律呼吸异常甚至停止，但病人仍可进行随意呼吸。患者靠随意呼吸或人工呼吸来维持肺通气，如未进行人工呼吸，一旦病人入睡，可能发生呼吸停止。

（二）呼吸节律的形成

早已肯定基本呼吸节律起源于延髓，但是其确切部位尚不完全清楚。关于呼吸节律的形成，也尚未完全阐明，目前有起步细胞学说和神经元网络学说。起步细胞学说认为，延髓内有与窦房结起搏细胞相类似的具有起步样活动的呼吸神经元，产生呼吸节律。神经元网络学说认为，呼吸节律的产生依赖于延髓内呼吸神经元之间的相互联系和相互作用。平静呼吸时，由于吸气是主动的，故有人提出中枢吸气活动发生器和吸气切断机制模型，认为延髓有一些起着吸气发生器作用的神经元，引起吸气神经元呈渐增性放电，产生吸气；

另有一些起着吸气切断机制作用的神经元，当其活动增强达到一定阈值时，使吸气活动终止（切断吸气）而转为呼气。呼气末吸气切断机制的活动减弱，吸气活动便再次发生。吸气切断机制接受来自吸气神经元、脑桥 PBKF 和肺牵张感受器的冲动（图 5－13）。切断迷走神经或损坏 PBKF 或两者，吸气切断机制达到阈值所需时间延长，吸气因而延长，呼吸变慢。这两种学说中，哪一种起主导作用尚无定论，但有一点是肯定的，那就是即使是起步细胞存在，神经元网络对于正常节律性呼吸活动的样式和频率的维持也是必不可少的。

二、呼吸运动的反射性调节

呼吸节律虽然产生于脑，但可受来自呼吸器官本身以及血液循环等其他器官系统感受器传入冲动的反射性调节。这些反射可分为机械感受性反射、化学感受性反射和防御性反射三类。

（一）机械感受性反射

1. 肺牵张反射　在麻醉动物肺充气时，则抑制吸气；肺缩小，则引起吸气。切断迷走神经，上述现象消失，所以这是一种反射，称为**肺牵张反射**（pulmonary stretch reflex），也叫**黑－伯反射**（Hering－Breuer reflex）。它包括肺扩张反射与肺缩小反射。

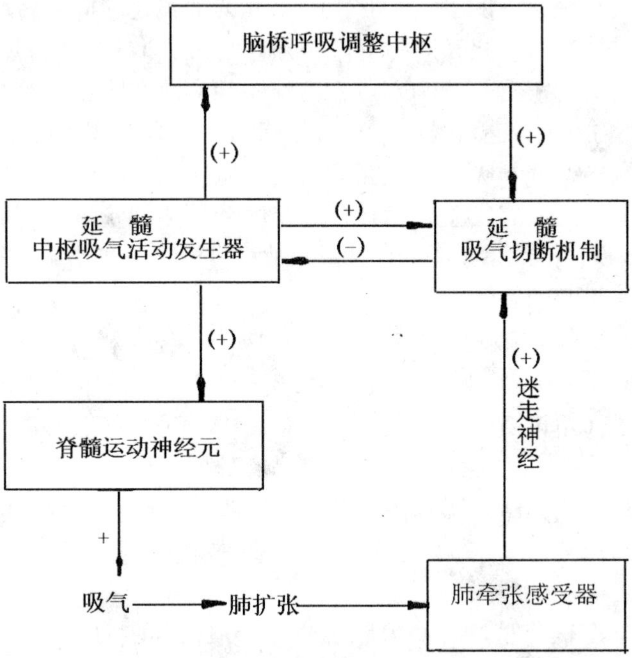

图 5－13　呼吸节律形成机制简化模式图
+：表示兴奋　－：表示抑制

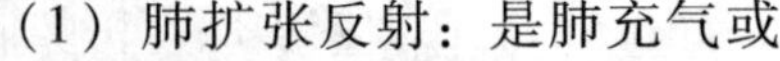

（1）肺扩张反射：是肺充气或扩张时抑制吸气的反射。感受器位于气管至细支气管的平滑肌中，是一种牵张感受器，阈值低，属于慢适应感受器。当吸气时，肺扩张牵拉呼吸道使之扩张时，肺牵张感受器兴奋，冲动经迷走神经中的粗纤维传入延髓。在延髓内通过一定的神经联系使吸气切断机制兴奋，使吸气转为呼气。

肺扩张反射的意义是能及时抑制吸气，加速吸气和呼气的交替，使呼吸深度减小，呼吸频率增加，即呼吸变浅变快。当切断迷走神经后，吸气延长、加深，呼吸变慢。

有人比较了 8 种动物的肺扩张反射，发现有种属差异，兔的最强，人的最弱。在人体，只有当潮气量增加至 800ml 以上时，才能引起肺扩张反射，可能是由于人体肺扩张反射的中枢阈值较高所致。所以，平静呼吸时，肺扩张反射不参与人的呼吸调节。

（2）肺缩小反射：是肺强烈缩小时引起吸气的反射。感受器同样位于气道平滑肌内，传入神经也在迷走神经干中。肺缩小反射在较强的缩肺时才出现，它在平静呼吸调节中意义不大，但对阻止呼气过深和肺不张等可能起一定作用。还可能与气胸时发生的呼吸增强有关。

2. 呼吸肌本体感受性反射 肌梭是呼吸肌的本体感受器。如肌梭受到刺激时可以反射性地引起受刺激肌梭所在肌肉的收缩，为骨骼肌牵张反射，属本体感受性反射（参见神经系统章节）。呼吸肌的本体感受器传入冲动在呼吸调节中有一定作用。人类为解除癌症患者躯体某部位剧痛，手术切断与疼痛有关的脊神经根，术后相应呼吸肌的活动发生消失或减弱。说明呼吸肌本体感受性反射参与正常呼吸运动的调节，在呼吸肌负荷增加时通过该反射将发挥更大的作用。但应注意的是，背根切断术不仅切断了本体感受器的传入纤维，也切断了所有经背根传入的其他感受器的传入纤维。近来的研究表明来自其他感受器的传入冲动也可反射性地影响呼吸。

（二）化学感受性呼吸反射

化学因素对呼吸的调节也是一种呼吸的反射性调节，化学因素是指动脉血或脑脊液中的 O_2、CO_2 和 H^+。机体通过呼吸调节血液中的 O_2、CO_2 和 H^+ 的水平，动脉血中 O_2、CO_2 和 H^+ 水平的变化又通过化学感受器调节着呼吸，以维持血液中的 P_{O_2}、P_{CO_2} 和 H^+ 浓度（$[H^+]$）的相对稳定。

1. 化学感受器 化学感受器是指其适宜刺激为某些特殊的化学物质的感受器。参与呼吸调节的化学感受器因其所在部位的不同，分为**外周化学感受器**（**peripheral chemoreceptor**）和**中枢化学感受器**（**central chemoreceptor**）。

（1）外周化学感受器：在动脉血中 P_{O_2} 降低、P_{CO_2} 升高和 $[H^+]$ 升高时，颈动脉体和主动脉体外周化学感受器受刺激，其冲动经窦神经和主动脉神经传送到延髓中与呼吸有关的核团，反射性引起呼吸加深加快。在呼吸调节中颈动脉体的作用远大于主动脉体。需要指出的是外周化学感受器感受的是动脉血 P_{O_2} 的刺激，而不是动脉血的 O_2 含量，因为在贫血或 CO 中毒时，血 O_2 含量虽然下降，但 P_{O_2} 正常，只要血流量充分，外周化学感受器的传入冲动便不增加。

（2）中枢化学感受器：位于延髓腹外侧浅表部位。中枢化学感受器的生理刺激是脑脊液和局部细胞外液中的 $[H^+]$。血液中的 CO_2 能迅速透过血－脑脊液屏障，与脑脊液中的 H_2O 结合成 H_2CO_3，然后解离出 H^+，刺激中枢化学感受器。中枢化学感受器的兴奋通过一定的神经联系，能引起呼吸中枢的兴奋，增强呼吸运动。血液中的 H^+ 不易通过血－脑屏障，故血液 pH 的变化对中枢化学感受器的直接作用不大，也较缓慢。

2. P_{CO_2}、$[H^+]$ 和 P_{O_2} 对呼吸的调节

（1）CO_2 对呼吸的调节 CO_2 是调节呼吸的最重要的生理性刺激因素，一定水平的 P_{CO_2} 对维持呼吸中枢的兴奋性是必要的。如人在过度通气后，由于呼出较多 CO_2，使动脉血中 P_{CO_2} 下降，减弱了对化学感受器的刺激，使呼吸中枢的兴奋减弱，结果可出现呼吸运动的下降或暂停，直到由机体代谢产生的 CO_2 使动脉血液中 P_{CO_2} 升高至正常水平，才会恢复正常呼吸。

吸入气中 CO_2 浓度适当升高，肺泡气和动脉血中 P_{CO_2} 也随之升高，呼吸加深加快，肺通气量增加。增加 CO_2 排出，肺泡气和动脉血中 P_{CO_2} 可回降至正常水平。如当吸入气 CO_2 浓度由正常的 0.04% 增加到 1% 时，肺通气量即明显增加；CO_2 浓度增加到 4% 时，肺通气量将加倍，呼吸频率也见增加。但是，吸入气中 CO_2 浓度超过7%时，通气已不能再相应增加，动脉血中 P_{CO_2} 陡然升高，CO_2 堆积在体内，反而会压抑中枢神经系统包括呼吸中枢的活动，引起呼吸困难、头痛、头昏甚至昏迷，出现 CO_2 麻醉。

CO_2 刺激作用是通过两条途径实现的：一是通过刺激中枢化学感受器；二是刺激外周化学感受器反射性调节呼吸中枢的活动。但主要是通过中枢化学感受器而起作用。如切断外周化学感受器的传入神经，CO_2 对呼吸运动的调节作用仅略有下降，只有动脉血中 P_{CO_2} 要比正常高10mmHg时，才刺激外周化学感受器，增强呼吸；而对中枢化学感受器只要升高2mmHg就可以引起呼吸的增强。但是，因为中枢化学感受器的反应慢，所以当动脉血 P_{CO_2} 突然大增时，外周化学感受器在引起快速呼吸反应中可起重要作用；当中枢化学感受器到抑制，对 CO_2 的反应降低时，外周化学感受器就起重要作用。

(2)［H^+］对呼吸的调节　当动脉血中［H^+］增加时，可引起呼吸加深加快；动脉血中［H^+］下降时，则抑制呼吸。［H^+］对呼吸的调节，主要是通过刺激外周化学感受器实现，其次是刺激中枢化学感受器。因为 H^+ 不易透过血－脑屏障，限制了血液中 H^+ 对中枢化学感受器的作用。如实验中切断动物的双侧窦神经，原来血液在pH 7.3～7.5之间变动所引起的肺通气反应就会消失。由此可以说明，［H^+］对呼吸的调节主要是通过外周化学感受器特别是颈动脉体而起作用的。

(3) 缺 O_2 对呼吸的调节　吸入气中 P_{O_2} 降低时，肺泡气和动脉血的 P_{O_2} 也随之降低，能反射性地引起呼吸加深加快，肺通气量增加。

低 O_2 对呼吸的刺激作用完全是通过外周化学感受器实现的。切断动物外周化学感受器的传入神经或摘除颈动脉体，急性低 O_2 的呼吸刺激反应完全消失。低 O_2 对呼吸中枢的直接作用是抑制作用。这种抑制作用随低 O_2 程度的加重而增强，这可能是由于中枢神经系统对低 O_2 的耐受力低而导致呼吸中枢神经元代谢障碍所致。但在一定程度（轻、中度低 O_2）上低 O_2 可以通过对外周化学感受器的刺激而兴奋呼吸中枢，对抗低 O_2 对中枢的直接抑制作用，使呼吸加强。不过在严重低 O_2 时，外周化学感受性反射已不足以克服低 O_2 对中枢的抑制作用，终将导致呼吸障碍。

正常安静状态下，动脉血 P_{O_2} 一般要下降到80mmHg以下时，肺通气才出现可觉察到的增加，可见动脉血 P_{O_2} 对正常呼吸的调节作用不大，仅在特殊情况下低 O_2 刺激才有重要意义。如严重肺气肿、肺心病患者，肺换气受到障碍，导致长时间的低 O_2 和 CO_2 潴留。CO_2 潴留使中枢化学感受器对 CO_2 的刺激作用发生适应，而外周化学感受器对低 O_2 刺激适应很慢，这时低 O_2 对外周化学感受器的刺激成为驱动呼吸的主要刺激。

3. P_{CO_2}、［H^+］和 P_{O_2} 在呼吸调节中的相互作用　图5－14表示，如果只改变 P_{CO_2}、［H^+］和 P_{O_2} 三个因素中的一个，其他两个因素保持不变时，各自对通气量的影响。图中可见，P_{O_2} 的波动对呼吸的影响最小。在一般动脉血 P_{O_2} 变动范围内80～140mmHg，通气量变化不明显，只在 P_{O_2} 低于80mmHg以后，通气量才逐渐增大。P_{CO_2} 和 H^+ 则不然，只要略有波动，就能出现肺通气量明显变化，尤其是 P_{CO_2} 作用更明显。可见在正常呼吸的调节中 P_{CO_2} 起着重要作用，而 P_{O_2} 只在缺 O_2 情况下才起作用。

但是，在实际整体情况下不可能是单因素的改变，而其他因素不变。往往是 P_{CO_2}、

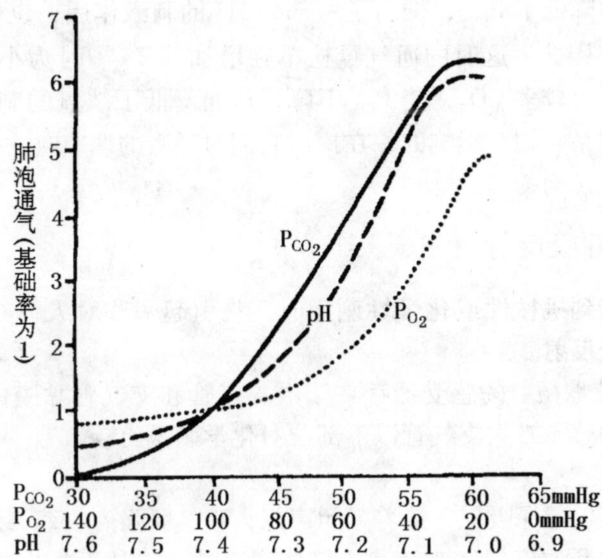

图5-14 改变动脉血液 P_{CO_2}、P_{O_2}、pH 三因素之一而维持另外两个因素正常时的肺泡通气反应（1mmHg = 0.133kPa）

H^+ 和 P_{O_2} 三个因素同时改变，三者间相互影响、相互作用，既可因相互总和而加大，也可因相互抵消而减弱（图5-15）。如当 P_{CO_2} 增高时，也提高了［H^+］的浓度，两者的刺激作用相加，使肺通气量比 P_{CO_2} 单独增高时明显加大。当［H^+］增加使肺通气量增大

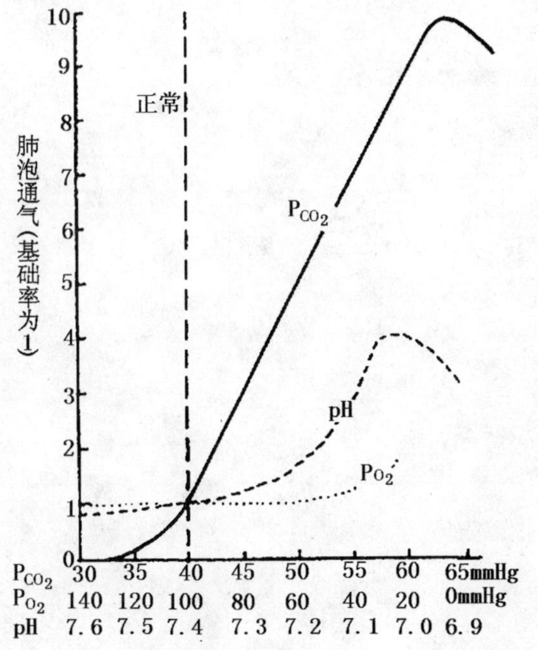

图5-15 改变动脉血液 P_{CO_2}、P_{O_2}、pH 三因素之一而不控制另外两个因素时的肺泡通气反应（1mmHg = 0.133kPa）

时，由于通气增加而降低了P_{CO_2}，抵消了一部分H^+的刺激作用；也因排出大量CO_2，使［H^+］也有所下降，因此，这时的通气量比单独增加［H^+］时为小。当P_{O_2}下降时，也因肺通气量增加，呼出较多CO_2，使P_{CO_2}下降，从而降低了缺氧的刺激作用。由此可见，上述三因素是相互联系、相互影响的，在探讨它们对呼吸的调节时，必须全面地辩证地进行观察分析，才能有正确的结论。

（三）防御性呼吸反射

呼吸道的黏膜受到机械性或化学性刺激时，将引起一些对人体有保护作用的呼吸反射，称为**防御性呼吸反射**。

1. 咳嗽反射 咳嗽反射的感受器存在于喉、气管和支气管黏膜中。大支气管以上部位对机械刺激比较敏感，二级支气管以下部位对化学刺激比较敏感。传入纤维在迷走神经中上行进入延髓。

咳嗽时，先有短促的深吸气，接着紧闭声门，呼气肌强烈收缩，使胸内压与肺内压都迅速上升。然后突然开放声门，使肺泡内气体高速冲出，从而排出气道中的异物或分泌物。

2. 喷嚏反射 喷嚏反射是鼻黏膜受刺激引起的防御性反射。传入神经为三叉神经，反射动作与咳嗽类似，不同的是腭垂下降，舌压向软腭，而不是声门关闭，气体主要从鼻腔急速喷出，以清除鼻腔中的刺激物。

第六章 消化和吸收

第一节 消化生理学发展史

一、18世纪及其以前的消化生理学

17世纪中叶以前，西方的医学机械论者对消化生理过程几乎毫无所知，他们企图以纯粹的机械术语来进行解释，因而除了知道一点消化过程中的物理变化外，对复杂的化学过程几无正确认识。然而，中医学却在两千年前就已经提出对于消化生理过程的天才般预见。《内经》中就有这样的记载："脾胃者，仓廪之官，五味出焉。……小肠者，受盛之官，化物出焉。"（《素问·灵兰秘典论》）"食气入胃，散精于肝，淫气于筋。……饮入于胃，游溢精气，上输于脾。脾气散精，上归于肺，通调水道，下输于膀胱。"（《素问·经脉别论》"中焦……此所受气者，泌糟粕，蒸津液，化其精微，上注于肺脉，乃化而为血，以奉生身，莫贵于此。……故水谷者，常并居于胃中，成糟粕而俱下于大肠，而成下焦，渗而俱下，济泌别汁，循下焦而渗入膀胱焉。"（《灵枢·营卫生会篇》）"水谷入口，则胃实肠虚；食下，则肠实而胃虚。"（《素问·五脏别论》）这些认识成为中医学对消化系统疾病理论的基础，对临床治疗产生了重要的指导作用。但是，这些认识缺乏严格的实验依据，其中不乏主观臆想的成分，又过于笼统和粗糙，还不能算是现代科学意义上的消化生理学。

现代消化生理学的开端应当首推胰腺导管的发现。1642年，德国解剖学家威尔松(J. G. Wirsung）在解剖尸体时发现一条由胰脏导入小肠上端的导管，从而推测有一种由胰腺分泌的液体向肠管排放，这可能与食物的化学性消化有关。这一划时代的发现及其大胆的推论，便成为消化生理学研究的起源。

22年后的1664年，荷兰著名解剖学家格拉夫(R. de Graaf）为了获取消化液，第一个在狗胃里成功地制成了人工瘘管。之后，他终于和另一位杰出的医学化学家西尔维斯(Francis cus Sylvius）一起，获得了由胰脏向小肠上端排放的液体，这便是胰液的首次发现。

西尔维斯有一个非常重要的大胆设想，即生命体内的化学过程和非生命体的化学过程是一致的。因此，从理论上说，生物体内所特有的化学过程都应该有可能在实验室中再现。这一设想的重要意义在于，他已脱离了他的老师赫尔蒙特(Jean Baptista van Helmont）在医学化学中的灵气论和神秘主义倾向的束缚，使化学方法在生理学研究中的地位大大提高了。西尔维斯对自己的理论和方法充满了信心，相信自己找到了打开所有生理学奥秘大门的钥匙。他认为消化过程是一种由唾液引起的发酵，胆汁和胰液帮助和维持了这一过程。这种认识比以前迈近了一大步，已经非常接近于现代的消化概念了。

几十年以后，法国的生理学家若穆(R. A. F. Reaumur）又从自己豢养的鹰胃里取得了能溶解生肉的液体。这是胃液具有蛋白消化机能的首次发现。若穆最初对鹰一次能吞食大块生肉而产生兴趣，这些生肉到哪儿去了呢？于是他先让鹰吞食一个放了肉的有孔眼的金属管，过一会儿再设法让鹰吐出来，结果管里的肉都被溶解了。他在金属管里装上海绵，由海绵携带出鹰胃内液体在体外也可以溶解肉块。这正是研究消化化学机制的真正开端。

在有关消化化学机制的初步研究基础上，18世纪意大利伟大的生理学家斯巴兰让尼(Lazaro Spallanzani）把消化生理学的研究大大向前推进了。他因此而成为实验生理学的主要奠基人。他进一步证实了若穆关于胃液消化机能的研究结论，还证明了胃液能防止食物腐败。当时的研究，仅有一些来自动物实验的资料，在人身上几乎没有做过什么实验。斯巴兰让尼认为单从来自动物的实验资料不能对人的消

化过程进行简单类比，只能作为一种可能的推测。要获得人的消化过程的资料，只有用人来做实验。于是，他勇敢地把一些装有不同食物的小管和小袋自己吞下去，而不顾随之引起的难受和想呕吐的感觉，也不顾明知自己所吞食的东西可能会引起的消化道梗阻及其后果。他终于成功地把小管从大便中排出，而没有遭受伤害。这种追求科学真理的献身精神，至今仍受到生理学家们的称道。

与此同时，另一个英国的生理学家史蒂文斯(E. stevens) 在1777年独立地发表了一篇重要论文，其中有一部分介绍了他所做的人体胃液分离及其特性的体外研究，这是对人胃液特性研究的首次报告。后来，史蒂文斯幸运地找到一个自愿作为他试验对象的人，此人名叫胡塞(Hussar)，智力低下，20多年中只靠表演吞食石子取乐于市民观众来维持自己悲惨的生活。这个能“吞石的反刍者”，很乐意接受吞、吐史蒂文斯为他准备的中空小银球。这些设计精巧的银球分作两个腔室，球的表面戳了一些针尖大小的孔，小银球内可放入不同的食物。这样，就能比较消化液对各种不同食物所引起的不同作用。

以上便是18世纪及其以前消化生理学所取得的主要成就。

二、著名的马丁胃瘘试验及其历史意义

18世纪及其以前，虽然生理学家们做了大量有意义的工作，但都相当零散，并未能对某一消化器官的生理过程进行比较系统的观察。直到19世纪20年代，美国的鲍芒(W. Beaumont) 利用马丁(A. StMartin) 的胃瘘来分析胃的消化过程，才使消化生理学的研究得到真正的提高。

1822年，有个叫圣·马丁的士兵，由于步枪不慎走火，胁下被打了一个大洞，他被送到驻扎在美国密执安州边远军队中的一个外科军医鲍芒那里治疗，鲍芒医生以他精湛的医术挽救了马丁的生命。马丁虽然恢复了健康，但却在左腹部遗留下一个通向胃的直径约2cm的瘘道迟迟不能愈合，只能塞上纱布，防止食物漏出。这时，鲍芒想到，利用这个孔道可以观察食物在胃中的变化，便要求马丁配合他们做了持续8年之久的研究工作。研究成果写成一本专册，于1833年公布，题为《胃液的实验与观察以及消化生理》，内容包括胃在各种条件下的活动状况，以及胃液的消化功能，共报告了238个实验实例。

三、巴甫洛夫的巨大贡献

尽管有了这些研究进展，但在巴甫洛夫(I. P. Pavlov) 以前，消化生理学研究的思维方法和具体手段都还是相当落后的。俄国的巴甫洛夫对消化生理进行了卓越的研究，他对旧的研究指导思想和具体实验方法都进行了革新。他巧妙地设计了大量的实验方法，熟练地做了很多精细的手术，进行了长期的艰苦努力，获得了大量实验资料。1897年，巴甫洛夫出版了《消化腺工作讲义》一书，将他在实验中得到的材料和观念作了完整的总结，这本书很快被翻译成欧洲各种主要文字，给他带来了巨大的荣誉。我们可以毫不夸张地说，近代消化生理学获得的主要而可靠的知识，大部分应归功于巴甫洛夫。由于他在消化生理学上的成就，1904年他获得了诺贝尔生理学医学奖。他是全世界的生理学家中第一个得到这种荣誉的人。归纳起来，巴甫洛夫在消化生理学研究上有以下几方面的贡献：

1. 慢性实验方法的设计 用正常动物作为实验对象，或者按照严格的外科消毒要求，在动物身上有目的地通过外科手术造成一些特殊情况，待动物从手术的一般影响中复元之后，才作为生理学实验的对象。这种实验就是所谓慢性实验，巴甫洛夫是系统地应用这种方法的第一个生理学家。

巴甫洛夫在消化生理学研究中进行慢性实验的手术，包括对各种消化腺和消化道瘘管的制备以及颈部迷走神经干的分离等。其中最著名的有“巴氏小胃”（一种与主胃既有神经联系又有血管联系的分隔小胃）的构思；用于假饲研究的各种消化腺瘘管（食管瘘以及唾液瘘）等。

通过这些手术，就能使内部消化器官在不损伤神经调节和血液供应以及不影响机体正常生活的情况下来进行实验和观察。这样，就能严密、精确、动态地观察消化腺的分泌活动并能收集到大量纯净的消化液。有一个时期，巴甫洛夫的“胃液工厂”每天可采集到20升纯净胃液以供治疗之用。

2. 消化腺神经调节的发现和深入研究 慢性实验方法对消化腺的神经调节提供了极好的研究基础。

在慢性实验中，预先从颈部分离出迷走神经干，刺激它就使胃腺和胰腺的分泌明显增加，这就肯定了迷走神经对消化腺功能的支配。此后，在著名的“假饲”（把狗的食管在颈部切断造瘘，喂食后食物从瘘管流出而不能进入胃内）研究中，发现假饲后消化腺分泌大量增加，而把迷走神经一切断，假饲便不再引起消化腺分泌增加。这不仅进一步证实了迷走神经是重要的支配消化腺分泌的神经，而且还发现从食物进入口腔到消化液分泌之间存在着一个“反射过程”，这就对消化机能的神经调节机制有了更深刻的认识。

巴甫洛夫是一个不倦的探索者，他认为假饲研究还不能反映胃腺和其他消化腺分泌的全部真实情况，因为假饲时食物并未到达胃内，因而不能像正常消化过程那样对胃壁产生机械和化学作用，因此还不完全等同于正常的消化过程。但在真正进食时，进入胃的食物又与唾液、胃液混合，不能得到纯净的胃液。为解决这个问题，德国的生理学家海登汉(Heidenhain)曾首先进行过尝试，将胃壁分成大小两个部分各自缝合，大胃可以进行正常的消化过程，食物不进入小胃，从小胃可以得到纯净的胃液进行研究，同时将分布到小胃的迷走神经也完全切断，只有部分交感神经随血管进入小胃，这种小胃称为无神经支配的小胃或海登汉小胃(Heidenhain pouch)。很显然，海登汉小胃由于缺乏完整的神经支配，不便用以研究胃液分泌的全部调节功能。巴甫洛夫经过长期的潜心研究，终于成功地制作了“巴氏小胃”，这种小胃在胃壁上作切口时，仅把黏膜层完全切开，而保留一部分完整的浆膜和肌肉层。这样，便有一部分迷走神经借着保留的浆膜和肌肉层通向小胃，而大胃和小胃的黏膜是彼此完全隔离的。食物仅通过大胃而不进入小胃，这种小胃由于保留了迷走神经的支配，能准确地反映主胃的活动，当主胃接受食物开始消化活动时，能从小胃瘘管获得相同成分的胃液。

利用“巴氏小胃”，巴甫洛夫证明了胃液分泌的数量、性质和时间，不但随食物的数量变动，而且随食物的种类而有明显的差别。吃肉、面包和牛奶，分泌量高峰时间不同，分泌时间的长短不同，胃液消化能力的高峰期也不同。他还在其他实验中证明了唾液腺、胰腺和其他消化腺也随食物的数量、种类和性质而灵敏地调整它们的活动和所分泌的消化液的成分。

3. 高级神经活动研究中条件反射的发现　巴甫洛夫还发现并研究了消化腺的“心理性兴奋”，即动物仅仅看到食物，各种消化腺就发生分泌。后来，这成了他进一步研究高级神经活动的起点，发现了“条件反射”现象，以此为基础创立了著名的“条件反射学说”。

4. 肠激酶的发现和其他贡献　还应该指出，巴甫洛夫实验室在研究各种消化液的物理、化学性质以及它的消化酶作用方面，当时已达到比较高的水平。巴甫洛夫和他的同事还发现了肠激酶，这也是科学史上的一件大事，这是“酵素的酵素”（即这种酶能激活其他酶）的第一次发现，为其他的科学家的研究工作打下了一个基础，使他们得以继续发现和研究“激酶”和“辅酶”，这是生物化学领域中有很重要作用的一大类新物质。

四、结语

恩格斯曾经指出：“不管自然科学家采取什么样的态度，他们还是得受哲学的支配。”自然科学离不开哲学，无论他们是否愿意、是否自觉、是否承认，都必然受到某种哲学思想的支配或影响。从消化生理学的发展历史中，我们可以意识到哲学思想对这一学科的巨大影响。

古老的中医学虽然对消化过程有天才般的预见，但它和西方古代的自然哲学类似，笼统直观，主观臆想的成分比较多。医学机械论者对消化生理则毫无所知。他们都没有严格的受控实验作基础，因而未能开创消化生理学。巴甫洛夫时代以前，研究消化机能的主要方法，是所谓的活体解剖或急性实验法，这是仅着眼于局部器官的分析法，这些方法显然受到孤立静止研究问题的形而上学、机械唯物论的影响，虽然取得了不可否认的进展，但却未能揭示消化器官功能的精确神经调节。当时世界各国有不少生理学者注意到这一点，都力图采用比较适宜的慢性实验方法，然而却没有成功。巴甫洛夫之所以取得如此巨大的成就，这与先进的辩证唯物论思维方法对他的影响有关。

巴甫洛夫的研究方法，还体现了他在哲学上的主要观点－机体的完整性和机体与环境的统一性。他不否认以前盛行的分析方法在涉及个别器官机能某些细节方面的贡献。他说："它确定了部分与自然界的各种关系。但这是不够的。虽然分析法在精细的生理研究上有它的用处，但各器官的生理也确实被分析所扰乱。因此，我们必须改用综合的研究方法，或者说用综合的方法来补充分析方法的不足，并且将生物当作一个整体来研究。"正是他的慢性实验方法和综合研究观念使他成为生理学史上一颗璀璨的巨星。

当然，除了先进的哲学思想指导之外，伟大的献身精神，对技术的精益求精，顽强不懈的努力，对前人及当代学者理论和实验成果的广泛吸收，都是一个科学家不可缺少的，这点也是不言而喻的。

第二节 概 述

人体在生命活动过程中，不仅要从外界摄取足够的 O_2，还必须从外界摄取各种营养物质如蛋白质、脂肪、糖类、维生素、水和无机盐。这些营养物质主要来自食物。除维生素、水和无机盐可直接被人体吸收利用外，蛋白质、脂肪、糖类都是结构复杂的大分子，不能直接被人体吸收和利用，必须在消化道内分解成为结构简单的小分子才能透过消化道黏膜进入血液循环，供机体利用。这种食物在消化道内被加工分解为可吸收的小分子物质的过程，称为消化(**digestion**)。食物经过消化后得到的小分子物质，透过消化道黏膜进入血液和淋巴的过程称为吸收(**absorption**)。

消化和吸收是相辅相成、紧密联系的两个过程，不能消化和吸收的食物残渣形成粪便，经肛门排出体外。

消化和吸收是消化系统的主要生理功能。此外，消化系统还具有重要的内分泌功能和免疫功能。

一、消化方式

根据食物在消化过程中，其分子结构是否发生化学变化，从而将食物的消化方式分为两种：一种是机械消化，通过消化道肌肉的运动，将食物磨碎，使之与消化液充分混合，并不断向消化道远端推送。这种消化方式并不引起食物分子的改变。另一种是化学消化，通过消化液中各种消化酶的作用，将食物分解为小分子物质。如蛋白质被胰蛋白酶分解为小分子的多肽和氨基酸。以上两种消化方式实际上是同时进行，互相配合的。

二、消化道平滑肌

（一）一般特性

在整个消化道中，除口腔、咽、食管上段和肛门外括约肌属于骨骼肌外，其他部分由平滑肌组成。消化道平滑肌具有肌肉组织的共同特性，如兴奋性、传导性和收缩性等，与骨骼肌相比，这些特性又具有自身的功能特点。

1. 兴奋性 与骨骼肌相比，消化道平滑肌的兴奋性较低，收缩的潜伏期、收缩期和舒张期均比骨骼肌长，而且变异很大。

2. 自动节律性运动 消化道平滑肌在适宜的环境内，仍能进行良好的节律性活动，但较心肌而言，频率慢且不规则。

3. 紧张性收缩　消化道平滑肌经常保持在一种微弱的持续收缩状态。这种特点对保持消化道腔内一定的基础压力，以及维持胃、肠道的正常形状和位置有重要意义，消化道平滑肌的各种收缩活动也都是在此基础上发生的。

4. 伸展性　消化道平滑肌能适应需要作较大程度的伸展。对于中空的容纳器官，这一特性具有重要意义，使消化道可容纳数倍于自身体积的食物而不发生明显的压力变化。

5. 对化学、温度和机械牵张刺激较为敏感　消化道平滑肌对上述刺激特别敏感，如微量乙酰胆碱可使其收缩，肾上腺素可使其舒张。轻度的突然拉长，也可引起平滑肌强烈收缩。但消化道平滑肌对电、烧灼、切割等刺激不敏感。消化道内容物是引起消化道平滑肌舒缩活动的自然刺激因素。

（二）消化道平滑肌的生物电活动

1. 静息电位　消化道平滑肌的静息电位不稳定，为 –50 ~ –60mV，波动较大。其产生机制主要由 K^+ 外流引起。另外，Na^+、Cl^- 及 Ca^{2+} 等离子的扩散及 Na^+-K^+ 泵的生电作用对于平滑肌静息电位的形成也有影响。

2. 基本电节律（basic electrical rhythm，BER）　安静状态下，在消化道平滑肌静息电位基础上记录到一种缓慢的、自发的、节律性的去极化电位波动，称为慢波电位，又因其决定着消化道平滑肌的收缩节律，故又称基本电节律。BER 波幅变动在 5 ~ 15mV 之间，持续时间由几秒至十几秒。消化道不同部位的慢波频率不同，人胃部的慢波频率为 3 次/分钟，十二指肠为 11 ~ 12 次/分钟，回肠末端为 8 ~ 9 次/分钟。

BER 产生的机制尚不清楚。一般认为，慢波的产生可能是肌源性的，因为在切断支配胃肠平滑肌的神经，或用药物阻断神经冲动后，BER 仍然存在，说明 BER 可能是肌源性的。而在用哇巴因抑制钠泵后，BER 消失，说明 BER 的产生可能与生电性钠泵的活动有关。但神经和激素可影响 BER 的发生。

虽然 BER 决定着消化道平滑肌的收缩节律，但是 BER 本身并不直接引起平滑肌的收缩。BER 产生的去极化可使膜电位接近阈电位水平，一旦达到阈电位水平，就可引起动作电位。

3. 动作电位　当 BER 的电位波动使细胞膜电位去极化达到阈电位水平时（如 –40mV），就可触发一个或多个动作电位，随后出现肌肉收缩。动作电位的时程较短，仅 10 ~ 20ms，幅值较低。它的去极化主要是由 Ca^{2+} 内流引起。动作电位的数目多少与肌肉收缩的幅度之间存在很好的相关性，每个 BER 上出现的动作电位数目越多，Ca^{2+} 内流量越多，肌肉收缩力越大（图 6 –1）。

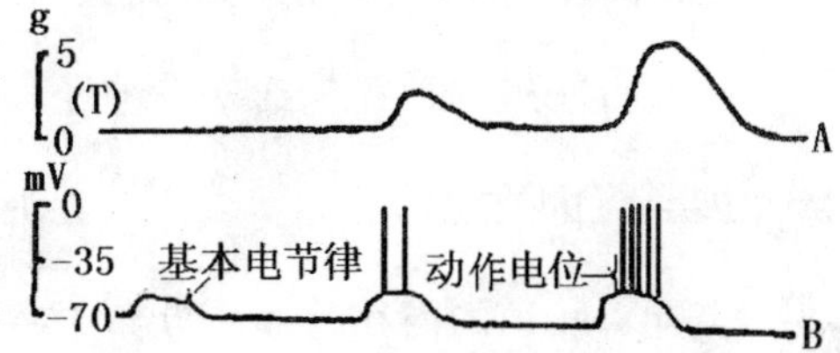

图 6 –1　消化道平滑肌的电活动与收缩之间的关系

A：肌肉收缩曲线

B：消化道平滑肌的生物电活动

综上所述，平滑肌的收缩是继动作电位之后产生的，而动作电位则是在 BER 基础上发生的。因此，BER 是胃肠运动的起步电位，控制着平滑肌收缩的节律，并决定蠕动的方向、节律和速度。

三、消化腺的分泌功能

人体每日由各种消化腺分泌的消化液总量达6～8L（见表6－1）。消化液主要由水、有机物（酶和黏液等）及各种电解质组成。消化液的主要功能为：①稀释食物，使之与血浆的渗透压相等，以利于吸收；②改变消化道内的pH，使之适应于消化酶活性的需要；③水解复杂的食物成分，使之成为小分子物质便于吸收；④通过分泌黏液、抗体和大量液体，保护消化道黏膜，防止物理性和化学性的损伤。

消化腺的分泌是腺细胞主动活动的结果，它包括由血液内摄取原料、在细胞内合成分泌物，以及将分泌物由细胞内排出等一连串的复杂活动。对消化腺分泌细胞的刺激－分泌偶联的研究表明，腺细胞膜上往往存在着多种受体，不同的刺激物，如各种激素和不同的神经递质与相应的受体结合后，可引起细胞内一系列的生化反应，最终导致分泌物的释放。

表6－1　消化液的成分及作用

消化液	分泌量(L/d)	pH	主要成分	酶的底物	酶的水解产物
唾液	1.0～1.5	6.6～7.1	黏液、α－淀粉酶	淀粉	麦芽糖
胃液	1.5～2.5	0.9～1.5	黏液、盐酸、胃蛋白酶(原)、内因子	蛋白质	脲、胨、多肽
胰液	1.0～2.0	7.8～8.4	胰淀粉酶 胰脂肪酶	淀粉 甘油三酯	麦芽糖 脂肪酸、甘油、甘油一酯
			胰蛋白酶(原)	蛋白质	氨基酸、寡肽
			糜蛋白酶(原)	蛋白质	氨基酸、寡肽
			HCO_3^-		
胆汁	0.8～1.0	6.8～7.4	胆盐、胆固醇、胆色素		
小肠液	1.0～3.0	7.6	黏液、肠致活酶	胰蛋白酶原	
大肠液	0.5	8.3	黏液、HCO_3^-		

四、胃肠道的神经支配及其作用

支配胃肠道的神经包括外来神经和内在神经两大部分。

（一）内在神经

支配胃肠道的内在神经丛分布于食管中段至肛门的绝大部分消化管壁内，由无数的神经元和神经纤维组成复杂的神经网络。神经元的数量约为108个，相当于脊髓内的神经元数目。在这些神经元中有大量的感觉神经元、运动神经元和中间神经元。其中，感觉神经元的功能是感受来自肠壁或黏膜上的机械、化学刺激；运动神经元支配胃肠道平滑肌、血管和腺体。各种神经元之间通过短的神经纤维形成网络联系。它们把胃肠壁的各种感受器和效应器联系在一起，构成了一个完整的局部反射系统。切除外来神经后，食物对胃肠道的刺激仍能引起胃肠运动及腺体分泌，主要是通过内在神经丛的局部反射完成的。但在完整的机体内，内在神经受外来神经的调节。

内在神经包括两大神经丛即肌间神经丛（又称欧氏丛）和黏膜下神经丛（又称麦氏

丛）。内在神经丛有的神经元释放兴奋性神经递质，如乙酰胆碱和 P 物质；有的神经元释放抑制性递质如血管活性肠肽和一氧化氮（NO）。肌间神经丛位于纵形肌和环形肌之间，主要支配平滑肌细胞。黏膜下神经丛位于环形肌和黏膜之间，主要调节腺细胞和上皮细胞功能，也有些支配黏膜下血管。

（二）外来神经

支配胃肠道的外来神经包括副交感神经和交感神经（图 6－2）。除口腔、食管上段和肛门外括约肌外，几乎整个消化道都受副交感神经和交感神经的双重支配，其中以副交感神经的作用为主。

1. 副交感神经　来自迷走神经和盆神经，其节前纤维进入消化道内，与内在神经丛形成突触，发出节后纤维分布至腺细胞、上皮细胞和平滑肌细胞。大多数副交感神经的节后纤维为胆碱能纤维，当其兴奋时释放的递质是乙酰胆碱（ACh），ACh 作用于 M 型胆碱受体，通常引起胃肠运动加强，腺体分泌增加。这一作用可被阿托品阻断。近年发现，少数副交感神经节后纤维是非胆碱能、非肾上腺素能纤维，其末梢递质可能为肽类物质，如血管活性肠肽、生长抑素、脑啡肽、P 物质等，其作用可能与平滑肌、血管等的舒张活动有关。

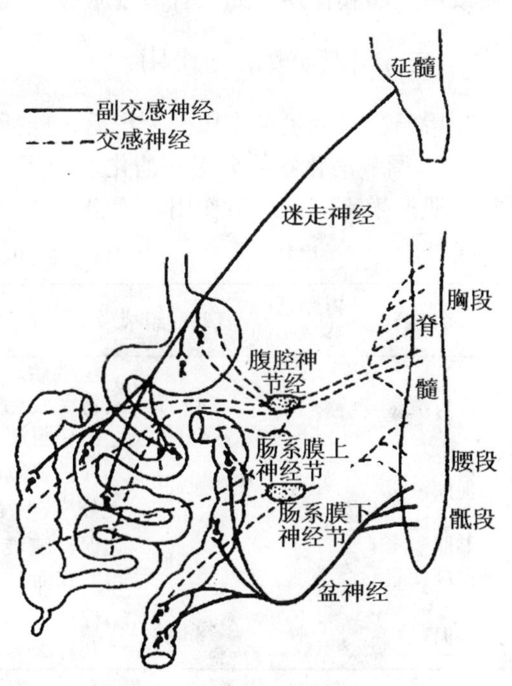

图 6－2　胃肠道的神经支配

2. 交感神经　支配胃肠道的交感神经起源于脊髓胸段第 5 节至腰段第 3 节，经腹腔神经节、肠系膜神经节或腹下神经节换神经元，其节后纤维为肾上腺素能纤维，主要分布在内在神经元上，抑制其兴奋性，或直接支配胃肠平滑肌、血管平滑肌及胃肠道腺细胞。交感神经节后纤维末梢释放的递质是去甲肾上腺素，主要引起胃肠道运动减弱，腺体分泌减少。

五、消化道的内分泌功能

分散在胃肠道黏膜内的内分泌细胞合成和分泌的多种具有生物活性的化学物质，统称为胃肠激素。在胃肠道黏膜层内分布着大约 40 种内分泌细胞，其总数远远超过体内所有内分泌腺细胞的总和。因此胃肠道也被认为是体内最大、最复杂的内分泌器官。

胃肠激素在化学结构上绝大部分都是肽类，主要的激素有促胃液素、促胰液素、缩胆囊素、抑胃肽等。

（一）胃肠内分泌细胞的特点

大部分胃肠道内分泌细胞形似锥形，顶端有微绒毛突起伸入胃肠腔内，直接感受胃肠内食物成分和 pH 的刺激而引起细胞的分泌活动。这类细胞称为开放型细胞。另有少数胃肠内分泌细胞无微绒毛，与胃肠腔无直接接触，它们的分泌受神经兴奋或周围内环境变化的调节，这类细胞称为闭合型细胞。

胃肠激素主要通过3种方式发挥作用：①远距离分泌：胃肠激素被直接释放入血液，经血液循环运输至靶器官或靶细胞起作用。促胃液素、促胰液素、缩胆囊素、抑胃肽等都通过这一途径起作用。②旁分泌：胃肠激素并不直接释放入血，而是通过细胞间隙扩散至邻近的靶细胞，传递局部信息，在局部发挥作用。胃窦部和胰岛内的D细胞释放的生长抑素主要以此方式发挥作用。③腔内分泌：胃肠激素被直接释放进入胃、肠腔，再作用于靶细胞，如促胃液素、胰多肽等。④神经分泌：有些胃肠激素作为胃肠道肽能神经元的递质或调质而起作用，如血管活性肠肽和蛙皮素等。

（二）胃肠激素的作用

胃肠激素的生理作用极为广泛，概括起来，主要有以下三方面：

1. 调节消化腺的分泌和消化道的运动　不同的胃肠激素对不同的消化腺、平滑肌和括约肌产生不同的调节作用。现将四种胃肠激素的主要生理作用归纳于表6-2。

表6-2　四种主要胃肠激素简介

名称	胃肠道内分泌细胞	氨基酸组成	主要生理作用	引起释放的刺激物
促胃液素	G	17肽	促进胃液（主要是胃酸）分泌、胃窦收缩、胰液（主要是酶）分泌、胆汁分泌	蛋白质消化产物、迷走神经兴奋、胃窦部扩张
促胰液素	S	27肽	促进胰液（主要是 HCO_3^- 和水）的分泌、胆汁分泌、抑制胃酸分泌	盐酸、蛋白质消化产物、脂肪酸
缩胆囊素（促胰酶素）	I	33肽	促进胰液（主要是酶）分泌、胆囊收缩	蛋白质消化产物、脂肪酸、盐酸
抑胃肽	K	43肽	促进胰岛素分泌、抑制胃酸分泌及胃肠运动	脂肪、葡萄糖

2. 调节其他激素释放　现已证明，进食时食物刺激消化道壁内的K细胞释放抑胃肽，而抑胃肽有很强的刺激胰岛素分泌的作用，从而使进食时吸收的葡萄糖很快被机体利用，防止血糖过高，也避免一部分葡萄糖超过肾糖阈从尿中丢失。此外，生长抑素、胰多肽、血管活性肠肽等对生长素、胰岛素、胰高血糖素和促胃液素等激素的释放均有调节作用。

3. 营养作用　一些胃肠激素具有促进消化道组织的代谢和生长的作用，称为营养作用。例如，促胃液素能刺激胃泌酸部位黏膜和十二指肠黏膜的DNA、RNA和蛋白质的合成。给动物长期注射五肽促胃液素（一种人工合成的促胃液素活性片段）可引起壁细胞增生。在临床上也观察到，切除胃窦的病人，血清促胃液素水平下降，同时可发生胃黏膜萎缩；相反，患有胃泌素瘤的病人，血清中促胃液素的水平很高，而且多伴有胃黏膜增生肥厚。此外，小肠黏膜I细胞释放的缩胆囊素则具有促进胰腺外分泌组织生长的作用。

（三）脑肠肽的概念

研究证明，有些肽类激素既可由胃肠黏膜内分泌细胞分泌，作为胃肠激素发挥作用，又可由中枢神经系统的神经元释放作为神经递质发挥作用。这类在消化道和中枢神经系统中同时存在的激素被称为脑－肠肽。迄今为止已被确认的脑－肠肽有20余种，如促胃液素、缩胆囊素、P物质、生长抑素、血管活性肠肽、脑啡肽、神经降压素等。这些肽类物质双重分布的生理意义已经引起人们的重视。

第三节　口腔内消化

消化过程从口腔开始。食物在口腔停留的时间为15～20秒。食物在这里被咀嚼磨碎，与唾液混合，形成食团而被吞咽。唾液对食物有较弱的化学性消化作用。

一、唾液分泌

人的口腔内分布有三对大唾液腺（舌下腺、下颌下腺、腮腺）和众多散在的小唾液腺。这些腺体均有导管开口于口腔黏膜，其分泌物总称为唾液。

（一）唾液的性质和成分

唾液是无色无味、近中性（pH 6.7～7.1）的低渗黏稠液体，比重为1.002～1.012。无机物中水分约占99%，其余的包括K^+、HCO_3^-、Na^+、Cl^-等，有机物主要包括黏蛋白、唾液淀粉酶、溶菌酶和免疫球蛋白（IgA、IgG、IgM）等。成年人每日的唾液分泌量为1～1.5L，通常为低渗或等渗液。安静时，Na^+和Cl^-的浓度约为15mmol/L，是血浆浓度的1/7～1/10，这是由唾液腺导管上皮细胞对Na^+和Cl^-的重吸收作用造成的；K^+浓度约为30mmol/L，约为血浆浓度的7倍，表明K^+是由唾液腺细胞主动分泌的。

（二）唾液的作用

唾液的主要作用有：①湿润和溶解食物，以便咀嚼、吞咽和引起味觉。②化学性消化作用：唾液淀粉酶可将食物中的淀粉分解为麦芽糖。此酶的最适pH为7.0，食物进入胃后，仍可继续发挥作用，直至胃酸分泌增多使pH小于4.5时，其作用才终止。③清洁和保护口腔：唾液可以清除口腔中的食物残渣，冲淡、中和进入口腔的有害物质。另外，唾液中还含有溶菌酶和免疫球蛋白，可起杀灭细菌和病毒的作用。

（三）唾液分泌的调节

唾液分泌的调节完全是神经反射性的，包括非条件反射和条件反射。食物的外观、颜色、气味、进食环境及语言文字描述等可成为条件刺激，反射性地引起唾液分泌，属于条件反射。“望梅止渴”就是条件反射引起唾液分泌增加的典型例子。进食后，食物对口腔、舌、咽部黏膜的机械、化学、温度刺激所引起的唾液分泌，属于非条件反射。

唾液分泌的基本中枢在延髓，高级中枢在下丘脑、大脑皮层等处。传出神经主要是混在第Ⅶ、Ⅸ对脑神经中的副交感神经，末梢释放的递质为ACh，作用于腺细胞膜上M受体，引起大量稀薄的唾液分泌；交感神经也支配唾液腺，节后纤维释放去甲肾上腺素，作用于腺细胞膜上β受体，引起量少而黏稠的唾液分泌。

二、咀嚼和吞咽

咀嚼是随意运动，是由咀嚼肌按一定顺序收缩而完成的。咀嚼的作用将食物切碎，并使之与唾液充分混合，形成食团便于吞咽；还使食物与唾液淀粉酶充分接触而产生化学性消化作用。此外，咀嚼还可加强食物对口腔内各种感受器的刺激，反射性引起胃、胰、肝、胆囊等的活动加强及胰岛素分泌，为食物的下一步消化吸收准备条件。

吞咽是食团由口腔经咽和食管入胃的过程。吞咽过程是一个复杂的反射活动。根据食团在吞咽时所经过的解剖部位，将吞咽过程分为三期：①由口腔到咽：指食团从口腔进入咽部，是在大脑皮层控制下进行的，属随意动作，因此这期又称为随意期。②由咽至食管上段：食团从咽进入食管上端，通过一系列快速的反射动作使咽与气管的通路封闭，呼吸暂停，喉头前移，食管上口张开，食团从咽快速进人食管。③由食管至胃：食团进入食管后，由食管蠕动将食团向前推进，经贲门入胃。蠕动是消化道平滑肌共有的一种运动形式，是一种向前推进的波形运动。在食团下端为舒张波，上端为收缩波。于是，食团很自然地被向前推送（图6－3）。

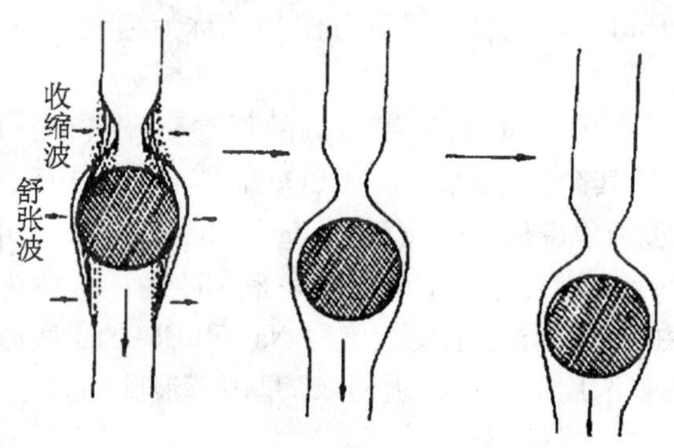

图6－3　食管蠕动示意图

在食管与胃连接处，虽然不存在括约肌，但用测压法观察到，此处确实存在一个约1～2cm的高压区，内压比胃内压高5～10mmHg。因此，正常情况下，胃内容物不能逆流入食管，高压区起到了类似生理括约肌的作用，称为食管下括约肌。食管下括约肌的舒缩活动受神经和体液因素调节。目前认为，引起食管下括约肌收缩的主要神经递质是ACh，而引起其松弛的神经递质则是血管活性肠肽和一氧化氮。体液因素中，促胃液素、胃动素能引起食管下括约肌的张力增加，而促胰液素、缩胆囊素、前列腺素 A_2、咖啡因、酒精等则使食管下括约肌舒张。临床上食管下括约肌功能不全，胃内容物逆流入食管，胃酸刺激食管下端而诱发食管炎。

吞咽反射的基本中枢在延髓，传入神经来自软腭、咽后壁、会厌和食管，传出神经在第Ⅴ、Ⅸ、Ⅹ、Ⅻ对脑神经中。当吞咽反射发生障碍时，食物易误入气管。

第四节　胃内消化

胃是消化道中最膨大的部分，成人的胃容量为1～2L。胃具有暂时贮存和初步消化食物的功能。食物入胃后，受到胃壁肌肉运动的机械性消化和胃液中酶的化学性消化，与胃液充分混合成半流体的食糜，然后被逐步、分批地通过幽门排入十二指肠。

一、胃液分泌

胃的全部内表面覆盖着一层黏膜组织。胃黏膜是一个复杂的分泌器官，含有三种管状的外分泌腺和多种内分泌细胞。胃液是胃黏膜的外分泌腺分泌的混合物。这三种外分泌腺分别是①贲门腺：分布在胃与食管连接处的宽1~4cm的环状区内，主要分泌碱性黏液；②泌酸腺：分布在胃底和胃体部，主要由壁细胞、主细胞和黏液颈细胞组成，它们分别分泌盐酸、胃蛋白酶原和黏液；③幽门腺：分布在幽门部，主要分泌碱性黏液。

（一）胃液的性质、成分和作用

正常成年人每日分泌的胃液为1~2.5L。纯净的胃液是一种无色透明，pH 0.9~1.5的酸性液体。胃液中除含大量水外，主要成分包括无机物如盐酸、钠和钾的氯化物；有机物如胃蛋白酶原、黏蛋白及内因子等。

1. 盐酸　也称胃酸，由壁细胞分泌。正常人空腹时胃酸排出量（基础酸排出量）每小时为0~5mmol。在食物或某些药物（组胺或促胃液素）刺激下，胃酸的排出量明显增多。正常人的胃酸最大排出量可达每小时20~25mmol。一般认为，胃酸排出量与壁细胞数量和功能状态有关。男性的酸分泌量多于女性。

胃液中的胃酸有两种形式：一种呈解离状态，称游离酸；另一种与蛋白质结合，称结合酸，两者合称为总酸度。纯净的胃液中游离酸占绝大部分。胃液中H^+的浓度为125~165mmol/L，比血浆中的H^+浓度高约300万倍。很显然，H^+的分泌是逆着巨大的浓度差主动进行的，需消耗大量的能量。现已证明，H^+的分泌是靠壁细胞顶膜上的质子泵实现的。质子泵是一种镶嵌于膜内的转运蛋白，兼有转运H^+和水解ATP的功能。壁细胞内含有丰富的碳酸酐酶（CA），能催化H_2O和CO_2生成H_2CO_3，H_2CO_3迅速解离成H^+和HCO_3^-。H^+在质子泵的帮助下，主动转运到小管腔内；HCO_3^-在细胞的基底侧与血浆中的Cl^-交换，HCO_3^-进入血液，而Cl^-则进入细胞内；在细胞顶膜，进入细胞内的Cl^-经膜上特异的Cl^-通道进入小管腔，与H^+结合形成HCl（图6-4）。

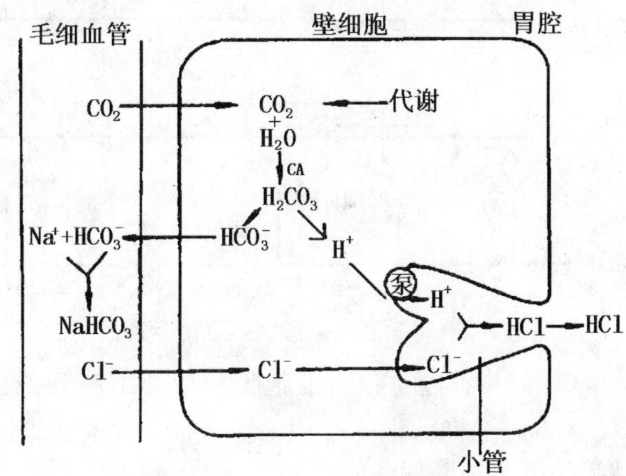

图6-4　壁细胞分泌盐酸的过程

通过上述的离子交换过程，可以看出质子泵在壁细胞泌酸过程中的重要作用。质子泵是各种因素引起胃酸分泌的最后通路。

盐酸的生理作用主要有以下几个方面：①激活胃蛋白酶原；②为胃蛋白酶发挥作用提供最适 pH 环境；③促进食物中蛋白质变性，使之易于消化；④高酸度能杀灭随食物入胃的细菌；⑤盐酸进入小肠后可促进胰液、胆汁和小肠液的分泌；⑥酸性环境有助于钙和铁在小肠的吸收。因此，胃酸分泌不足，如萎缩性胃炎，常引起食欲不振、腹胀、腹泻等消化不良和贫血症状；反之，胃酸过多，对胃和十二指肠黏膜有侵蚀作用，严重者会诱发胃溃疡和十二指肠溃疡。

2. 胃蛋白酶原 主要由主细胞合成和分泌。分泌入胃腔内的胃蛋白酶原在胃酸或已有活性的胃蛋白酶作用下，被激活成有活性的胃蛋白酶。胃蛋白酶为内切酶，主要作用于食物中的蛋白质，得到的产物为脲和胨以及少量的氨基酸和多肽。胃蛋白酶发挥作用的最适 pH 为 2.0～3.5，随 pH 升高，胃蛋白酶的活性逐渐降低，当 pH 大于 5.0 即失去活性。

3. 黏液及胃的屏障 胃液中的黏液是由胃黏膜表面上皮细胞、黏液颈细胞、贲门腺和幽门腺共同分泌，其主要成分是糖蛋白。黏液具有较强的黏滞性和形成凝胶的特性，覆盖在胃黏膜表面，形成厚约 500μm 的凝胶保护层，起润滑作用，可减少粗糙食物对胃黏膜的机械性损伤。

胃液是一种含胃蛋白酶的高酸环境，但胃黏膜不会被胃液消化。因为胃内存在两种保护屏障。

（1）胃黏液屏障（黏液－碳酸氢盐屏障）由胃黏液与 HCO_3^- 结合在一起形成。由于胃黏液的黏滞度高（为水的 30～260 倍），使胃液中 H^+ 经过黏液层向胃黏膜上皮细胞扩散的速度显著减慢；而且，胃黏膜上皮细胞分泌的 HCO_3^- 与黏液结合在一起，可以不断中和进入的 H^+，形成一个跨黏液层的 pH 梯度（图 6－5）。在黏液层靠近胃腔的一侧，pH 约为 2.0；在靠近黏膜上皮细胞的一侧，pH 约为 7.0。这样的 pH 梯度不仅防止 H^+ 对胃黏膜的直接侵蚀作用，而且，在上皮细胞侧呈中性或偏碱性，使胃蛋白酶原在此不能被激活，从而有效地防止胃蛋白酶对胃黏膜的化学性损伤。这是保护胃黏膜的第一道防线。

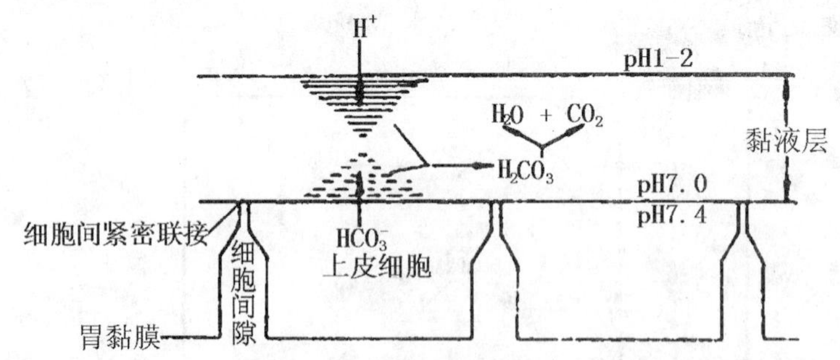

图 6－5 胃黏液－碳酸氢盐屏障示意图

（2）胃黏膜屏障：指胃上皮细胞的腔面细胞膜和相邻细胞间的紧密连接组织构成的生理屏障，具有防止 H^+ 从胃腔逆向弥散入组织液以及防止 Na^+ 从组织液向胃腔内扩散的特性。它构成保护胃黏膜的第二道防线。

4. 内因子 由壁细胞分泌，是一种分子量约 6 万的糖蛋白。它具有保护维生素 B_{12} 并促进其吸收的作用。内因子有两个活性部位，一个可与进入胃内的维生素 B_{12} 结合，形成复合体，保护维生素 B_{12}不被小肠内的蛋白水解酶破坏；另一个可与远端回肠上皮细胞膜上的受体结合，促进维生素 B_{12}的吸收。维生素 B_{12}是红细胞生成所需要的辅酶，若内因子缺乏（如胃大部切除或泌酸功能降低等），或产生抗内因子抗体时，即可发生维生素 B_{12}吸收不良，导致红细胞内 DNA 合成障碍，引起巨幼红细胞性贫血。

（二）胃液分泌的调节

1. 基础分泌　通常将空腹 12～24h 后的胃液分泌称为基础分泌或非消化期胃液分泌。正常人空腹时胃液分泌量很少，酸度低。

2. 消化期胃液分泌　进食后的胃液分泌称消化期胃液分泌，是由食物刺激引起的。一般按食物刺激部位的先后分为头期、胃期和肠期。

（1）头期：由进食动作引起，因其传入冲动均来自头部感受器，故称为头期胃液分泌。头期胃液分泌的机制用“假饲”实验进行分析。事先将狗的食管和胃做成食管瘘和胃瘘（图6－6）。

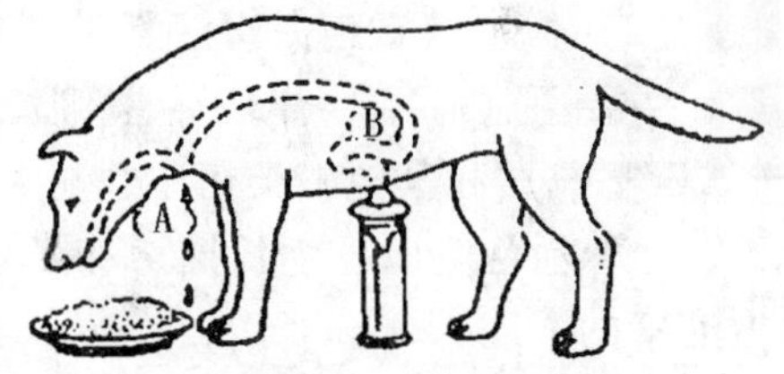

图6－6　假饲实验方法
（A：食管瘘；B：胃瘘）

实验时给狗进食，食物经口腔进入食管，随即进入食管瘘，而不能进入胃内，但却在胃瘘处收集到大量胃液。进一步分析证明，由进食动作引起的胃液分泌机制包括非条件反射和条件反射。进食前，与食物有关的形象、气味、声音等刺激了视、嗅、听感受器，反射性引起胃液分泌，属于条件反射。而进食时，通过咀嚼和吞咽动作，刺激口腔、咽、喉等处的化学、温度和机械感受器引起的胃液分泌属于非条件反射。这些反射的共同传出神经是迷走神经。迷走神经兴奋时，一方面通过胆碱能节后纤维释放 ACh，ACh 作用于主细胞和壁细胞，使其分别分泌胃蛋白酶原和盐酸，以前者作用为主。这是迷走神经的直接作用。另一方面通过非胆碱能节后纤维使胃窦 G 细胞分泌促胃液素，间接促进胃液分泌。在人的头期胃液分泌中，迷走神经的直接作用较其间接作用更为重要。

头期胃液分泌的特点是：①分泌量与情绪、食欲有很大关系；②持续时间长；③胃液分泌量大、酸度高、胃蛋白酶含量更高。

（2）胃期：食物入胃后，对胃的机械性和化学性刺激继续引起胃液分泌，称胃期胃液分泌。胃期胃液分泌的机制可用小胃进行研究。将狗的胃体分出一部分缝合成一个小胃，以瘘管开口于腹壁皮外，用以收集纯净的胃液。主胃能进行正常的消化，同时也以瘘管开口于腹壁皮外。主胃与小胃互不相通。实验时，悄悄地把食物经胃瘘放入主胃，30分钟后，由小胃的胃瘘处收集到大量胃液，且可持续几小时。

胃期胃液分泌也有神经调节和体液调节两条途径：①扩张胃底和胃体部的感受器，通过迷走－迷走神经长反射和内在神经丛的短反射，直接或间接通过促胃液素引起胃腺分泌；②扩张刺激胃幽门部，经内在神经丛作用于胃窦 G 细胞，使之释放促胃液素，引起胃腺分泌；③食物中的化学成分（以蛋白质消化产物刺激作用最强）直接刺激 G 细胞释放促胃液素，促进胃液分泌。

胃期胃液分泌的特点是胃液酸度较高而胃蛋白酶含量较头期低，故消化力比头期弱。

胃酸的最大分泌率发生在进食后 1 小时左右。

（3）肠期：将食糜、肉的提取液，蛋白胨液由瘘管直接注入十二指肠内，仍可引起少量的胃液分泌，这是由食糜对肠壁的机械扩张和化学刺激所引起。实验证明，切断支配胃的外来神经后，食糜进入小肠仍可引起胃液分泌，提示肠期胃液分泌主要通过体液调节实现。切除了胃窦的病人，进食后血浆中促胃液素水平仍有升高，说明十二指肠黏膜分泌的促胃液素是肠期胃液分泌的体液因素之一。另外，小肠黏膜释放的肠泌酸素也可促使胃液分泌。肠期胃液分泌量少，仅占进食后胃液总分泌量的1/10。

以上胃液分泌的三期在时间上几乎是同时开始，互相重叠的。其中以头期、胃期最为重要，胃液分泌量最多；而肠期的分泌则较次要。在胃液分泌的调节中，头期以神经调节为主，胃期和肠期则以体液调节为主。

3. 影响胃酸分泌的主要内源性物质

（1）乙酰胆碱：大部分支配胃的迷走神经节后纤维末梢释放 ACh，ACh 直接刺激壁细胞引起胃酸分泌，也可间接通过兴奋 G 细胞释放促胃液素，刺激壁细胞分泌胃酸。

（2）促胃液素：促胃液素是胃窦和上段小肠黏膜中 G 细胞合成并释放的一种肽类激素，主要通过血循环作用于壁细胞，使之分泌胃酸。迷走神经兴奋及蛋白质消化产物（如氨基酸）和其他胺类衍生物可刺激 G 细胞，使之兴奋释放促胃液素。另外，胰高血糖素、血管活性肠肽、生长抑素和降钙素等均可抑制促胃液素的释放。正常人空腹时血浆促胃液素的浓度为 30～120pg / ml。体内的促胃液素以多种分子形式存在，主要的形式是 G－17（小促胃液素）和 G－34（大促胃液素）。G－17 的生物学效应比 G－34 强 5～6 倍，含量也较 G－34 多，故 G－17 是胃液分泌的主要刺激物。人 G－17 的分子 C 端的 4 个氨基酸是促胃液素的最小活性片段。因此，人工合成了四肽或五肽促胃液素具有天然促胃液素的全部作用，目前临床上已广泛应用。

（3）组胺：组胺由胃泌酸区黏膜中的肠嗜铬样细胞（**enterochro－maffin－like cell, ECL**）分泌，可通过局部扩散（旁分泌）作用于邻近的壁细胞，兴奋壁细胞上的组胺Ⅱ型受体（H_2 受体），促使胃酸分泌。临床上常用 H_2 受体阻断剂（雷尼替丁）阻断组胺与壁细胞的结合，以治疗胃酸分泌过多。

现已证明，ECL 细胞上存在促胃液素受体和胆碱受体。因此，促胃液素和乙酰胆碱可通过作用于各自的受体引起 ECL 细胞释放组胺而调节胃酸分泌。

以上 3 种内源性泌酸物质在壁细胞上都有各自的受体，都可独立刺激壁细胞分泌盐酸。另外，三者又互相影响、互相加强，其中组胺起着关键作用。在动物实验中观察到，如 ECL 细胞合成组胺受到抑制（用组胺酸脱羧酶），促胃液素和 ACh 刺激胃酸分泌的作用明显减弱。因此，组胺被认为是胃酸分泌的重要调控因素。

（4）生长抑素：生长抑素由胃窦、胃底以及小肠黏膜内的 D 细胞分泌，可通过多种途径抑制胃酸分泌。一方面直接抑制壁细胞泌酸；另一方面通过抑制 G 细胞间接使胃酸分泌减少。

4. 胃液分泌的抑制性调节　消化期胃液的分泌受到各种兴奋性和抑制性因素的共同作用。盐酸、脂肪和高张溶液是抑制胃液分泌的三种重要因素。

（1）盐酸：由胃腺分泌，反过来又抑制胃腺的活动，这是一种负反馈调节机制，对于防止胃酸过多，保护胃黏膜有重要意义。当胃窦内 pH 降至 1.2～1.5 时，盐酸便可抑制胃酸分泌。这种抑制作用的途径之一是盐酸直接抑制 G 细胞，减少促胃液素释放；另一条途径是盐酸刺激 D 细胞分泌生长抑素，间接抑制胃酸的分泌。此外，当混合有盐酸的食糜进入十二指肠，使其内的 pH 降至 2.5 以下时，盐酸也可抑制胃酸分泌。一方面盐酸刺激十二指肠黏膜释放促胰液素，促胰液素能明显抑制胃酸分泌；另外，盐酸也可刺激十二指肠球部释放一种肽类激素即球抑胃素，后者可抑制胃酸分泌。

(2) 脂肪：脂肪及其消化产物进入十二指肠后，可抑制胃分泌。目前认为，脂肪进入小肠后引起小肠黏膜释放多种物质，这些物质具有抑制胃液分泌和胃运动的作用。小肠黏膜中的抑胃肽、神经降压素等都具有抑制胃液分泌的作用。

(3) 高张溶液：十二指肠内的高张溶液可通过两条途径抑制胃分泌：①激活小肠内渗透压感受器，通过肠-胃反射抑制胃分泌；②刺激小肠黏膜释放一种或几种胃肠激素而抑制胃液分泌。

案例联系：消化性溃疡与幽门螺杆菌

1982 年，澳大利亚学者巴里·马歇尔（Barry J. Marshall）和罗宾·沃伦（J. Robin，Warren）发现了幽门螺杆菌（Helicobacter pylori，Hp），并证明该细菌感染胃部会导致胃炎、胃溃疡和十二指肠溃疡。这一研究成果打破了当时流行的医学教条，并最终于 20 多年后帮助两位科学家赢取了 2005 年诺贝尔生理学医学奖。

大量研究表明，超过 90% 的十二指肠溃疡和 80% 左右的胃溃疡，都是由幽门螺杆菌感染所导致的。人是幽门螺杆菌的唯一自然宿主，人群感染率很高，全世界人群感染率高达 50%。幽门螺杆菌的主要传播途径是人与人的直接或间接接触。目前，消化科医生已经可以通过内窥镜检查诊断幽门螺杆菌感染。抗生素的治疗方法已被证明能够根治胃溃疡等疾病。马歇尔和沃伦的发现，革命性地改变了世人对胃病的认识，大幅度提高了胃溃疡等患者获得彻底治愈的机会，为改善人类生活质量作出了贡献。

马歇尔和沃伦既没有用到什么高难度的技术，也未深入到什么基因组学和蛋白组学层面。但就是他们 23 年前的这项发现以及他们多年来的坚持，实实在在地改变了人类对一类疾病的治疗理念和治疗方法，造福了全世界数以亿计的患者。消化性溃疡病也因此成为了一种可治愈的疾病。

二、胃运动

胃运动的生理功能是容纳、磨碎食物，使食物与胃液充分混合，形成食糜，并将食糜分批排入十二指肠。在非消化期间，胃无明显的运动；在消化期间，胃运动明显加强。

（一）胃运动的主要形式

胃运动形式在头区和尾区不相同。头区主要是容受性舒张和紧张性收缩；尾区主要是蠕动。

1. 容受性舒张 容受性舒张是胃特有的一种运动形式。食物刺激咽、食管、胃壁等处的感受器时，反射性引起胃底和胃体部肌肉舒张，使胃容积增加，与进入胃内的食物量相适应。胃容受性舒张是由迷走-迷走反射完成的，迷走神经传出纤维末梢释放的神经递质可能是某种肽类物质（血管活性肠肽）或 NO。胃容受性舒张的生理意义在于使胃容量由空腹时的 50ml 增加到进食后的 1.5L，而胃内压增加很少，因而胃能更好地完成容纳和贮存食物的功能。

2. 紧张性收缩 胃壁平滑肌缓慢、微弱而持续的收缩称紧张性收缩。各部分消化道平滑肌都具有这种运动形式。紧张性收缩的主要作用是维持胃肠道内一定的压力，维持胃的位置及形态。

3. 蠕动 食物入胃后5分钟，胃即开始蠕动（图6-7）。

蠕动从胃中部开始，有规律地向幽门方向推进，每分钟约3次，每个蠕动波约需1分钟左右到达幽门。通常是一波未平，一波有起。蠕动在向幽门传播的过程中，波的幅度和速度逐渐增强，当达到幽门时，收缩力加强，幽门开放，可将1~2ml食糜推入十二指肠。有时蠕动波超越食物先到达胃窦；引起胃窦终末部的有力收缩，进入胃窦的内容物被挤压而返回胃体，这有助于胃内容物的进一步磨碎和与胃液充分混合。

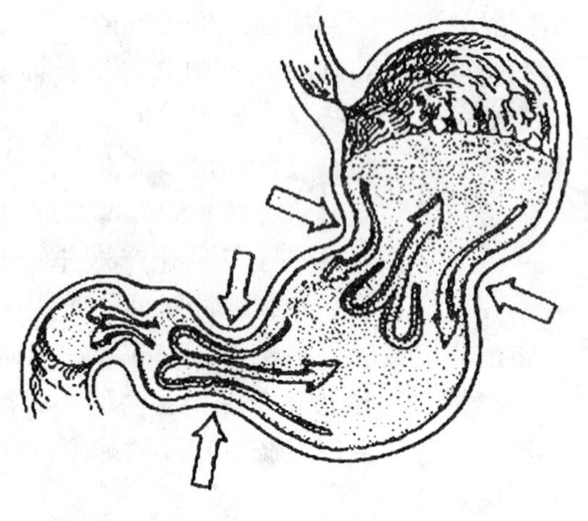

图6-7 胃的蠕动

（二）胃排空及其控制

胃内容物排入十二指肠的过程称为胃排空。一般在食物入胃后5分钟胃排空即开始。胃排空的速度与食物的理化性状和化学组成有关。一般来说，稀的流体食物比稠的团块食物快；三种主食中，糖类最快，蛋白质次之，脂肪最慢，混合食物由胃完全排空通常需要4~6h。

另外，胃排空的速率受来自胃内和十二指肠内两方面因素的控制：

1. 胃内因素 胃运动是产生胃内压的根源，也是促进胃排空的原动力。只有胃内压大于十二指肠内压时才发生排空。胃内容物扩张胃壁，通过壁内神经反射或迷走-迷走反射，引起胃运动加强，促进胃排空。一般来说，胃排空的速度与食物量的平方根成正比。另外，迷走神经兴奋、促胃液素、胃动素等均可使胃运动增强，促进胃排空；交感神经兴奋、盐酸、脂肪、促胰液素、抑胃肽等则相反。

2. 十二指肠内因素 十二指肠内因素在调节胃排空过程中起负反馈作用，其内容物抑制胃排空的途径有二：①肠胃反射：进入十二指肠的食糜的机械扩张作用以及食糜中的酸、脂肪，形成的渗透压等刺激十二指肠壁上的各种感受器，反射性地抑制胃运动，延缓胃排空。这种反射称为肠-胃反射，其传出冲动可通过迷走神经、内在神经，甚至还可能有交感神经等几条途径到达胃。②胃肠激素：食糜，特别是胃酸和脂肪进入十二指肠后，引起小肠黏膜释放多种激素，例如缩胆囊素、促胰液素、抑胃肽等，均可抑制胃运动和胃排空。但这种抑制作用并非经常存在，随着盐酸在肠内被中和，食物的消化产物被吸收，它们对胃排空的抑制作用渐渐消失，胃运动又逐渐增强，如此反复，最后将胃内容物排入十二指肠。因此，胃的排空是间断的，这样使胃内容物的排空能较好地适应十二指肠内消化和吸收的速度。

（三）消化间期的胃运动

空腹时，人胃的容量约为50ml左右，而且胃弛缓，胃内压的变化较小。消化间期胃运动的特点呈现以间歇性强力收缩并伴较长的静息期为特征的周期性运动，这种运动称之为移行性复合运动(migrating motor complex, MMC)。MMC 的每一周期为 90~120 分钟，分为 4 个时相。Ⅰ相为运动静止期，没有胃肠收缩，持续 45~60 分钟；Ⅱ相有间断不规则的收缩；Ⅲ相出现连续强烈收缩，持续 5~10 分钟；Ⅳ相是从Ⅲ相转至下一周期Ⅰ相之间的短暂过渡期，持续约 5 分钟。

胃的 MMC 变化始于胃体上部，并向肠道方向扩布。空腹时咽下的唾液、胃黏液、剥落的细胞及未消化的大颗粒食物是在 MMCⅢ相时排空的。因此，空腹时胃的排空是间断性的，始于 MMC 的Ⅱ相，Ⅲ相时排空达到高潮。与消化期的胃排空不同，当蠕动波抵达幽门时，幽门并不关闭而保持开放状态，使胃内残留物可连续排入十二指肠。

消化间期的胃的排空呈现明显的昼夜节律性变化，夜间胃的排空速率明显减缓。

案例联系：呕吐

呕吐是一种复杂的反射性活动，是使胃及部分肠内容物通过食管从口腔强力驱出的过程。舌根、咽部、胃、大小肠、胆总管、泌尿生殖器等处受到机械或化学刺激，以及视觉和内耳前庭的位置感觉的改变，均可引起呕吐。呕吐前，常出现恶心、呼吸急促和心跳加快等症状。呕吐开始时，声门禁闭，同时腹肌、膈肌剧烈收缩使腹内压升高，胃和食管下端舒张，使胃内容物从口腔吐出。强烈呕吐时，由于十二指肠收缩而胃舒张，使十二指肠内容物倒流人胃，故呕吐物中常混有胆汁和小肠液。

呕吐中枢在延髓，当胃肠道等处的感受器受到刺激时，传入冲动沿迷走神经、交感神经传入呕吐中枢，中枢再发出传出冲动沿迷走神经、交感神经、膈神经和脊神经传至胃、小肠、膈肌和腹壁肌肉引起呕吐。

第四脑室底部的后极区，还存在化学感受器触发区（chemoreceptor trigger zone, CTZ）（接受来自血循环的化学和药物的刺激），反射信号经过迷走神经和脊神经下传至各相应器官引起呕吐反应。

近年研究证明，多巴胺受体在 CTZ 对呕吐的介导中有重要作用。CTZ 还含有 5-羟色胺、去甲肾上腺素、P 物质、脑啡肽和 γ-氨基丁酸等。此类内源性神经递质和神经肽均能经血液循环或直接对 CTZ 作用而引起呕吐。

颅内压升高（由脑肿瘤、颅脑损伤、脑膜炎等引起）可直接刺激呕吐中枢引起呕吐，属中枢性呕吐，常伴头痛。

呕吐是一种具有保护意义的防御反射，可将胃内有害的物质排出。临床上常借助催吐方法，使食物中毒的病人排出有毒物质。但剧烈、频繁的呕吐会影响进食和正常的消化功能，而且由于大量的消化液丢失，会导致体内水盐代谢和酸碱平衡失调。

第五节　小肠内消化

小肠内消化是整个消化过程中最重要的阶段。食糜在小肠受到胰液、胆汁和小肠液的化学性消化和小肠运动的机械消化后，彻底分解成为可吸收的小分子物质。食物经过小肠后，消化、吸收过程基本完成，未被消化吸收的食物残渣则进入大肠，形成粪便排出体外。

一、胰液分泌

胰液由胰腺外分泌部的腺泡细胞和导管细胞分泌，经胰腺导管排入十二指肠。

（一）胰液的性质、成分和作用

胰液为无色透明、无臭的碱性液体，pH 7.8~8.4，渗透压与血浆相等。正常成年人每天分泌量为 1～2L。胰液由无机物和有机物组成，无机物主要由导管细胞分泌，以 HCO_3^- 为主，还有多种离子如 Na^+、Cl^-、K^+ 等；有机物主要是各种消化酶，由腺泡细胞分泌。

1. HCO_3^- HCO_3^- 的主要作用是中和进入十二指肠的胃酸，使肠黏膜免受胃酸侵蚀；同时为小肠内各种消化酶的活动提供适宜的碱性环境。

2. 胰淀粉酶 胰淀粉酶以活性形式分泌，其作用是水解淀粉，产物主要为麦芽糖。胰淀粉酶水解淀粉的效率很高，与淀粉接触 10 分钟，就能把淀粉完全水解。

3. 胰脂肪酶 是以活性形式分泌的一种糖蛋白，其作用是水解甘油三酯为脂肪酸、甘油一酯和甘油。脂肪酶需辅脂酶的帮助，才可牢固地吸附在脂肪颗粒表面。辅脂酶是胰腺在分泌胰脂肪酶的同时分泌的另一种酶，以酶原形式分泌，经胰蛋白酶激活。辅脂酶既可与脂肪酶结合，又可与甘油三酯结合。因此，脂肪酶通过辅脂酶"锚"在甘油三酯表面，防止胆盐将其从脂肪表面置换下来。

胰腺还分泌胆固醇酯酶和磷脂酶 A_2，它们分别水解胆固醇酯和磷脂。

4. 蛋白质水解酶 主要有胰蛋白酶和糜蛋白酶两种。此两种酶均以酶原形式分泌，进入肠腔后，经小肠液中肠致活酶激活，使胰蛋白酶原变为具有活性的胰蛋白酶。胰蛋白酶可激活糜蛋白酶原，也可使胰蛋白酶原激活，形成一种正反馈，以生成更多的胰蛋白酶和糜蛋白酶。

胰蛋白酶和糜蛋白酶的作用相似，都能将蛋白质分解为脲和胨，当两种酶同时作用于蛋白质时，可将蛋白质分解为小分子多肽和氨基酸。

另外，胰液还含有氨基肽酶、弹性蛋白酶、核糖核酸酶、脱氧核糖核酸酶等。

正常情况下，胰蛋白水解酶均以酶原形式分泌，胰腺在分泌蛋白水解酶的同时还分泌胰蛋白酶抑制物，以防止少量胰蛋白酶在腺体内被激活发生自身消化。但由于其浓度比胰蛋白酶原低得多，故不能阻止病理情况下大量胰蛋白酶原的活化所致的胰腺自身消化。

综上所述，胰液中含有水解三种主要营养物的消化酶，消化力最强，是所有消化液中最重要的一种。如果胰液分泌出现障碍，即使其他消化腺分泌正常，脂肪和蛋白质消化吸收也会受到明显的影响，但对糖的消化和吸收影响不大。

（二）胰液分泌的调节

在消化间期，胰液分泌很少。进食可引起胰液大量分泌。胰液分泌受神经和体液双重控制，以体液调节为主。

1. 神经调节 进食前，食物的色、香、味等刺激，及进食过程中食物对口腔、食管、胃和小肠的刺激，均可反射性（包括条件反射和非条件反射）引起胰液分泌。反射的传出神经主要是迷走神经。迷走神经节后纤维末梢释放 ACh 直接作用于胰腺，也可通过引起促胃液素的释放，间接引起胰腺分泌。迷走神经主要作用于胰腺腺泡细胞，对导管细胞的作用较弱。因此，迷走神经兴奋引起胰液分泌的特点是：H_2O 和 HCO_3^- 很少，而酶的含量较丰富。

2. 体液调节

（1）促胰液素：由小肠黏膜 S 细胞分泌。在食糜中，以盐酸的刺激作用最强，其次是蛋白分解产物及脂肪酸，而糖类几乎没有作用。小肠黏膜内 S 细胞兴奋的 pH 阈值为

4.5。促胰液素主要作用于胰腺的导管细胞，因此，促胰液素引起胰液分泌的特点是：H_2O 和 HCO_3^- 含量丰富，而酶的含量很低。

（2）缩胆囊素：缩胆囊素（cholecystokinin，CCK）由小肠黏膜 I 细胞分泌的一种肽类激素。引起 CCK 释放的因素由强到弱为：蛋白分解产物、脂肪酸、盐酸、脂肪，糖类没有作用。CCK 有两个重要作用：一是促进腺泡细胞分泌胰酶，但对胰液中 H_2O 和 HCO_3^- 的影响却很弱，故 CCK 也叫促胰酶素；二是促进胆囊平滑肌收缩。近年来证明，CCK 还可作用于迷走神经传入纤维，通过迷走－迷走神经反射刺激胰酶分泌。切断或阻断迷走神经后，CCK 引起的胰酶分泌反应明显减弱。

胰泌素和 CCK 之间有协同作用。另外，胰液分泌的神经和体液调节之间也有相互协同作用。

二、胆汁的分泌和排出

胆汁由肝细胞持续分泌，称为肝胆汁。非消化期，由肝管转入胆囊贮存；消化期再由胆囊排出，进入十二指肠。由胆囊排出的胆汁称为胆囊胆汁。

（一）胆汁的性质、成分

成人胆汁每天分泌量为 800～1000ml。肝胆汁呈金黄色或橘黄色，pH 约 7.4；胆囊胆汁因浓缩而成黄绿色，并因 HCO_3^- 被吸收而呈弱酸性，pH 约 6.8。胆汁的成分很复杂，除水和 Na^+、K^+、Cl^- 和 HCO_3^- 等无机物外，有机物主要是胆盐、胆色素、胆固醇和卵磷脂，但不含消化酶。胆盐是胆汁参与消化和吸收的主要成分。胆色素是血红蛋白的分解产物，包括胆红素和胆绿素。胆色素的种类和浓度决定了胆汁的颜色。胆固醇由肝脏合成，是胆汁酸的前身。正常情况下，胆汁中的胆盐和胆固醇、卵磷脂保持适当比例，以维持胆固醇的溶解状态。若胆盐合成减少或当胆固醇合成过多时，胆固醇就容易沉淀而形成结石。

（二）胆汁的作用

胆盐对于脂肪的消化和吸收具有重要意义

1. 乳化脂肪、促进脂肪的消化　胆汁中的胆盐、胆固醇和卵磷脂等可作为乳化剂，降低脂肪的表面张力，使脂肪乳化成微滴，分散在肠腔内，增加了胰脂肪酶的作用面积，从而促进脂肪的消化。

2. 帮助脂肪的吸收　胆盐达到一定浓度后，可聚合成微胶粒。脂肪酸、甘油一酯等可掺入到微胶粒中，形成水溶性复合物（混合微胶粒）。水溶性复合物能通过肠上皮表面的静水层，将不溶于水的长链脂肪酸、甘油一酯等脂肪的分解产物运送到肠黏膜表面，从而促进脂肪的吸收。若缺乏胆盐，将影响脂肪的消化和吸收，甚至引起脂肪性腹泻。

另外，胆盐也能促进脂溶性维生素（A、D、E、K）及胆固醇的吸收。

（三）胆囊的功能

胆囊的功能有：①储存和浓缩胆汁。在非消化期，肝细胞分泌的胆汁进入胆囊储存，其中的水分和无机盐类被胆囊黏膜吸收，将储存的胆汁浓缩为 4～10 倍。消化期，胆囊收缩，肝胰壶腹括约肌舒张，将胆汁排入十二指肠。②调节胆管内压。当壶腹括约肌收缩时，胆囊舒张，肝胆汁流入胆囊，减少胆管内压力；胆囊收缩，壶腹括约肌舒张，使胆汁排人十二指肠。

（四）胆汁分泌和排出的调节

食物进入消化道是促进胆汁分泌和排出的自然刺激物，其中高蛋白食物刺激最强，其次为高脂肪或混合食物，而糖类食物的作用最弱。

1. 神经调节 和胰液分泌一样，进食动作或食物对胃和小肠的刺激均可反射性地引起胆汁分泌增多。反射的传出神经是迷走神经，其末梢递质为ACh，直接作用于肝细胞和胆囊，使胆汁分泌增加和引起胆囊收缩；ACh也可通过刺激促胃液素释放而间接引起胆汁分泌增多和胆囊收缩。切断两侧迷走神经或用胆碱能受体阻断剂，均可阻断这种反应。

2. 体液调节

（1）胆盐：胆盐进入小肠后，90%以上被回肠末端黏膜吸收，经门静脉又回到肝脏，再组成胆汁分泌入肠，这一过程称为胆盐的肠肝循环。每次进餐后可进行2～3次，每循环一次约丧失5%胆盐。返回肝脏的胆盐可刺激肝细胞再分泌胆汁，胆盐的利胆作用最强，在临床上是常用的利胆剂。

（2）促胰液素：促胰液素的主要作用是刺激胰液分泌，也有一定的促进肝胆汁分泌的作用。它是调节胆汁分泌的胃肠激素中作用最强的。它主要作用于胆管系统而非作用于肝细胞，因此，胆汁中 H_2O 和 HCO_3^- 含量增加，但胆盐含量不增加。

（3）促胃液素：促胃液素可通过血液循环作用于肝细胞和胆囊，促进肝胆汁分泌和胆囊收缩，也可间接通过刺激胃酸分泌，由胃酸作用于十二指肠黏膜，使之释放促胰液素，而引起胆汁分泌。

（4）缩胆囊素（CCK）：前已述及，CCK又称促胰酶素，除具有促进胰酶分泌的作用外，还具有强烈的收缩胆囊、舒张肝胰壶腹括约肌、促进胆囊胆汁排出的作用。刺激CCK分泌的最有效刺激物是蛋白质分解产物，其次是盐酸、脂肪和脂肪酸。故临床上为检查胆囊收缩功能，常让受试者食用蛋白质及脂肪食物，以引起CCK的释放。CCK对胆管上皮细胞也有一定的刺激作用，使胆汁流量和 HCO_3^- 的分泌轻度增加。

三、小肠液的分泌

小肠内有两种腺体：十二指肠腺和小肠腺。十二指肠腺分布在十二指肠黏膜下层，主要分泌碱性液体，内含黏蛋白，因而黏稠度很高，具有保护十二指肠免受胃酸侵蚀的作用。小肠腺分布于全部小肠黏膜层内，其分泌液构成小肠液的主要部分。

（一）小肠液的性质、成分和作用

小肠液为一种弱碱性液体，pH约7.6，渗透压与血浆相等。小肠液中除水和无机盐外，还含有肠致活酶和黏蛋白等有机物。小肠液的分泌量大，变动范围也大，成年人每天分泌量约1～3L。

小肠液的主要作用是：①稀释消化产物，降低其渗透压以利吸收；②保护十二肠黏膜免受胃酸的侵蚀；③小肠液中的肠致活酶可激活胰蛋白酶原，促进蛋白质的消化。另外，已知小肠上皮细胞的刷状缘存在多种寡糖酶和肽酶，它们对一些进入上皮细胞的营养物质继续起消化作用，从而可阻止没有完全分解的消化产物吸收入血。

（二）小肠液分泌的调节

小肠液的分泌是经常性的，但在不同条件下，分泌量的变化可以很大。食糜对肠黏膜的局部机械刺激和化学刺激都可引起小肠分泌，其中以对扩张刺激最为敏感，小肠内食糜量越多，分泌也越多。一般认为，这些刺激主要是通过肠壁内在神经丛的局部反射引起分泌的，外来神经的作用并不明显。促胰液素、促胃液素和血管活性肠肽等胃肠激素都有刺激小肠液分泌的作用。

四、小肠运动

（一）消化间期小肠运动的形式

与胃相同，小肠在消化间期也存在周期性的移行性复合波（MMC）。小肠的 MMC 起源于胃，胃的Ⅲ相蠕动收缩波通常以每分钟 5～10cm 的速度，由胃体移行至胃窦、十二指肠和空肠，约 90 分钟后可到达回肠末端。当一个收缩波到达回肠末端时，另一个收缩波又在胃和十二指肠出现，有时收缩波从胃发生，但并不扩布到回肠，而是在近端小肠就消失了。此外，小肠的 MMC 还可被十二指肠胰导管开口处的起步区域所加强。

（二）消化期小肠运动的形式

1. 紧张性收缩　紧张性收缩可使小肠保持其基本形状，并且是小肠进行其他形式运动的基础。当紧张性收缩增强时，有利于小肠内容物的混合和推进；反之，当紧张性收缩减弱时，肠腔扩张，肠内容物的混合和运送减慢。

2. 分节运动　分节运动（segmentation contraction）是小肠特有的运动形式（图 6－8），是一种以小肠环行肌为主的节律性收缩和舒张运动。空腹时几乎不存在，进食后分节运动才逐步增强。在有食糜的一段肠管上，环行肌以一定的间隔在许多点同时收缩或舒张，把食糜分成许多节段。数秒钟后，原收缩处舒张，而原舒张处收缩，使原来的节段又分为两半，邻近的两半又混合成一新的节段。如此反复循环，使肠管内的食糜不断分开，又不断混合。分节运动的推进作用很小，其主要作用是：①使消化液与食糜充分混合，有利于消化酶对食物进行消化；②使食糜与小肠壁紧密接触，促进消化分解产物的吸收；③由于挤压肠壁，可促进血液和淋巴液回流。

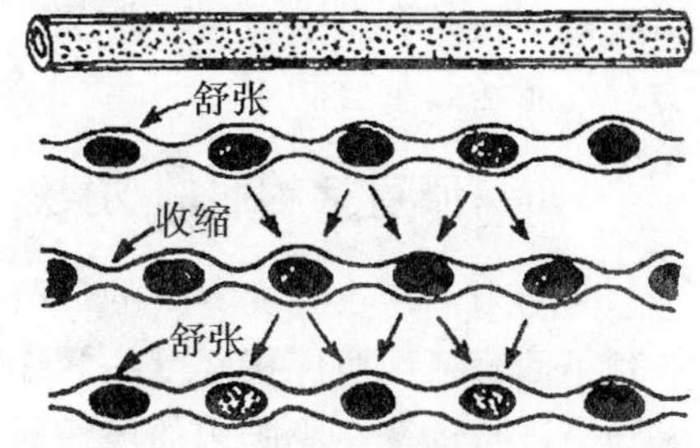

图 6－8　小肠分节运动示意图

小肠各段分节运动的频率不同，上段的频率较高，下段的频率较低。人十二指肠的分节运动频率约为 11 次/分钟，回肠末段 8 次/分钟，这有利于将食糜向大肠推动。小肠分节运动的频率现象与小肠平滑肌的基本电节律的存在有关。

3. 蠕动　小肠的任何部位均可发生蠕动，其速度约为 0.5～2.0cm/s，近端小肠的蠕动速度比远端小肠快。小肠的蠕动很弱，通常仅蠕动 3～5cm 便消失。小肠蠕动的意义在于使食糜向前推进，到达一个新的肠段后，又继续受到分节运动的作用。由于食糜在小肠内的推进速度仅约 1cm/min，所以，食糜从幽门部到回盲瓣，需 3～8h。临床上在腹部用听诊器听到的咕噜声（或气过水声），就是小肠蠕动时产生的，称为**肠鸣音**。它可作为临床手术后肠运动功能恢复的一个客观指征。肠鸣音的强弱可反映肠蠕动的情况。肠鸣音亢进，提示肠蠕动增强，可能是由于腹泻引起的；相反，肠鸣音减弱或消失，常提示肠麻痹。

小肠还有一种行进速度快（2～25cm/s）、传播远的强有力的蠕动，称为**蠕动冲**，它可将食糜从小肠始段推送到末端，甚至到达大肠。

（三）小肠运动的调节

1. 内在神经丛的作用 当机械和化学刺激作用于肠壁感受器时，通过局部反射引起小肠蠕动。切断小肠的外来神经，小肠的蠕动仍可进行，说明肠道内在神经丛对小肠运动起主要的调节作用。其中内在神经丛的肌间神经丛的大部分神经元控制小肠的活动。肌间神经丛的这些神经元分为两类：①胆碱能兴奋性神经元，其末梢释放兴奋性神经递质 ACh；②非肾上腺素非胆碱能抑制性神经元，它们释放的抑制性神经递质性质尚不清楚，其中 NO 可能是主要的抑制性神经递质，其他抑制性神经递质可能还有血管活性肠肽、生长抑素等，但它们亦可能通过 NO 起作用。

2. 外来神经的作用 一般而言，迷走神经兴奋引起小肠运动加强，而交感神经兴奋则抑制小肠运动。但上述效果还得视小肠当时的状态而定。如肠肌的紧张性高，则外来神经的作用是使之抑制；反之，肠肌的紧张性低，则这两种神经均可增强其活动。此外，外来神经在肠壁内与内在神经丛形成突触，从而间接地影响小肠运动。

3. 体液因素的调节作用 小肠内在神经丛和平滑肌对各种化学刺激具有广泛的敏感性。其中加强小肠运动的物质有促胃液素、5－HT、CCK 和胃动素等；起抑制作用的有促胰液素、胰高血糖素、肾上腺素、血管活性肠肽和抑胃肽等。在这些激素中，CCK 和胃动素可能是最重要的。

（四）回盲括约肌的功能

回肠末端与盲肠交界处的环行肌明显增厚，起着括约肌的作用，称为**回盲括约肌**。在平时，回盲括约肌保持轻度的收缩状态，其功能主要有二：一是防止回肠内容物过快进入大肠，延长食糜在小肠内的停留时间，有利于小肠内容物彻底消化吸收；二是具有活瓣作用，阻止大肠内容物反流入回肠。

进食时，食物入胃可通过胃－肠反射引起回肠蠕动，当蠕动波到达回肠末端时，回盲括约肌便舒张，将大约 4ml 食糜从回肠排入结肠。而当盲肠扩张时，可通过肠肌局部反射引起括约肌收缩，回肠蠕动受到抑制，防止回肠内容物向结肠排放；扩张回肠末端则引起括约肌舒张。

第六节　大肠内消化

人类的大肠内没有重要的消化活动。大肠的主要功能是储存食物残渣，吸收水和电解质，形成粪便排出体外。

一、大肠液的分泌及其作用

大肠液的主要成分为黏液和碳酸氢盐，pH 为 8.3～8.4，大肠液中还含有少量的二肽酶和淀粉酶，但它们的消化作用不大。大肠液的主要作用是保护肠黏膜和润滑粪便，这主要是因为大肠液中含有黏蛋白。

二、大肠内细菌的作用

大肠内的细菌是随食物和空气进入的。由于大肠内的酸碱度和温度适宜一般的细菌繁殖，故大肠内有大量的细菌，且细菌的种类很多，主要有大肠杆菌、葡萄球菌等，总称为“肠道常居菌种”。据估计，粪便中死的和活的细菌占粪干重的20%～30%。细菌能产生分解食物残渣的酶。糖及脂肪的分解称为发酵，蛋白质的分解称为腐败。腐败产生的如H_2S、酚类、胺类、吲哚等物质大部分随粪便排出，小部分吸收入血，经肝脏转化解毒。

另外，大肠内的细菌还能利用较为简单的物质合成维生素 B 复合物和维生素 K，它们可被人体吸收利用。长期应用抗生素，肠内细菌被抑制，可导致肠内菌群紊乱和维生素缺乏。

三、大肠运动和排便反射

大肠运动少而缓慢，对刺激的反应也迟缓，这些特点有利于大肠吸收水分和暂时储存粪便。

（一）大肠运动的形式

1. 袋状往返运动　由环行肌不规则的收缩引起，是空腹时最多见的一种运动形式。它使结肠内容物向两个方向作短距离的位移，但并不向前推进。

2. 分节推进运动　是一个结肠袋或一段结肠收缩，其内容物被推至下一段的运动。进食后运动加强。

3. 蠕动　大肠的蠕动由一些稳定向前的收缩波所组成。通常，大肠的蠕动较缓慢，但偶尔会发出一种进行很快，前进很远的蠕动，称为集团蠕动。它通常开始于横结肠，将一部分大肠内容物推送至降结肠或乙状结肠。集团蠕动常见于进食后，尤其是早餐后60min 之内最常发生，其原因可能是胃内食糜进入胃或十二指肠，引起胃－结肠或十二指肠－结肠反射。

（二）排便反射

食物残渣在大肠内停留时间一般在 10 余小时以上，其中大部分的水、无机盐和维生素被吸收，余下的食物残渣经过细菌的发酵和腐败作用，形成粪便。粪便中除了食物残渣外，还包括脱落的肠上皮细胞、大量细菌、粪胆色素和一些盐类如钙、镁、汞等。

正常情况下，直肠内是没有粪便的。当肠蠕动将粪便推入直肠时，刺激直肠内的感受器，肠壁上的感受器兴奋，产生传入冲动经盆神经和腹下神经传至脊髓腰骶段的初级排便中枢，同时上传到大脑皮层，引起便意。这时，排便中枢通过盆神经发放冲动，使降结肠、乙状结肠和直肠收缩，肛门内括约肌舒张；与此同时，阴部神经的传出冲动减少，肛门外括约肌舒张，使粪便排出体外。另外，支配膈肌和腹肌的神经兴奋，膈肌、腹肌收缩，腹内压升高，协助粪便排出。

正常人的直肠壁内的感受器对粪便的压力刺激具有一定的阈值。当达到此阈值时即可引起排便反射。由于排便反射受大脑皮层的控制，人们可以用意识来加强或抑制排便。但如果对便意经常予以抑制，会使直肠对粪便压力刺激的敏感性逐渐降低，致使粪便长时间贮留在大肠内，水分吸收过多，变得干燥，引起排便困难，这是便秘产生的最常见原因之一。

第七节 吸收

食物经过消化后，透过消化道黏膜进入血液或淋巴的过程称为吸收。吸收为机体提供了各种营养物质，以保证机体新陈代谢的正常进行。

一、吸收的部位

在口腔和食道内，营养物质几乎不被吸收；胃可吸收少量水分和酒精。营养物质的主要吸收部位在小肠。因为：①小肠有巨大的吸收面积。小肠较长，它的黏膜具有环行皱褶，皱褶上有大量绒毛，每条绒毛的柱状上皮细胞上还有许多微绒毛。由于环行皱褶、绒毛和微绒毛的存在，使小肠的面积比同样长短的简单圆筒增加约600倍，可达200m^{2}左右（图6－9）。②小肠绒毛内部有毛细血管、毛细淋巴管、平滑肌和神经。空腹时，绒毛不

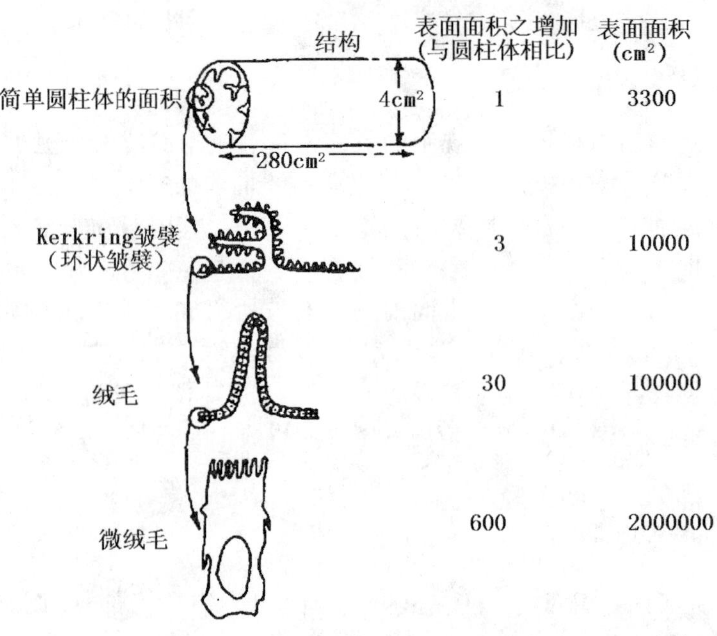

图6－9 小肠黏膜面积增加的三种机制

活动；进食后绒毛产生节律性的伸缩和摆动。这些运动可加速绒毛内血液和淋巴的流动，有助于吸收。③小肠内有各种消化液。食物在此已被消化为可吸收的小分子物质；④食物在此停留的时间较长（为3～8h）。

一般认为，蛋白质、糖类和脂肪的消化产物大部分在十二指肠和空肠吸收，而回肠有独特的功能，可主动吸收胆盐和维生素 B_{12}。另外，小肠不仅吸收各种营养物质，每日分泌的6～8L的消化液也在小肠被吸收。

二、吸收的途径

营养物质和水可以通过两条途径被吸收（图6－10）。一是跨细胞途径：即物质通过绒毛柱状上皮细胞的腔面膜进入细胞内，再通过细胞底－侧面膜进入血液或淋巴；二是旁细胞途径：即物质通过细胞间的紧密连接进入细胞间隙，然后再转入血液或淋巴。

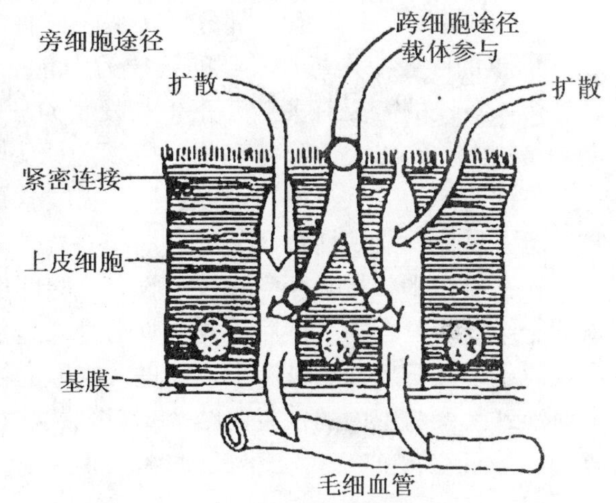

图6－10　小肠黏膜吸收营养物质和水的两条途径

三、小肠内主要营养物质的吸收

（一）水的吸收

正常人体每天分泌到消化道内的各种消化液，估计总量可达6～8L之多，每天饮水为1.5～2.0L，而由粪便中带走的水分约150ml，因此吸收的液体量每天约达8L。若水分吸收障碍，势必将严重影响内环境的相对恒定。如严重腹泻、呕吐可使人体丢失大量的水和电解质，从而导致人体脱水和电解质紊乱。

消化道中的水分绝大部分在小肠吸收。水分主要靠渗透作用而被动吸收，各种溶质，尤其是NaCl的主动吸收所产生的渗透压差是促进水分吸收的主要动力。

在十二指肠和空肠上部，水的吸收量很大，但消化液的分泌量也很大。因此，这一部位水的净吸收量较小，肠内容物中液体量减少得不多。而在回肠净吸收的水分较大。结肠吸收水的能力很强，但到达结肠的内容物中水分已很少，通常结肠每日吸收水只有400ml左右。

（二）无机盐的吸收

小肠对不同盐类的吸收率不同，NaCl的吸收最快，$MgSO_4$ 吸收最慢，而与钙结合形成沉淀的钙盐如硫酸盐、磷酸盐则不能被吸收。

1. 钠的吸收　成人每日摄入5～8克的钠，消化腺分泌20～30克的钠，但从粪便排出的钠不到4克，说明肠内容物中95%～99%的钠都被吸收了。

Na^+ 的吸收是主动的，其能量来源于钠泵。在肠黏膜上皮细胞的底－侧膜上存在着钠泵。由于钠泵的活动，形成上皮细胞内和肠腔中 Na^+ 的浓度差，于是肠腔中的 Na^+ 的借助刷状缘上的载体，以易化扩散形式或与葡萄糖、氨基酸一起协同转运进入细胞。在 Na^+ 吸收的同时，Cl^- 和 HCO_3^- 等负离子也随之被吸收入血。

2. 钙的吸收 小肠各部分均有吸收钙的能力，但食物中的钙仅有一小部分被吸收，大部分随粪便排出。钙的吸收量受机体需要的影响，维生素 D 可促进钙的吸收，此外，脂肪食物也有促进作用。只有可溶性的钙（如氯化钙、葡萄糖酸钙）才能被吸收。钙盐在酸性溶液中溶解度较高，故盐酸也可促进钙的吸收。

钙的吸收是主动过程，钙主要通过刷状缘膜上的钙通道进入细胞内，然后经基底膜的钙泵转入血中；另外，有一部分钙在基底膜通过 $Ca^{2+}-Na^+$ 交换机制进入血中。

3. 铁的吸收 人每日吸收的铁约为 1mg，仅为每日膳食中铁含量的 1/10。铁的吸收量与机体对铁的需要有关。儿童生长发育阶段及孕妇对铁的需要量增加，铁的吸收也增加。食物中的铁绝大部分是高价铁，须还原为亚铁后才能被吸收。维生素 C 和盐酸都能将高价铁还原为亚铁，故均可促进铁的吸收。胃大部切除或胃酸分泌不足，会影响铁的吸收，患者易伴发缺铁性贫血。

铁主要在十二指肠和空肠被吸收。这些部位的肠上皮细胞释放转铁蛋白进入肠腔，与铁离子结合为复合物，然后该复合物通过入胞作用进入细胞内；随后转铁蛋白在胞内释放出铁离子，又重新回到肠腔中。而进入胞内的铁，一部分从细胞底侧膜以主动转运形式进入血液；其余与胞内的铁蛋白结合，暂时贮存在细胞内。铁蛋白的作用是防止铁的过量吸收。

（三）糖的吸收

糖类须分解为单糖才能被小肠上皮细胞所吸收。肠腔内的单糖 80% 是葡萄糖，半乳糖和果糖各占 10%。各种单糖的吸收率不同，己糖的吸收比戊糖（木糖）快；己糖中又以葡萄糖和半乳糖吸收快，果糖次之，甘露糖最慢。

糖的吸收部位主要在十二指肠和空肠。其吸收机制为继发性主动转运（图 6-11）：肠黏膜上皮细胞上有钠泵，腔面膜上有既可与 Na^+ 又可与葡萄糖结合的载体。载体每次可将 2 个 Na^+ 和 1 分子单糖同时转运入胞内。进细胞后，它们各自分离，Na^+ 通过钠泵运至细胞间隙，葡萄糖被动扩散入血。由此可见，钠的吸收和糖的吸收是偶联在一起的。糖的吸收需要钠泵和 Na^+，而肠腔中的葡萄糖也易化 Na^+ 的吸收。临床上治疗 Na^+、水丢失的腹泻时，在口服的 NaCl 溶液中需添加葡萄糖。

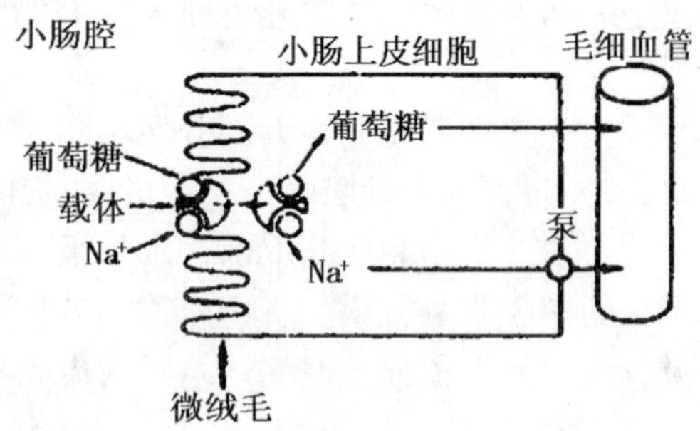

图 6-11 小肠黏膜吸收葡萄糖的机制

半乳糖和葡萄糖的吸收过程基本相同。果糖则不能逆浓度差主动转运，其吸收是通过扩散而被动转运。果糖被吸收后经毛细血管而入血循环。

（四）蛋白质的吸收

蛋白质吸收的主要形式是氨基酸，吸收的主要部位在十二指肠和空肠。十二指肠和空肠吸收较快，回肠较慢。氨基酸的吸收过程与葡萄糖相似，即与 Na^+ 相偶联的继发性主动转运。在小肠壁上有多种氨基酸特殊载体系统，分别转运中性氨基酸、碱性氨基酸和酸性氨基酸。

曾经认为蛋白质只有被水解为氨基酸后才能被吸收，但现已证明，蛋白质的消化产物除了氨基酸外，二肽、三肽也可被吸收。在小肠刷状缘上存在二肽和三肽转运系统，而且二肽、三肽的吸收效率比氨基酸的还高。这类转运系统也是继发性主动转运，动力来自于H^+的跨膜转运。进入细胞内的二肽和三肽可被胞内的二肽酶和三肽酶进一步分解为氨基酸，再进入血液循环。

未经消化的蛋白质不能被吸收。若有些人吸收了微量蛋白质，不仅无营养作用，相反，可作为抗原而引起过敏反应。

（五）脂肪的吸收

食物中的脂类95%以上是甘油三酯，此外还有胆固醇酯和磷脂。甘油三酯的消化产物是脂肪酸、甘油一酯和甘油。脂肪的水解产物有不同的吸收方式。

1. 甘油因溶于水，同单糖一起被吸收入血。

2. 中、短链甘油三酯水解产生的脂肪酸和甘油一酯具有水溶性，可以直接从肠腔扩散进入小肠上皮细胞，最后进入血液。

3. 长链脂肪酸、甘油一酯和胆固醇等水溶性较差，必须和胆盐结合形成混合微胶粒才能被吸收。胆盐有亲水性，它携带这些脂肪消化产物通过覆盖在小肠绒毛表面的不流动水层而到达纹状缘。脂肪的消化产物通过微绒毛的脂质膜进入肠上皮细胞。胆盐一部分在回肠主动重吸收入血，另一部分则留在肠腔内继续发挥作用。

进入肠上皮细胞的长链脂肪酸、甘油一酯在内质网中又重新合成甘油三酯；胆固醇重新酯化生成胆固醇酯。长链脂肪酸、甘油一酯和胆固醇酯与细胞中生成的载脂蛋白合成乳糜微粒。乳糜微粒进入高尔基复合体，在那里，许多乳糜微粒被包裹在一个囊泡内。囊泡移行到细胞基底膜或侧膜时，便与细胞膜融合，囊泡破裂，内容物被释出胞外，扩散入淋巴（图6-12）。

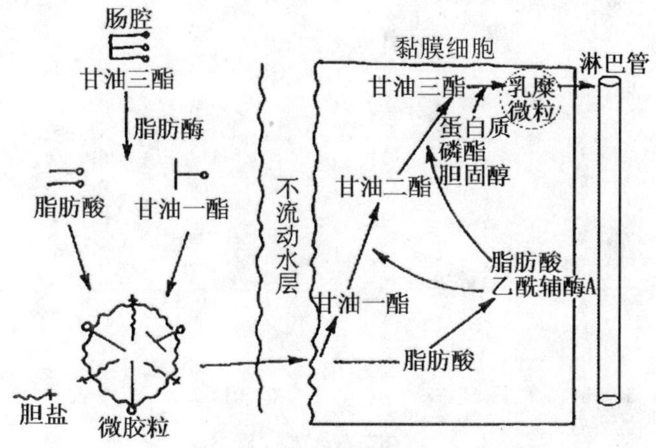

图6-12　小肠黏膜吸收脂肪的机制

综上所述，脂肪的吸收有血液和淋巴两条途径。但是，由于膳食中的动、植物油中含有 15 个以上碳原子的长链脂肪酸很多，所以脂肪的吸收途径仍以淋巴为主。

（六）维生素的吸收

水溶性维生素通过扩散方式被吸收。维生素 B_{12}则必须与胃黏膜分泌的内因子结合成复合物，才能在回肠末端被吸收。

脂溶性维生素因溶于脂肪，其吸收机制可能与脂类物质相似。它们大部分吸收后通过淋巴系统而进入血流。

第七章　能量代谢与体温

第一节　能量代谢

活的机体不断进行新陈代谢，从而实现自身更新，保证能量的获取以驱动各项生命活动。物质代谢和能量代谢是构成新陈代谢的两个方面。物质代谢的过程总伴随有能量代谢的发生，即能量的释放、转移、利用和储存等。

一、机体的能量来源和能量转化

人体从外界摄取食物，通过食物中的糖、脂肪、蛋白质三大营养物质在体内的合成代谢和分解代谢而获取进行自身更新的材料和完成各项生命活动的能量。三大营养物质是人体的能量来源。但机体并不能将它们在体内代谢产生的能量直接利用，而是通过三磷酸腺苷的合成和分解来储备和供应能量。

（一）三大营养物质的供能情况

1. 糖　1g 葡萄糖在体内完全氧化可释放的能量约为 17kJ。糖类所供给的能量是机体活动主要的能量来源。在我国人口中，机体所需能量的 70% 以上由食物中糖提供。葡萄糖吸收后一部分可转变为糖原储存在肝脏和骨骼肌中，分别称为肝糖原和肌糖原。其中肝糖原可直接分解生成葡萄糖而维持血糖水平的相对稳定。通常正常成人的肝糖原储备约为 150g。

2. 脂肪　脂肪的主要生理功能是储能和供能。1g 脂肪在体内彻底氧化所释放的能量约为 40kJ。一般情况下，脂肪氧化供能占所需能量的 20% ~30%。在空腹时，人体所需能量的 50% 以上由储存脂肪氧化供给。如果禁食 1~3 天，能量的 80% 来自脂肪氧化，使储存脂肪减少。通常，健康成人储存脂肪占体重的 20% 左右，但因遗传、营养、生活习惯等不同有很大差异。

3. 蛋白质　蛋白质是构成机体的主要原材料。特殊情况下（如长期禁食；结核、恶性肿瘤等慢性消耗性疾病患者；高热等）分解为氨基酸氧化供能。蛋白质在体内氧化时可以释放 18kJ/g 的能量。蛋白质在体内不像葡萄糖和脂肪一样彻底氧化生成 CO_2 和 H_2O，还要生成小分子含氮化合物。因此，其在体外燃烧和在体内氧化产能的值不同，即它的物理热价和生物热价不同。（见表 7-1）

（二）体内能量的转化和利用

三磷酸腺苷（**adenosine triphosphate，ATP**）广泛存在于人体的一切细胞内，是机体能量的直接提供者。三大营养物质在体内氧化产生的能量，一部分以热能的形式散发，从而维持体热；另一部分则通过使 ADP 转化成 ATP 而储存在 ATP 的高能磷酸键中。当机体完成各种生理活动时，如肌肉收缩、腺体分泌、细胞膜的主动转运等，ATP 分解，生成 ADP 并释放出大量能量以供利用。

磷酸肌酸（creatine phosphate，CP）也是体内存在的一种高能磷酸化合物。主要存在于肌肉组织中，是 ATP 的储存库。当体内物质代谢产生能量过剩时，ATP 可将能量转给肌酸生成 CP 而储存起来，以备应急活动时的需求。但 CP 只能通过将储存的能量转给 ADP 生成 ATP 后才能被利用。

临床上 ATP 治疗量仅几十毫克，用于肝炎、心肌炎、昏迷等病人的辅助治疗。鉴于正常人 ATP 转化量很大，约 100mol/d，且 ATP 并不透过细胞膜，因此认为 ATP 的治疗作用在于促进或改善代谢，并非直接供能。

二、能量代谢的测定

在生理学和营养学中通常采用法定能量计量单位**焦耳（Joules，J）**或**千焦耳（kilo-Joules，kJ）**来计量能量代谢的量。在进行能量代谢测定的实际操作中，进入消化道的食物并不能完全吸收入体内，又鉴于物质代谢产生的能量最终均转化为热能和所做的外功，因此可行的测量方法为在所做外功为零的条件下，测定整个机体单位时间内向外散发的热量来表示机体能量代谢的高低。目前常采用的方法有两种：直接测热法和间接测热法。

（一）直接测热法

直接测热法是直接测量一定时间内从人体体表、呼出气、尿液和粪便排出的总热量。在不做外功的情况下，这个热量就是机体代谢的全部能量。但是直接测热法所需的测量装置复杂，不易广泛应用。

（二）间接测热法

1. 原理 一般的化学反应均遵循定比定律，即在化学反应中只要反应物和终产物不变，不论其反应的中间步骤和发生反应的外部条件有何差异，反应物和产物的量之间呈一定的比例关系。如葡萄糖在体外燃烧和在体内彻底氧化，反应物和终产物完全相同，均按反应式 $C_6H_{12}O_6 + 6O_2 \rightarrow 6CO_2 + 6H_2O + \triangle H$（能量）进行。$C_6H_{12}O_6 : O_2 : CO_2 : H_2O : \triangle H$ 之间比值固定。同样，脂肪和蛋白质也是如此。吸入的氧气、排出的二氧化碳、含氮有机物等均为容易测量到的物质，根据定比关系可推算氧化单位重量三大物质时，各自所需的氧气量、排出的二氧化碳量，并可进一步推算各自释放的热量，那么就可间接推算出人体释放出的总热量。

2. 相关概念

（1）食物的热价：1g 食物在体内完全氧化（或在体外燃烧）时放出的热量称为该食物的热价。葡萄糖、脂肪、蛋白质的热价见表 7－1。

（2）氧热价：氧化某种物质，消耗 1L 氧时所释放的热量，称为该物质的氧热价。葡萄糖、脂肪、蛋白质的氧热价见表 7－1。

（3）呼吸商：机体进行物质代谢时，一定时间内呼出的二氧化碳和吸入的氧气之比称为呼吸商（respiratory quotient，RQ）。这个呼吸商是人体的混合呼吸商，它由三大营养物质在体内的氧化反应混合而成。每种物质，按定比定律，还有各自的呼吸商。葡萄糖、脂肪、蛋白质的呼吸商见表7－1。

表7－1　三种营养物质氧化时的几种数据

营养物质	产热量（kJ/g）		耗氧量（g/L）	CO_2 产量（g/L）	氧热价（kJ/L）	呼吸商（RQ）
	物理热价	生物热价				
糖	17	17	0.83	0.83	21	1.00
蛋白质	23.5	18	0.95	0.76	18.8	0.80
脂肪	39.8	39.8	2.03	1.43	19.7	0.71

由表7－1所列三大物质的呼吸商数值可知，由于总呼吸商是体内混合食物氧化代谢的结果，按理论，正常人的总呼吸商只能波动于1.0～0.71之间。但大量在体实验证明，实际测量值与理论计算值并不尽吻合。这是因为，一方面体内三大物质存在相互转化，如一部分糖转化为脂肪时，原来糖分子中的氧气即有剩余，而剩余的氧气可参与机体内其他氧化反应，相应减少了从外界摄取的氧气的量，因而呼吸商变大；另一方面，在某些特殊情况或病理情况下，呼吸商也可大于1.0或小于0.71。例如：机体缺氧时，糖酵解增强，生成大量乳酸入血，乳酸同碳酸氢根缓冲系统作用产生大量二氧化碳由肺排出，使呼吸商增大；同样，当机体发生代谢性酸中毒时，由于肺的代偿也有大量二氧化碳排出，使呼吸商增大；反之，碱中毒时，肺排出二氧化碳减少，呼吸商减小。

（4）非蛋白呼吸商：即糖和脂肪按不同比例混合氧化时所产生的二氧化碳量与消耗氧气量的比值。见表7－2。

表7－2　非蛋白呼吸商的氧热价

非蛋白呼吸商	氧化的%		氧热价（kJ/L）
	糖	脂肪	
0.707	0.00	100.0	19.62
0.71	1.10	98.9	19.64
0.73	8.40	91.6	19.74
0.75	15.6	84.4	19.84
0.80	33.4	66.6	20.10
0.82	40.3	59.7	20.20
0.84	47.2	52.8	20.31
0.86	54.1	45.9	20.41
0.88	60.8	39.2	20.51
0.90	67.5	32.5	20.61
0.92	74.1	25.9	20.71
0.94	80.7	19.3	20.82
0.96	87.2	12.8	20.93
0.98	93.6	6.37	21.03
1.00	100.0	0.0	21.13

3. 间接测热法的基本步骤

（1）测得机体单位时间内的总耗氧量、总二氧化碳产生量和尿氮量。

（2）蛋白质代谢产生的含氮有机化合物全部由尿排出。蛋白质虽种类繁多，分子量各异，但氮含量占总分子量的16%的比例不变。因而可通过测得的尿氮含量×6.25

(16%的倒数)算出氧化的蛋白质量。继而算出蛋白质的耗氧量、蛋白质的二氧化碳产生量及蛋白质产热量。

(3)从总耗氧量、总二氧化碳产生量中分别减去蛋白质的耗氧量、蛋白质的二氧化碳产生量，算出非蛋白呼吸商，查表7-2得到非蛋白氧热价。

(4)非蛋白氧热价×非蛋白耗氧量=非蛋白产热量

(5)非蛋白产热量+蛋白质产热量=总产热量。

三、能量代谢率和基础代谢率

(一)能量代谢率

单位时间内每平方米体表面积所消耗的能量称为**能量代谢率**，以 kJ/(m^2·h)为单位。能量代谢率与体重不成比例关系，而是与体表面积基本成正比。体表面积的测算通常采用 Stevenson 公式:

体表面积(m^2) =0.0061×身高(cm) +0.0128×体重(kg) -0.1529

体表面积也可据图7-1直接求出。

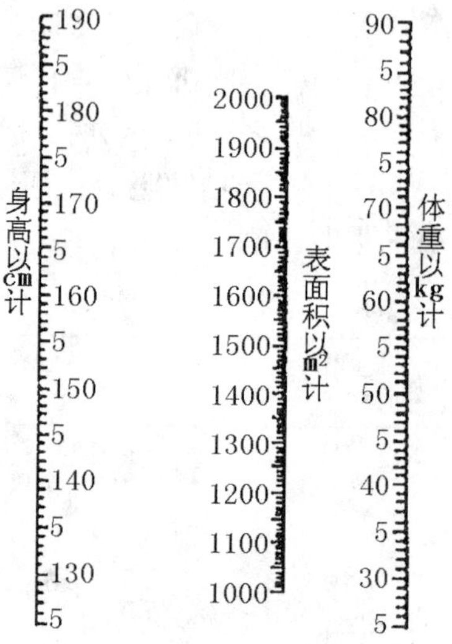

图7-1 体表面积测算图

(二)基础代谢率

基础代谢率(basal metabolism rate，BMR)指基础状态下的能量代谢率。基础状态为清醒、安静、空腹12小时以上，静卧于室温20℃~25℃的一种状态。此种状态下的代谢率是在尽可能排除了一些影响能量代谢的因素后，所测得的能量代谢率。这使得对不同人的能量代谢率进行比较，或判断一个人的能量代谢率是否正常成为可能。基础代谢率随年龄、性别不同而异。一般，新生儿基础代谢率最高；年龄越大，基础代谢率越低；男子高于女子。同一个体，在相距不太久的两个时间，基础代谢率相当稳定。基础代谢率是清醒状态下的最低代谢率，但仍略高于无梦睡眠时。

表7-3 我国正常人的BMR平均值[kJ/(m^2·h)]

年龄	11~15	16~17	18~19	20~30	31~40	41~50	51以上
男性	195.5	193.4	166.2	157.8	158.7	154.1	149.1
女性	172.5	181.7	154.1	146.5	146.4	142.4	138.6

一些激素有促进代谢、增加产热的作用，以甲状腺激素的作用最为显著。当甲状腺机能减退时，能量代谢减低，基础代谢率低于正常。反之，当甲状腺机能亢进时，能量代谢增加，基础代谢率高于正常。因此，基础代谢率是临床判断甲状腺疾病病情的重要指标。一般与正常平均值相差20%以内均属生理状态。

四、影响能量代谢的主要因素

（一）肌肉活动

骨骼肌活动对于能量代谢的影响非常显著。轻微运动或体力劳动可提高能量代谢率，产热量增加，见表7－4。

表7－4　运动或劳动时的能量代谢率

机能状态	平均产热量［kJ/（m^2·h）］
躺　卧	163.68
开　会	203.84
擦窗户	497.81
洗　衣	592.96
扫　地	681.82
打排球	1022.23
打篮球	1452.27
踢足球	1497.25

（二）精神活动

人在平静地思考问题时，产热量增加一般不超过4%。但在精神处于紧张状态时，由于出现肌紧张增强，产热激素分泌增加，产热量显著增加。

（三）食物的特殊动力效应

人在进食后一段时间内，虽然同样处于安静状态，但所产生的热量却比未进食时有额外的增加。食物使机体产生额外热量的现象称为食物的特殊动力效应，其产生机制目前认为主要与肝脏处理氨基酸有关。

（四）环境温度

人安静时的能量代谢率在20～30℃的环境中最低。实验证明，当环境温度低于20℃时，代谢率开始增加；在10℃以下，代谢率显著增强，这主要是由于寒冷刺激引起肌肉紧张度增加乃至战栗所致。当环境温度超过30℃后，代谢率又会逐渐增加，这可能由于细胞内化学反应速度增快、发汗功能增强、循环和呼吸功能增强的结果。

案例联系：单纯肥胖症

单纯肥胖症（obesity）是一组常见的、古老的代谢综合征。在所有肥胖者中，99%以上是单纯性肥胖。单纯肥胖症的确切发病机制还不十分清楚，有可能引起单纯性肥胖的因素包括进食过多、体力活动过少、社会心理因素、遗传因素、神经内分泌因素等。当能量摄入超过能量消耗，过剩的能量以脂肪的形式储存下来，导致体重增加从而演变为肥胖症。是否肥胖用下列公式计算：标准体重（kg）＝［身高（cm）－100］×0.9，如果患者实际体重超过标准体重20%即可诊断为肥胖症。

按照病理改变把单纯性肥胖分为两类：增生性肥胖和肥大性肥胖。增生性肥胖的脂肪细胞不仅仅体积变大，而且脂肪细胞的数目也有所增多；肥大性肥胖的脂肪细胞则只有体积变大，而数目不变。

按照发病年龄的不同，可以把单纯性肥胖分为幼年起病型肥胖以及成年起病型肥胖。其中幼年起病型肥胖都是增生性肥胖，而且患儿脂肪细胞的数量一生都难以减少。幼年起病型肥胖的孩子中，有80%到成年后依旧会发胖，减肥困难。所以2岁以前就很胖的小孩终生容易肥胖。青春期起病的青少年多为增生性肥胖，他们的脂肪细胞数量多，体积又大。而成年起病型肥胖多以肥大性肥胖为主。

按照脂肪在身体不同部位的分布，单纯性肥胖又可以分为腹部型肥胖和臀部型肥胖两种。腹部型肥胖又称为中心性肥胖、男性型肥胖、内脏型肥胖、苹果形肥胖，这种人脂肪主要沉积在腹部的皮下以及腹腔内，四肢则相对较细。臀部型肥胖者的脂肪主要沉积在臀部以及腿部，又称非中心性肥胖、女性型肥胖或梨形肥胖。腹部型肥胖患并发症的危险要比臀部型肥胖大得多。比如有人观察一组白人女性，发现肥胖者患糖尿病的危险性是普通人的3.7倍，而腹部型肥胖的女性患糖尿病的机会则高达普通人的10.3倍。当然，与非肥胖者相比，臀部型肥胖仍然存在着相当严重的危害，仅仅是比腹部型肥胖略小而已。应该注意的是，男性型肥胖并不是男性的专利，也有很多女性的肥胖是腹部型的。

国内外几乎所有人群和年龄组的肥胖症患病率都在不断上升。与肥胖症相关的心脏病、糖尿病、高血压、高胆固醇血症也随之增加。肥胖症，尤其是中心性肥胖与健康的关系在50年以前已引起广泛注意，WHO在内的公共卫生权力机构在1997年重申把肥胖症确定为一种疾病。

第二节　体温及其调节

一、体温

（一）体温的概念及正常值

生理学上，研究体温时将机体分为体核与体表。人体深部结构（如内脏、脑）的温度，称为**体核温度**。体表及体表下结构（如皮肤、皮下组织）的温度，称为**体表温度**。

通常所指的体温为机体深部的平均温度，即体核温度。体核温度相对恒定，各部位之间差异小。例如，安静时新陈代谢最旺盛的脏器肝脏和脑的温度最高（约为38℃），与温度最低的直肠（约37℃）仅相差约1℃。体表温度极易受外界温度和机体散热的影响，波动幅度大。人体不同部位的体表温度，差异也大，例如，在环境温度为23℃时，足部皮肤温度仅27℃，而额部皮肤温度可达33～34℃。

临床体检中常测体温的部位有三处：①直肠温度，其正常值为36.9～37.9℃。②口腔温度，其正常值为36.7～37.7℃。③腋下温度，其正常值为36.0～37.4℃。

在实验研究中，常测量食管温度作为体核温度的指标。因为食管中央部的温度大致等于右心温度。另外，由于鼓膜温度与下丘脑温度的变化基本一致，在体温调节生理实验中常常把鼓膜温度作为下丘脑温度的指标。

（二）体温的正常变动

在生理情况下，昼夜、性别、年龄、肌肉活动、精神活动等可影响能量代谢的因素可使体温有所变化，这种变化的幅度一般不超过1℃。

1. 体温的昼夜节律　通常，人的体温在清晨2～6时最低，午后1～6时最高。即在一昼夜中呈现规律性周期性波动，这种现象称为昼夜（日）节律。除体温外，其他一些生理活动，如细胞内的酶活性，生长激素、糖皮质激素等激素的分泌也呈现昼夜节律性，统称为生物节律。通常认为人体内存在着控制生物节律的生物钟。因为在实验中，去除一切时间标志后，此种节律仍然存在。下丘脑内的视交叉上核很可能是生物节律的控制中心。

2. 性别　女性在青春期后体温一般比男子约高0.3℃，这可能与女性的皮下脂肪层较厚，散热较少有关。另外，女性的体温在月经周期中有波动，波动幅值约0.5℃。月经期较低，排卵日最低，排卵后又复升高（图7-2）。因此，临床上常可通过测绘基础体温曲线以助了解有无排卵及排卵日。目前认为，排卵后体温升高，可能与孕激素作用相关。

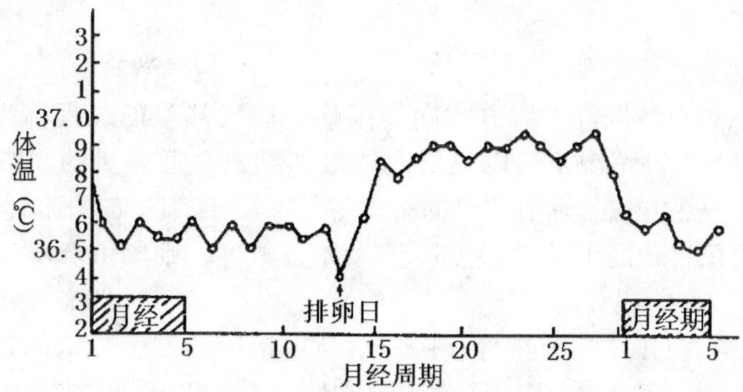

图7-2　女子的基础体温曲线

3. 年龄　儿童、青少年体温较高，随着年龄的增长体温逐渐降低。新生儿，尤其早产儿，因体温调节机构发育尚不健全，体温调节能力差，所以他们的体温波动大，易受环境温度的影响。老年人基础代谢率低，体温低。所以，对于老年人和小儿要做好防寒保暖工作。

4. 其他因素　机体剧烈运动、情绪紧张时致骨骼肌收缩、肌紧张加强等，均使产热增加，从而导致体温升高。

进食后，尤其进食蛋白质食物后，由于食物的特殊动力效应，额外产热，也使体温有所升高。深睡、麻醉情况下，肌肉松弛，血管紧张度降低，代谢减弱，使产热减少，因而体温较低。

二、机体的产热和散热

（一）机体的产热

全身细胞一刻不停地进行新陈代谢活动，不断地产生热量。在安静状态下，主要的产热器官是肝脏和脑，其中由于肝脏是物质代谢的主要场所，故产热量最多。骨骼肌组织占全身组织的40%，具有巨大的产热潜能，是人体活动时主要的产热部位。

在寒冷环境中，散热增加，为维持体温相对恒定，机体通过三条途径来实现体温调节性产热：①骨骼肌发生不随意的战栗产热，使代谢增强从而使产热增加。②寒冷刺激通过机体的交感神经系统，使肾上腺髓质活动增强，从而引起肾上腺素和去甲肾上腺素分泌增加，促使细胞新陈代谢率加强。体内的褐色脂肪细胞有丰富的交感神经支配，寒冷刺激引起交感神经兴奋时，促进褐色脂肪分解产热。新生儿主要靠褐色脂肪组织分解产热，即非战栗产热维持体温。③通过寒冷刺激下丘脑-垂体前叶使甲状腺激素分泌。甲状腺激素是促进细胞代谢率增加，使产热增多的最重要激素。但这条途径调节产热有滞后效应。

（二）机体的散热

如前所述，机体的新陈代谢在不断进行，因而不断产热，如不能将产生的热量散发出去，蓄积于体内，势必导致体温的不断升高。人体在体温调节中枢的有效控制下，体温是保持相对恒定的。体表皮肤是人体主要的散热部位。此外，从呼吸道、尿、粪也可向外界散失一定的热量。

1. 皮肤的散热方式

（1）辐射散热：机体以红外线方式向周围环境散发热量的过程称为辐射散热。一个裸体的人，在常温和安静情况下，以辐射方式散热约占总散热量的60%。因此，辐射散热是人体最主要的散热方式。辐射散热的多少主要取决于皮肤与周围环境的温度差，其次取决于有效辐射面积。若周围环境温度高于人体表温度，则周围环境反而向人体辐射散热。

（2）传导散热：机体体表的热量直接传给与之接触的温度较低的物体的过程称传导散热。传导散热热量的多少除取决于接触面积外，主要取决于两物体的温度差及所接触物体的导热性。温差越大，导热性好，传导散热量就多；反之，散热就少。脂肪组织、空气都是不良导热体。脂肪的导热性只有其他组织的1/3。全身体表下的皮下脂肪层，就成为保持体温的有效隔热系统。女子的皮下脂肪层一般较男子为厚，所以她们的传导散热的量较少。水的导热性比空气好，因此相同的气温，空气湿度大时，其传导散热也多。所以，冷天空气湿度大时，传导散热也增多，会更觉寒冷。

由于空气的流动，使距体表较远的冷空气得以取代紧裹体表已被传导散热加温的空气，以利散热的过程，称对流散热。对流散热是一种特殊的传导散热。空气对流有利于传导散热。空气对流越快，对流散热越多。热天扇扇子即是提高对流散热。加穿厚衣，动物长毛、竖毛，使紧裹体表的空气层加厚，均能减少对流散热，起到保暖作用。

（3）蒸发散热：身体以蒸发水分的方式散热称蒸发散热。当环境温度等于或高于皮肤温度时，蒸发散热成为唯一有效的散热方式。蒸发散热可分显汗和不显汗两种。体内水分，直接透出皮肤和黏膜（主要是呼吸道黏膜），并未聚成水滴就向外界蒸发，称不显汗。人体不显汗的水量约有1000ml/d，其中通过皮肤蒸发的有600～800ml，通过呼吸道蒸发的有200～400ml。人体通过汗腺分泌汗液向外界蒸发散热称发汗。空气湿度大，汗液难蒸发。因此，同样高的气温，空气湿度大时，由于汗液蒸发散热困难，会觉得闷热，易中暑。临床上对高烧病人进行酒精周身擦浴，就是利用酒精蒸发增加散热。体表空气对流有助于降低体表空气水蒸汽的饱和度。空气对流越快，汗液的蒸发也越快，散热也越多。

2. 散热的调节 散热的主要途径是皮肤。增加或减少皮肤的散热量，主要是通过改变皮肤血流量和发汗两种机制来实现。

（1）发汗：发汗分温热性发汗和精神性发汗。温热性发汗的发汗部位广泛，其功能为调节体温。精神性发汗常在精神紧张时发生，发汗部位局限于手掌、足、前额等，不参与体温调节。汗腺分为小汗腺和大汗腺两种。小汗腺分布于全身皮肤，接受温热刺激，与温热性发汗有关。发汗是一种反射性活动，在下丘脑有基本的发汗中枢。交感胆碱能纤维支配引起温热性发汗的小汗腺，受体为 M 型，使用 M 受体阻断剂阿托品，可阻断汗腺分泌。精神性发汗的小汗腺则由交感肾上腺素能纤维支配。

汗液是由汗腺主动分泌的。主要成分为水、NaCl 及少量尿素、乳酸、K^+ 等。醛固酮可使汗腺导管对汗液中 NaCl 的重吸收增加，起保盐的作用。

（2）皮肤血流量的改变：当流向皮肤的血流量加大时，体表温度升高；反之，体表温度下降。体表温度升高有利于辐射散热和传导散热。皮肤血流量增加也使汗腺的血供增多，有利于蒸发散热。体表温度降低减少体表散热。

体温调节的皮肤血管收缩或舒张是一种反射性活动。支配皮肤血管的交感缩血管纤维紧张性冲动发放加强时，血管收缩，皮肤血流量减少，皮肤温度下降，散热减少；反之，当交感缩血管纤维紧张性冲动发放减弱时，血管扩张，皮肤血流量增加，皮肤温度上升，散热增加。

三、体温的调节

人体处在一个温度多变的外部环境中，但自身的体温不会随环境温度的改变发生明显波动。人和其他高等动物通过自主性体温调节和行为性体温调节使体温得以维持相对恒定。行为性体温调节起辅助作用，如穿不同程度的保暖衣服，现代化冷暖设备的使用等。自主性体温调节是由机体内部的体温调节机制完成。

（一）温度感受器

1. 外周温度感受器　外周温度感受器分冷感受器和热感受器，存在于皮肤、黏膜、内脏和大静脉周围，以冷感受器为主。其传入冲动既到达大脑皮层引起温度感觉，也到达下丘脑的调定点调节体温。

2. 中枢温度感受器　在中枢神经系统内存在对温度敏感的神经元，称为**中枢温度感受器**。在脑干网状结构和下丘脑的弓状核中以感受局部温度降低的冷敏神经元为主。在**视前区－下丘脑前部（preoptic area/anterior hypothalamus，PO/AH）**则以对局部温度升高敏感的热敏神经元为主。动物实验证明，局部脑组织温度变动 0.1℃，这两种神经元的放电频率就会发生改变，而且不出现适应现象。

在 PO/AH 中还存在一种神经元，既能感受局部脑温的变化，又能将下丘脑以外的中枢温度敏感神经元和外周温度感受器传入的信息汇聚、整合。此外，这类神经元还能直接对致热原、5－HT、NE、多种肽类物质发生反应，从而导致体温改变。

（二）体温调节中枢

参与调节体温的中枢结构存在于从脊髓到大脑皮质的整个中枢神经系统。根据对多种恒温动物进行脑分段切除实验证明，只要保持下丘脑及其以下神经结构的完整性，动物就仍然具有维持体温相对恒定的能力，即体温调节的基本中枢位于下丘脑。进一步的实验证明：PO/AH 是体温调节中枢的重要整合机构。体温调节中枢输出的整合指令具有广泛性，有自主神经系统参与（如血管舒缩反应，发汗反应），有躯体神经系统参与（如战栗），还有内分泌系统参与（如甲状腺激素调节细胞代谢的反应）。

（三）体温调节机制

体温自主性调节的机制大致可用调定点学说解释。影响机体产热和散热的体核温度有一个精确的临界值，这就是在PO/AH设定的一个调定点，如37℃。当体温超过此温度时，散热高于产热；反之，体温低于此温度时，散热低于产热。其结果均使体温返回到此调定点温度。这样两个负反馈调节的结果就使体温稳定于此调定点。至于体温调定点的形成机制有众多学说，但均尚无定论。

致热原所致的发热，体温调节功能并无障碍，而是由于致热原所引起的调定点上移，导致冷敏神经元放电频率大大增加，先经过一小阵战栗后，体温升高到新调定点水平，建立并保持新的产热、散热平衡。而中暑时体温升高则是由于体温调节功能失调引起。

案例联系：发热

发热（fever）是指病理性体温升高。是人体对致病因子的一种全身性反应。一般而言，当腋下、口腔或直肠温度分别大于37℃、37.3℃、37.6℃，且一昼夜体温波动超过1℃时，称为发热。发热一般分为超高热（体温在41℃以上），高热（38℃以上）与低热（体温37°~38℃）。发热持续2~4周称为长期发热。

引起发热的病因很多，可分为致热原性发热和非致热原性发热。多数患者的发热是由于致热原所致。致热原包括外源性（exogenous pyrogen，EX-P）和内源性（endogenous pyrogen，EN-P）两种。外源性致热原包括生物病原体、抗原抗体复合物、炎性渗出物、无菌性坏死物质等，多为大分子物质，不能通过血脑屏障直接作用于体温调节中枢。外源性致热原主要是激活中性粒细胞、单核细胞，使之产生内源性致热原，如白细胞介素I（interleukin-I，IL-I）等（近年来还发现干扰素、肿瘤坏死因子等新的内源性致热原），其分子量较小，可通过血脑屏障作用于体温调节中枢，使调定点温度升高，使产热增多，散热减少，引起发热。

非致热原性发热见于体温调节中枢直接受损；产热过多的疾病（如交感神经系统过度兴奋、内分泌疾病甲状腺功能亢进、癫痫持续状态、惊厥等）；引起散热减少的疾病（如广泛性皮炎、阿托品中毒、大量失水失血等）。

第八章　尿的生成和排出

肾脏是人体的主要排泄器官，排泄是指机体将物质代谢的终产物和它不需要或过剩的物质（包括进入体内的异物和药物的代谢产物）排出体外的过程。机体可以通过尿的生成和排出，完成以下生理功能：①排除机体的大部分代谢终产物以及进入体内的异物；②调节细胞外液量和渗透压；③保留体液中的重要电解质如钠、钾、碳酸氢盐以及氯离子等，排出氢离子，维持酸碱平衡；④肾脏分泌促红细胞生成素、肾素、羟化的维生素 D_3 和前列腺素等生物活性物质，具有内分泌功能。因此，肾脏不但是排泄器官，而且是维持和调节机体内环境稳态过程中甚为重要的脏器之一。

尿的生成包括肾小球的滤过，肾小管和集合管的重吸收以及它们的分泌三个基本过程。本章重点阐述尿的生成过程及其调节机制。

第一节　肾脏的结构和血液循环特点

一、肾脏的功能结构特点

（一）肾单位和集合管

肾单位是肾脏结构和功能的基本单位，它与集合管共同完成泌尿功能。人的两侧肾约有 170 万 ~240 万个肾单位，每个肾单位包括肾小体和肾小管两部分（图 8 -1）。肾小体分布在肾皮质。肾小体包括肾小球和肾小囊两部分。肾小球是一团毛细血管网，其两端分别与入球小动脉和出球小动脉相连（图 8 -2）。肾小球的包囊称为肾小囊。它有两层上皮细胞，内层（脏层）紧贴在毛细血管壁上，外层（壁层）与肾小管壁相连；两层上皮之间的腔隙称为囊腔，与肾小管管腔相通。血浆中某些成分通过肾小球毛细血管网向囊腔滤出；滤出时必须通过肾小球毛细血管内皮细胞、基膜和肾小囊脏层上皮细胞，这三者构成滤过膜（图 8 -3）。

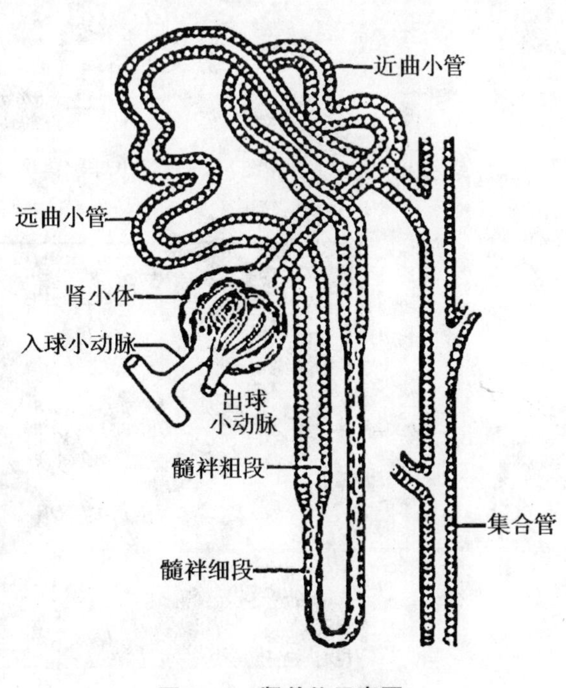

图 8 -1　肾单位示意图

肾小管由近端小管、髓袢和远端小管三部分组成。近端小管包括近曲小管和髓袢降支粗段。髓袢由髓袢降支和髓袢升支组成；前者包括髓袢降支粗段（也是近端小管的组成部分）和降支细段；后者是指髓袢升支细段和升支粗段（也是远端小管的一部分）。远端小管包括髓袢升支粗段和远曲小管。远曲小管末端与集合管相连。

集合管不包括在肾单位内，它在尿生成过程中，特别是在尿液浓缩过程中起着重要作用，每一集合管接受多条远曲小管运来的液体。许多集合管又汇入乳头管，最后形成的尿液经肾盏、肾盂、输尿管而进入膀胱，由膀胱排出体外。

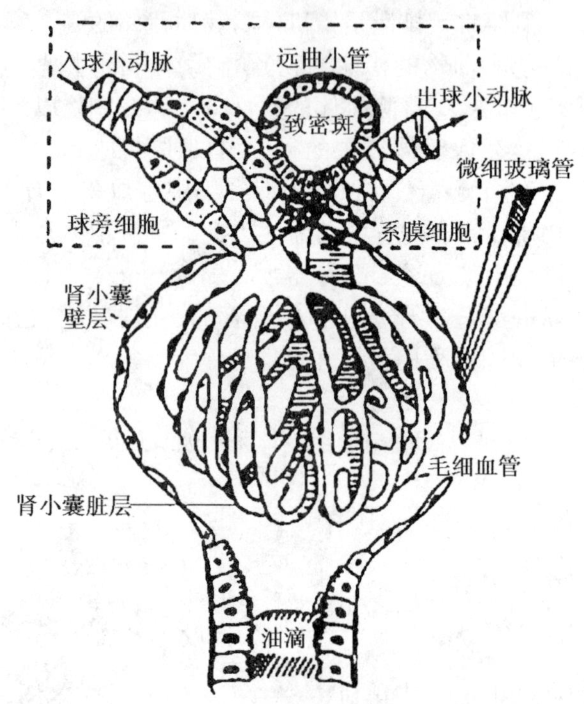

图 8-2 肾小球、肾小囊穿刺和球旁器示意图
（方框示球旁器）

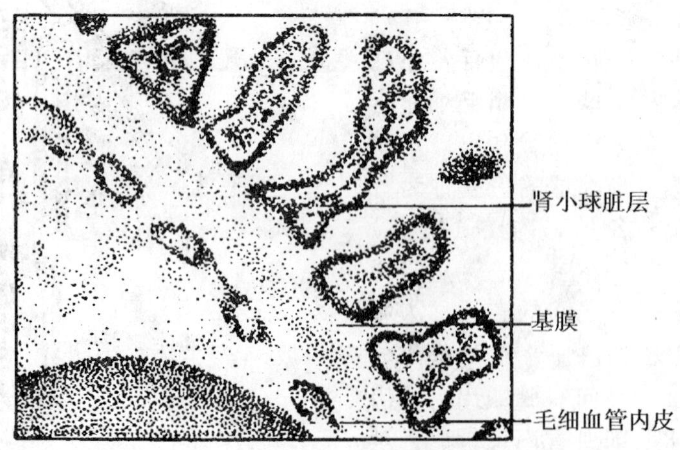

图 8-3 滤过膜示意图

（二）皮质肾单位和近髓肾单位

肾单位按其所在部位不同，可分为皮质肾单位和近髓肾单位两类（图8－4）。

1. 皮质肾单位　肾小体主要分布于外皮质层和中皮质层。人肾的皮质肾单位约占肾单位总数的85%～90%。这类肾单位的肾小球体积较小；入球小动脉的口径比出球小动脉粗，两者口径之比约为2∶1。出球小动脉进一步再分为毛细血管后，几乎全部分布于皮质部分的肾小管周围。这类肾单位的髓袢甚短，只达外髓质层，有的甚至不到髓质。此外，皮质肾单位的球旁细胞所含的肾素较多。在功能上，皮质肾单位与尿的生成，以及肾素的合成和释放关系较大。

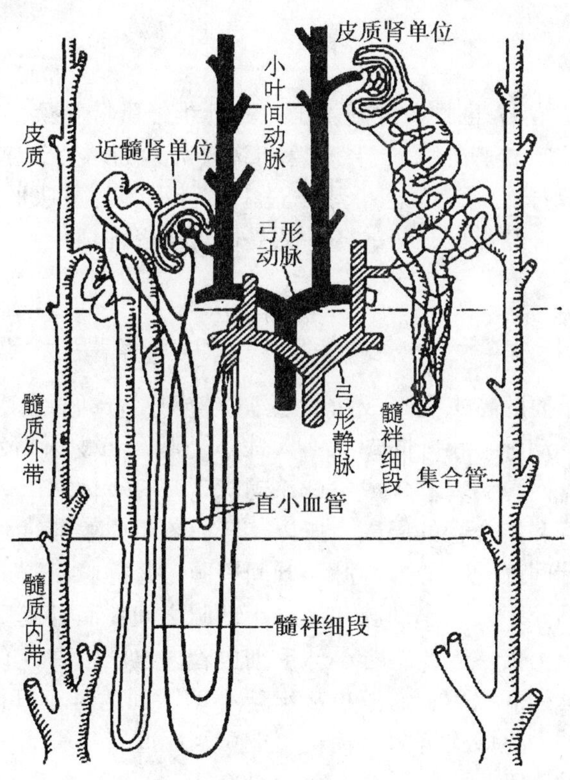

图8－4　肾单位和肾血管的示意图

2. 近髓肾单位　肾小体分布于靠近髓质的内皮质层，约占肾单位中的10%～15%。这类肾单位的肾小球体积较大；其髓袢甚长，可深入到内髓质层，有的甚至到达乳头部。入球小动脉和出球小动脉的口径没有明显差异，有些入球小动脉的口径甚至还要细些。出球小动脉不仅形成缠绕邻近的近曲小管或远曲小管的网状毛细血管，而且还形成细而长的U字形直小血管。直小血管可深入到内髓质层。相邻的U字形直小血管之间有吻合支，血液可以相通。此外，近髓肾单位的球旁细胞几乎不含肾素。近髓肾单位和直小血管的这些解剖特点，决定了它们在尿的浓缩与稀释过程中起重要作用。

（三）球旁器

球旁器（juxtaglomerular apparatus）位于肾小体附近，由球旁细胞、系膜细胞和致密斑三种特殊的细胞组成（图8－2）。

1. 球旁细胞 球旁细胞是位于入球小动脉的中膜内的肌上皮样细胞，细胞呈球形或卵圆形，内含分泌颗粒，分泌颗粒内含肾素。

2. 致密斑 致密斑位于远曲小管的起始部分，此处的上皮细胞变为高柱状细胞，局部呈现斑状隆起，排列紧密，称为致密斑，致密斑与入球小动脉和出球小动脉相接触。致密斑可感受小管液中NaCl含量和小管液流量的变化，并将信息传递至球旁细胞，调节肾素的释放。

3. 系膜细胞 系膜细胞是指入球小动脉和出球小动脉之间的一群细胞，详细功能尚不清楚。

（四）肾的神经支配

肾交感神经主要从胸12至腰2脊髓发出，其纤维经腹腔神经丛支配肾动脉（尤其是入球小动脉和出球小动脉的平滑肌）、肾小管和释放肾素的球旁细胞。肾交感神经末梢释放去甲肾上腺素，调节肾血流量、肾小球滤过率、肾小管的重吸收和肾素释放。有人认为，未发现肾有副交感神经支配，肾的各种感受器可经肾神经传入脊髓，并从脊髓投射到中枢的不同部位。

（五）肾的血液供应

肾脏血液供应最重要的特点是形成两次毛细血管网：肾动脉由腹主动脉垂直分出，依次分为叶间动脉→弓形动脉→小叶间动脉→入球小动脉。每支入球小动脉进入肾小体后，又分成肾小球毛细血管网，后者汇集成出球小动脉离开肾小体。出球小动脉再次分成毛细血管网，缠绕于肾小管和集合管的周围。所以，肾血液供应要经过两次毛细血管网，然后才汇合成静脉，由小叶间静脉→弓形静脉→叶间静脉→肾静脉回到下腔静脉（图8－4）。

肾小球毛细血管网介于入球小动脉和出球小动脉之间，而且皮质肾单位入球小动脉的口径比出球小动脉的粗1倍。因此，肾小球毛细血管内血压较高，有利于肾小球的滤过作用；血浆成分在肾小球被滤出后，血液再从出球小动脉到达肾小管周围的毛细血管网时，血流量已经降低，再加上克服血流阻力消耗了能量，因此肾小管周围的毛细血管网的血压较低，可促进肾小管的重吸收。

二、肾血液循环的特征及其调节

肾的血液供应很丰富但分布不均。肾动脉粗而短，直接由腹主动脉垂直分出，因此，肾脏的血流阻力很小，血液供应很丰富。正常成人安静时每分钟有1200ml血液流过两侧肾，相当于心输出量的1/5～1/4左右。如此之大的血流量并非肾脏的代谢所必需，而是尿生成的需要。其中约94%的血液分布在肾皮质层，5%～6%分布在外髓，其余不到1%供应内髓，通常所说的肾血流量主要指肾皮质血流量。

肾血流量的调节包括肾血流量的自身调节和神经体液调节。

（一）肾血流量的自身调节

肾血流量的自身调节表现为动脉血压在一定范围内变动时，肾血流量仍然保持相对恒定。离体肾实验观察到，当肾动脉的灌注压（相当于体内的平均动脉压）由20mmHg提高到（80mmHg）的过程中，肾血流量将随肾灌注压的升高而成比例地增加；而当灌注压在80～180mmHg范围内变动时，肾血流量将不随灌注压的升高而增加。上述现象在去神经支配的肾脏或离体肾脏中都存在。说明肾血流量的相对稳定属于自身调节。这种不依赖肾外神经支配使肾血流量在一定的血压变动范围内能保持不变的现象，称为肾血流量的自身调节。一般认为，自身调节只涉及肾皮质的血流量。

关于自身调节的机制，有人提出肌源学说来解释。此学说认为，当肾灌注压增高时，血管平滑肌因灌注压增加而受到牵张刺激，使平滑肌的紧张性加强，血管口径相应缩小，血流的阻力便相应地增大，保持肾血流量稳定；而当灌注压减小时则发生相反的变化。由于在灌注压低于80mmHg时，平滑肌已达到舒张的极限；而灌注压高于180mmHg时，平滑肌又达到收缩的极限。因此，在80mmHg以下和180mmHg以上时，肾血流量将随血压的变化而变化。只有在80～180mmHg的血压变化范围内，血管平滑肌才能发挥自身调节作用，保持肾血流量的相对恒定。如果用罂粟碱、水合氯醛或氰化钠等药物抑制血管平滑肌的活动，自身调节便告消失。通过肾血流量自身调节，使肾小球滤过率不会因一定范围内血压波动而改变，维持肾小球滤过率相对恒定。

（二）肾血流量的神经和体液调节

肾血流量的神经、体液调节使肾血流量与全身的血液循环调节相配合。肾交感神经活动加强时，引起肾血管收缩，肾血流量减少。影响交感神经活动的因素已在心血管反射中作了详述（见第四章）。

在各种体液调节因素中，肾上腺素与去甲肾上腺素都能使肾血管收缩，肾血流量减少。血管升压素和血管紧张素等也能使肾血管收缩；内皮细胞通过旁分泌释放内皮素也能引起肾血管收缩，释放的一氧化氮和前列腺素则可使肾血管扩张。

总之，在通常情况下，在一般的血压变化范围内，肾主要依靠自身调节来保持血流量的相对稳定，以维持正常的泌尿功能。在紧急情况下，全身血液将重新分配，通过交感神经及肾上腺素的作用来减少肾血流量，使血液分配到脑、心脏等重要器官，这对维持脑和心脏的血液供应有重要意义。

第二节　肾小球的滤过功能

肾小球滤过（glomerular filtration）是肾脏生成尿的初始阶段。循环血液经过肾小球毛细血管时，除了血细胞和血浆中的大分子蛋白质外，其他物质均可以滤过进入肾小囊内形成原尿。用微穿刺法实验证明，肾小球的滤过液就是血浆的超滤液。微穿刺法是利用显微操纵仪将外径6～10μm的微细玻璃管插入肾小体的囊腔中。在与囊腔相接的近端小管内，注入石蜡油防止超滤液进入肾小管。用微细玻璃管直接抽取囊腔中的液体进行微量化学分析（图8－2）。分析表明，除了蛋白质含量甚少之外，各种晶体物质如葡萄糖、氯化物、无机磷酸盐、尿素、尿酸和肌酐等的浓度都与血浆中的非常接近，而且渗透压及酸碱度也与血浆的相似，由此证明囊内液确是血浆的超滤液。单位时间内（每分钟）两肾生成的超滤液（原尿）总量称为肾小球滤过率（glomerular filtration rate，GFR）。据测定，体表面积为1.73m^2的个体，其肾小球滤过率为125ml/min左右。照此计算，两侧肾每一昼夜从肾小球滤出的血浆总量将高达180L。

肾小球滤过率和肾血浆流量的比值称为滤过分数（filtration fraction）。经测算，肾血浆流量为660ml/min，所以滤过分数为：$125/660 \times 100\% = 19\%$。这说明流经肾脏的血浆约有1/5经肾小球滤过成为超滤液。其余的4/5经出球小动脉流向肾小管周围的毛细血管。

肾小球滤过率的大小主要取决于滤过膜的面积及其通透性和有效滤过压的大小。

一、滤过膜及其通透性

肾小球毛细血管的血液与肾小囊中的超滤液之间的结构屏障称为滤过膜。血浆成分必须通过滤过膜才可被滤入肾小囊腔。人体两侧肾全部肾小球毛细血管总面积估计在1.5m^2以上，这样大的滤过面积有利于血浆的滤过。在急性肾小球肾炎时，由于肾小球毛细血管管腔变窄或完全阻塞，以致有滤过功能的肾小球数量减少，有效滤过面积也减少，导致肾小球滤过率降低，结果出现少尿（每昼夜尿量在100~500ml之间）以至无尿（每昼夜尿量不到100ml）。

不同物质通过肾小球滤过膜的能力决定于被滤过物质的分子大小及其所带的电荷。一般来说，有效半径小于2.0nm的物质，如葡萄糖（分子量180）的有效半径为0.36nm，它可以被完全滤过。有效半径大于4.2nm的大分子物质则几乎完全不能滤过。有效半径在2.0~4.2nm之间的各种物质，随着有效半径的增加，它们被滤过的量逐渐降低，以上事实提示，滤过膜上存在着大小不同的孔道，小分子物质很容易通过各种大小的孔道，而有效半径较大的物质只能通过较大的孔道，用不同有效半径的中性右旋糖酐分子进行实验，也清楚地说明了被滤过物质的大小对滤过的影响。有效半径小于2.0nm的中性右旋糖酐能自由通过滤过膜，有效半径大于4.2nm的右旋糖酐就完全不能通过。有效半径在2.0~4.2nm的右旋糖酐，其滤过量与有效半径成反比，即随着有效半径增大，滤过量就不断减少。

滤过膜的通透性还决定于被滤过物质所带的电荷。用带不同电荷的右旋糖酐进行实验观察到，即使有效半径相同，带正电荷的右旋糖酐较易被滤过，而带负电荷的右旋糖酐则较难通过。血浆白蛋白虽然其有效半径为3.6nm，由于其带负电荷，因此就难于通过滤过膜。

滤过膜的上述特性可由滤过膜的超微结构的特点来说明。滤过膜由三层结构组成，每一层结构上都存在着一定大小的孔道：①内层是毛细血管的内皮细胞。内皮细胞上有许多直径50~100nm的小孔，可防止血细胞通过，但对血浆蛋白的滤过可能不起阻留作用。②中间层是基膜，是滤过膜的主要滤过屏障。基膜上微纤维网孔约4~8nm，其大小可能决定着分子大小不同的溶质的滤过。③外层是肾小囊的上皮细胞。肾小囊上皮细胞相互交错的足突之间形成裂隙，裂隙上有一层滤过裂隙膜，膜上有直径4~14nm的孔，它是滤过的最后一道屏障。另一方面，组成滤过膜的三层结构中均含有许多带负电荷的物质（主要为糖蛋白），这就使不同物质通过肾小球滤过膜的能力既取决于被滤过物质的分子大小，也取决于其所带的电荷。这些带负电荷的物质排斥带负电荷的血浆蛋白，限制它们的滤过。肾在病理情况下，滤过膜上带负电荷的糖蛋白减少或消失，就会导致带负电荷的血浆蛋白滤过量比正常时明显增加，从而出现蛋白尿。

表 8-1 血浆、原尿和终尿成分比较

成分	血浆（g/L）	原尿（g/L）	终尿（g/L）	尿中浓缩倍数
水	900	980	960	1.1
Na^+	3.30	3.30	3.50	1.1
K^+	0.20	0.20	1.50	7.5
Cl^-	3.70	3.70	6.00	1.6
$H_2PO_4^-$，HPO_4^{2-}	0.04	0.04	1.50	37.5
尿素	0.30	0.30	18.0	60.0
尿酸	0.04	0.04	0.50	12.5
肌酐	0.01	0.01	1.00	100
蛋白质	70~90	0.30	微量	—
葡萄糖	1.00	1.00	极微量	—

案例联系：急性肾小球肾炎（acute glomerulonephritis，AGN）

AGN是一组不同病因所致的感染后免疫反应引起的急性弥漫性肾小球炎性病变，临床表现为急性起病，以血尿、蛋白尿、水肿、高血压为主要症状，其中大多数为急性链球菌感染后肾小球肾炎，一般认为这些链球菌菌株经呼吸道或皮肤感染，某些抗原刺激机体产生相应抗体，形成抗原抗体复合物，沉着于肾小球并激活补体，引起一系列免疫损伤和炎症，使肾小球毛细血管产生病理和功能变化，出现临床表现。急性肾小球肾炎病程短（多在一年以内），通过积极治疗，预后良好。如不积极治疗，容易发展成慢性肾小球肾炎，预后较差，最后多数发展成慢性肾功能衰竭即尿毒症。

病变几乎累及所有肾小球，使肾小球毛细血管管腔变窄，甚至闭塞，结果是肾小球血流量减少，肾小球滤过率降低，体内水、钠潴留，导致细胞外液容量增加。临床上出现少尿、浮肿、高血压。严重者有肺水肿、心力衰竭、氮质血症等。免疫损伤使肾小球滤过膜基膜断裂，血浆蛋白、红细胞和白细胞通过肾小球毛细血管壁渗出到肾小球囊内，临床上出现血尿、蛋白尿、白细胞尿和管型尿。

二、有效滤过压

血浆成分能够从肾小球毛细血管内被滤入肾小囊腔，不仅要求滤过膜有良好的通透性，同时还必须有滤过的动力。肾小球滤过作用的动力是有效滤过压。像其他器官组织液生成的机制那样，肾小球有效滤过压＝（肾小球毛细血管压＋囊内液胶体渗透压）－（血浆胶体渗透压＋肾小囊内压）（图8－5）。由于肾小囊内的滤过液中蛋白质浓度较低，其胶体渗透压可忽略不计。因此，肾小球毛细血管血压是滤出的唯一动力，而血浆胶体渗透压和囊内压则是滤出的阻力。有效滤过压＝肾小球毛细血管压－（血浆胶体渗透压＋肾小囊内压）。皮质肾单位的入球小动脉粗而短，血流阻力较小；出球小动脉细而长，血流阻力较大。因此，肾小球毛细血管血压较其他器官的毛细血管血压高。用微穿刺法测

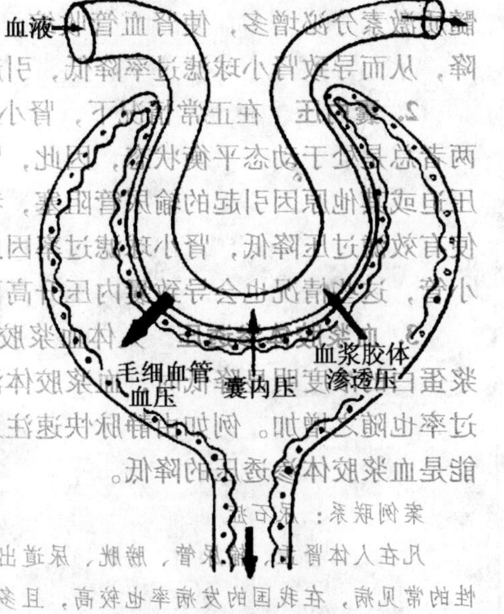

图 8－5 有效滤过压示意图

得大鼠肾小球毛细血管血压平均值为45mmHg（为主动脉平均压的40%左右）；用微穿刺法还发现，由肾小球毛血管的入球端到出球端，血压下降不多，两端的血压几乎相等。肾小囊内压与近曲小管内压力相近，为10mmHg。据测定，在大鼠的肾小球毛细血管入球端的血浆胶体渗透压约为25mmHg。由于在肾小球毛细血管不断生成超滤液，血浆中血浆蛋白的浓度逐渐增加，胶体渗透压也逐渐升高，至出球端可上升到35mmHg。因此，在入球端，有效滤过压＝45－（25＋10）＝10（mmHg）；在出球端，有效滤过压＝45－（35＋10）＝0（mmHg）。当有效滤过压下降到零时，就达到滤过平衡（filtration equilibrium），滤过便停止了。由此可见，肾小球毛细血管的入球端有10mmHg的有效滤过压作为滤过的动力，滤过膜又有良好的通透性，因而有超滤液的生成；但在出球端，虽然滤过膜的通透性同样良好，但由于血浆胶体渗透压上升，使有效滤过压下降到零，故不能生成超滤液。

三、影响肾小球滤过的因素

肾小球的滤过决定于有效滤过压、滤过膜的面积、滤过膜通透性以及肾血浆流量。因此，凡是能影响上述几方面的因素均能影响肾小球的滤过。滤过膜的通透性和滤过面积的改变对肾小球滤过功能的影响已如前。下面进一步分析有效滤过压和肾血浆流量变化对肾小球滤过功能的影响。

（一）有效滤过压

1. 肾小球毛细血管血压 由于肾血流量具有自身调节机制，动脉血压变动于80～180mmHg范围内时，肾小球毛细血管血压维持稳定，从而使肾小球滤过率基本保持不变。但当动脉血压降到80mmHg以下时，肾小球毛细血管血压将相应下降，于是有效滤过压降低，肾小球滤过率也减少。当动脉血压降到40～50mmHg以下时，肾小球滤过率将降低到零，因而尿生成停止，如大失血时，自身调节失去作用，同时由于交感神经兴奋，肾上腺髓质激素分泌增多，使肾血管收缩，肾小球毛细血管血压显著降低，有效滤过压因此下降，从而导致肾小球滤过率降低，引起少尿或无尿。

2. 囊内压 在正常情况下，肾小囊内的超滤液不断生成，又不断经肾小管引流带走，两者总是处于动态平衡状态，因此，肾小囊内压是比较稳定的。肾盂或输尿管结石、肿瘤压迫或其他原因引起的输尿管阻塞，都可使肾盂内压显著升高。此时囊内压也将升高，致使有效滤过压降低，肾小球滤过率因此而减少。某些疾病时溶血过多，血红蛋白可堵塞肾小管，这些情况也会导致囊内压升高而影响肾小球滤过。

3. 血浆胶体渗透压 人体血浆胶渗透压在正常情况下不会有很大变动。但若全身血浆蛋白的浓度明显降低时，血浆胶体渗透压也将降低。此时有效滤过压将升高，肾小球滤过率也随之增加。例如由静脉快速注入生理盐水时，肾小球滤过率将增加，其原因之一可能是血浆胶体渗透压的降低。

案例联系：尿石症

凡在人体肾盂、输尿管、膀胱、尿道出现的结石，统称为泌尿系结石，亦称尿石症。尿石症是全球性的常见病，在我国的发病率也较高，且多发于青壮年。泌尿系结石的大小差别很大，大者直径达5～6cm，小者可如细沙。结石在原发部位静止时，患者常没有任何不适感，或仅觉轻度腰腹部胀坠感，往往不引起人们的重视。结石活动或下移时可引起肾、输尿管、膀胱、尿道的梗阻，梗阻除引起严重肾绞痛（往往需注射哌替啶等强力止痛药才能奏效）常可见肉眼血尿，还易引起严重的泌尿系感染。结石活动期作B超，往往有单侧或双侧肾积水，这是由于结石在输尿管某处嵌顿所致，如结石长期嵌顿，尿液排泄不能畅通，日久可致不可逆性肾功能损害。

尿石症的治疗：1. 一般治疗　包括缓解输尿管绞痛，控制尿路感染，保护和恢复肾功能等。2. 排石治疗　对小于0.6cm的结石可采用大量饮水、鼓励活动和服用中药排石汤。3. 体外冲击波碎石术治疗。

（二）肾血浆流量

肾血浆流量对肾小球滤过率有很大影响，主要影响滤过平衡的位置。如前所述，肾小球毛细血管的全长不是都进行滤过的，而仅在滤过平衡前具有滤过作用。如果肾血浆流量加大，肾小球毛细血管内血浆胶体渗透压的上升速度减慢，滤过平衡就靠近出球小动脉端，有效滤过压和滤过面积就增加，肾小球滤过率将随之增加。如果肾血浆流量进一步增加，血浆胶体渗透压上升速度就进一步减慢，肾小球毛细血管的全长都达不到滤过平衡，全长都有滤过。相反，肾血浆流量减少时，血浆胶体渗透压的上升速度加快，滤过平衡就靠近入球小动脉端，有效滤过压和滤过面积就减少，肾小球滤过率将减少（图8－6）。在严重缺氧、中毒性休克等病理情况下，由于交感神经兴奋，肾血流量和肾血浆流量将显著减少，肾小球滤过率也因而显著减少。

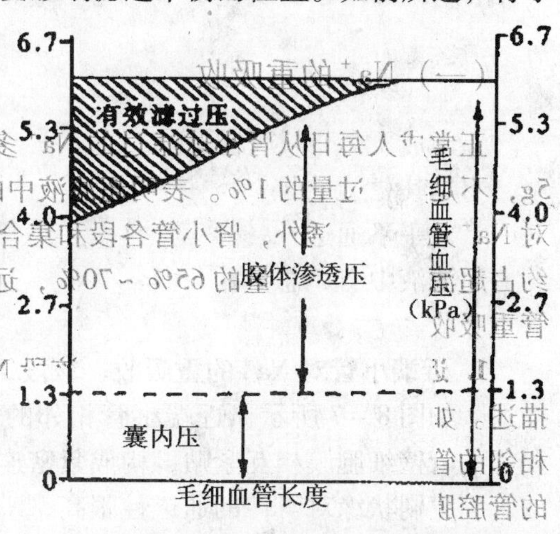

图8－6　肾小球毛细血管血压、胶体渗透压和囊内压对有效滤过压的影响

第三节　肾小管和集合管的重吸收

人两肾每天生成的肾小球滤过液达180L，其中小分子溶质浓度、渗透压和pH值等，都与血浆的基本一致。滤液由肾小囊进入肾小管后称为小管液。小管液在流经肾小管和集合管全程后，其组成成分和理化性质都发生了很大变化，每昼夜生成的终尿只有1.5L左右，仅约为超滤液的1%。这表明滤过液中约99%的水被肾小管和集合管重吸收。不仅如此，滤过液中的葡萄糖已全部被肾小管重吸收回血；钠、尿素等不同程度地重吸收；肌酐、尿酸和K^+等还被肾小管分泌入管腔中。

重吸收（reabsorption）指小管液中的物质通过肾小管和集合管上皮细胞转运到管周毛细血管的过程。

一、肾小管与集合管的重吸收方式

根据对物质的重吸收机制不同，可以将重吸收分为主动转运和被动转运两种。主动转运是指上皮细胞将小管液中的溶质逆电化学梯度转运至肾小管周围组织间液中的过程；而被动转运则是小管液中的溶质顺电化学梯度进入肾小管周围组织间液的过程。被动转运的动力是管壁内外的电压梯度或化学浓度梯度。主动转运需要细胞膜上"泵"的存在，且需要消耗能量。根据主动转运过程中能量的来源不同，又可将主动转运分为原发性主动转运和继发性主动转运，前者在转运过程中所消耗的能量直接来源于ATP，而后者所需要的能量则来自其他溶质顺电化学梯度转运时所释放的能量，并非直接来自ATP。水重吸收的动力是管壁内外的渗透压差。此外，对于小管液中的少量小分子蛋白质和多肽，管壁细胞还可以通过胞饮作用将它们重吸收。

二、几种重要溶质和水的重吸收

（一）Na^+的重吸收

正常成人每日从肾小球滤过的Na^+多达500g以上，而每日随尿排出的Na^+仅有3～5g，不足其滤过量的1%。表明超滤液中的Na^+有99%以上被重吸收了。除髓袢降支细段对Na^+几乎不通透外，肾小管各段和集合管都能重吸收Na^+。近端小管的重吸收量最多，约占超滤液中Na^+总量的65%～70%，远曲小管重吸收10%，其余的在髓袢升支和集合管重吸收。

1. 近端小管对Na^+的重吸收 该段Na^+重吸收的过程现在普遍以"泵－漏模式"来描述。如图8－7所示，近端小管相邻的管壁细胞之间存在着细胞间隙。在靠近管腔处，相邻的管壁细胞膜相互紧贴，构成紧密连接，紧密连接将细胞间隙和管腔隔开。管壁细胞的管腔膜刷状缘对Na^+的通透性很高，Na^+可通过与葡萄糖、氨基酸同向转运的方式，以及Na^+－H^+交换的方式进入小管细胞；而管周膜和侧膜上有钠泵，钠泵不断将细胞内的Na^+主动转运到细胞间隙。其结果一方面降低了细胞内的Na^+浓度，使小管液中的Na^+通过刷状缘不断地扩散进入细胞；另一方面又使细胞间隙的Na^+浓度升高，其渗透压也升高，管腔内的水随之进入细胞间隙，这样就提高了细胞间隙的静水压。这一压力驱使细胞间隙中大部分的Na^+和水进入毛细血管，同时也使少量的Na^+和水通过紧密连接返流入管腔。后一现象称为回漏。

2. 远曲小管和集合管对Na^+的重吸收 Na^+在远曲小和集合管的重吸收是逆较大的电化学梯度进行的，是主动重吸收过程。远曲小管和集合管上皮细胞间隙的紧密连接对Na^+的通透性低，这些离子不易通过紧密连接回漏至小管腔内，因此，所能建立起来的管内外离子浓度梯度和电位梯度大。有人认为，在远曲小管的管腔膜和管周膜上都分布有Na^+泵，Na^+泵将Na^+主动重吸收回血。远曲小管和集合管在重吸收Na^+和Cl^-的同时多伴有H^+和K^+的分泌，而且Na^+和水的重吸收是可被调节的。

（二）HCO_3^-的重吸收

HCO_3^-是体内重要的碱贮。正常成年人每天从肾小球滤过的HCO_3^-几乎全部被重吸收。其中，近端小管的重吸收量约占85%；其余的由髓袢和远端小管重吸收。HCO_3^-的完全重吸收对于维持细胞外液pH值的相对恒定具有重要意义。

HCO_3^-不易透过肾小管上皮细胞的管腔膜，HCO_3^-的重吸收是通过上皮细胞Na^+－H^+交换偶联进行的，H^+由细胞分泌到小管液中，与HCO_3^-结合生成H_2CO_3，H_2CO_3迅

速分解为 CO_2 和水。CO_2 是高度脂溶性物质，能迅速通过管腔膜进入细胞内，在上皮细胞内丰富的碳酸酐酶（CA）催化下，进入细胞内的 CO_2 与 H_2O 结合生成 H_2CO_3。H_2CO_3 又解离成 H^+ 和 HCO_3^-。H^+ 通过 Na^+-H^+ 交换从细胞分泌到小管液中，HCO_3^- 则与 Na^+ 一起转运回血。因此，肾小管重吸收 HCO_3^- 是以 CO_2 的形式。如果滤过的 HCO_3^- 超过了分泌的 H^+，HCO_3^- 就不能全部被重吸收。由于它不易透过管腔膜，所以余下的便随尿排出体外。可见肾小管上皮细胞分泌1个 H^+ 就可使1个 HCO_3^- 和1个 Na^+ 重吸收回血，这在体内的酸碱平衡调节中起到重要作用。乙酰唑胺可抑制碳酸酐酶的活性，因此，用乙酰唑胺后，Na^+-H^+ 交换就会减少，因而 $NaHCO_3$、NaCl 和水的排出增加，可引起利尿。由于 CO_2 透过管腔膜的速度明显高于 Cl^- 的速度。因此，在近端小管的前段绝大部分，HCO_3^- 的重吸收率明显大于 Cl^- 的重吸收率。

（三）Cl^- 的重吸收

小管液中绝大部分 Cl^- 是伴随 Na^+ 的主动重吸收而被动重吸收的。在近端小管的前1/3段，重吸收的负离子主要是 HCO_3^-（即 HCO_3^- 的优先重吸收）；而在后2/3段，伴随 Na^+ 的重吸收，Cl^- 顺电位差和浓度差被动重吸收。即以 Cl^- 的重吸收为主。

在远曲小管和集合管，Cl^- 的重吸收过程同样也是伴随 Na^+ 的主动重吸收而进行的。

（四）K^+ 的重吸收

肾小球滤过的 K^+，绝大部分在近端小管重吸收回血，而尿中的 K^+ 主要是由远曲小管和集合管分泌的。由于小管液中钾浓度为4mmol/L，大大低于细胞内 K^+ 浓度(150mmol/L)。因此在管腔膜处 K^+ 重吸收是逆浓度梯度进行的。管腔膜 K^+ 主动重吸收的机制尚不清楚。

（五）葡萄糖和氨基酸的重吸收

肾小球滤过液中的葡萄糖浓度与血糖浓度相同，但尿中几乎不含葡萄糖，这说明葡萄糖全部被重吸收回血。微穿刺实验表明，重吸收葡萄糖的部位仅限于近曲小管。因此，如果在近曲小管以后的小管液中仍含有葡萄糖，则尿中将出现葡萄糖。

葡萄糖的重吸收是逆着浓度差进行的继发性主动转运，其重吸收的全过程可分为两个步骤：①由于小管细胞侧膜和管周膜上钠泵的活动，小管细胞内的 Na^+ 不断被泵到细胞间隙，建立了管腔内与细胞内之间的 Na^+ 浓度差。小管液中的 Na^+ 顺此浓度差扩散进入细胞的同时，葡萄糖由同一载体转运进入细胞。所以，葡萄糖通过管腔膜进入细胞的过程是继发于钠的主动转运而实现的。②细胞内的葡萄糖浓度升高后，即顺其浓度差易化扩散到细胞间隙，最后扩散入血（图8-7）。

小管液中的氨基酸的重吸收与葡萄糖的重吸收机制相同，也与 Na^+ 同向转运。只是转运葡萄糖和转运氨基酸的载体不同。

近曲小管对葡萄糖的重吸收有一定限度。当血液中葡萄糖浓度超过160~180mg/100ml时，部分肾小管对葡萄糖的重吸收已达到极限，尿中开始出现葡萄糖，此时的血糖浓度称为肾糖阈，即尿中不出现葡萄糖的最高血糖浓度。血糖浓度再继续升高，尿中葡萄

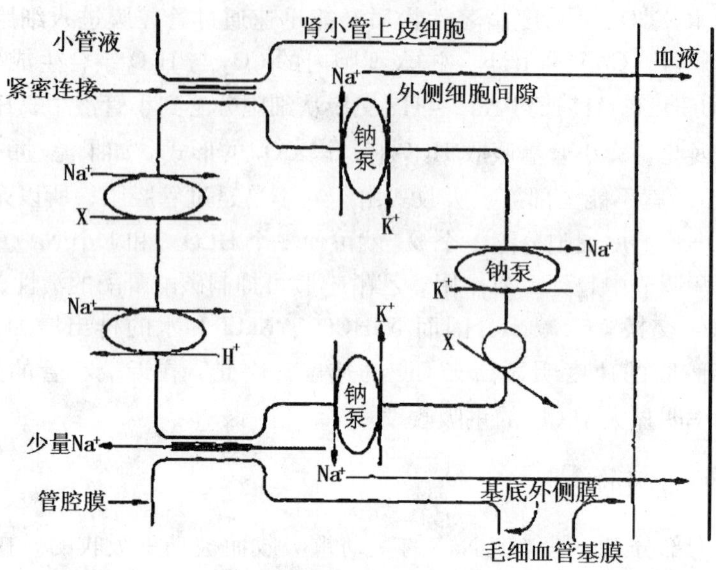

图8－7　近端小管重吸收 NaCl 示意图
X代表葡萄糖、氨基酸等

糖含量也将随之不断增加；当血糖浓度超过约300mg/100ml后，全部肾小管对葡萄糖的重吸收均已达到极限。肾之所以对葡萄糖重吸收有极限，可能是由于近端小管上皮细胞上载体的数目有限的缘故。由于葡萄糖与 Na^+ 共用一个载体，所以当近曲小管对 Na^+ 的重吸收减少时，葡萄糖的重吸收量也将下降。

案例联系：尿糖

正常人尿中是没有葡萄糖的。因为通过肾小球滤过膜进入肾小囊囊腔中的葡萄糖在近曲小管完全被重吸收，当血糖超过肾糖阈，尿中就会出现糖。最常见的糖尿发生在糖尿病病人，由于胰岛素绝对或相对不足，使血糖达到或超过肾糖阈。在老年人及糖尿病肾病患者往往血糖超过肾糖阈，却不出现糖尿，这是肾糖阈升高所致，相反在妊娠期或肾性糖尿患者，血糖低于肾糖阈，却出现糖尿，这是肾糖阈降低所致。

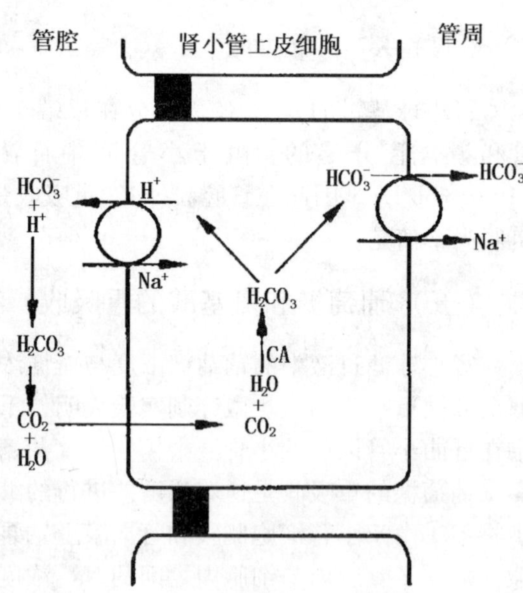

图8－8　肾小管上皮细胞重吸收 HCO_3^- 与 H^+ 的分泌示意图

（六）其他溶质的重吸收

小管液中的 HPO_4^{2-}、SO_4^{2-} 也与 Na^+ 同向转运而重吸收。正常时进入滤液中的微量蛋白质则通过肾小管上皮细胞吞饮作用而被重吸收。

（七）水的重吸收

每天滤出的约180L超滤液中，约99%的水被重吸收回血。近端小管重吸收水的量最大，占超滤液总量的65%～70%；其余在髓袢、远曲小管和集合管被重吸收。

无论在肾小管各段或集合管，水的重吸收都靠渗透压差被动进行。由于Na^+等溶质的主动重吸收，建立起管腔内外的渗透压差，小管液中的水顺此渗透压差向管外渗透。因此，如果小管液中的溶质浓度过高，就会提高管腔内的渗透压，妨碍水的重吸收，使尿量增加。

近端小管对水的通透性很大。由于水与溶质重吸收的比例相等，故近端小管液的重吸收是等渗的重吸收，与体内是否缺水无关。远曲小管和集合管对水的重吸收接受血管升压素的调节。

第四节　肾小管和集合管的分泌

肾小管和集合管的分泌作用是指小管上皮细胞能将细胞生成的或血液中某些物质转运到小管液中的过程。分泌可分为主动分泌与被动分泌。主动分泌是指小管上皮细胞逆着电化学梯度将物质转运到小管液。被动分泌是指小管细胞顺着电化学梯度将物质转运到小管液。

一、H^+的分泌

体内代谢不断产生大量的H^+。除髓袢细段外，肾小管各段和集合管都有分泌H^+的能力，这对调节细胞外液的酸碱平衡有重要意义。

在小管上皮细胞内，CO_2和H_2O在CA的催化下生成H_2CO_3，H_2CO_3又可解离成H^+和HCO_3^-，近端小管内的H^+与Na^+按1∶1的比例，经管腔膜上同一载体进行反向转运。这种H^+的分泌与Na^+的重吸收伴联，称为氢钠交换。远曲小管和集合管也能分泌H^+，H^+既可与Na^+进行交换，也可由H^+泵主动分泌入管腔。

二、K^+的分泌

尿中的K^+几乎全部来源于远曲小管和集合管的分泌。K^+的分泌是伴随Na^+的重吸收而进行的。只有当Na^+主动重吸收时，才会有K^+的分泌。Na^+的主动重吸收建立了管腔内外的电位差，腔内为负，管壁外为正，此电位差促使K^+从小管上皮细胞和组织间液被动扩散入管腔。K^+和Na^+的这种交换称为K^+-Na^+交换。远曲小管和集合管既存在H^+-Na^+交换，也存在K^+-Na^+交换，因此二者之间存在着竞争性抑制作用，其中一个增强时，另一个就会减弱。例如当酸中毒时，H^+-Na^+交换增强，会导致K^+-Na^+交换减弱，体内出现K^+升高。

三、NH_3的分泌

远端小管和集合管能够分泌NH_3，其细胞内NH_3主要来源于谷氨酰胺的脱氨基反应。NH_3具有良好的脂溶性，能以单纯扩散的方式通过细胞膜，它分泌的动力是细胞与管腔内

的 NH_3 浓度差。分泌到小管液中的 NH_3 能与 H^+ 结合为 NH_4^+，其结果降低了管腔内 H^+ 和 NH_3 的浓度，有利于促进 H^+ 和 NH_3 的继续分泌。当体内代谢产生大量酸性物质时，NH_3 大量分泌。NH_3 可与强酸的钠盐（如 NaCl、Na_2SO_4 等）的负离子结合为酸性的铵盐（如 NH_4Cl、$(NH_4)_2SO_4$）随尿排出。

案例联系：

1. 急性肾功能衰竭（acute renal failure）

急性肾功能衰竭是指由各种原因引起的急性肾实质的损害，使肾功能急剧衰退引起的急性少尿（每日尿量少于400ml）或无尿（每日尿量少于100ml），不能排泄代谢废物，不能维持体液及电解质、酸碱平衡而形成的临床综合征。其临床主要表现有少尿或无尿、高血钾、代谢性酸中毒和氮质血症、尿毒症等。本病病因很多，包括肾前性、肾性和肾后性三类。肾前性一般由于血容量不足（例如各种原因引起的大出血）；肾性多由于肾小球疾病（例如急性肾小球肾炎）、肾小管病变（例如不合血型输血或大面积挤压伤引起的肾小管堵塞）等；肾后性主要由于尿路急性梗阻（结石、膀胱盆腔脏器肿瘤等）引发。急性肾衰是临床各科常见的危重疾病。自广泛开展透析疗法后，本病的死亡率虽有所降低，但仍高达50%左右。

2. 血液透析　血液透析俗称“人工肾”，能代替部分肾功能，血液和透析液借助于透析器内的半透膜进行逆流交换，清除血液中有害物质，纠正体内电解质与维持酸碱平衡，交换后的透析液被丢弃，而被“净化”的血液重新输入患者体内，以达到“血液净化”的目的。

3. 腹膜透析（peritoneal dialysis）　腹膜透析的基本原理是利用腹膜作为透析膜，将配制好的透析液灌入腹腔，腹膜有半透膜性质，并且具有面积大、毛细血管丰富等特点，利用腹膜的弥散和超滤作用，浸泡在透析液中的腹膜毛细血管内的血液与透析液进行广泛的物质交换，以达到清除体内代谢产物和毒物，纠正水电解质、酸碱平衡失调的目的。此法与血液透析比较具有操作简单，无需特殊设备，易于家庭开展，且对患者血液动力学影响小，可适用于老年、有心血管疾病者。

4. 肾移植　肾移植就是俗称的“换肾”，但这并不是用新肾去置换原来的肾脏，而是将新肾植入患者的体内，一般是髂窝部，来代替原来的肾脏工作。肾移植已被公认为是治疗慢性肾功能衰竭尿毒症的最佳治疗方法。肾移植应用于临床已有40余年，在所有的器官移植中，肾移植的效果及安全性为最佳。

肾移植是治疗慢性肾功能不全根本的方法，故凡是慢性肾功能不全发展至终末期，均可用肾移植治疗。(1) 自体肾移植：如肾动脉狭窄引起的高血压或大动脉炎引起的肾性高血压，内科治疗无效者，将位于肾窝内的肾取下，经血管修整，矫正了肾动脉狭窄后再移植到髂窝处，恢复肾的功能，同时也缓解由肾血管狭窄引起的高血压。自体肾移植术后不必应用免疫抑制药物。(2) 异体肾移植：应先进行组织配型，主要是指患者的血型和体内细胞膜上的抗原要与供者相近，这样病人的身体才比较容易接受这个外来的肾脏。如果病人与供者的血型相同，分型的抗原相似，组织配型相近，病人的免疫系统将不会过分地排斥新置入的肾脏，对新肾的排斥程度相对减少，移植肾的存活率就会提高，存活时间就会延长。在我国由于移植技术逐步提高，新免疫抑制剂的应用，移植肾的存活率已有明显提高。

第五节　尿液的浓缩和稀释

尿的渗透压可以根据机体水平衡的需要发生很大变化。当机体缺水时，机体排出高于血浆渗透压的高渗尿；若体内水分过剩时，则使尿液稀释，排出低于血浆渗透压的低渗尿。如果肾脏浓缩和稀释尿的功能严重损坏，则无论机体缺水或水分过多，排出的尿的渗透压与血浆的几乎相等，成为等渗尿。

一、尿液的稀释

正常人在某些情况下（如饮入大量清水），体内水分过剩，此时不仅尿量增多，而且排出的是低渗尿。低渗尿的形成是由于小管液中的溶质被重吸收而水不易被重吸收所造成的。因为近端小管对溶质与水是等渗重吸收，因此，尿的浓缩与稀释是发生在近端小管以后的。因为髓袢升支粗段能主动重吸收 Na^+ 和 Cl^-，但对水却不通透，所以小管液在流经髓袢升支粗段时，Na^+ 和 Cl^- 被大量重吸收，以致小管液成为低渗。当低渗的小管液流经远端小管和集合管时，Na^+ 和 Cl^- 继续被重吸收，而远端小管和集合管上皮细胞对水的通透性则决定于血管升压素的水平；如果机体不缺水，血浆缺乏血管升压素，远端小管和集合管对水的通透性就小，水无法被重吸收，使小管液渗透压进一步降低，从而形成低渗尿。因此，是否形成低渗尿是由血浆血管升压素水平决定的。垂体性尿崩症患者，因为血浆血管升压素浓度下降，因而每天都排出大量的低渗尿。

二、尿液的浓缩

尿液的浓缩是由于小管液中的水被重吸收而溶质仍留在小管液中造成的。用冰点降低法测定鼠肾的渗透浓度，观察到肾皮质部的渗透浓度与血液渗透浓度之比为 1.0，说明皮质部细胞内液和组织间液与血浆是等渗的。而髓质部与血浆的渗透浓度之比，随着由髓质外层向乳头部深入而逐渐升高，分别为 2.0、3.0、4.0（图 8－9）。这表明肾髓质的渗透浓度由外向内逐步升高，具有明确的渗透梯度。在血管升压素存在时，远曲小管和集合管对水通透性增加，小管液从外髓集合管向内髓集合管流动时，由于渗透作用，水便不断进入高渗的肾间质，使小管液不断被浓缩而变成高渗液，最后尿液的渗透浓度可高达 1200 mOsm/L，形成浓缩尿。可见髓质的渗透梯度就成为浓缩尿的必要条件。髓袢是形成髓质渗透梯度的重要结构，只有具有髓袢的肾才能形成浓缩尿，髓袢愈长，浓缩能力就愈强。例如沙鼠的肾髓质内层特别厚，它的肾能产生 20 倍于血浆渗透浓度的高渗尿。猪的髓袢较短，只能产生 1.5 倍于血浆渗透浓度的尿液。人的髓袢具有中等长度，最多能产生 4～5 倍于血浆渗透浓度的高渗尿。

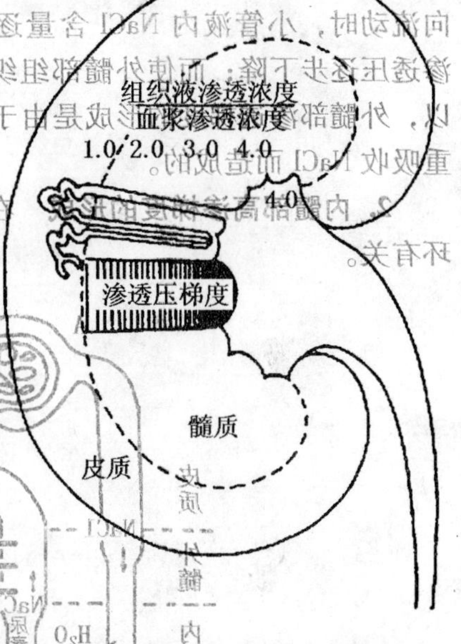

图 8－9　肾髓质渗透梯度示意图
（线条越密表示渗透浓度越高）

三、肾髓质高渗梯度的形成和保持

（一）逆流交换和逆流倍增现象

在物理学上，两个下端相连通的并列管道（U 形管）液体流动的方向相反，称为逆流。如果此两管内的液体存在溶质浓度差或温度差，且管壁又具有通透性或导热性，则液体在逆流过程中，其溶质或热量可以在两管间进行交换，称为逆流交换（图 8－10）。

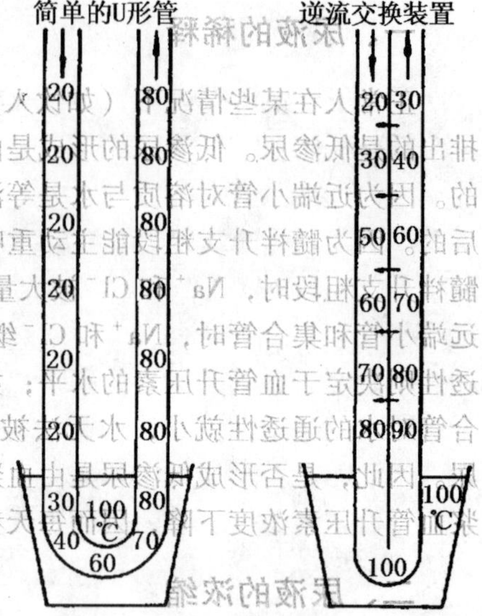

图 8-10 逆流交换和逆流倍增现象示意图

在逆流系统中，如果U形管管壁由细胞构成，且这些细胞能主动将升支中的溶质单方向转入降支，则降支溶液中的溶质浓度由上而下逐渐升高，到U形管返折处达最高值；而升支中的溶液则因失去溶质，使其溶质浓度由下而上逐渐降低。于是U形管中的溶质浓度沿管的长轴出现成倍增加的现象，称为逆流倍增。逆流的速度越慢，管道越长，其逆流交换的效率越高，逆流倍增的作用也越强。

（二）肾髓质高渗梯度的形成

1. 外髓部高渗梯度的形成 在外髓部，髓袢升支粗段对水不通透，但对 Na^+ 和 Cl^- 具有很强的主动重吸收能力，因此，小管液在经髓袢升支粗段向皮质方向流动时，小管液内 NaCl 含量逐步降低，使小管液渗透压逐步下降；而使外髓部组织间液成为高渗。所以，外髓部渗透梯度的形成是由于髓袢升支粗段主动重吸收 NaCl 而造成的。

2. 内髓部高渗梯度的形成 在内髓部，渗透梯度的形成与 NaCl 的重吸收和尿素再循环有关。

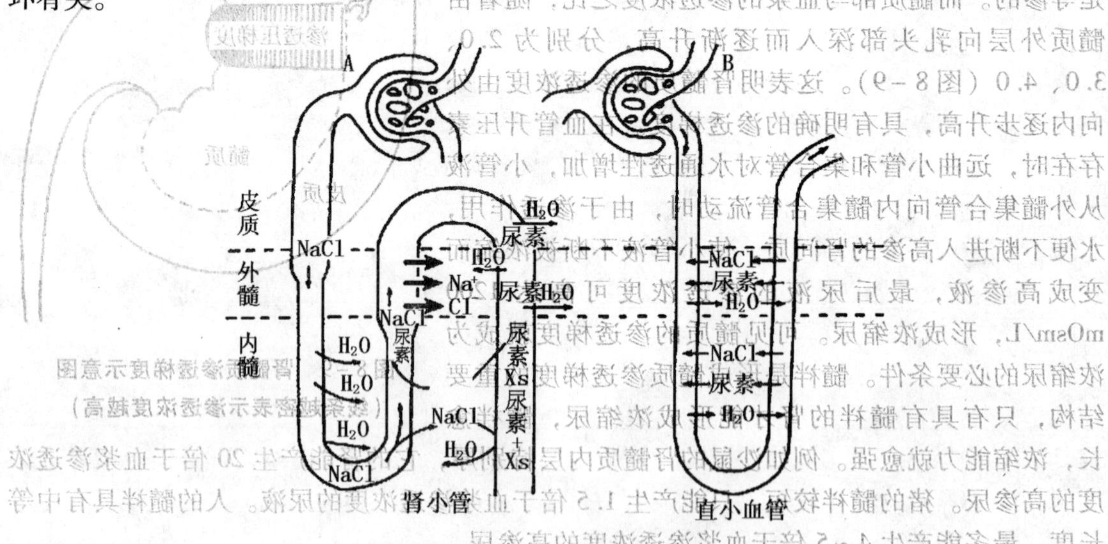

图 8-11 尿液浓缩机制示意图

由于远曲小管、皮质部和外髓部的集合管对尿素不易通透，当小管液流经这些部位时，在抗利尿激素的作用下，水不断被重吸收，小管液的尿素浓度逐渐升高。因内髓部集合管对尿素的通透性良好，故小管液流至该段时，管内高浓度的尿素顺其浓度差到达内髓部的组织间液，造成内髓部渗透压升高。髓袢升支细段对尿素有中等程度的通透性。故从内髓部集合管透出的尿素可以进入升支细段，然后随小管液流经升支粗段后又重复上述过程。尿素的这种循环运行过程称为尿素再循环。尿素再循环使大量尿素聚积在内髓部组织间液，成为内髓高渗环境的主要溶质之一。

另一种主要溶质 NaCl 在内髓组织间液中的聚积与髓袢细段的通透性有关。髓袢细段是伸入内髓深部的"U"字形管道。降支细段对水有良好的通透性，但对 NaCl 则不易通透。如图 8-11A 所示，小管液在降支细段流动的过程中，在管外高浓度尿素的作用下，管内水不断透到管外；而 NaCl 则保留在管内，于是小管液的 NaCl 浓度逐渐升高，渗透压也随之不断上升。当小管液到达降支与升支细段的返折部时，管内的 NaCl 浓度和渗透压都达到最高。升支细段对水不易通透，而对 NaCl 则有良好的通透性，如此降支细段与升支细段就构成了一个逆流倍增系统。小管液在升支细段流动的过程中，管内高浓度的 NaCl 顺其浓度差不断透出管壁，到达内髓部组织间液，使内髓组织间液形成渗透梯度。

（三）肾髓质高渗梯度的保持

肾髓质高渗梯度的维持与直小血管的逆流交换作用有关。如图 8-11B 所示，直小血管也是伸入内髓深部的"U"字形管道，其管壁对尿素、NaCl 和水都具有良好的通透性。直小血管降支内的血液在下行过程中，由于血管外组织间液的溶质浓度是逐渐升高的，故组织间液的 NaCl 和尿素不断扩散进入直小血管降支，而血管内的水则透出到组织间液，愈向内髓部深入，血管降支内的 NaCl 和尿素浓度愈高。而在升支内朝向皮质方向流动的过程中，因血管外组织间液的溶质浓度是逐渐降低的，所以升支血管内的 NaCl 和尿素又不断透到管外，然后再透入血管降支，而组织间液的水则流向升支血管中。这样依靠直小血管的逆流交换作用，NaCl 和尿素就可以在直小血管的升支与降支之间循环运行，而不致被血流大量带走，在水被重吸收的同时保持了髓质组织间液的高渗梯度。

第六节　尿生成的调节

机体内环境稳态的实现，在很大程度上是机体对肾脏尿生成过程进行调节的结果。尿的生成过程包括肾小球的滤过以及肾小管与集合管的重吸收和分泌，因此，凡是能影响这三个过程中任何一个环节的因素均可调节尿的生成。肾小球滤过作用的调节已在第二节叙述，本节重点讨论肾小管与集合管重吸收和分泌的调节。

一、肾内自身调节

（一）小管液中溶质的浓度

小管液中溶质所呈现的渗透压，是对抗肾小管重吸收水分的力量。如果小管液溶质浓度很高，渗透压很大，就会妨碍肾小管对水的重吸收。例如糖尿病患者的多尿，就是由于小管液中葡萄糖含量增多，肾小管不能将葡萄糖完全重吸收回血，小管液渗透压因而增高，结果妨碍了水的重吸收所造成的。临床上有时给病人使用可从肾小球滤过而又不被肾小管重吸收的物质（如甘露醇），利用它来提高小管液中溶质的浓度，借以达到利尿和消除水肿的目的。这种利尿方式称为渗透性利尿。

（二）球－管平衡

近端小管对溶质和水的重吸收量不是固定不变的，而是随肾小球滤过率的变动而发生变化。肾小球滤过率增大，滤液中的 Na^+ 和水的总含量增加，近端小管对 Na^+ 和水的重吸收率也提高；反之，肾小球滤过率减小，滤液中的 Na^+ 和水的总含量也减少，近端小管对 Na^+ 和水的重吸收率也相应地降低。实验证明，不论肾小球滤过率增加或减少，近端小管是定比重吸收（constant fraction reabsorption）的，即近端小管的重吸收率始终占肾小球滤过率的65%～70%（即重吸收百分率为65%～70%）。这种现象称为球－管平衡（glomerulotubular balance）。球－管平衡的生理意义在于使尿中排出的溶质和水不致因肾小球滤过率的增减而出现大幅度的变动。

定比重吸收的机制与管周毛细血管血压和胶体渗透压改变有关。例如，在肾血流量不变的前提下，当肾小球滤过率增加时，进入近端小管旁毛细血管的血液量就会减少，血压下降。而血管内血浆蛋白的浓度相对增高，小管旁组织间液就加速进入毛细血管，组织间液内静水压因之下降，有利于近端小管对水和 NaCl 的重吸收；同时通过紧密连接回流至肾小管腔内的回漏量因此而减少，最后导致 Na^+ 和水重吸收量增加。这样，重吸收仍可达到肾小球滤过率的65%～70%。肾小球滤过率如果减少，便发生相反的变化。

球－管平衡在某些情况下可能被打乱。例如，渗透性利尿时，近端小管重吸收率减少，而肾小球滤过率不受影响，这时重吸收百分率就会小于65%～70%，尿量和尿中的 NaCl 排出量明显增多。

目前认为球－管平衡障碍与临床上见到的某些水肿的形成机制有关。例如在充血性心力衰竭时，肾灌注压和血流量可明显下降。但由于出球小动脉发生代偿性收缩，所以肾小球滤过率仍能保持原有水平。因此滤过分数将变大。此时近端小管旁毛细血管血压下降而血浆胶体渗透压增高。如上所述，这将导致 Na^+ 和水的重吸收增加，重吸收百分率将超过65%～70%。于是因机体内钠盐潴留、细胞外液量增多而发生水肿。

（三）肾小管上皮细胞的功能

肾小管上皮细胞有强大的重吸收功能，而且具有选择性，它与细胞膜上的载体数目、泵的活动功能、细胞内酶系统的活动以及肾小管的血液循环供应等有密切关系。当某些病理因素损害肾小管细胞的功能时，可造成其重吸收障碍，导致尿量增加或尿中出现某种异常成分。如有机汞剂所解离出的汞离子，可与近曲小管细胞中的硫氢基系统结合，从而抑制肾小管对 Na^+ 的重吸收，也间接影响水的重吸收，故出现利尿效应。

二、神经和体液调节

（一）交感神经系统

肾脏受交感神经支配，其节后纤维支配着肾动脉、球旁细胞和肾小管。肾交感神经兴奋通过下列作用影响尿生成：①入球小动脉和出球小动脉收缩，而前者血管收缩比后者更明显，因此，肾小球毛细血管的血浆流量减少和肾小球毛细血管的血压下降，肾小球的有效滤过压下降，肾小球滤过率减少；②刺激球旁器中的球旁细胞释放肾素，导致循环中的血管紧张素Ⅱ和醛固酮含量增加，增加肾小管对 NaCl 和水的重吸收；③增加近端小管和髓袢上皮细胞重吸收 Na^+、Cl^- 和水。微穿刺表明，低频率低强度电刺激肾交感神经，在不改变肾小球滤过率的情况下，可增加近端小管和髓袢对 Na^+、Cl^- 和水的重吸收。这种作用可为 α_1 肾上腺素受体拮抗剂所阻断。这些结果表明，肾交感神经兴奋时其末梢释放去甲肾上腺素作用于近端小管和髓袢细胞膜上的 α_1 肾上腺素能受体，增加 Na^+、Cl^- 和水的重吸收。

（二）抗利尿激素

1. 抗利尿激素的来源和作用　抗利尿激素（antidiuretic hormone，ADH）又称血管升压素（vasopressin，VP），是由9个氨基酸残基组成的小肽，由下丘脑的视上核和室旁核的神经元分泌。它在细胞体中合成，经下丘脑－垂体束被运输到神经垂体然后释放出来。它的作用主要是提高远曲小管和集合管上皮细胞对水的通透性，从而增加水的重吸收，使尿液浓缩，尿量减少（抗利尿）。此外，抗利尿激素也能增加髓袢升支粗段对 NaCl 的主动重吸收和内髓部集合管对尿素的通透性，从而增加髓质组织间液的溶质浓度，提高髓质组织间液的渗透浓度，有利于尿液浓缩。

抗利尿激素与远曲小管和集合管上皮细胞管周膜上的受体结合后，通过 G 蛋白激活膜内的腺甘酸环化酶，使上皮细胞中 cAMP 的生成增加；cAMP 激活上皮细胞中的蛋白激酶，激活的蛋白激酶使管腔膜的膜蛋白磷酸化而发生构型改变，促使管腔膜附近的含有水通道蛋白的小泡镶嵌在管腔膜上，增加管腔膜上的水通道，从而增加对水的通透性。当抗利尿激素缺乏时，管腔膜上的水通道蛋白可在细胞膜的衣被凹陷处集中，后者形成吞饮小泡进入胞浆，称为内移。此时，管腔膜上的水通道消失，对水就不通透。这种含水通道的小泡镶嵌在管腔膜或从管腔膜进入细胞内，就可调节管腔膜对水的通透性（图8－12）。基侧膜则对水可自由通过，因此，水通过管腔膜进入细胞后可自由通过基侧膜进入毛细血管而被重吸收。

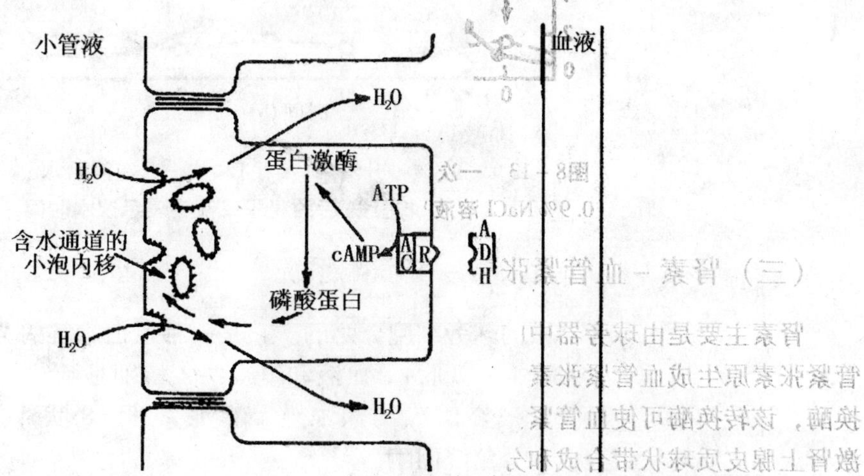

图8－12　抗利尿激素的作用机制示意图

2. 抗利尿激素的分泌调节

（1）血浆晶体渗透压的变化：下丘脑视上核及其附近有渗透压感受器。血浆晶体渗透压的改变可明显影响抗利尿激素的分泌。大量发汗、严重呕吐或腹泻等情况使机体失水时，血浆晶体渗透压升高，对渗透压感受器刺激增强，可引起抗利尿激素分泌增多，使肾对水的重吸收活动明显增强，导致尿液浓缩和尿量减少。相反，大量饮清水后，尿液被稀释，尿量增加，使机体内多余的水排出体外。例如，正常人一次饮用1000ml清水后，约过半小时，尿量就开始增加，到第一小时末，尿量可达最高值；随后尿量减少，2~3小时后尿量恢复到原来水平。如果饮用的是等渗盐水（0.9% NaCl溶液），则排尿量不出现饮清水后那样的变化（图8-13）。这种大量饮用清水后引起尿量增多的现象，称为水利尿，临床上用来检测肾的稀释能力。

（2）循环血量的改变：血量过多时，左心房被扩张，刺激了容量感受器，传入冲动经迷走神经传入中枢，抑制了下丘脑-垂体后叶系统释放抗利尿激素，从而引起利尿，由于排出了过多的水分，正常血量因而得到恢复。血量减少时，发生相反的变化。严重失血时，抗利尿激素的合成和释放大量增加，抗利尿激素不仅能促进远曲小管和集合管重吸收大量水分，使丧失的血量得到部分补偿，同时还可使血管平滑肌收缩，血管床容量减少，外周阻力增加，因而使血压不致下降过多。

此外，动脉血压升高，刺激颈动脉窦压力感受器，可反射性地抑制抗利尿激素的释放；心房肌合成、分泌的心房钠尿肽可抑制抗利尿激素分泌；血管紧张素Ⅱ、疼痛刺激和精神紧张则可刺激其分泌。

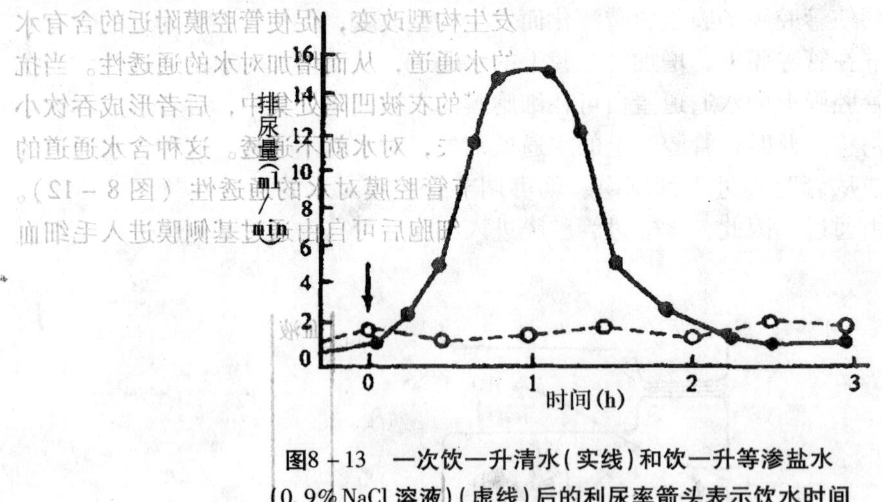

图8-13　一次饮一升清水（实线）和饮一升等渗盐水（0.9% NaCl溶液）（虚线）后的利尿率箭头表示饮水时间

（三）肾素-血管紧张素-醛固酮系统

肾素主要是由球旁器中的球旁细胞分泌的。它是一种蛋白水解酶，能催化血浆中的血管紧张素原生成血管紧张素Ⅰ（10肽）。血液和组织中，特别是肺组织中有血管紧张素转换酶，该转换酶可使血管紧张素Ⅰ降解，生成血管紧张素Ⅱ（8肽）。血管紧张素Ⅱ可刺激肾上腺皮质球状带合成和分泌醛固酮。

肾素的分泌受多方面因素的调节。目前认为，肾内有两种感受器与肾素的分泌有关。一是入球小动脉处的牵张感受器，另一是致密斑感受器。当动脉血压下降，循环血量减少时，肾内入球小动脉的压力也下降，血流量减少，于是对小动脉壁的牵张刺激减弱，这便激活了牵张感受器，肾素释放量因此而增加；同时，由于入球小动脉的压力降低和血流量减少，肾小球滤过率减少，滤过的 Na^+ 量因而减少，到达致密斑的 Na^+ 量也减少，于是激活了致密斑感受器，肾素释放量也可增加。据推想，在球旁器的球旁细胞和致密斑之间有一种特殊的联系。当两者接触增加时，肾素分泌便减少，而两者接触减少时，则肾素分泌增加。入球小动脉的压力下降，血流量减少时，血管口径缩小，于是球旁细胞和致密斑的接触减少，此时肾素分泌增加；当致密斑处 Na^+ 量和小管液量减少时，肾小管口径缩小，两者的接触减少，肾素分泌增加。但这种推想尚缺乏实验证据。此外，球旁细胞受交感神经支配，肾交感神经兴奋时（如循环血量减少）能引致肾素的释放量增加。肾上腺素和去甲肾上腺素也可直接刺激球旁细胞，促使肾素释放增加。

1. 血管紧张素Ⅱ对尿生成的调节　①刺激醛固酮的合成和分泌；从而调节远曲小管和集合管上皮细胞对 Na^+ 的重吸收和 K^+ 的分泌；②可直接刺激近端小管对 NaCl 的重吸收，使尿中排出的 NaCl 减少；③刺激垂体后叶释放抗利尿激素，因而增加远曲小管和集合管对水的重吸收，使尿量减少。

2. 醛固酮对尿生成的调节　醛固酮是肾上腺皮质球状带分泌的一种激素，可促进远曲小管和集合管的细胞重吸收 Na^+、水，同时促进 K^+ 的排出，所以醛固酮有保 Na^+ 排 K^+、潴水，维持细胞外液量和渗透压稳定的作用。

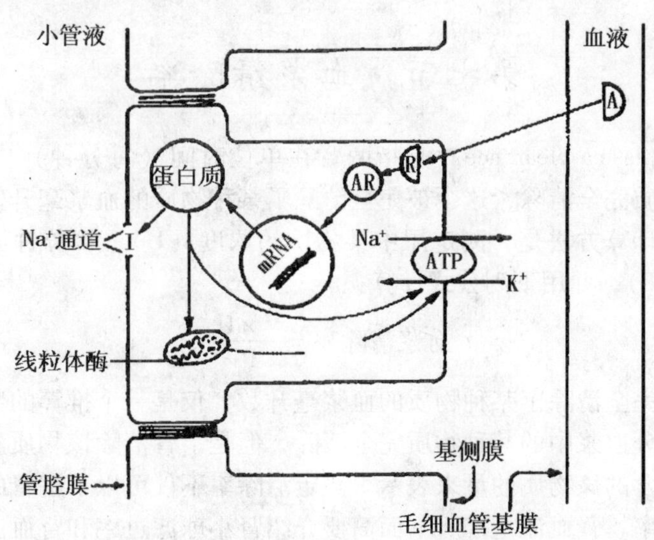

图 8－14　醛固酮作用机制的示意图

醛固酮进入远曲小管和集合管的上皮细胞后，与胞浆受体结合，形成激素－受体复合物；后者通过核膜，与核中的 DNA 特异性结合位点相互作用，调节特异性 mRNA 转录，最后合成多种的醛固酮诱导蛋白（aldosterone－induced protein）。醛固酮诱导蛋白可能是：①管腔膜的 Na^+ 通道蛋白，从而增加管腔的 Na^+ 通道数量；②线粒体中合成的 ATP 酶，增加 ATP 的生成，为上皮细胞活动（Na^+ 泵）提供更多的能量；③基侧膜的 Na^+ 泵，增加 Na^+ 泵的活性，促进细胞内的 Na^+ 泵回血液和 K^+ 进入细胞，提高细胞内的 K^+ 浓度，有利于 K^+ 分泌（图 8－14）；由于 Na^+ 重吸收增加，造成了小管腔内的负电位，有利于 K^+ 的分泌和 Cl^- 的重吸收。结果，在醛固酮的作用下，远曲小管和集合管对 Na^+ 重吸收增强的同时，Cl^- 和水的重吸收增加，导致细胞外液量增多；K^+ 的分泌量增加。

醛固酮的分泌除了受血管紧张素调节外，血 K^+ 浓度升高和血 Na^+ 浓度降低，可直接刺激肾上腺皮质球状带增加醛固酮的分泌，导致保 Na^+ 排 K^+，从而维持了血 K^+ 和血 Na^+ 浓度的平衡；反之，血 K^+ 浓度降低，或血 Na^+ 浓度升高，则醛固酮分泌减少。醛固酮的分泌对血 K^+ 浓度升高十分敏感，血 K^+ 仅增加 0.5～1.0mmol/L 就能引起醛固酮分泌；而血 Na^+ 浓度必须降低很多才能引起同样的反应。

（四）心房钠尿肽

心房钠尿肽（atrial natriuretic peptide，ANP）是心房肌合成的肽类激素。当血容量增加，牵张刺激心房壁时，可使这种肽类激素释放入血。循环中的心房钠尿肽是由 28 个氨基酸残基组成的。它有明显的促进 NaCl 和水排出的作用。其作用机制可能包括：①抑制集合管对 NaCl 的重吸收。心房钠尿肽与集合管上皮细胞基侧膜上的心房钠尿肽受体结合，激活了鸟苷酸环化酶，造成细胞内 cGMP 含量增加，后者使管腔膜上的 Na^+ 通道关闭，抑制 Na^+ 重吸收，增加 NaCl 的排出。②使出球小动脉、尤其是入球小动脉舒张，增加肾血浆流量和肾小球滤过率。③抑制肾素的分泌。④抑制醛固酮的分泌。⑤抑制抗利尿激素的分泌。

第七节　血浆清除率

血浆清除率（plasma clearance）是指两肾在单位时间（每分钟）内能将多少毫升血浆中所含的某种物质完全清除，这个被完全清除了某种物质的血浆毫升数就称为该物质的血浆清除率。具体计算方法是，测定尿中某物质的浓度（U）、每分钟尿量（V）和血浆中该物质的浓度（P），并用下列公式计算：

$$\text{血浆清除率} = \frac{V \times U}{P}$$

所谓每分钟被完全清除了某种物质的血浆毫升数，仅是一个推算的数值，实际上，肾脏并不是把某一部分血浆中的某种物质完全清除，但是，肾清除该物质的量可以用相当于多少毫升血浆中所含的该物质的量来表示。测定清除率不仅可以了解肾的功能，还可以用以测定肾小球滤过率、肾血流量等。下面简要介绍肾小球滤过率和肾血流量的测定方法。

一、肾小球滤过率的测定方法

肾小球滤过率可通过测定菊粉清除率和内生肌酐清除率等方法来测定。

1. 菊粉清除率　肾每分钟排出某物质的量（U×V）应为肾小球滤过量加上肾小管和集合管分泌量再减去肾小管和集合管的重吸收量。如果某物质在肾小管和集合管即不分泌也不重吸收，那么，该物质的血浆清除率就是肾小球的滤过率。菊粉满足上述条件，因此可用菊粉来测定肾小球的滤过率。具体的测定方法是：静脉滴注一定量菊粉以保持血浆菊粉浓度恒定，然后分别测得尿量（V）、尿中菊粉浓度（U）和血浆中菊粉浓度（P），然后用上述公式即可计算出菊粉清除率。肾小球滤过率为 125ml/min，就是利用菊粉的血浆清除率测出来的。

2. 内生肌酐清除率　由于菊粉清除率测定较为繁琐，故临床上一般采用较为简便的内生肌酐清除率来测定肾小球滤过率。所谓内生肌酐，是指体内组织代谢所产生的肌酐，肌酐能自由通过肾小球滤过，在肾小管中很少被重吸收，肾小管分泌的也很少，因此可用内生肌酐近似地测出肾小球的滤过率。具体的测定方法是：试验前二三日，被试者禁食肉类，以免从食物中摄入过多的外来肌酐，并避免剧烈运动或体力劳动。在这种情况下，受试者血浆中的肌酐浓度（平均在 lmg/L 左右）以及在一昼夜内尿中肌酐的排出总量都比较稳定。从清晨开始收集 24h 的尿，合并起来计算其尿量，并测定混合尿中的肌酐浓度。同时抽取少量静脉血，测定血浆中的肌酐浓度，即可算出 24h 的肌酐清除率，从而测得肾小球滤过率。

二、肾血流量的测定方法

如果血浆中某一物质在经过一次肾循环后就可以被完全清除掉（通过滤过和分泌），即在肾静脉血中浓度接近于 0，则该物质每分钟的尿中排出量（U × V）就应等于每分钟通过肾的血浆中所含该物质的量。那么，该物质的血浆清除率，就是每分钟肾的血浆流量。碘锐特（diodrast）或对氨基马尿酸（PAH）的钠盐满足上述条件，它们流经肾一次，就几乎能被肾全部清除掉。具体的方法是：静脉滴注碘锐特或对氨基马尿酸，维持其较低的血浆浓度（10 ~ 30mg/L），然后测定尿量、尿中和血浆中的该物质浓度，即可算出碘锐特或对氨基马尿酸的血浆清除率。这两种物质的清除率平均为 660ml/min，即正常成人的肾血浆流量约为 660ml/min。由此再根据血细胞比容，就可以推算出肾血流量，大约为 1200ml/min。由于流经肾脏非泌尿部分（如肾被膜、肾盂等）的血浆中这些物质并未被清除，测得和计算出的结果仅代表肾脏泌尿部分的血浆流量和血流量，所以分别称之为肾有效血浆流量和肾有效血流量。

第八节　尿的排放

尿的生成是一个连续的过程，不断生成的尿液，由于压力差以及肾盂的收缩而被送入输尿管，输尿管中的尿液则通过输尿管的周期性蠕动而被送入到膀胱贮存起来。尿液在膀胱内贮存并达到一定量时，可引起排尿反射，使尿液通过尿道排出体外。尿液的排放受中枢神经系统控制。

一、膀胱与尿道的神经支配

膀胱逼尿肌和内括约肌受交感和副交感神经支配。由第 2 ~ 4 骶髓发出的盆神经中含副交感神经纤维，其兴奋时可使逼尿肌收缩、膀胱内括约肌松弛，促进排尿。交感神经纤维由腰髓发出，经腹下神经到达膀胱，它的兴奋可使逼尿肌松弛、内括约肌收缩，阻止尿的排放。在排尿活动中起主要作用的是副交感神经，交感神经的作用比较弱。膀胱外括约肌受阴部神经（由骶髓发出的躯体神经）支配，它的兴奋可使外括约肌收缩，这一作用受意识控制。至于外括约肌的松弛，则是阴部神经活动的反射性抑制所造成的。

上述三种神经中均含有传入纤维。盆神经中含有膀胱充胀感觉的传入纤维；腹下神经中含有传导膀胱痛觉的纤维；阴部神经中含有传导尿道感觉的传入纤维。

二、排尿反射

排尿是一种通过自主神经与躯体神经进行的复杂反射活动。排尿反射的基本中枢在骶段脊髓。当膀胱内尿量达到一定程度（400～500ml）时，膀胱内压升高，刺激膀胱壁牵张感受器发放传入性冲动，经盆神经传入到骶部脊髓的初级排尿中枢，后者被兴奋后，经盆神经传出纤维引起膀胱逼尿肌收缩，内括约肌松弛。当尿液进入尿道时便引起另一反射，其传入冲动经阴部神经传到脊髓排尿中枢，进一步加强盆神经的作用，同时使阴部传出神经传出冲动的频率降低，引起尿道外括约肌松弛，于是使尿液在强大的膀胱内压驱动下通畅地排出体外。此外，在排尿时，膈肌下降，腹壁肌收缩，腹内压升高，从而使膀胱内压升高，加速尿液排出。排尿末期，男性尿道海绵体肌发生节律性收缩，可挤出残余在尿道中的尿滴。

骶部脊髓是排尿反射的初级中枢，同时受到脑桥、中脑和大脑皮质等高级中枢的调节。正常情况下，膀胱充盈时，膀胱壁牵张感受器兴奋，兴奋经盆神经传入到骶部脊髓的初级排尿中枢的同时，还传向高级中枢，并在大脑皮质产生尿意。此时，如果条件不允许排尿，大脑皮质就发放下行冲动抑制脊髓排尿中枢以阻止排尿；条件允许时才解除其对脊髓初级中枢的抑制而引起排尿。另一方面，大脑皮质也可主动地促进脊髓初级排尿中枢兴奋，引起排尿，即使这时膀胱积存的尿液不多，排尿动作也可发生。小儿大脑发育不完善，对初级中枢的控制能力较弱，所以小儿排尿次数多，且易发生夜间遗尿现象。排尿或贮尿任何一方发生障碍，均可出现排尿异常。临床上常见的有尿频、尿潴留和尿失禁。排尿次数过多者称为尿频，常由膀胱炎症或机械性刺激，如膀胱结石引起。膀胱中尿液充盈过多而不能排出者称为尿潴留。尿潴留多半是由于腰骶部脊髓损伤使排尿反射初级中枢活动发生了障碍所致，但尿道受阻也能造成尿潴留。当脊髓受损，使初级中枢与大脑皮层失去功能联系时，排尿失去了意识控制，可出现尿失禁。

第九章　内分泌

第一节　概述

一、内分泌系统和激素的概念

体内一些分泌细胞分泌的物质不通过导管排到体表或器官管腔，而是直接释放进入血液或组织液发挥其生理作用。这种分泌方式称为内分泌（endocrine），这类细胞称为内分泌细胞。内分泌细胞所分泌的化学物质具有高效的生物活性，称为激素（hormone）。

人体内分泌细胞有些比较集中，形成内分泌腺，如垂体、甲状腺、肾上腺、性腺等。此外，还有不少内分泌细胞散在于全身各处，如消化道黏膜、肾脏、心脏，甚至某些神经细胞也能分泌激素，如下丘脑促垂体区的神经细胞。由此可见，内分泌系统是由内分泌腺和散在机体各处的内分泌细胞所组成的一个大系统。

内分泌系统和神经系统是调节机体各种生理功能，维持内环境稳态的两大调节系统。两者在功能上紧密联系、互相配合。其中，内分泌系统以激素的形式（神经系统则以神经冲动的形式）携带各种调节信息，通过体液途径，广泛、缓慢、持久地调节机体的新陈代谢、生长、发育、生殖等生命过程。

本章重点介绍人体主要内分泌腺的功能。

二、激素的分类

激素种类繁多，来源和性质各异，作用途径及范围也各不相同。通常按化学性质，可将人体主要激素分为下列两大类：

1. 含氮激素　包括蛋白质类、肽类和胺类（氨基酸衍生物）。下丘脑调节性多肽、垂体激素、甲状旁腺激素、胰岛素、胃肠激素等属于蛋白质类或肽类；甲状腺激素、肾上腺髓质激素属于胺类。此类激素易被消化酶水解，作为药物使用时一般不宜口服（除甲状腺激素外）。

2. 类固醇激素（甾体类激素）　肾上腺皮质激素和性激素属于此类。

三、激素的运输途径

激素以下列3种途径将其携带的化学信息传递到它们所作用的器官或组织：

1. 远距分泌（telecrine）　大多数激素经血液循环运送到远距离的器官或组织细胞发挥作用。

2. 旁分泌（paracrine）　某些激素经组织间液弥散作用于邻近细胞。

3. 神经分泌（neurocrine）　下丘脑的某些神经元所分泌的调节性多肽经神经纤维的轴浆运输到神经末梢释放。

4. 自分泌（autocrine） 内分泌细胞所分泌的激素在局部扩散，又返回作用于该内分泌细胞而发挥反馈调节作用。

四、激素的一般作用特征

激素在发挥其生理作用的过程中，一般具有下列共同的特征：

1. 特异性 激素有选择性地作用于某些器官、组织或细胞，称为激素作用的特异性。激素所作用的器官、腺体或细胞，称为该激素的靶器官（targetorgan）、靶腺（targetgland）或靶细胞（targetcell）。这种特异性的生物学基础是靶细胞膜、胞浆或核内存在着能与激素发生特异性结合的受体。受体是存在于细胞膜或细胞内的一种能选择性地同相应的递质、激素、自体活性物质或药物等相结合，并能产生特定生理效应的一种大分子物质；能与受体结合的内源性递质、激素、自体活性物质或结构特异的药物，称为配体。配体与相应的受体结构互补，能结合成配体受体复合物，传递信息，引起一系列生理生化效应。各种激素作用的范围有很大的差异。有些激素的作用比较局限，如垂体分泌的促甲状腺激素，只作用于甲状腺；有些激素的作用则比较广泛，如生长素、甲状腺激素和胰岛素等，几乎对全身的组织细胞都能发挥作用，没有特别局限的靶器官。尽管如此，这类激素仍需与细胞膜上或细胞内的特异性受体结合，才能产生特定的生理效应。

2. 高效能作用 激素在血液中的浓度极低，一般情况下，仅在纳摩尔（nmol/L），甚至皮摩尔（pmol/L）数量级，即可发挥正常调节作用。如果激素的分泌稍有过多或不足，则会引起机体相应功能的亢进或减退。

3. 信使作用 激素将其携带的某种信息传递给靶细胞，从而调节后者原有的功能活动，使之加强或减弱。它既不能引起新的功能，也不为细胞提供能量，只是作为细胞间的信息传递者，起着信使的作用。它在信息传递以后，即被分解失活。

4. 激素间的相互作用 当多种激素共同参与某一生理活动的调节时，各种激素的作用可以相互影响，主要表现为三个方面：①协同作用：如生长素和肾上腺素，通过作用于细胞代谢的不同环节，都能使血糖升高。②拮抗作用：如胰岛素和胰高血糖素，前者使血糖降低，后者使血糖升高。③允许作用：某些激素本身并不能对某些器官或细胞直接发生作用，但它的存在却是另一种激素在这些器官或细胞发挥作用的必备条件，这就是激素的允许作用（permissiveaction）。例如，糖皮质激素本身并不能引起血管平滑肌收缩，但是，只有当它存在时，去甲肾上腺素才能发挥缩血管作用。

五、激素作用的机制

（一）含氮激素的作用机制——第二信使学说

含氮激素的分子较大，一般不能直接通过细胞膜，而是与细胞膜上的特异性受体结合，当受体与其相应的激素结合成复合物时，通过G蛋白的转导作用，可改变膜内侧腺苷酸环化酶(**adenyl cyclase，AC**）的活性，使ATP转化为cAMP，使细胞内cAMP的含量增加。cAMP作为第二信使激活细胞内的蛋白激酶系统，最后使蛋白磷酸化，从而引起细胞各种生理反应，如腺细胞分泌、肌细胞收缩与舒张、膜通透性改变、神经细胞产生电变化以及各种酶促反应等（图9－1）。cAMP发挥作用后，即被磷酸二酯酶降解为5′－AMP

而失去活性。在上述作用过程中，激素只是将其携带的信息传递到靶细胞，而 cAMP 接着将此信息由细胞表面传送到细胞内的有关酶系，产生相应的生理效应。因此，可以将激素称为第一信使，将 cAMP 称为第二信使，有关这种作用机制的学说称为第二信使学说。目前认为，除 cAMP 外，环一磷酸鸟苷（cGMP）、三磷酸肌醇、二酰甘油及 Ca^{2+} 等也能作为第二信使。应该指出，在由激素与受体结合所引起的一系列酶促连锁反应中，激素的作用得到逐级放大。据估计，一分子的胰高血糖素使一分子的腺苷酸环化酶激活，可使 1000 个分子的磷酸化酶被激活。据此不难理解，激素是一种高效能的生物活性物质。

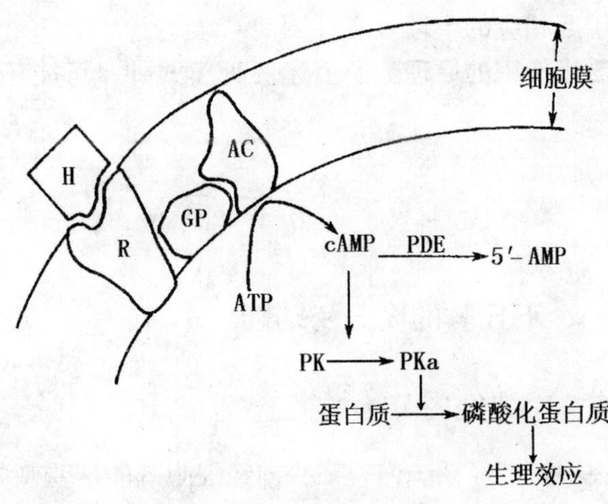

图 9-1　含氮激素作用原理示意图

H：激素　R：受体 GP：G 蛋白　AC：腺苷酸环化酶　PDE：磷酸二脂酶　PK：蛋白质激酶系统　PKa：活化蛋白激酶　cAMP：环-磷酸腺苷

（二）类固醇激素的作用原理——基因表达学说

类固醇激素具有脂溶性，而且分子较小，能直接通过细胞膜进入细胞。激素进入细胞之后，先与胞浆受体结合成复合物，此复合物在适宜温度（37℃）和 Ca^{2+} 的参与下发生变构，通过核膜进入细胞核内，再与核受体结合形成激素-核受体复合物。激素-核受体复合物启动 DNA 的转录，进而促进 mRNA 的形成，诱导某种蛋白质（主要是酶）合成，

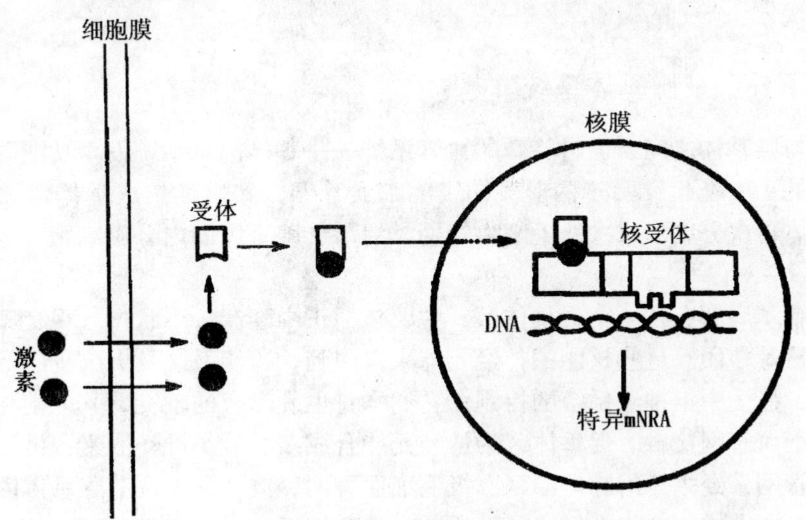

图 9-2　类固醇激素作用原理示意图

最后引起相应的生理效应（图9－2）。

激素作用的原理除了上述两种模式外，可能还存在其他作用模式，有待进一步的研究。

第二节 下丘脑与垂体

一、下丘脑的内分泌功能

（一）神经内分泌的概念

在中枢神经系统内，某些神经细胞既能接受刺激、产生兴奋和传导神经冲动，保持典型神经元的作用，同时又能合成和释放激素，具有内分泌的功能，这类神经细胞称为神经内分泌细胞，它所分泌的激素称为神经激素。由于神经内分泌细胞能把神经信号转变为激素的分泌（化学信号），故又被视为神经－内分泌的换能器。现已明确，神经内分泌细胞主要集中于下丘脑。下丘脑的神经内分泌细胞，一方面接受中枢神经系统传来的神经冲动，一方面合成和释放神经激素，通过下丘脑－神经垂体系统和下丘脑－腺垂体系统，调控机体的生理活动和其他内分泌腺的活动。正是由于下丘脑的神经内分泌功能，使得神经系统和内分泌系统在功能上更加紧密地联系在一起，共同实现对机体各种生理过程的调节。

（二）下丘脑－神经垂体系统

下丘脑视上核和室旁核的神经纤维，经漏斗柄下行，终止于神经垂体，构成下丘脑垂体束（图9－3）。视上核的神经元主要合成血管升压素，室旁核的神经元主要合成催产素，这两种激素经轴浆运输到神经垂体贮存和释放，这样，在结构和功能上，构成了下丘脑－神经垂体系统。

（三）下丘脑－腺垂体系统

下丘脑与腺垂体之间，通过特殊的血管系统——垂体门脉系统发生功能联系。垂体动脉在下丘脑的正中隆起及漏斗柄形成初级毛细血管网，然后汇集成垂体门脉沿漏斗柄下行，在腺垂体再次分支形成次级毛细血管网，浸浴着腺垂体的内分泌细胞，组成了垂体门脉系统（图9－3）。

在下丘脑基底部存在一个促垂体区，主要包括正中隆起、弓状核、视交叉上核、腹内侧核、室周核等核团。这些核团的神经元与来自中脑、边缘系统及大脑皮层等处的神经纤维构成突触，接受中枢神经系统的控制；它们本身也发出短的轴突，其末梢与垂体门脉系统的初级毛细血管网接触。促垂体区的神经元能合成多种肽类神经激素，由轴突末梢进入初级毛细血管网，经垂体门脉运输到次级毛细血管网释放，从而调节腺垂体内分泌细胞的活动，于是，在结构和功能上形成了下丘脑－腺垂体系统。

下丘脑促垂体区分泌的神经激素又称为调节性多肽，目前已明确的有9种，具体见表9－1。

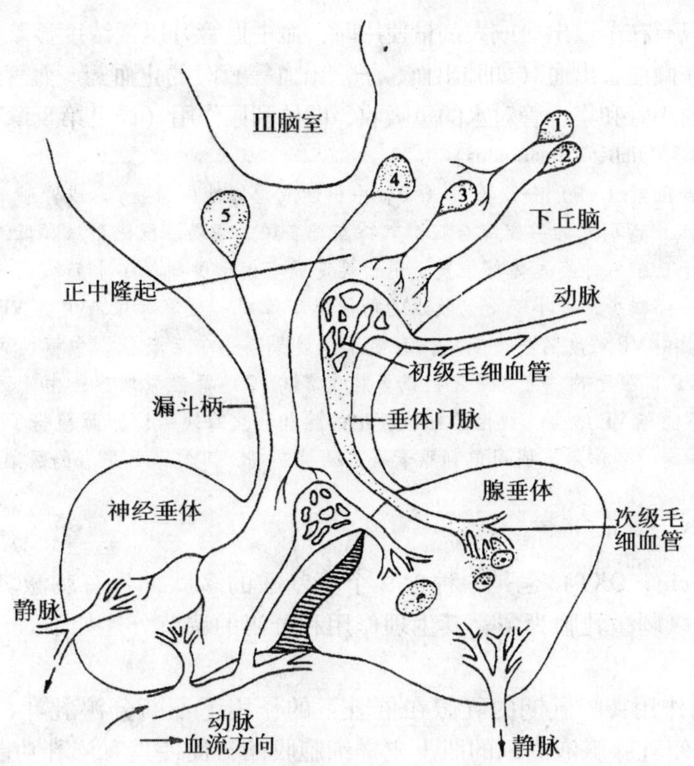

图 9－3　下丘脑与腺垂体之间的结构与功能关系示意图

表 9－1　下丘脑分泌的调节性多肽

调节肽名称	缩　写	化学性质	对垂体的作用
促甲状腺激素释放激素	TRH	3 肽	促进促甲状腺激素和催乳素分泌
促性腺激素释放激素	GnRH	10 肽	促进黄体生成素和促卵泡激素分泌
生长抑素	GIH	14 肽	抑制生长激素分泌
生长素释放激素	GHRH	44 肽	促进生长激素分泌
促肾上腺皮质激素释放激素	CRH	41 肽	促进促肾上腺皮质激素分泌
催乳素释放因子	PRF	未定	促进催乳素分泌
催乳素释放抑制因子	PRIF	未定	抑制催乳素分泌
促黑激素释放因子	MRF	未定	促进促黑激素分泌
促黑激素释放抑制因子	MIF	未定	抑制促黑激素分泌

二、神经垂体

神经垂体主要由下丘脑视上核和室旁核的神经内分泌细胞的轴突组成，不含腺细胞，不合成激素，它只是下丘脑视上核和室旁核所合成的血管升压素和催产素贮存及释放的部位。

（一）血管升压素

血管升压素（vasopressin，VP）又称抗利尿激素（ADH），为含 9 个氨基酸的多肽，主要由视上核合成，人血管升压素第八位上为精氨酸，故称精氨酸升压素。血管升压素可使全身微动脉和毛细血管前括约肌收缩，升高血压。但在生理情况下，血中血管升压素浓度极低，对血管没有明显作用，只有在严重出血或大剂量使用时，血中血管升压素浓度显著提高，才有缩血管作用。临床上常作微血管出血（如肺出血、子宫出血等）时的止血药。血管升压素的主要生理作用是促进肾远曲小管和集合管对水的重吸收，即抗利尿作用（详见第8章）。

案例联系：尿崩症（diabetes insipindus）

尿崩症是指血管升压素（VP）分泌不足（又称中枢性或垂体性尿崩症），或肾脏对血管加压素反应缺陷（又称肾性尿崩症）而引起的一组综合征，其特点是多尿、烦渴、低比重尿和低渗尿。(1) 中枢性或垂体性尿崩症：由于丘脑－神经垂体部位发生退行性变或者由于肿瘤、手术颅脑损伤等引起的继发性病变时，抗利尿激素分泌减少，肾小管重吸收水的功能出现障碍。血浆和尿液中的VP浓度可用免疫法测定。生理情况下，血中VP浓度随昼夜变化，深夜及清晨最高，午后最低。中枢性尿崩症可用人工合成加压素替代治疗。VP口服无效，可皮下注射或鼻腔喷雾。(2) 肾性尿崩症：由于远曲小管和集合管的VP受体有缺陷，不能与VP结合，或由于细胞膜中的腺苷环化酶缺陷，因而影响了对VP的反应。肾脏前列腺素对VP有一定抑制作用，服用前列腺素合成酶抑制剂，可使一些患者的尿浓缩功能有所好转。

（二）催产素

催产素（oxytocin，OXT）也是一种含9个氨基酸的多肽，具有刺激乳腺排出和子宫收缩的双重作用，以刺激乳腺为主，其生理作用和分泌的调节分述如下。

1. 生理作用

（1）对乳腺的作用：哺乳期的乳腺在催乳素的作用下不断分泌乳汁，贮存于乳腺腺泡之中。催产素可使乳腺腺泡周围的肌上皮样细胞收缩，促使具有泌乳功能的乳腺排乳。

（2）对子宫的作用：催产素对子宫有较强的促进收缩作用，但以妊娠子宫较为敏感。雌激素能增加子宫对催产素的敏感性，而孕激素则相反。

2. 分泌的调节 催产素的分泌主要受神经反射性的调节。婴儿吸吮乳头时，刺激信息传入到下丘脑视上核和室旁核，引起催产素分泌，使乳腺射乳，称为射乳反射，属于神经内分泌反射。在此基础上可形成条件反射，婴儿的哭声或抚摸婴儿即可引起射乳。分娩时，子宫颈和阴道受到压迫和牵引，可反射性地引起催产素分泌，有助于分娩。必须指出，催产素虽然能刺激子宫收缩，但它并不是发动分娩子宫收缩的决定因素。此外，情绪反应如惊恐、焦虑等可抑制催产素分泌。

三、腺垂体

腺垂体是人体重要的内分泌腺，作用广泛而复杂，由多种腺细胞组成，分泌的激素目前已知至少有7种，见表9－2。

表9－2 腺垂体激素

激素名称		缩写	氨基酸数	靶腺
生长激素*		GH	191	
催乳素*		PRL	198	
促肾上腺皮质激素		ACTH	39	肾上腺皮质
促甲状腺激素		TSH		甲状腺
促性腺激素	促卵泡激素	FSH	236	睾丸、卵巢
	黄体生成素	LH	96	
促黑素细胞激素*		MSH	13（α），22（β）	

* 不经过靶腺而直接作用于靶细胞

其中，促甲状腺激素（TSH）、促肾上腺皮质激素（ACTH）、促卵泡激素（FSH）、黄体生成素（LH），均作用于相应的内分泌腺（靶腺），故统称促激素，后两个又称促性腺激素。其余的不通过靶腺直接作用于靶细胞。

（一）生长素

人生长素（growth hormone，GH）是由191个氨基酸构成的蛋白质激素，是腺垂体含量最多的激素，有明显的种属差异，从其他哺乳动物（除猴外）提取的生长素，对人无效。

1. 生理作用

（1）促进生长：生长素对各组织器官的生长均有促进作用，尤其是对骨骼、肌肉及内脏器官作用更为显著。幼年动物切除垂体后，生长即停止，如及时补充GH仍可正常生长。生长素促进软骨生长的作用必须通过生长素介质（somatomedin，SOM）才能实现。在营养良好的条件下，生长素刺激肝脏肾脏产生生长素介质，后者能促进氨基酸进入软骨组织，加速蛋白质的合成，增加胶原组织，从而促进软骨的生长。对肌肉和其他组织有类似作用，但对脑组织的生长发育无影响。

必须指出，机体生长是一个极为复杂的过程，单从激素对生长的影响来说，除生长素而外，其他的激素如甲状腺激素、性激素、皮质醇以及胰岛素等均有作用，而且相互影响，但是生长素是起关键作用的因素。

案例联系

1. 侏儒症（dwarfism）　人幼年时下丘脑－垂体病变引起生长素缺乏，将患侏儒症；垂体性侏儒的主要临床表现有：生长迟缓；身体矮小，但躯干、四肢和头部比例对称；性器官发育不良，第二性征不发育；但智力发育不受影响。

2. 巨人症和肢端肥大症　巨人症和肢端肥大症系腺垂体分泌生长素过多，引起组织、骨骼及内脏的增生肥大及内分泌代谢紊乱的疾病。发病在青春期前，骨骺部未闭合者为巨人症，身高多在2m左右，生长过速可持续到20岁以上。发病在青春期后、骺部已闭合者为肢端肥大症。多数病人起病在青春期前，至成人后继续发展，形成"肢端肥大性巨人症"。

（2）对代谢的作用：①由于生长素能促使氨基酸进入细胞，加速DNA和RNA的形成，故生长素能促进蛋白质合成。②生理水平的生长素可刺激胰岛素分泌，加强糖的利用；过量则抑制外周组织对糖的摄取利用，致使血糖升高（生糖作用）。③促进脂肪分解，游离脂肪酸增加并经肝脏氧化供能。总之，生长素对代谢的上述作用有利于机体的生长与修复。

2. 分泌的调节

（1）生长素的合成和分泌受下丘脑分泌的生长素释放激素（GHRH）和生长抑素（GIH）的双重控制，前者促进其分泌，后者抑制其分泌，通常情况下，前者的作用占优势。GH可对下丘脑和腺垂体产生负反馈调节作用。

（2）某些因素如低血糖、氨基酸和脂肪酸增多以及应激刺激等均可引起生长素分泌，以低血糖的作用最强。低血糖可刺激下丘脑中GHRH神经元，GHRH释放增多，血中生长素浓度增加，使外周组织对糖的利用减少，同时动员脂肪分解以获得能量，这是机体对抗低血糖的保护性机制。

（3）生长素的分泌还受睡眠的影响。一般在深睡1小时左右可出现分泌高峰，与慢波睡眠时相一致。此时，糖的消耗减少，蛋白质合成增加，有利于机体的生长与修复。

（二）催乳素

催乳素（prolactin，PRL）是含有198个氨基酸的蛋白质激素，平时血中浓度很低，但在妊娠期及哺乳期明显升高。

催乳素的主要生理作用是促进乳腺发育，引起并维持泌乳。女性青春期乳腺发育主要是受雌激素、孕激素、生长素、胰岛素、甲状腺素等的影响。妊娠期间，催乳素、雌激素和孕激素等分泌增多，促进乳腺进一步发育，使其具有分泌乳汁的能力，但并不泌乳。其原因是妊娠期血液中雌激素和孕激素浓度过高，与催乳素竞争乳腺细胞受体，故催乳素不能发挥泌乳的作用。分娩后雌激素和孕激素水平大大降低，催乳素才发挥其启动和维持泌乳的作用。

催乳素的分泌受下丘脑的催乳素释放因子（PRF）和催乳素释放抑制因子（PRIF）的双重调节，前者促进，后者抑制，平时以后者的作用为主。吸吮乳头或触膜乳房可通过下丘脑反射性地引起催乳素分泌，这也是一种神经内分泌反射，亦可建立条件反射。

（三）促黑（素细胞）激素（Melanocyte - stimulating hormone，MSH）

促黑激素主要作用于皮肤黑色素细胞，促进黑色素的合成并分散到胞浆或表皮，使皮肤变黑。

（四）促激素

促肾上腺皮质激素（adrenocorticotropoin chormone，ACTH）的靶腺是肾上腺皮质，其生理作用是促进束状带和网状带的发育和生长，促进糖皮质激素的合成和释放。

促甲状腺激素（thyroid - stimulating hormone，TSH）的靶腺是甲状腺，主要作用是促进甲状腺的生长及甲状腺激素的合成释放。

促卵泡激素（follicle stimulating hormone，FSH）的主要作用是刺激卵巢卵泡的发育或睾丸精子的生成。

黄体生成素（1uteinizing hormone，LH）的主要作用是促进排卵和黄体生成或刺激睾丸间质细胞分泌雄激素。

第三节　甲状腺

甲状腺是体内最大的内分泌腺，能合成和分泌甲状腺激素（thyroid hormone）。甲状腺激素包括四碘甲腺原氨酸（3，5，3′，5′ - tetraiodothyronine，T_4）和三碘甲腺原氨酸（3，5，3′- triiodothyronine，T_3），它们都是酪氨酸的碘化物。

一、甲状腺激素的代谢

（一）甲状腺激素的合成

合成T_3、T_4的主要原料是酪氨酸和碘，酪氨酸可由机体自行合成，碘则必须从食物中供给。T_3、T_4的合成过程如下：

1. 聚碘　正常人每天从食物中经肠吸收100～200μg的碘，以I^-的形式存在于血液之中。其中约三分之一被甲状腺细胞的碘泵主动转运进入细胞内，腺体内碘的浓度是血浆的25～50倍。甲状腺强大的聚碘能力是临床应用放射性碘（^{131}I）来测定甲状腺功能和治疗甲状腺功能亢进的生理依据。

2. 碘的活化　摄入腺细胞内的I^-在细胞顶端微绒毛与腺泡腔交界处经胞内的过氧化酶催化，从而活化为I_2或I^+。

3. 酪氨酸的碘化　活化碘在过氧化酶的进一步催化下，立即与甲状腺球蛋白分子上的酪氨酸残基结合，生成一碘酪氨酸（MIT）和二碘酪氨酸（DIT）。

4. 偶联　一分子MIT和一分子DIT偶联成一个T_3；两分子的DIT偶联成一个T_4。T_4的合成量占总合成量的90%，但T_3的生物活性则是T_4的3～5倍，故T_3的合成量虽小，其作用不可忽视。

不论是碘的活化、碘化和偶联，都是在同一过氧化酶系的催化下完成的。硫脲嘧啶类药物可抑制该酶系的活性，阻断T_3、T_4的合成，故可用于治疗甲状腺机能亢进。

合成后的T_3、T_4贮存在腺泡腔内，其贮量很大，可供2～3月之用，即使用药物完全阻断T_3、T_4的合成，在数周内血中T_3、T_4的浓度仍可保持不变。因此，临床应用抗甲状腺药物治疗时，需要较长的时间方能奏效。

（二）甲状腺激素的释放与运输

当机体需要时，甲状腺腺泡细胞以吞饮的方式将含有T_3、T_4的甲状腺球蛋白吞入胞内。在溶酶体蛋白水解酶的作用下，T_3、T_4从甲状腺球蛋白中分离下来，由细胞基部释放进入血液。

血中的T_3、T_4，99%以上与血浆中的某种蛋白结合，游离的（以T_3为主）不到10%，然而只有后者才能进入组织细胞发挥作用。结合型与游离型之间可以互相转化，使游离型在血中保持相对稳定的浓度。

二、甲状腺激素的生理作用

（一）对代谢的作用

1. 能量代谢　T_3、T_4能促进体内大多数组织细胞内的物质氧化，提高氧耗增加产热，即具有普遍的产热效应。据估计，1mg甲状腺激素可使人体产热量增加约4184KJ（1000kcal）。甲状腺机能亢进病人因产热增加出现怕热多汗，体温偏高，食欲增加等症状，基础代谢率可超过正常的50%～100%。甲状腺机能减退病人则喜热畏寒，皮肤苍白，体温偏低，基础代谢率可低于正常的30%～45%。

2. 物质代谢　T_3、T_4对三种营养物质代谢的作用，可因分泌水平和作用环节的不同而不同。生理条件下，T_3、T_4的作用是促进糖和脂肪的分解（这是产热效应的物质基础），促进蛋白质的合成（与生长发育密切有关）。

过多的甲状腺激素可促进糖在小肠内的吸收，同时肝糖原分解加强，致使血糖升高。因此，甲亢病人吃糖稍多即可出现糖尿。

甲状腺激素既能促使胆固醇合成，也促进在肝内分解，但分解超过合成，故甲亢患者血胆固醇低于正常而甲减病人则升高。

T_3、T_4分泌过多将促进蛋白质的分解，特别是肌肉和骨中蛋白质的分解。甲亢病人可出现肌肉消瘦、乏力、骨质疏松。T_3、T_4分泌不足则蛋白质合成减少，甲减病人可因皮下组织间隙黏蛋白增多，结合大量水分，出现所谓黏液性水肿。

（二）对生长发育的作用

甲状腺激素是维持正常生长发育不可缺少的激素。主要影响脑、长骨及生殖器的发育与生长。神经细胞树突与轴突的形成，髓鞘与胶质细胞的生长，脑的血供以及长骨生长，均有赖于足够的甲状腺激素。

（三）其他作用

1. 对神经系统 甲状腺激素不但影响中枢神经系统的发育，对神经系统已经分化成熟的成年人也有作用，主要表现为提高中枢神经系统的兴奋性。因此，甲亢病人常有烦躁不安、多言多动、喜怒无常、失眠多梦等症状；甲减病人则有言行迟缓、记忆减退、淡漠嗜睡等表现。

2. 对心血管系统 T_3、T_4可直接作用于心肌，使心跳加快加强，心输出量增加，收缩压升高；但由于组织耗氧增多而相对缺氧，以致小血管舒张，故舒张压可正常或稍低，脉压加大。甲亢患者常感心悸，安静时心率可达90～100次/分。由于心脏做功增加，往往引起心肌肥厚，甚至出现充血性心力衰竭。

3. 与其他激素的相互作用 甲状腺激素有加强或调制其他内分泌激素的作用。生长素对骨细胞的作用必须有T_3、T_4的存在才能充分发挥作用。去甲肾上腺素的溶脂效应在T_3、T_4存在的情况下可增加两倍。有足够的甲状腺激素存在，腺垂体才能合成和分泌生长素，并发挥作用。另外，甲状腺激素对正常月经周期、排卵、受精、妊娠以及性功能等，均有一定的调制作用。

三、甲状腺功能的调节

甲状腺功能主要受腺垂体分泌的促甲状腺激素（TSH）的调节，TSH的分泌又受到下丘脑分泌的促甲状腺素释放激素（TRH）的调节和T_3、T_4的负反馈调节。这样，在下丘脑、腺垂体与甲状腺之间就构成一个完整的自动控制回路。此外，甲状腺还可进行一定的自身凋节。

（一）腺垂体促甲状腺激素的作用

TSH是调节甲状腺功能的主要激素，其作用有：①促进甲状腺细胞合成T_3、T_4的各个环节如聚碘、碘化、偶联，促进T_3、T_4的释放。②刺激腺细胞内核酸和蛋白质合成，使腺细胞增生，腺体增大。

（二）下丘脑促甲状腺素释放激素的作用

下丘脑分泌的TRH经垂体门脉系统运输到腺垂体，促进后者合成和分泌TSH。如前所述，下丘脑促垂体区的神经元还接受中枢神经系统其他部位的控制，所以某些环境因素可以通过中枢神经系统作用于下丘脑，调节TRH的分泌量，最后影响甲状腺的分泌活动。

典型的例子就是寒冷刺激信号到达体温中枢，通过一定的神经联系使下丘脑分泌 TRH 的神经元兴奋。TRH 分泌增多，继而通过 TSH 的作用促使 T_3、T_4 的分泌，结果产热量增加，有利于抵御寒冷的侵袭。

（三）甲状腺激素的反馈作用

腺垂体 TSH 对血液中 T_3、T_4 浓度的变化十分敏感，当血液中 T_3、T_4 的浓度升高时，即可抑制 TSH 的合成和分泌，T_3、T_4 的释放也随之减少；反之则增多。这种负反馈调节经常而持续地起作用，是体内 T_3、T_4 浓度维持生理水平的重要机制。

案例联系：

1. 呆小症（cretinism）　又称克汀病，由于甲状腺功能低下致脑发育障碍，同时影响骨骼的发育和成熟，表现为智力迟钝，身材矮小。由于胎儿骨的生长尚不依赖甲状腺激素，故先天性甲状腺功能低下的婴儿，出身时身长可以基本正常，在出生后数周至 3～4 月后就会表现出明显的呆小症状。所以，预防呆小症的关键在于妊娠期补碘，特别在缺碘地区。治疗呆小症应抓紧出生后前三个月这一时期及时补给甲状腺激素。

2. 甲状腺功能亢进症（hyperthyroidism）　简称甲亢，是指由多种病因使甲状腺功能增强，分泌甲状腺激素过多所导致的临床综合征，是临床最多见的内分泌系统的疾病。由于甲状腺激素分泌过多，使基础代谢增加，加速氧化，使产热、散热明显增多，怕热多汗；中枢神经系统兴奋性增高，易激动，失眠多梦，肌肉震颤等；由于甲状腺激素促进肠道糖吸收、加速糖的氧化利用和肝糖原分解等，可导致糖耐量异常或使糖尿病加重；甲状腺激素还促使脂肪分解与氧化，蛋白质代谢加速致使负氮平衡，使患者消瘦，肌肉无力，尿酸含量增加。治疗主要采用抗甲状腺药物、放射性碘治疗以及手术治疗等减少甲状腺激素的分泌。危象时甚至发生高热。

3. 单纯性甲状腺肿（simple goiter）　俗称大脖子病。单纯性甲状腺肿是机体缺碘；存在致甲状腺肿物质；以及甲状腺激素合成酶缺陷而引起代偿性甲状腺增生肿大，一般无甲状腺功能异常。根据发病的流行情况，可分为地方性和散发性甲状腺肿两种。前者流行于离海较远，海拔较高的山区，是一种多见于世界各地的地方性多发病，我国西南、西北、华北等地均有分布；后者散发于全国各地。任何年龄均可患病，但以青少年患病率高，女性多于男性。

当 T_3、T_4 合成减少时，对腺垂体的负反馈抑制作用减弱，TSH 分泌增多，刺激甲状腺细胞增生，导致甲状腺呈弥漫性肿大，增生的甲状腺代偿性增强合成和分泌 T_3、T_4 的能力，因此，单纯性甲状腺肿的病人不一定出现甲状腺功能减退的情况。青春期、妊娠及哺乳期的妇女，因生理需要增加而相对缺碘，有时会出现甲状腺生理性肿大，其机制与此相似。

（四）自身调节

甲状腺在 TSH 浓度不变或缺乏的情况下，对碘供应变化的调节称为自身调节。腺泡内碘的含量会使腺细胞对碘的摄取和对 TSH 的敏感性产生相应的影响。一般说来，当食物中碘含量不足时，腺泡的聚碘能力增强，对 TSH 的敏感性提高，使 T_3、T_4 的合成与释放不致因碘供不足而减少；反之，当碘供过多时，上述机制受到抑制，T_3、T_4 亦不致过多。通过这种自身调节，使甲状腺的分泌活动不致因碘供变化而呈现大的波动。

（五）自主神经系统的调节

甲状腺细胞的膜上存在 α、β 受体和 M 受体，当支配甲状腺的交感神经兴奋时，可促进甲状腺激素的合成与释放，而副交感神经兴奋时，则抑制甲状腺激素的分泌。

第四节　肾上腺

肾上腺包括肾上腺皮质和肾上腺髓质。二者的形态结构、胚胎发生、生理功能都完全不同。实质是两个内分泌腺。

一、肾上腺皮质

肾上腺皮质分泌的激素属类固醇激素，按其生理作用不同分为三类。第一类是调节水盐代谢为主的盐皮质激素，以醛固酮为代表，由球状带细胞所分泌；第二类是调节碳水化合物代谢为主的糖皮质激素，以皮质醇（氢化可的松）为代表，主要由束状带细胞所分泌；第三类是性激素，包括少量雄激素和微量的雌二醇，由网状带细胞所分泌。

肾上腺皮质激素是维持生命所必需的。动物去除双侧肾上腺后，如不适当治疗，一、二周内即死去，如仅去除肾上腺髓质，则动物可存活较长时间。究其原因主要有二：一是水盐损失严重，导致血压降低，终因循环衰竭而死，这主要是缺乏盐皮质激素所致；二是物质代谢发生严重紊乱，抵抗力低，即使极小有害刺激也无法承受，可虚脱而亡，这是由于缺乏糖皮质激素之故。若及时补充所缺激素，动物生命可以保存。这里仅着重讨论糖皮质激素。

（一）糖皮质激素的生理作用

1. 对物质代谢的作用

（1）糖代谢：皮质醇能促使肝糖原异生，增加糖原的贮存；同时有抗胰岛素作用，使外周组织对糖的摄取和利用减少，因而使血糖升高。分泌不足时，出现肝糖原减少和低血糖；分泌过多则血糖升高，甚致能引起类固醇性糖尿。

（2）蛋白质代谢：皮质醇有促进肝外蛋白质分解，抑制其合成的作用。分泌过多常引起生长停滞、肌肉消瘦、皮肤变薄、骨质疏松、淋巴组织萎缩以及创口愈合延迟等现象。

（3）脂肪代谢：皮质醇可促进脂肪组织中的脂肪分解，使血中游离脂肪酸增加，同时由于它能抑制外周组织对糖的利用，所以又能间接地促进脂肪的氧化。皮质醇对脂肪代谢的另一重要作用是当分泌过多时，使体内脂肪重新分布，即四肢脂肪减少，而面颈和躯干增加，出现所谓向中性肥胖。

2. 在“应激反应”中的作用　当机体突然遭受到创伤、手术、寒冷、饥饿、疼痛、感染、中毒以及强烈的情绪刺激等不同形式的有害刺激时，常引起机体发生同一样式的非特异性全身反应，称为**应激反应**（**stress response**）。在应激反应的过程中，共同的表现就是血中 ACTH 的浓度急剧增高，糖皮质激素大量分泌，其作用是增强机体对这些有害刺激的耐受能力。这对于维持正常生命活动具有十分重要的意义。如果将同等剂量应用于正常安静的机体，将会发生皮质功能亢进的一系列症状，但在应激状态下，这种亢进症状并不出现，说明在应激状态下机体对糖皮质激素的需要量大大增加。动物实验表明，切除双侧肾上腺皮质后，虽给予正常维持量的糖皮质激素，但在相同的伤害刺激条件下，往往比正常动物更易死亡。糖皮质激素增强机体应激能力的机制尚未明了，其中一种可能与糖皮质激素对其他激素的“允许作用”有关，即它能提高机体很多组织细胞对神经、体液调节因素的反应能力。例如糖皮质激素可以维持并提高心血管系统对儿茶酚胺类物质的反应性；肾上腺素和胰高血糖素加速糖原分解和葡萄糖释放的作用，必须有皮质醇的参加等等。

3. 对其他组织器官的作用

（1）血细胞：皮质醇能增强骨髓的造血功能，使血液中红细胞和血小板的数量增多。同时它能促使附着在小血管边缘的粒细胞进入血流，使血液中的中性粒细胞增多。皮质醇还能抑制淋巴细胞 DNA 的合成过程，因而使淋巴细胞的数量减少。

（2）心血管系统：皮质醇可抑制儿茶酚胺氧位甲基转移酶（COMT）的作用。使肾上腺素和去甲肾上腺素的灭活减慢，这对维持血管平滑肌对去甲肾上腺素的正常反应，使血管保持正常的紧张性有重要意义。此外，肾上腺皮质功能低下时，毛细血管扩张，通透性增大。

（3）神经系统：皮质醇有提高中神经系统兴奋性的作用。小剂量可引起欣快感，大剂量则引起思维不能集中、烦躁不安和失眠等现象。

（二）糖皮质激素分泌的调节

糖皮质激素的分泌主要受腺垂体促肾上腺皮质激素（ACTH）的调节，后者的分泌又受到下丘脑促肾上腺皮质激素释放激素（CRH）的调节；与此同时，糖皮质激素、ACTH 和 CRH 三者之间又存在一定的反馈关系，这就构成下丘脑－垂体－肾上腺皮质功能轴（图 9－4）。人体糖皮质激素不但在生理条件下能保持相对恒定的基础水平，而且在应激状态下也能迅速大量分泌，正是在该功能轴的精密调控下实现的。

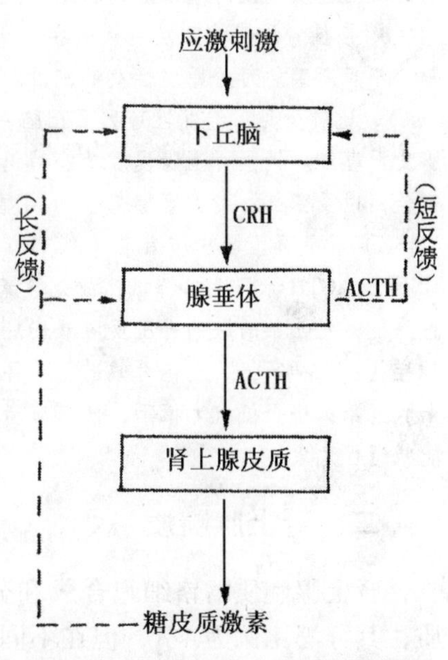

图 9－4　糖皮质激素分泌调节示意图
实线表示促进　虚线表示抑制

1. 腺垂体 ACTH 的作用　腺垂体分泌的 ACTH 能刺激肾上腺皮质束状带和网状带的发育与生长，同时刺激糖皮质激素合成与分泌。如注射适量的 ACTH，数分钟内糖皮质激素的分泌可增加数倍，几天后，腺体重量也增加若干倍。切除腺垂体的动物，束状带与网状带萎缩，糖皮质激素分泌量显著减少。

2. 下丘脑 CRH 的作用　下丘脑分泌的促肾上腺皮质激素释放激素，经垂体门脉运输，作用于腺垂体，促进 ACTH 的合成与释放。

3. 糖皮质激素对腺垂体和下丘脑的反馈　当血液中糖皮质激素的浓度增高超过正常时，糖皮质激素与腺垂体分泌 ACTH 的细胞内的特异性受体结合，使其对 CRH 的反应减弱，于是 ACTH 的分泌减少，继之糖皮质激素的分泌也相应减少，血中浓度下降到生理水平。糖皮质激素还能直接作用于下丘脑，抑制 CRH 的分泌。糖皮质激素对腺垂体和下丘脑的负反馈，因作用途径较远，故称长反馈。

此外，腺垂体分泌的 ACTH 对下丘脑 CRH 的分泌也有抑制作用，称为短反馈。也可能存在 CRH 对下丘脑本身的分泌的超短反馈。

应该指出，上述反馈调节机制对维持血液中糖皮质激素水平的相对稳定有重要作用，但在“应激”状态下，这些负反馈作用可暂时失效，使ACTH和糖皮质激素的分泌大大增加，以满足机体的需要，待应激结束后再行发挥调节作用。

案例联系：

1. 原发性醛固酮增多症　原发性醛固酮增多症（primary aldosteronism）是由于肾上腺皮质肿瘤或增生，醛固酮分泌增多，导致钾排出增加，水钠潴留，体液容量增加。高血压是其最早出现的症状（继发性高血压），约占高血压病中0.4%～2%。临床生化检查可见血醛固酮水平和尿醛固酮排出量均高于正常，血钾下降，尿钾增加。由于伴有钾代谢紊乱，还可出现神经肌肉功能障碍，以肌无力和周期性麻痹较为常见。

2. 皮质醇增多症　皮质醇增多症（hypercortisolism）又称库兴氏综合征（cushing syndrome），是肾上腺皮质疾病中最常见的一种，是由于多种原因致糖皮质激素（皮质醇）分泌过多所致。主要临床表现有：向心性肥胖、糖尿病倾向、高血压、骨质疏松等。可分为以下几种类型：（1）垂体ACTH分泌过多，致使双侧肾上腺皮质增生，多继发于垂体瘤和下丘脑－垂体功能紊乱。（2）原发性肾上腺皮质肿瘤。（3）异源性ACTH分泌综合征。（4）医源性皮质醇症，临床上长期大量使用糖皮质激素治疗某些疾病时也可出现皮质醇增多症的临床表现。

3. 慢性肾上腺皮质功能减退症（chronic adrenocortical hypofunction）　由于糖皮质激素及盐皮质激素分泌不足所致。可分原发性及继发性。原发性慢性肾上腺皮质功能减退症又称艾迪生病（Addison disease），比较少见；继发性可见下丘脑－垂体功能低下患者，由于CRH或ACTH的分泌不足，以致肾上腺皮质萎缩。慢性肾上腺皮质功能减退症症状有（1）色素沉着：皮肤和黏膜色素沉着，多呈弥漫性青铜色，以暴露部，经常摩擦部位为明显。色素沉着的原因为糖皮质激素减少时，对黑色素细胞刺激素（MSH）和促肾上腺皮质激素（ACTH）分泌的反馈抑制减弱所致。继发性肾上腺皮质功能减退症患者的MSH和ACTH水平明显降低，故无色素沉着现象。（2）直立性低血压：肾潴钠保水功能减退，致血浆容量降低，对儿茶酚胺的升压反应减弱。（3）低血糖表现、乏力：由于蛋白质和糖代谢紊乱所致。（4）精神症状：精神不振、记忆力减退、头昏、嗜睡。部分病人有失眠，烦躁，甚至谵妄和精神失常。（5）肾上腺危象：病人抵抗力低下，任何应激性负荷如感染、外伤、手术、麻醉等均可诱发急性肾上腺皮质功能减退性危象。

二、肾上腺髓质

肾上腺髓质嗜铬细胞合成和分泌肾上腺素和去甲肾上腺素，二者都是儿茶酚胺类物质，其分泌比例为4:1，但在不同生理情况下分泌比例会发生变化。肾上腺髓质接受交感神经胆碱能节前纤维的支配，肾上腺髓质在功能上相当于交感神经节后神经元。髓质激素的生理作用已在有关章节中分别介绍，现列简表如下（表9－3）：

表9－3　肾上腺素与去甲肾上腺素的主要生理作用

	肾上腺素	去甲肾上腺素
心　脏	心率加快，收缩力明显增强，心输出量增加	心率减慢（减压反射的作用）
血　管	皮肤、胃肠、肾血管收缩；冠状动脉、骨骼肌血管舒张	冠状动脉舒张，其他血管均收缩
血　压	上升（心输出量增加）	明显上升（外周阻力增大）
支气管平滑肌	舒张	稍舒张
代谢	增强	稍增强

髓质激素的生理作用与交感神经系统紧密联系，构成交感－肾上腺髓质系统。当机体受到前述各类伤害性刺激引发应激反应的同时，交感－肾上腺髓质系统的活动也大大增强，髓质激素分泌量大为增加出现所谓**应急反应**（emergency response）。此时，神经系统的兴奋性、心脏的活动、血流速度、糖原的分解等均明显提高，有利于动员机体潜在的力量以应付环境的剧变。引起应激反应和应急反应的刺激是相同的，不同之处在于前者是下丘脑－垂体－肾上腺皮质系统活动的增强，后者是交感－肾上腺髓质系统活动的增加。二者相辅相成，共同提高机体的适应能力。此外，在应激和应急的过程中还伴随有生长素、催乳素等分泌的增多，从而使机体的适应能力更加完善。

第五节　胰岛

胰岛是散在于胰腺外分泌细胞之间的许多内分泌细胞群的总称。人胰岛细胞中主要有A细胞，分泌胰高血糖素（glucagon）；B细胞，分泌胰岛素（insulin）；D细胞，分泌生长抑素；PP细胞，分泌胰多肽。本节介绍胰岛素和胰高血糖素。

一、胰岛素

胰岛素是由51个氨基酸组成的小分子蛋白质激素，是调节机体物质代谢、促进糖和脂肪贮存、促进蛋白质合成、维持血糖正常水平的主要激素。

（一）胰岛素的生理作用

1. 调节糖代谢　胰岛素能促进全身组织对葡萄糖的摄取和利用。促进葡萄糖进入肌细胞转变为肌糖原，进入脂肪细胞并转变为脂肪，进入肝细胞转变为肝糖原，并抑制糖原的分解和糖异生，因此，胰岛素有降低血糖的作用。胰岛素分泌过多时，血糖下降迅速，脑组织受影响最大，可出现惊厥、昏迷，甚至引起胰岛素休克。相反，胰岛素缺乏常导致血糖升高，若超过肾糖阈，则糖从尿中排出，引起糖尿。

2. 调节脂肪代谢　胰岛素能促进脂肪的合成与贮存，使血中游离脂肪酸减少，同时抑制脂肪的分解氧化。胰岛素缺乏可造成脂肪代谢紊乱，脂肪贮存减少，分解加强，血脂升高，久之可引起动脉硬化，进而导致心脑血管的严重疾患。与此同时，由于脂肪分解加强，生成大量酮体，出现酮症酸中毒。

3. 调节蛋白质代谢　胰岛素一方面促进细胞对氨基酸的摄取和蛋白质的合成，一方面抑制蛋白质的分解，因而有利于生长。腺垂体生长激素的促蛋白质合成作用，必须有胰岛素的存在才能表现出来。因此，对于生长来说，胰岛素也是不可缺少的激素之一。

（二）胰岛素分泌的调节

1. 血糖浓度　调节胰岛素分泌最重要并经常起作用的是血糖浓度。血糖升高可直接刺激B细胞，使胰岛素分泌增多；同时也作用于下丘脑，通过迷走神经引起胰岛素的分泌。低血糖则可抑制胰岛素的分泌。血糖浓度对胰岛素分泌的负反馈调节是维持血中胰岛素浓度以及血糖正常水平的重要机制。另外，血中游离脂肪酸、酮体和氨基酸增多也有促进胰岛素分泌的作用。

2. 其他激素 促胃液素、促胰液素、缩胆囊素和抑胃肽等胃肠道激素对胰岛素的分泌都有一定的促进作用，以抑胃肽的作用最明显，胰高血糖素在胰岛内既可通过旁分泌作用直接刺激B细胞的分泌，入血后又可通过提高血糖浓度而间接促进胰岛素的分泌。此外，甲状腺激素、生长素、皮质醇、孕酮、雌激素等对胰岛素的分泌也有一定的促进作用。肾上腺素对胰岛素的分泌则有抑制作用。

3. 神经系统 迷走神经兴奋时，既可通过B细胞上的M受体直接增强胰岛素的分泌，又可通过胃肠道激素间接促进胰岛素的分泌。交感神经兴奋时则通过α受体抑制其分泌。

案例联系：糖尿病

糖尿病（diabetes mellitus）是一组由遗传和环境因素相互作用引起的常见的内分泌代谢紊乱疾病。我国糖尿病患者约4000万，居世界第二位。原因有胰岛素分泌绝对或相对不足以及靶细胞对胰岛素的敏感性降低，引起糖、蛋白质、脂肪、水和电解质等一系列代谢紊乱。临床上以高血糖、糖尿为主要共同标志。患者体内葡萄糖不能利用，蛋白质和脂肪消耗增多，引起乏力、体重减轻，组织修复能力和抵抗力降低，儿童生长发育障碍、延迟等。为了补偿损失的糖，维持机体的活动，需多进食，遂形成典型的“三多一少”表现（多饮、多食、多尿、消瘦），严重时常导致酸碱失衡，长期病程时往往累及心、脑、肾、血管以及神经系统，导致高血压、高血脂、高血液黏度、动脉硬化、冠心病等，病情恶化时出现糖尿病酮症酸中毒及昏迷。在治疗上，常通过促进胰岛素产生、释放、增强靶组织对胰岛素的敏感性以及直接补充胰岛素等方式来控制高血糖，纠正代谢紊乱。近年来提出采用造血干细胞移植的方法，可使胰岛素依赖型糖尿病患者有望通过此项技术治疗，摆脱每天注射胰岛素的麻烦。

二、胰高血糖素

胰高血糖素（glucagon）是由A细胞分泌的29个氨基酸组成的直链多肽，主要在肝灭活，靶器官主要在肝脏。

（一）生理作用

胰高血糖素的生理作用与胰岛素相反，是一种促进分解代谢的激素。它具有很强的促进糖原分解和糖异生的作用，因而使血糖明显升高。它促进脂肪的分解和脂肪酸的氧化，使血液酮体增多，并能使氨基酸迅速进入肝细胞，脱去氨基，异生为糖。

（二）分泌的调节

胰高血糖素的分泌与胰岛素相同，也主要受血糖浓度的影响。血糖浓度降低时胰高血糖素分泌增加，反之则减少。迷走神经通过M受体抑制其分泌，交感神经则通过α受体促进其分泌。胰岛素可直接抑制A细胞的分泌，但可通过降低血糖间接促进胰高血糖素的分泌。

总之，血糖浓度相对稳定是机体内环境稳态的内容之一，它主要受胰岛素和胰高血糖素的调节，而血糖浓度对这两种激素的分泌又有调节作用，这样就构成了一个闭合的自动反馈调节系统，使血糖浓度稳定于正常水平。

第六节　甲状旁腺素、维生素 D_3 和降钙素

钙在人体内的总量约为1000～2000克，其中约99%存在于骨骼、牙齿内，其余分布于体液和软组织中，血浆 Ca^{2+} 的浓度虽然只有2.5mmol/L，但却具有重要的生理作用，神经、肌肉的兴奋性，毛细血管、细胞膜的通透性，肌肉的兴奋－收缩偶联，腺体的兴奋－分泌偶联，血液凝固以及物质代谢等诸方面的生理活动均需 Ca^{2+} 的参与。因此，机体必须对钙的吸收、转移及排泄进行调节，以维持血钙的相对恒定。甲状旁腺激素（PTH）、降钙素（CT）和维生素 D_3 正是实现这一调节作用的3种激素。

一、甲状旁腺激素

甲状旁腺激素（parathyroid hormone，PTH）是由甲状旁腺主细胞所合成的含有84个氨基酸的直链多肽。

（一）甲状旁腺激素的生理作用

PTH的主要作用是动员骨钙入血，促进肾脏对钙的重吸收，从而提高血钙。

1. 对骨的作用　人体骨组织是钙的贮存库，PTH动员骨钙入血的作用包括快速效应和延缓效应两个时相。快速效应在PTH作用后数分钟开始，主要是增强骨细胞膜上钙泵的活动，将钙转运入细胞外液，延续效应在PTH作用12～14小时开始，通常在几天或几周后达到高峰。延缓效应是通过加强破骨细胞的溶骨作用和促进破骨细胞增生而实现的。两个时相的效应相互补充，不但能适应机体对血钙的急需，而且能保持较长时间。若甲状腺手术不慎，切除了甲状旁腺，血钙浓度急剧下降，神经、肌肉的兴奋性异常增高，将引起手足搐搦，最后可因喉肌和膈肌痉挛而窒息死亡。

2. 对肾脏的作用　PTH促进远球小管对钙的重吸收，使尿钙减少血钙升高。PTH还能抑制近球小管对磷酸盐的重吸收，使尿磷增加。此外，PTH可激活肾内1－α羟化酶，促进25－OH－D_3 转化成活性形式1，25－（OH)$_2D_3$，后者对钙在肠内的吸收具有促进作用。

（二）甲状旁腺素分泌的调节

PTH的分泌主要受血钙浓度的调节。血钙浓度降低，PTH分泌增加，长时间低血钙可使甲状旁腺腺体增生。反之，血钙浓度升高，则PTH的分泌减少，腺体缩小。这种负反馈调节作用是机体PTH正常分泌和血钙浓度保持相对恒定的最重要的机制。

二、维生素 D_3

维生素D族中最重要的是维生素 D_3。人体维生素 D_3 除来自食物外，相当一部份是皮肤中7－脱氢胆固醇经日光照射转化而成。维生素 D_3 的活性很低，必须在肝内变为25－OH－D_3，再在肾脏进一步变为1，25－（OH)$_2D_3$ 才具有较高的活性。它的主要作用是促进小肠上皮细胞对钙的吸收，使血钙升高；同时它既可动员骨钙入血，又可促进骨钙沉

着，是骨组织更新重建的重要因素。缺乏维生素 D_3，在儿童可引起佝偻病，在成人可引起骨软化症。

PTH 可促进 1，25－（$OH)_2D_3$ 的生成，降钙素对其生成有抑制作用。它本身对自己的生成也有负反馈性调节作用。由于 1，25－（$OH)_2D_3$ 的生成有一整套精细的调节机制，并经血循运输作用于靶器官骨和小肠，因此，目前已将 1，25－（$OH)_2D_3$ 看成是一种激素。

三、降钙素

人体内降钙素(**calcitonin，CT**）是甲状腺腺泡旁细胞（又名“C”细胞）所分泌的激素。它的生理作用主要是抑制原始骨细胞向破骨细胞转化并促进破骨细胞转化为骨细胞，同时抑制破骨细胞的活动，由于破骨细胞的数量减少，活动减弱，导致溶骨过程减弱，血钙浓度降低。除对骨的作用外，降钙素还能抑制肾小管对钙、磷、钠、氯的重吸收和抑制胃酸的分泌，后者对钙在肠内的吸收具有促进作用。降钙素的分泌主要受血钙浓度的反馈性调节，血钙升高时分泌增多，反之则分泌减少。

第七节　性腺

性腺包括男性的睾丸和女性的卵巢，两者除分别产生两性生殖细胞（精子和卵子）外，还具有分泌性激素的内分泌功能。性激素对两性性器官的进一步发育、副性征的出现和维持以及生殖过程均有重要的调控作用。

一、睾丸的内分泌功能

睾丸由曲细精管、间质细胞和支持细胞组成。曲细精管具有生精作用，即产生男性生殖细胞——精子，间质细胞能分泌雄激素，支持细胞分泌**抑制素（inhibin）**。在间质细胞分泌的雄激素中，主要成分是**睾酮（testosterone）**，卵巢也能分泌少量睾酮。正常男性 20～50 岁，睾酮的日分泌量为 4～9mg。50 岁以后，随年龄加大而逐渐减少。血液中绝大部份睾酮与白蛋白或球蛋白结合，只有 1%～3% 处于游离状态。游离的睾酮才能发挥生物学作用，而结合的睾酮则作为其血浆中的贮存库。睾酮主要由肝脏灭活。以 17 酮－类固醇型式由尿排出，少量经粪便排出。

（一）睾酮的生理作用

1. 维持生精作用　睾酮从间质细胞分泌后经支持细胞进入曲细精管，与生精细胞的雄激素受体结合，促进精子的生成。

2. 刺激生殖器官的生长发育和成熟，促进第二性征的出现　在青春期，睾酮能促进内外生殖器的发育和成熟，腺体开始分泌，促进男性第二性征的出现，具体表现是生长胡须、嗓音低沉、喉结突出、骨骼粗壮、肌肉发达和男性体型等。

3. 维持和提高性欲　睾酮能作用于大脑和下丘脑，引起促性腺激素和性行为的改变，提高性感，维持正常性欲。

4. 对代谢的作用　促进蛋白质合成，特别是肌肉和生殖器的蛋白质合成，同时还能促进骨骼生长和红细胞生成。男子在青春期，睾酮与生长素等其他促进生长的激素协同，可使身体出现一次显著的增长。

（二）睾酮分泌的调节

睾酮分泌的调节主要是在下丘脑－腺垂体－睾丸功能轴上来进行的。实验证明，幼年动物摘除垂体后，睾丸及附性器官不能发育成熟。成年雄性动物摘除垂体后，睾丸及附性器官发生萎缩，生精过程停止，睾酮分泌减少。如果给摘除垂体动物及时补充垂体促性腺激素，则上述现象可以避免或改善。毁损下丘脑 GnRH 所在部位亦可出现上述现象。

下丘脑分泌促性腺激素释放激素（GnRH），经垂体门脉运输到腺垂体，促进后者分泌促卵泡激素（FSH）和黄体生成素（LH）。FSH 主要作用于曲细精管，促进精子的生成。LH 则作用于间质细胞，促进睾酮的合成和分泌。当血中睾酮达到一定浓度后，可负反馈性地作用于下丘脑和腺垂体，抑制 GnRH 和 LH 的分泌，使血中睾酮的浓度稳定在一定的水平。另外，支持细胞分泌的抑制素，对 FSH 的分泌具有较强的抑制作用。

二、卵巢的内分泌功能

卵巢的功能除产生卵子外，还能分泌雌激素（estrogen）、孕激素（progestogen）和少量的雄激素。卵巢分泌的雌激素主要为雌二醇，孕激素主要为孕酮。血中 95% 雌二醇，98% 孕酮皆与血浆蛋白结合，其余为游离型。

（一）雌激素的生理作用

1. 对生殖器官的作用　雌激素与卵巢、输卵管、子宫以及阴道黏膜等处的靶细胞受体结合，从而使这些靶器官生长发育并维持正常功能。如在青春期前雌激素过少，则生殖器官不能正常发育；雌激素过多则会出现早熟。

（1）卵巢：雌激素对卵巢的作用表现在两个方面，一是与 FSH 协同，促进卵泡的发育；二是通过协同诱发并增加卵泡上的 LH 受体，从而增加卵泡对 LH 的敏感性。因此，雌激素是卵泡发育和排卵必不可少的调节因素。

（2）输卵管：促进输卵管上皮细胞增生，加强输卵管平滑肌的活动，有利于精子和卵子的运行。

（3）子宫：促进子宫生长发育和成熟。在月经周期中促进子宫内膜增生。提高子宫肌对催产素的敏感性。使宫颈松弛并分泌稀薄黏液，有利于精子穿行进入子宫。

（4）阴道：促进阴道上皮细胞增生，黏膜增厚并出现皱折。促进阴道表浅细胞的角化。加强上皮细胞糖原的合成，当糖原分解时，使阴道内 pH 值降低呈酸性，排斥其他微生物的繁殖，从而增加阴道的抗菌能力。

2. 对乳腺和副性征的作用　雌激素刺激乳腺导管和结缔组织增生，促进乳腺发育。青春期开始后，促进第二性征的出现，具体表现是乳房发育，音调高尖，皮下脂肪增多，骨盆宽大，臀部肥厚等。

3. 对代谢的作用　雌激素对代谢的作用比较广泛，主要表现在：

（1）骨骼：刺激成骨细胞的活动，促进钙盐沉积，加速长骨生长。雌激素还促进骨骺的闭合，因而在青春早期女孩的生长较男孩快，而最终身高反而较矮。

（2）蛋白质：促进肌肉蛋白质的合成，促进肝脏合成一些特殊蛋白质如血管紧张素原，凝血因子Ⅱ、Ⅶ、Ⅸ、Ⅹ等。

（3）脂肪：降低血浆胆固醇和β脂蛋白的含量，影响体脂的分布，形成女性体型。

（4）水盐代谢：使体液向组织间隙转移，由于血容量减少而引起醛固酮分泌，促进水、钠的重吸收，从而导致水、钠潴留，某些妇女经前出现无名浮肿，可能与此有关。

（二）孕激素的生理作用

孕激素主要是由黄体分泌的，其主要作用是保证受精卵顺利着床和维持妊娠，但孕激素的作用必须在雌激素作用的基础上才能发挥。

1. 对子宫 孕激素使在雌激素的作用下已经增生的子宫内膜进一步增生变厚，并出现分泌期的变化，以利于受精卵的着床；同时孕激素降低子宫平滑肌对催产素的敏感性，防止子宫收缩，保证胚胎有一个安定的生长环境。孕激素还可抑制母体的免疫排斥反应，不致将胚胎排出子宫，如孕激素不足，孕妇有早期流产的可能。另外，孕激素可使宫颈黏液减少变稠，阻碍精子通过。

2. 对乳腺 在雌激素作用的基础上促进乳腺腺泡的发育并具备泌乳能力。

3. 产热作用 女性基础体温在排卵后升高0.5℃左右，并在黄体期一直维持在此水平上。妇女在绝经或卵巢摘除后，这种双向体温变化消失，如果注射孕酮则引起基础体温升高，因此认为女性基础体温的升高与孕酮有关。由于女性基础体温的双向变化与排卵活动和孕酮周期性的变动相吻合，临床上常将女性基础体温的改变作为判定排卵日期的标志之一。

（三）月经周期与卵巢内分泌功能的调节

女性生殖生理最显著的特点就是具有周期性。女性从青春期开始到绝经期前，卵巢的功能在GnRH、FSH和LH的调控下出现周期性变化，表现为卵泡的生长发育、排卵和黄体生成，同时卵巢激素的分泌也出现周期性波动。在未孕的情况下，随着卵巢功能周期性的变化，子宫内膜出现周期性剥脱，产生阴道流血现象，称为月经（**menstruation, menses**）。月经大约每月一次，周而复始，故称为月经周期（**menstrual cycle**）。少女在12～14岁时，出现第一次月经，称为初潮。初潮后月经周期尚不规则，经1～2年后逐渐规则，月经周期平均28天（20～40天范围内尚属正常），每次月经一般持续3～5天。子宫内膜根据其周期性变化分为功能层和基底层。功能层较厚、位于浅表，可剥脱形成月经；基底层较薄，位于深层，不脱落，当功能层剥脱后，在雌激素的作用下子宫内膜由该层增殖修复。一般可把月经周期分为三个时期：

1. 增殖期（卵泡期） 相当于月经周期第4～14天。此期开始时，因月经即将结束，血液中雌激素和孕激素的浓度均处于低水平，它们对下丘脑和腺垂体的负反馈抑制解除。在GnRH的作用下，腺垂体又开始分泌FSH和LH，促使新的卵泡发育，使血中雌激素水平逐渐上升。在雌激素的刺激下，子宫内膜基底层增殖变厚，血管和腺体增生，形成新的功能层，但此时无分泌活动，故称此期为增殖期或卵泡期。此期末，随着卵泡发育成熟，雌激素大量分泌，到排卵前一天左右，雌激素的分泌达到第一次高峰。在雌激素分泌增长的同时，雌激素对下丘脑和腺垂体发挥正反馈作用，GnRH、FSH 和 LH 的分泌也持续增加，其中以 LH 的增加最为明显，在雌激素高峰后形成 LH 的分泌高峰，紧接着在大量 LH 的作用下，卵泡破裂，排出卵子，这个过程称为排卵，LH 高峰是排卵发生的关键因素。卵子排出后，增殖期结束，进入下一期。

在人类，每个月经周期开始时，有 15 ~ 20 个原始卵泡同时生长发育，但通常只有一个卵泡发育为优势卵泡，最后发育成熟并排卵，其他卵泡先后退化形成闭锁卵泡。

2. 分泌期（黄体期）　相当于月经周期的第 15 ~ 28 天。卵细胞排出后，残余卵泡内陷，血管破裂，血液凝固形成血体。血凝块被吸收后，新生血管长入，血体转变为一个血管丰富的内分泌细胞团，外观呈黄色，故称为黄体。在 LH 作用下，黄体细胞分泌大量的孕激素与雌激素，血中两种激素水平明显升高，形成雌激素分泌的第二次高峰。高水平的雌激素能增加黄体细胞中 LH 受体的数目，有利于 LH 促进黄体合成孕激素，使之维持于高水平。此期在两种卵巢激素的作用下，子宫内膜进一步增厚。螺旋动脉增长并卷曲，血供更为丰富；同时内膜腺体增大，出现分泌活动（分泌含糖原的黏液），因此把此期称为分泌期或黄体期。在分泌期，子宫内膜的血供和营养处于最佳状态，为受精卵着床和妊娠作好物质上的准备。如未受孕，在卵巢激素的高峰过后，雌激素和孕激素对下丘脑和腺垂体发挥负反馈作用，使 GnRH 的分泌逐渐减少，血中 FSH 和 LH 的水平逐渐下降；同时，黄体开始退化，对 LH 的作用不再敏感，黄体分泌的雌激素和孕激素也相应逐减少。黄体的寿命约 14 天，到本期末，黄体萎缩，子宫内膜因螺旋动脉痉挛收缩而缺血，肥厚的内膜因失去激素的支持出现坏死、剥脱和出血，由此进入行经期。

3. 月经期　相当于月经周期的 1 ~ 4 天。本期的特点是子宫内膜坏死、剥脱和出血，一般持续 4 ~ 5 天。激素水平因黄体退化萎缩降到最低点。

各种因素如环境变化，情绪波动、疾病、创伤等，可通过中枢神经系统作用于下丘脑，进一步影响腺垂体和卵巢的内分泌功能，导致月经周期紊乱。关于月经周期中各种变化和激素分泌水平的关系，总结如图 9 – 5。

三、胎盘的内分泌功能

胎盘是胎儿与母体进行物质交换的特殊器官，同时，胎盘又能分泌好几种激素为妊娠期一个重要的内分泌器官，在维持妊娠的过程中发挥重要的作用。

1. 人绒毛膜促性腺激素（human chorionic gonadotropin，HCG）　HCG 是由胎盘绒毛组织的合体滋养层细胞分泌的一种糖蛋白激素。其分子结构和生理作用与 LH 极为相似。

卵子受精后第 6 天左右，胚泡外层的一部份细胞发展成滋养层细胞，即开分泌 HCG，但数量很少。妊娠早期形成绒毛膜后，合体滋养层细胞便分泌大量 HCG，到妊娠第 8 ~ 10 周达到高峰，随后下降，在妊娠第 20 周左右降到最低水平并一直维持至妊娠结束，随胎盘的娩出而从血中消失。

HCG 的主要生理作用是在妊娠早期刺激卵巢黄体转变为妊娠黄体，并使后者继续分泌雌激素和孕激素。得以维持妊娠的顺利发展。妊娠黄体的寿命只有 10 周左右，以后便

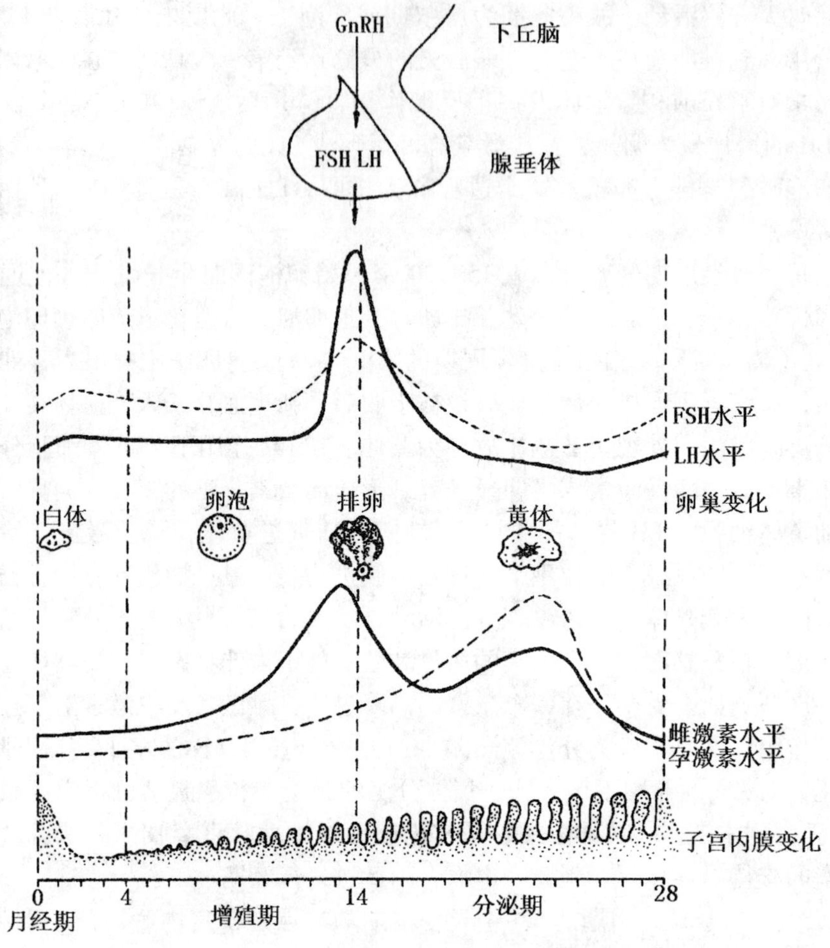

图9－5　月经周期中激素水平的变化

发生退化萎缩，与此同时，胎盘已能接替妊娠黄体分泌雌激素和孕激素。HCG 对于维持早期妊娠至关重要，若妊娠早期 HCG 水平过低，揭示有流产的可能。绒毛膜滋养层细胞肿瘤的患者，血中 HCG 水平呈进行性增高。妊娠早期，检测母体血中或尿中 HCG 的浓度，可作为诊断早孕的准确指标。

2. 人绒毛膜生长素（human chorionic somatotropin，HCS）　HCS 是胎盘合体滋养层细胞分泌的一种单链多肽激素，其分子结构和生理作用与人生长素相似。可调节母体与胎儿的物质代谢，促进胎儿生长。HCS 于妊娠第 8 周出现，第 32 周达到高峰直至分娩。

3. 雌激素和孕激素　妊娠第 8～10 胎盘合体滋养层细胞即能合成大量雌激素和孕激素，以接替妊娠黄体的功能。目前认为，胎盘本身不能独立产生这两种激素，需要从母体或胎儿得到这两种激素的前体物质。

第十章　神经系统

神经系统（nervous system）是人体内占主导地位的调节系统。神经系统伴随着动物的进化而发展。人体是一个极其复杂的有机体，人体各器官、各系统都直接或间接处于神经系统的调节控制之下，通过神经系统的调节，各器官、系统相互联系，相互制约，使生命活动协调地进行，对内外环境变化进行迅速、完善的调节。人类的神经系统还具有抽象思维的能力和语言功能，使人类不仅能被动地适应环境，还能主动地认识和改造环境。

神经系统可分为中枢神经系统和周围神经系统。中枢神经系统包括脑和脊髓。周围神经系统由脑神经、脊神经两部分构成。神经系统，特别是中枢神经系统的结构和功能十分复杂，但组成神经系统的细胞主要是神经细胞和神经胶质细胞，通过这些细胞之间复杂的结构和功能联系，来实现神经系统对全身各器官系统功能的调节。

第一节　神经元活动的一般规律

一、神经元和神经纤维

（一）神经元

神经细胞是神经系统最基本的结构单位和功能单位，故称之为神经元（neuron）。神经元的结构可分为胞体和突起两部分，突起又分为树突和轴突（图 10－1）。典型的神经元树突多而短，多分支；轴突较长，由胞体的轴丘发出，直径均匀；习惯上把轴突称为神经纤维（nerve fiber）。一般认为，树突是接受信息的部位；胞体是接受、处理信息的部位；胞体发出轴突的部位称为轴丘，轴丘是产生冲动的部位；轴突是传出信息的部位。神经系统对机体功能的调节，是通过大量神经元之间复杂的功能联系来实现的。

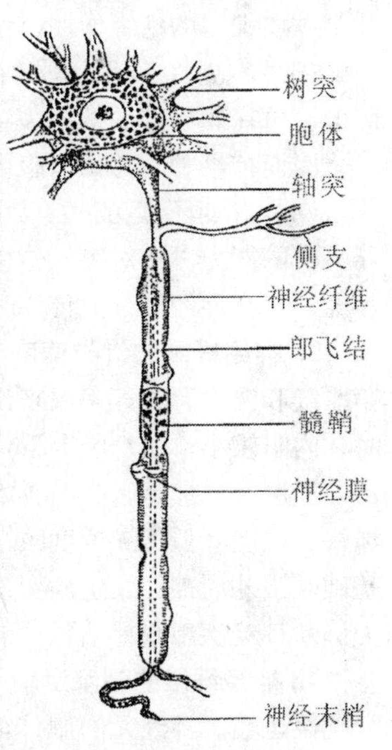

图 10－1　神经元的结构

（二）神经纤维

神经纤维根据神经胶质细胞对轴突的包裹方式分为有髓鞘神经纤维和无髓鞘神经纤维，神经纤维的末端称为神经末梢。

1. 神经纤维的分类　根据神经纤维上冲动传导的速度及其他生理特性，可将周围神经纤维（包括传入、传出神经）分为 A、B、C 三类；A 类纤维又可分为 A_{α}、A_{β}、A_{γ} 和 A_{δ} 类（表 10－1）。对传入纤维又以直径的大小分为Ⅰ、Ⅱ、Ⅲ、Ⅳ四类。比较上述两种分类法，一般认为Ⅰ类纤维相当

于 A_α 类，Ⅱ类相当于 A_β 类，Ⅲ类相当于 A_δ 类，Ⅳ类相当于 C 类。通常传出神经纤维采用第一种分类法，而传入神经纤维采用第二种分类法。

表 10－1 神经纤维的分类

纤维分类	功 能	直径（μm）	传导速度（m/s）	相当于传入纤维的类型
A（有髓鞘）	A_α 肌梭、腱器官传入纤维 梭外肌的传出纤维	13～22	70～120	$Ⅰ_a$ $Ⅰ_b$
	A_β 皮肤的触、压觉传入纤维	8～13	30～70	Ⅱ
	A_γ 支配梭内肌的传出纤维	4～8	15～30	
	A_δ 皮肤痛、温度觉传入纤维	1～4	12～30	Ⅲ
B（有髓鞘）	自主神经节前纤维	1～3	3～15	
C（无髓鞘）	自主神经节后纤维	0.3～1.3	0.7～2.3	
	后根中痛觉传入纤维	0.4～1.2	0.6～2.0	Ⅳ

2. 神经纤维兴奋传导的特征 神经纤维的主要功能是传导神经冲动。神经冲动是指沿神经纤维传导的兴奋即动作电位，神经纤维的传导有以下特征：

（1）完整性：神经纤维传导兴奋的必要条件是结构和功能的完整性。如果神经纤维受损伤或被切断，或局部使用麻醉药，均可使兴奋传导受阻。

（2）绝缘性：一根神经干中含有许多神经纤维，但各纤维传导兴奋基本上互不干扰。这是因为神经纤维间没有细胞质的沟通，局部电流主要在一条纤维上构成回路，加上神经纤维胶质细胞的绝缘作用，使兴奋能精确地沿神经通路传导。

（3）双向性：人为刺激神经纤维上任何一点引起的兴奋可同时向两端传导。因为局部电流可在刺激处的两端发生。但在整体内，由于突触传递只能由突触前膜传向突触后膜，因而神经冲动总是由胞体传向末梢，表现为传导的单向性。

（4）相对不疲劳性：实验中连续电刺激神经纤维大约 12 小时，神经纤维依然保持传导兴奋的能力。相对突触传递而言，神经纤维的兴奋传导表现为不易发生疲劳，这是因为神经冲动在神经纤维上传导时消耗的能量少，且不涉及递质耗竭的问题。

3. 神经纤维的传导速度 神经纤维的传导速度可因神经纤维的粗细、有无髓鞘、髓鞘厚度和温度有关。一般来说，神经纤维的直径越大，传导速度越快，这是因为直径较大时，内阻较小；粗纤维上 Na^+ 通道密度高，Na^+ 电流大。有髓鞘的神经纤维比无髓鞘纤维传导速度快，那是因为前者的传导方式是跳跃传导。温度在一定范围内升高可使传导速度加快，温度降低传导速度减慢，温度过低时，神经传导发生阻滞，这是临床上低温麻醉的基础。当外周神经发生病变或损伤时，传导速度下降，因此神经纤维传导速度的测定可作为诊断神经疾患和评估预后的参考。

4. 神经纤维的轴浆运输 神经轴突内的胞浆称为轴浆。物质在轴浆内运输过程，称为**轴浆运输**。神经元的胞体内具有高速合成蛋白质的结构，蛋白质合成后，通过轴浆流动，运输到其他部位，这个过程称为**顺向轴浆运输**。逆向运输是指自末梢向胞体的运输，这种反向的轴浆流动可能与递质的回收和异物的处理有关，也可能对蛋白质合成起负反馈调节作用。借助逆向转运，神经毒和病毒（如破伤风毒素、狂犬病毒）可由外周侵犯中枢。顺向轴浆运输还可分为快速和慢速两类。快速轴浆运输指具有膜结构的细胞器（如线粒体、分泌囊泡）的运输，其转运速度可达300～400mm/d。慢速轴浆运输指胞体合成的蛋白质构成的微管和微丝等结构不断向前延伸的过程，其速度仅为1～12mm/d。

案例联系：

1. 追踪神经通路　近来，神经科学研究中将辣根过氧化酶、荧光素或放射性标记的其他物质注入神经末梢区，经轴突末梢摄取，经逆向轴浆运输转运到胞体，以追踪神经通路。

2. 破伤风　破伤风是一种外伤或产科接生后发生的，由破伤风杆菌所致特异性感染。此种杆菌广泛存在于泥土和人畜粪便中，破伤风的发病，除了细菌毒力强、数量多、缺乏免疫力等因素外，局部伤口缺氧是细菌繁殖最有利的因素。

破伤风杆菌产生强烈的外毒素主要是破伤风痉挛毒素，或称神经毒素（neurotoxin），破伤风毒素对中枢神经系统的损伤，即由外周向中枢神经系统转运的机制，可能就是逆向轴浆流动。破伤风杆菌产生的痉挛毒素，作用于脊髓前角细胞或神经肌肉终板，引起有特征性的全身横纹肌紧张性收缩或阵发性痉挛。临床表现为咀嚼不便，张口困难，牙关紧闭，颈项强直，头略向后仰，面部表情肌群呈阵发性痉挛，使病人出现“苦笑脸”。背肌、腹肌、四肢肌发生僵硬，出现角弓反张，四肢屈曲等。在持续紧张收缩的基础上，任何轻微的刺激如声、光、震动、触摸等，均能诱发全身肌群的痉挛和抽搐。

3. 狂犬病　狂犬病是人兽共患性疾病。人狂犬病主要被患病动物咬伤所致。人被咬伤后，病毒进入伤口，先在伤口附近的组织内小量增殖，再侵入近处的神经末梢，通过逆向运输迅速侵犯神经元胞体，至脊髓的背根神经节再大量繁殖，入侵脊髓并很快到达脑部。主要侵犯脑干、小脑等处的神经细胞，一般不进入血流。随后病毒从中枢神经向周围神经扩展，侵入各器官组织，尤以唾液腺、舌部味蕾、嗅神经上皮等处病毒量较多，在发病前数日，病毒从传出神经进入唾液腺，不断随唾液排出。由于迷走、舌咽及舌下脑神经核受刺激，吞咽肌群及呼吸道平滑肌痉挛，可出现恐水、吞咽和呼吸困难等症状。交感神经受累时可出现唾液分泌和出汗增多。迷走神经节、交感神经节和心脏神经节受损时，可引起病人心血管功能紊乱或猝死。

（三）神经的营养性作用和营养因子

1. 神经的营养性作用　神经对所支配的组织，除通过传导神经冲动发挥快速的调节作用以外，还通过末梢释放一些物质，调节被支配组织的内在代谢，持久地影响其结构、生化和生理变化，称为神经的营养性作用（trophic action）。神经的营养性作用在正常情况下不易被觉察，但在神经损伤后，就能明显地表现出来。例如实验中切断运动神经，所支配的肌肉逐渐萎缩；脊髓灰质炎患者，由于脊髓前角运动神经元受损，所支配肌肉也发生萎缩。

2. 神经营养因子　神经元能释放一些物质维持所支配组织的正常代谢和功能，反过来，神经元所支配的组织也能产生支持神经元的物质，称为神经营养因子（neurotrophin，NT）。这些因子的本质都是多肽和蛋白质。神经生长因子（nerve growth factor，NGF）是较早被发现的、较重要和研究较多的一种。NGF由神经末梢摄取后，经逆向轴浆运输运送到胞体，调节胞体合成相关蛋白质，从而维持神经元的生长、发育和功能。

二、神经胶质细胞

神经系统中除神经元外，还有大量的神经胶质细胞（neuroglia）。它们分布于神经细胞之间，数量约为神经细胞的10～50倍。中枢神经系统的神经胶质细胞有星形胶质细胞、少突胶质细胞和小胶质细胞；周围神经系统的胶质细胞有包绕轴索形成髓鞘的雪旺细胞和脊神经节中的卫星细胞。神经胶质细胞也有突起，但无树突和轴突之分，与相邻的细胞不形成化学突触，但在神经胶质细胞之间普遍存在缝隙连接，神经胶质细胞不能产生动作电位。关于神经胶质细胞的功能虽仍知之甚少，但越来越引起人们的关注，目前认为主要有以下作用：①支持、修复和再生作用。星形胶质细胞以其突起在脑和脊髓内交织成网，构成支架，支持神经元的胞体和轴突。神经胶质细胞终生具有分裂能力，当脑和脊髓受伤时能大量增生、充填缺损，从而起到修复的作用。②绝缘和屏障作用。可防止神经冲动在传导时电流扩散，有很好的绝缘作用。此外，神经胶质细胞参与血脑屏障的形成。③稳定细胞外 K^+ 浓度，维持神经元正常活动。④参与神经递质和生物活性物质的代谢。星形胶质细胞能摄取谷氨酸和 γ-氨基丁酸等神经递质，以减弱其持续作用，同时将其转变为可利用的前体物质以合成其他神经递质；此外，星形胶质细胞还能合成多种生物活性物质。

第二节 突触传递

神经调节是通过反射的方式来进行的。最简单的反射也要牵涉两个神经元。神经元之间进行信息传递的特殊接触部位，称为突触（synapse）。突触部位缺乏胞质的直接沟通。信息在突触传递的基本方式有化学性突触传递、非突触性化学传递和电突触传递。

一、化学性突触传递

（一）突触的结构及分类

1. 突触的结构 化学性突触（chemical synapse）由突触前膜、突触后膜和突触间隙三部分组成（图 10-2）。突触前神经元的末梢分成许多分支，每个分支的末端膨大形成突触小体；突触小体内含有大量的线粒体和囊泡（突触小泡），囊泡内含有高浓度的神经递质。突触前膜是突触前神经元突触小体的膜。突触后膜是与突触前膜相对应的突触后神经元的膜。在突触后膜上，有特异的受体。前后膜之间没有原生质的联系，而是存在 20nm 左右的间隙，称突触间隙。间隙充满着组织液（图 10-2）。

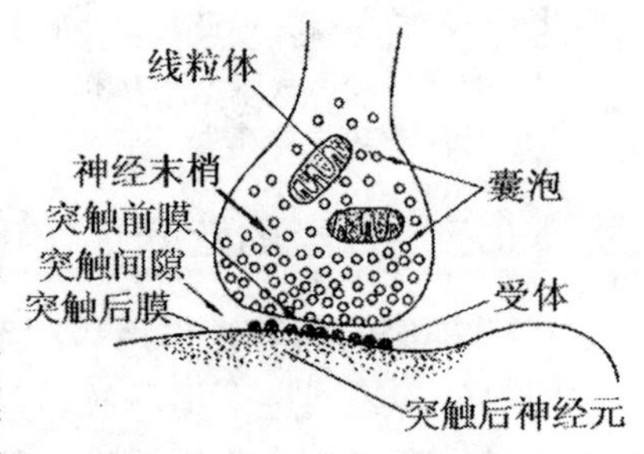

图 10-2 化学性突触的结构

2. 突触的分类 根据接触部位，可分为轴突-胞体、轴突-树突与轴突-轴突三种类型的突触；按突触传递对突触后神经元影响，可分为兴奋性突触和抑制性突触（图 10-3）。

（二）化学突触传递的过程

1. 兴奋性突触 在兴奋性突触，突触传递经过以下几个步骤：①突触前神经元兴奋，神经冲动传导到神经末梢；②突触前膜去极化，Na^+ 内流时，Ca^{2+} 通道也开放，Ca^{2+} 内流；③Ca^{2+} 内流使突触小泡前移与前膜接触、融合；④小泡内兴奋性递质以胞吐的方式释放入突触间隙；⑤兴奋性递质经过突触间隙的扩散与突触后膜上受体结合，提高了突触后膜对 Na^+ 和 k^+ 的通透性，特别是 Na^+ 的通透性，引起 Na^+ 内流，使突触后膜发生局部去极化。这种局部去极化使突触后神经元的兴奋性提高，因而称之为兴奋性突触后电位

（excitatory postsynaptic potential，EPSP）。

EPSP 的大小取决于突触前膜释放的兴奋性递质的数量，当突触前神经元传来神经冲动数量增加（发生时间总和）或参与活动的突触数目增多（发生空间总和）时，EPSP 就可总和起来，当增大到阈电位水平时，便可在突触后神经元的轴丘处诱发动作电位，引起突触后神经元兴奋，继而把信息传下去。

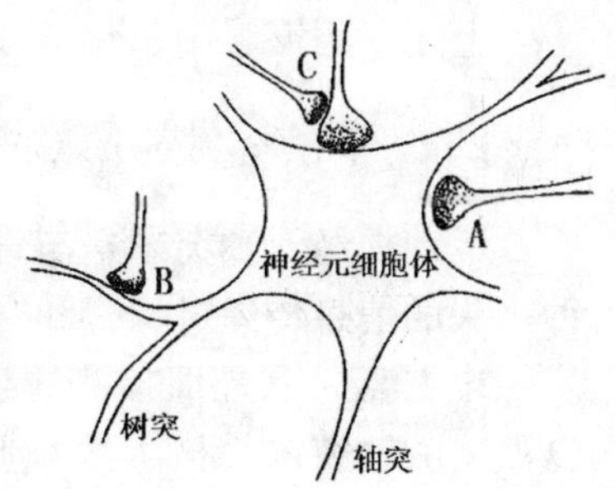

图 10-3　突触的分类

A. 轴突-胞体突触；B. 轴突-树突突触；C. 轴突-轴突突触

2. 抑制性突触　在抑制性突触，突触前膜释放抑制性递质，与突触后膜受体结合后，可提高突触后膜对 Cl^- 和 K^+ 通透性，尤其是 Cl^-，Cl^- 的内流使突触后膜发生局部超极化，进而使突触后神经元兴奋性下降，称之为抑制性突触后电位（inhibitory postsynaptic potential，IPSP），IPSP 与 EPSP 在时程上相似，但使突触后神经元膜电位距离阈电位更远，因而更难发生动作电位。

在中枢神经系统中，一个神经元常与其他多个神经元发生突触联系，在一个神经细胞上有着大量的突触，在兴奋性突触处产生 EPSP，在抑制性突触处产生 IPSP，这个细胞的兴奋性变化最终决定于这些局部电位的总和。

二、电突触传递

电突触的结构基础为缝隙连接（gap junction）。在两个神经元紧密接触的部位，两层膜仅隔 2～3nm，膜上有沟通两细胞胞浆的水相通道蛋白，允许带电离子和其他小分子物质通过，称为电突触传递（electrical synaptic transmission）。电突触传递的特点是：兴奋传递快，几乎不存在潜伏期；信息传递是双向的。电传递主要在同类神经元之间发生，其功能在于促进其同步活动。

三、非突触性化学传递

非突触性化学传递（non - synaptic chemical transmission）仍然靠神经末梢释放神经递质实现，不过这种信息传递不在典型的突触结构进行。该传递的突触前神经末梢分支布满了呈念珠状的曲张体，内含装有递质的囊泡。递质释放后，经细胞外液扩散，弥散地作用于邻近的靶细胞，发挥调节效应。这种无特定突触结构的化学信息传递，称为**非突触性化学传递**。此类突触不存在突触的对应支配关系，调节范围较广，作用较为弥散。这类传递多见于自主节后神经纤维所支配的心肌、平滑肌上。我们以交感神经对平滑肌的支配为例来了解这种传递。交感神经节后纤维末梢分支布满了呈念珠状的曲张体，内含装有递质的囊泡。递质释放后，经细胞外液扩散，弥散地作用于邻近的靶细胞，发挥调节效应。这种无特定突触结构的化学信息传递，称为非突触性化学传递。此类突触不存在突触的对应支配关系，调节范围较广，作用较为弥散。

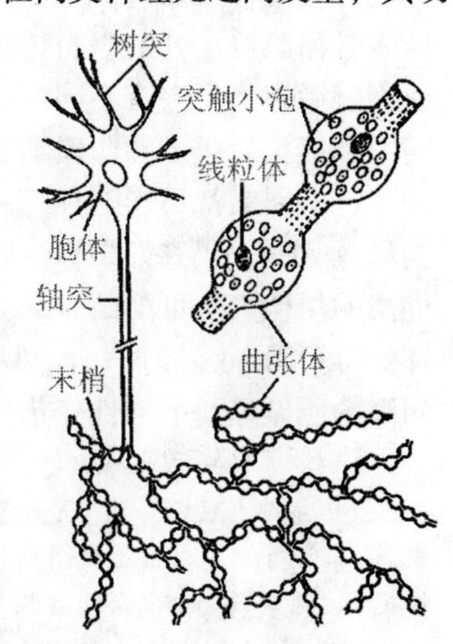

图 10-4　非突触性化学传递

上述三类突触中，化学性突触传递方式在神经系统内最为普遍和重要。

四、神经－骨骼肌接头

运动神经元轴突末梢与骨骼肌之间形成的信息传递部位，称为神经－骨骼肌接头。这种接头的信息传递过程，和突触处的信息传递非常类似。

1. 神经－骨骼肌接头的结构特点 运动神经元轴突末梢在接近骨骼肌时先失去髓鞘，以裸露的轴突末梢嵌入肌细胞膜的凹陷（终板膜）内，二者之间有15～50nm的接头间隙。终板膜上有 N_2 型乙酰胆碱受体。一个运动神经元轴突末梢大约含有30万个囊泡，每个囊泡中有约5000～10000个乙酰胆碱（ACh）分子。

2. 神经－骨骼肌接头的兴奋传递过程 安静状态下运动神经元末梢大约只有少数囊泡随机进行释放，通常不足以引起肌细胞的兴奋，这种自发性递质释放可能是神经维持肌肉张力的基础。当神经冲动到达时，神经末梢即进行量子式地释放，大量的ACh进入接头间隙，ACh扩散到终板膜时，与膜上的 N_2 型ACh受体结合，使终板膜对 Na^+、K^+、Ca^{2+}（少量）的通透性增加。由于 Na^+ 内流超过 K^+ 外流，总的结果是使终板膜原有的静息电位减小，导致终板膜去极化，这种去极化电位，称为**终板电位**。终板电位以电紧张扩布的形式影响其邻近的肌细胞膜，使之去极化。当邻近肌细胞膜去极化达阈电位水平时，便爆发动作电位并扩布到整个肌细胞，引起肌细胞收缩，从而完成神经和骨骼肌之间的信息传递。

3. 神经－骨骼肌接头兴奋传递的特点 神经－骨骼肌接头处的兴奋传递可看作广义的化学突触传递。终板电位类似于EPSP，但又有其自身的特点：①终板电位虽没有“全或无”的特性，其大小与运动神经末梢释放的ACh量成正变关系，但在运动神经元一次神经冲动时释放的ACh使终板电位幅度明显超过30mV，足以引起肌细胞的兴奋，即神经－骨骼肌接头处的兴奋传递是1∶1的。这点和中枢神经系统内EPSP必须经过总和才能使突触后神经元兴奋不同。②每次神经冲动释放的ACh，在发挥作用后立即被存在于接头间隙和接头后膜上的胆碱酯酶降解。

许多因素都可影响神经－骨骼肌接头处的兴奋传递。例如肉毒杆菌毒素能阻滞神经末梢释放ACh；黑寡妇蜘蛛毒则促进神经末梢释放ACh（结果导致ACh耗竭）；中药川楝皮提出的川楝素也可阻断ACh释放。另一些因素影响接头后过程，例如美洲箭毒和α－银环蛇毒可阻断终板膜上 N_2 型受体，从而阻断接头传递，起松弛肌肉的作用。此外，接头间隙的胆碱酯酶的活性变化也会影响神经－骨骼肌接头的兴奋传递。

案例联系：重症肌无力

已积累的大量证据表明重症肌无力是一种自身免疫性疾病，由于患者体内存在乙酰胆碱受体抗体，该抗体作用于终板膜的乙酰胆碱 N_2 受体，结果使功能性乙酰胆碱受体数量减少导致神经肌肉传递障碍。临床上主要表现为重复活动后肌肉无力或易疲劳，休息或用抗胆碱酯酶药物后可以缓解。

重症肌无力几乎全身任何肌群均可受累，眼肌是重症肌无力最易受累的肌群，重症肌无力初期的典型症状为阵发性无力并随时间的推移进行性加剧。直至发展成全身型肌无力，其中有部分患者最终因呼吸肌受累而死亡。

五、神经递质和受体

(一) 神经递质

从上述突触传递过程可看出，化学性突触传递的突触必须有递质的参与。神经递质(**neurotransmitter**)是指由突触前神经元合成并在末梢处释放，经突触间隙扩散，特异性地作用于突触后神经元或效应器细胞上的受体，引致信息从突触前传递到突触后的一些化学物质。递质是化学性突触传递的物质基础。神经系统中存在着很多化学物质，但并不一定是神经递质。确定一种神经递质必须符合一定的条件。

在神经系统中还有一类化学物质，虽由神经元产生，也作用于特定的受体，但它们并非在神经元之间起直接传递信息的作用，而是调节信息传递的效率，增强或削弱递质的效应，这类化学物质称为神经调质(**neuromodulator**)，调质所发生的作用称为调制作用(**modulation**)。

神经递质可根据其存在部位不同，分为中枢神经递质和外周神经递质。

1. 中枢神经递质 在中枢神经系统内参与突触传递的化学物质，称为中枢神经递质。脑内可作为中枢神经递质的化学物质有几十种，在一个神经细胞的胞体和树突上有成千上万的突触，因此，中枢神经递质的研究比较复杂和困难。以下简略地介绍几种较重要的中枢神经递质：

(1) 乙酰胆碱(ACh)：以ACh为神经递质的神经元，称为胆碱能神经元。它们在中枢神经系统中分布极为广泛，主要分布在脊髓前角运动神经元、脑干网状结构上行激动系统、纹状体以及边缘系统等。ACh在中枢神经系统的作用以兴奋为主，它在传递特异性感觉，维持机体觉醒状态，调节躯体运动、心血管活动、呼吸、体温、摄食、饮水以及促进学习、记忆等生理活动中均起重要作用。

(2) 胺类：胺类激素包括多巴胺、去甲肾上腺素、肾上腺素、5-羟色胺和组胺，它们分别组成不同的递质系统。①多巴胺：多巴胺(dopamine, DA)属于儿茶酚胺类物质。多巴胺递质、受体系统主要包括三个部分：黑质-纹状体部分、中脑边缘系统部分和结节-漏斗部分。黑质-纹状体部分的多巴胺能神经元位于中脑黑质，其神经纤维投射到纹状体。DA对纹状体的作用主要是抑制。②去甲肾上腺素(NE)：NE递质系统比较集中，绝大多数NE神经元分布在低位脑干。NE递质系统对睡眠与觉醒、学习与记忆、体温、情绪、摄食行为、躯体运动与心血管活动调节有关。③肾上腺素(Ad)：肾上腺素递质系统的神经元主要位于延髓和下丘脑，参与血压和呼吸运动的调节。④5-羟色胺(5-hydroxytryptamine, 5-HT)：**5-HT**递质系统也比较集中，神经元胞体主要位于低位脑干近中线区的中缝核群。5-HT递质与睡眠、情绪、精神活动、内分泌、心血管活动及体温调节有关。

(3) 氨基酸类：包括谷氨酸、门冬氨酸、甘氨酸、γ-氨基丁酸等。前两种为兴奋性氨基酸，后二种为抑制性氨基酸。

(4) 肽类：人们早就发现中枢和外周神经系统中存在着许多肽类物质，如下丘脑调节肽、脑肠肽等。但长期以来这类物质一直被视为激素。自20世纪70年代以来，人们对神经肽的研究有了长足的进步，目前认为，神经肽可能是激素，也可能是神经递质和调质。已肯定的中枢肽类递质主要有P物质和脑啡肽、强啡肽等。

（5）其他递质：一氧化氮（NO）是一种气体分子，在中枢神经系统中也起递质（或调质）的作用。NO可通过改变突触前膜的递质释放来调节突触功能。另一种气体分子一氧化碳（CO）也可能作为脑内递质。

2. 外周神经递质 由外周传出神经末梢（自主神经系统传出神经和躯体运动神经）所释放的递质，称为外周神经递质，主要包括ACh、NE和肽类。

（1）ACh：凡末梢释放ACh作为神经递质的神经纤维，称为胆碱能纤维。胆碱能纤维包括交感和副交感的全部节前纤维、大多数副交感的节后纤维、交感神经的小部分节后纤维（支配汗腺、骨骼肌舒血管神经纤维）以及支配骨骼肌的运动神经纤维。

（2）NE：凡释放NE作为神经递质的神经纤维，称为肾上腺素能纤维。交感神经节后纤维中，除上述少量的交感胆碱能纤维外，大部分交感神经节后纤维都是肾上腺素能纤维。

（3）肽类和嘌呤类：在自主神经的节后纤维中，除上述的胆碱能与肾上腺素能纤维外，近年来还发现释放多肽和嘌呤类物质的第三类纤维，称为肽能纤维。肽能纤维广泛地分布于外周组织，释放多种肽类递质，包括降钙素基因相关肽、血管活性肠肽、脑啡肽、强啡肽、生长抑素等。

3. 递质的代谢 在神经递质中，其代谢过程研究得比较清楚的有以下几种：

（1）ACh：ACh由胆碱（Ch）与乙酰辅酶A（AcCoA）在胆碱乙酰化酶（ChAc）的催化下在胞浆内生成。Ch由血液供给，AcCoA由葡萄糖氧化产生。ACh合成后，进入小泡内贮存。ACh释放到突触间隙与后膜受体结合发挥作用后，主要经胆碱酯酶（ChE）水解失活。水解产生的乙酸即进入血液，部分Ch可被神经末梢摄取利用。

（2）NE：NE的合成以酪氨酸为原料，在胞浆内经酪氨酸羟化酶的作用生成多巴，再在多巴脱羧酶的作用下生成多巴胺。多巴胺进入小泡，在小泡内的多巴胺β－羟化酶作用下合成NE，贮存在小泡中。NE释放与相应受体结合产生效应后，大部分被前膜摄取，并贮存于小泡内以备再用；小部分在效应细胞经酶破坏失活，另一小部分进入血液循环，在肝、肾中失活。

案例联系：

1. 神经递质的发现 20世纪初，人们开始关注神经细胞与神经细胞之间、神经细胞与效应细胞之间是怎样进行信息联系的，虽然人们早已知道，信息在神经纤维上是以电变化的形式传导的，但在两个距离几十个纳米的突触部位，显然不太可能。1904年，剑桥大学青年学者Elliott观察到肾上腺素和交感神经对平滑肌的作用很类似。他大胆地假设，刺激交感神经引起的平滑肌反应是通过末梢释放肾上腺素介导的。在一次学术会议上，Elliott提出了这个假说，但大多数专家不予认可。

但是这引起了德国青年Loewi的注意。他认为这是一个解决神经细胞与神经细胞之间，神经细胞与效应器细胞之间信息传递问题的很有希望的切入点，但思索多年总没想出一个解决的办法，直到1920年他设计了双蛙心实验。Loewi制作了两离体蛙心，A蛙心保留迷走神经支配，B蛙心去迷走神经，将A蛙心的灌流液流出至B蛙心；当刺激迷走神经引起A蛙心活动抑制时，B蛙心活动亦减弱。他据此推断，迷走神经兴奋是通过释放某种化学物质使两心的活动抑制的，Loewi称这种物质为迷走素。1926年，他初步把迷走素确定为乙酰胆碱（ACh）。1929年英国生理和药理学家Dale发现副交感神经末梢、交感神经节前纤维和运动神经末梢都能释放ACh，使Loewi的观点得到进一步的证实。Loewi和Dale因此而共享1936年的诺贝尔生理学或医学奖。

2. 去甲肾上腺素的失活机制的发现　1904年，剑桥大学青年学者Elliott观察到肾上腺素和交感神经对平滑肌的作用很类似。1921年美国生理学家Cannon也观察到，刺激交感神经时释放的物质同肾上腺素相似，但有差别，他称这种物质为交感素。1946年瑞典科学家Euler鉴定为去甲肾上腺素（NE），并对其生成、贮存、释放等进行了系统研究。

美国生理学家Axelrod从1949年开始致力于研究儿茶酚胺在体内的代谢过程，对NE的失活很感兴趣。因神经递质乙酰胆碱被胆碱酯酶水解失活，他设想NE主要被单胺氧化酶（monoamine oxidase MAO）灭活。但他们在实验中观察到，NE在突触间隙的量很少受是否用单胺氧化酶抑制剂的影响，静脉注射^{3}H标记的NE，在其作用消失后，交感神经分布多的组织中^{3}H标记的NE仍很多，神经末梢的致密小泡中也出现^{3}H-NE。切断交感神经后，在急性期，组织中^{3}H-NE的残留无变化，在神经已变性退化的组织中，^{3}H-NE的残留量极大地减少，由此证实，NE的消失主要是突触前膜的重摄取。因其在神经递质的鉴定和失活机制等方面的成就，Axelrod和Euler共同获得1970年的诺贝尔生理学或医学奖。

（二）受体

受体（receptor）是指细胞膜或细胞内能与某些化学物质（如递质、激素）发生特异性结合并诱发生物效应的特殊物质结构。一些与递质相类似的物质也可以和受体结合。与受体结合后产生生物效应的称为受体激动剂（**agonist**）；只与受体结合而不产生生物效应的称受体阻断剂（**antagonist**），或受体拮抗剂。受体拮抗剂与受体结合后，可占据受体或改变受体分子的空间构型，使受体不再能与递质结合，从而阻断递质的效应。

神经递质的受体都是膜蛋白分子。受体一般根据其结合的递质来命名。例如，凡能与ACh结合的受体称为胆碱受体（**cholinergic receptor**），凡能与NE或Ad结合的受体称为肾上腺素受体（**adrenergic receptor**）。

1. 胆碱受体　以ACh为配体的受体称为胆碱受体。根据其药理学特性，胆碱受体可分为毒蕈碱受体（**muscarinic receptor，M受体**）和烟碱受体（**nicotinic receptor，N受体**）。

（1）M受体：M受体既可以和ACh结合，也可以和毒蕈碱结合，它们产生相同的效应，ACh的这种作用称为毒蕈碱样作用。M受体广泛地分布于绝大多数副交感节后纤维支配的效应器以及部分交感胆碱能纤维支配的效应器（汗腺、骨骼肌血管）细胞膜上。ACh与M受体结合后，可产生一系列自主神经节后胆碱能纤维兴奋的效应，包括心脏活动的抑制；支气管、消化道平滑肌、膀胱逼尿肌和瞳孔括约肌的收缩；消化腺和汗腺分泌增加；以及骨骼肌血管的舒张等（表10-2）。阿托品（atropine）是M受体的阻断剂。

（2）N受体：N受体既可以和ACh结合，也可以和烟碱结合，它们产生相同的效应，ACh的这种作用称为烟碱样作用。N受体又分为N_1和N_2两种亚型。现已知道，N型受体实际上是一种ACh门控通道。N_1受体存在于自主神经节突触后膜上，N_2受体存在于神经-肌接头的终板膜上，ACh与之结合时可分别引起节后神经元的兴奋和骨骼肌细胞兴奋。箭毒能阻断N_1和N_2受体；六烃季铵主要阻断N_1型受体、十烃季铵则主要阻断N_2型受体。

表 10－2 胆碱能受体的分布及效应

效应器		受体	效应
自主神经节		N_1	节前－节后神经元兴奋传递
骨骼肌		N_2	神经－肌接头兴奋传递
眼	虹膜环行肌	M	收缩（缩瞳）
睫状体肌		M	收缩（视近物）
心	窦房结	M	心率减慢
	传导系统	M	传导减慢
	心房、心室肌	M	收缩力减弱
动脉	骨骼肌血管	M	舒张（交感胆碱能舒血管纤维）
呼吸道	支气管平滑肌	M	收缩
	支气管腺体分泌	M	增加
胃肠	胃平滑肌	M	收缩
	小肠平滑肌	M	收缩
	括约肌	M	舒张
	消化腺分泌	M	增加
胆	胆囊和胆道平滑肌	M	收缩
膀胱	逼尿肌	M	收缩
	三角肌和括约肌	M	舒张
输尿管	平滑肌	M	收缩
子宫	平滑肌	M	收缩
皮肤	汗腺分泌	M	增加（交感胆碱能纤维）
肾上腺	髓质 Ad 和 NE 分泌	N	增加
胰	腺泡分泌	M	增加
	胰岛分泌	M	胰岛素分泌增加
泪腺	泪腺分泌	M	增加

2. 肾上腺素受体 凡是能和儿茶酚胺类物质（Ad、NE、异丙基肾上腺素）相结合的受体，均称为肾上腺素受体。肾上腺素受体可分为 α 和 β 两种。α 受体又能分为 α_1 和 α_2 两种亚型；β 受体能分成 β_1、β_2 和 β_3 三个亚型。肾上腺素受体分布极为广泛。多数交感节后纤维末梢到达的效应器细胞膜上具有肾上腺素受体，但在某一效应器官上不一定都有 α 和 β 受体，有的仅有 α 受体，有的仅有 β 受体，也有的二者兼有（表 10－3）。肾上腺素受体不仅与交感末梢的递质相结合，与肾上腺髓质分泌的 Ad 和 NE，以及进入体内的儿茶酚胺类药物也结合发生效应。

（1）α 受体：α_1 受体主要分布于平滑肌。儿茶酚胺与之结合后产生的效应主要是兴奋性的，包括血管收缩、子宫收缩和扩瞳肌的收缩等。近年来发现心肌细胞上也存在 α_1 受体，当其被激活时可介导儿茶酚胺的缓慢正性变力作用。α_2 受体主要分布于肾上腺素能纤维末梢的突触前膜。对突触前 NE 的释放进行负反馈调节。哌唑嗪（prazosin）是 α_1 受体阻断剂；育亨宾（yohimbine）是 α_2 受体阻断剂；酚妥拉明（phenotolamine）可同时阻断 α_1 和 α_2 受体。

（2）β 受体 β_1 受体主要分布于心脏组织中，其作用是兴奋性的。肾近球细胞上也有 β_1 受体，当其被激活时引起肾素分泌增加。β_2 受体主要分布于平滑肌，其效应是抑制性的，包括支气管平滑肌、胃肠道平滑肌、子宫平滑肌以及血管平滑肌（主要在冠状动脉、骨骼肌血管）舒张。β_3 受体主要分布于脂肪组织，与脂肪分解有关。β 受体阻断剂已广泛应用于临床。普萘洛尔（**propranolol，心得安**）能阻断 β_1 和 β_2，阿替洛尔（**atenolol，心得宁**）为选择性 β_1 受体阻断剂，丁氧胺（**butoxamine，心得乐**）则主要阻断 β_2 受体。心动过速或心绞痛疾病的患者，应用普萘洛尔可降低心肌代谢与活动，达到治疗目的；但对伴有呼吸系统疾病的患者，应用后易引发支气管痉挛，应选用阿替洛尔。

儿茶酚胺类物质激活肾上腺素能受体的作用是不同的，NE 对 α 受体作用强，对 β_2 受体作用弱；Ad 对 α 和 β 的作用都强；异丙基肾上腺素（人工合成药物）主要对 β_2 受体有强烈作用。

表 10－3　肾上腺素受体的分布及效应

效应器		受体	效应
眼	虹膜辐射状肌	α_1	收缩（扩瞳）
	睫状体肌	β_2	舒张
心	窦房结	β_1	心率加快
	传导系统	β_1	传导加快
	心肌	β_1	收缩力加强
血管	冠状血管	α_1	收缩
		β_2（主要）	舒张
	皮肤、黏膜血管	α_1	收缩
	骨骼肌血管	α_1	收缩
		β_2（主要）	舒张
	脑血管	α_1	收缩
	腹腔内脏血管	α_1（主要）	收缩
		β_2	舒张
支气管	平滑肌	β_2	舒张
胃肠	胃平滑肌	β_2	舒张
	小肠平滑肌	β_2	舒张
	括约肌	α_1	收缩
膀胱	逼尿肌	β_2	舒张
	三角区和括约肌	α_1	收缩
子宫	平滑肌	α_1	收缩（有孕子宫）
		β_2	舒张（无孕子宫）
竖毛肌		α_1	收缩
糖酵解代谢		β_2	增加
脂肪分解代谢		α_1、β_1、β_3	增加

3. 突触前受体　分布于突触前膜上的受体称突触前受体，当其被激活时可调节突触前神经末梢递质的释放量。目前认为，许多神经末梢都有突触前受体。例如，肾上腺素能纤维末梢的突触前膜上，存在 α_2 受体和 β_2 受体。当 α_2 受体被激活时，能反馈性抑制 NE 的释放；而当 β_2 受体被激活时，则引起 NE 释放增多。

突触前受体可能发生功能障碍引起疾病，也可以通过某些药物作用于突触前受体而治疗某些疾病。例如，使用 α_2 受体激动剂可乐定（clonidine），使肾上腺素能神经末梢释放的 NE 减少，可治疗高血压病。

案例联系：有机磷农药中毒

有机磷农药的毒性主要是对乙酰胆碱酯酶的抑制，使胆碱能神经末梢释放的乙酰胆碱蓄积，导致胆碱能神经先兴奋后衰竭的一系列的毒蕈碱样、烟碱样和中枢神经系统损害等症状；严重患者可因昏迷和呼吸衰竭而死亡。

1. 毒蕈碱样症状　这组症状出现最早，主要表现为副交感神经兴奋时症状，类似毒蕈碱作用，表现为平滑肌痉挛和腺体分泌增加。临床表现先有恶心、呕吐、腹痛、多汗，尚有流泪、流涕、大量流涎、腹泻、尿频、大小便失禁、心跳减慢和瞳孔缩小（针尖样瞳孔）。支气管痉挛和分泌物增加、咳嗽、气急，严重患者出现肺水肿。

2. 烟碱样症状　乙酰胆碱在横纹肌神经肌肉接头处过度蓄积和刺激，使面、眼睑、舌、四肢和全身横纹肌发生肌纤维颤动，甚至全身肌肉强直性痉挛。患者常有全身紧束和压迫感，而后发生肌力减退和瘫痪。呼吸肌麻痹引起周围性呼吸衰竭。

交感神经节受乙酰胆碱刺激，其节后交感神经纤维末梢释放儿茶酚胺使血管收缩，引起血压增高、心跳加快和心律失常。

3. 中枢神经系统症状　中枢神经系统受乙酰胆碱刺激后有头晕、头痛、疲乏、共济失调、烦躁不安、谵妄、抽搐和昏迷。

治疗原则主要有：

1. 迅速清除毒物。

2. 使用抗胆碱药阿托品　阿托品有阻断乙酰胆碱对副交感神经和中枢神经系统毒蕈碱受体的作用，对缓解毒蕈碱样症状和对抗呼吸中枢抑制有效，但对烟碱样症状和恢复胆碱酯酶活力没有作用。

3. 使用胆碱酯酶复活药　胆碱酯酶复活药能使被抑制的胆碱酯酶恢复活性。

有机磷农药中毒的治疗最理想是胆碱酯酶复活药与阿托品二药合用。轻度中毒亦可单独使用胆碱酯酶复活药。两种解毒药合用时，阿托品的剂量应减少，以免发生阿托品中毒。

第三节　中枢活动的一般规律

一、反射、反射弧和反射中枢

（一）反射与反射弧

反射是指在中枢神经系统的参与下，机体对内、外环境变化作出的规律性应答。反射是神经调节的基本方式。反射的结构基础是反射弧。反射弧包括感受器、传入神经、反射中枢、传出神经和效应器五个组成部分。

（二）反射中枢

反射中枢指中枢神经系统内调节某一特定生理功能的神经细胞群，分布在中枢神经系统内不同部位。一般而言，较简单的反射，参与的中枢部位较少。例如，膝跳反射的中枢在腰段脊髓；角膜反射的中枢在脑桥；瞳孔对光反射的中枢在中脑。调节较复杂的生命活动，参与的中枢部位较多，例如，调节呼吸运动的中枢就分布在延髓、脑桥、下丘脑以至大脑皮层。

二、中枢神经元的联系方式

中枢神经系统由数以千亿计的神经元所组成，它们之间的联系非常复杂。归纳起来有以下几种（图 10－5）：

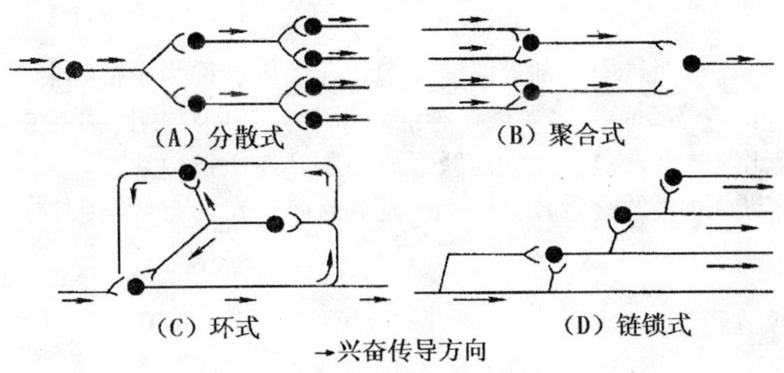

图 10－5　中枢神经元的联系方式

（一）分散式

一个神经元的轴突末梢可通过分支与其他许多神经元建立突触联系，称为分散式联系。这种联系方式可使一个神经元的兴奋引起许多神经元的同时兴奋或抑制，从而扩大了神经元的影响范围。辐散式联系在感觉传导通路上多见。

（二）聚合式

许多神经元的轴突末梢共同与同一个神经元的胞体和树突建立突触联系称为聚合式联系。这种联系方式使许多神经元的作用集中到同一神经元，从而发生整合或总和作用。聚合式联系在运动传出途径上多见。

（三）链锁式与环式

神经通路中由于中间神经元的加入，使神经元之间的联系形式更加复杂化。兴奋通过链锁式联系，可扩大作用的空间范围；兴奋通过环式联系，可对原先发出兴奋的神经元进行负反馈或正反馈调节，使兴奋得以加强或使兴奋及时终止。

三、反射中枢内兴奋传递的特征

兴奋在中枢内传递时，往往要经过一次以上的突触接替，由于突触结构、神经元之间联系方式以及化学递质参与等因素的影响，兴奋在反射中枢内的传递要比在神经纤维上复杂得多。

（一）单向传递

兴奋通过突触传递只能作单向传递，即从突触前神经元传向突触后神经元而不能逆向传递，这是因为神经递质只能由突触前膜释放来影响突触后膜。但是近年来的研究指出，突触后的靶细胞也能释放一些化学物质，如一氧化碳、前列腺素、多肽等，逆向作用于突触前膜，改变突触前神经元的递质释放。因此从突触前后的信息沟通的角度看，影响是双向的。

（二）中枢延搁

反射过程中，兴奋通过中枢部分时，传递比较缓慢，称为中枢延搁。据测定，兴奋通过一个突触耗时0.3～0.5ms，比兴奋在神经纤维上传导同样的距离要慢得多，这是因为突触传递的过程比较复杂，包括突触前膜释放递质、递质扩散、递质作用于突触后膜等多个环节。反射活动中通过的突触数目越多，延搁时间越长。有些与大脑皮层有关的反射活动，反射所需时间达500ms。

（三）总和

在突触传递中，突触前膜兴奋时一次释放的递质量所产生的EPSP很小，必须加以总和才能使突触后膜电位变化到阈电位水平。兴奋的总和包括时间性总和和空间性总和。如果总和未达到阈电位，此时膜电位与静息状态下相比，兴奋性有所提高，表现为易化。如有的突触是抑制性突触，则在突触后膜产生IPSP。突触后神经元是否能产生动作电位，则决定于所有的EPSP和IPSP最后的总和效应。

（四）兴奋节律的改变

兴奋在通过反射中枢时，由于突触后电位具有总和的特征，因而突触后神经元的兴奋频率与突触前神经元发放冲动的频率不同。突触后神经元的冲动发放频率，与中间神经元复杂的联系方式和功能有关。

（五）后发放

在反射活动中，当传入刺激停止后，传出神经仍继续发放冲动，使效应器活动持续一段时间，这种现象称为后发放。发生后发放的结构基础是中间神经元的环状联系。

（六）对内环境变化的敏感和易疲劳

突触部位易受内环境理化因素变化的影响（如缺氧、二氧化碳增多、麻醉剂以及某些药物）而改变突触传递的能力。例如，酸中毒可使突触传递能力下降，而碱中毒可使突触传递能力增强。突触部位是反射弧中最易发生疲劳的环节。实验表明，用较高频率电刺激连续刺激突触前神经元时，几秒钟后突触后神经元放电频率即很快下降，而突触前神经元在数小时内放电频率不会减少，突触传递易疲劳的原因可能与递质耗竭有关。

四、中枢抑制

反射中枢内既有兴奋过程，也有抑制过程，中枢抑制和中枢兴奋一样，都是中枢内重要的生理过程。二者的对立统一是反射活动协调的基础。中枢抑制依赖于突触传递来实现，所以也称为突触抑制。突触抑制发生在突触后膜，称为突触后抑制；发生在突触前膜，称为突触前抑制。

（一）突触后抑制

突触后抑制（**pastsynaptic inhibition**）是由于突触后膜膜电位增大，兴奋性降低引起的，是一种超极化抑制。突触后抑制由一个抑制性中间神经元引起，抑制性中间神经元释放抑制性递质，使突触后膜超极化，产生 IPSP。根据抑制性神经元功能与联系方式不同，分为传入侧支性抑制与回返性抑制。

1. 传入侧支性抑制　冲动沿传入神经进入中枢后，一方面通过突触联系去兴奋某一中枢神经元产生传出效应；另一方面经其传入侧支兴奋另一抑制性中间神经元，通过该抑制性神经元活动，转而抑制另一中枢神经元，这种抑制称为传入侧支性抑(affrent collateral inhibition)，又称交互抑制。例如屈反射的传入神经进入脊髓后，一方面可直接兴奋屈肌运动神经元，同时经侧支兴奋抑制性中间神经元，通过突触后抑制作用抑制伸肌运动神经元，以使在屈肌收缩的同时，伸肌舒张（图 10－6）。传入侧支性抑制是中枢神经系统最基本的活动方式之一，其意义在于使互相拮抗的两个中枢活动协调起来。

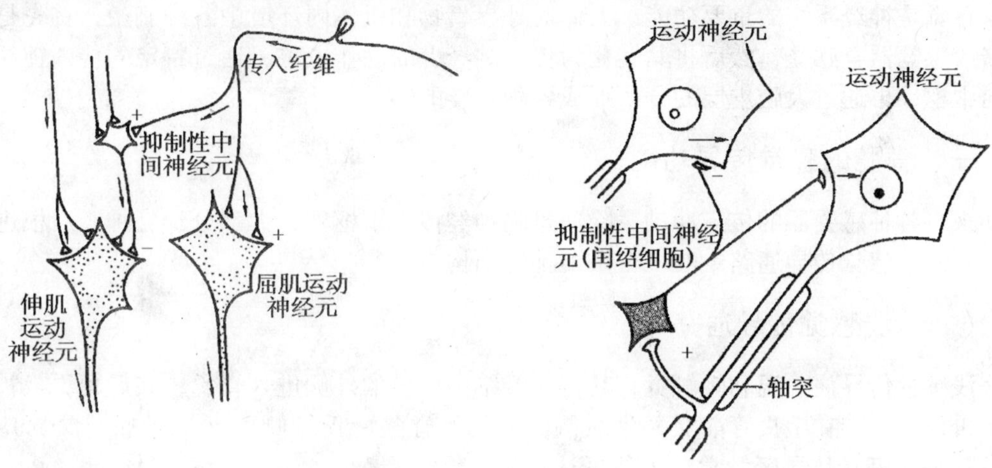

图 10－6　传入侧支性抑制示意图　　　图 10－7　回返性抑制示意图

2. 回返性抑制　一个中枢神经元的兴奋，可通过其侧支兴奋另一抑制性中间神经元，后者返回来抑制原先发动兴奋的神经元及同一中枢的其他神经元，称为回返性抑制(recurrent inhibition)。例如，脊髓前角运动神经元的轴突通常发出返回侧支，兴奋闰绍细胞(Renshaw)，而闰绍细胞的轴突反过来抑制该前角运动神经元（图 10－7），这是一种负反馈抑制，其意义在于及时终止该神经元的兴奋。士的宁与破伤风毒素可破坏闰绍细胞的功能，阻断回返性抑制，导致骨骼肌痉挛。

（二）突触前抑制

突触前抑制(presynaptic inhibition)的结构基础是具有轴突－轴突式突触联系。这种抑制形式产生机制比较复杂。目前认为突触前抑制的发生是由于一个兴奋性突触的突触前末梢与另一神经元发生了轴突－轴突式突触联系。如图 10－8 所示，当神经元 A 兴奋时，其末梢释放的递质使神经元 C 产生 10mV 的 EPSP，见图 10－8，但由于神经元 B

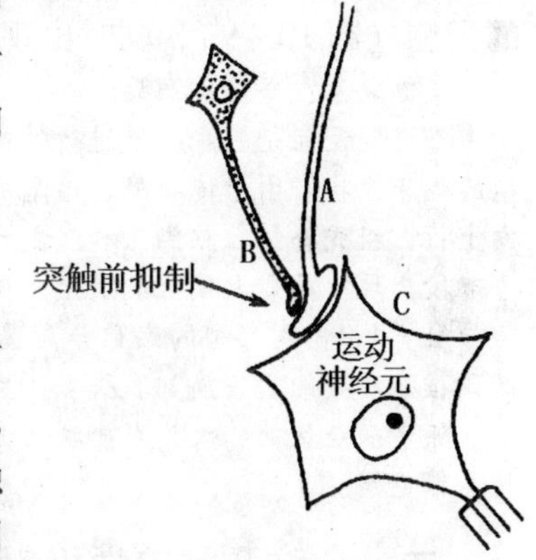

图 10－8　突触前抑制示意图

的兴奋性在先，使A末梢发生了部分去极，膜电位减小，当轴突B兴奋传来时，形成的动作电位幅度因之减小，Ca^{2+}内流也少，于是A的末梢释放的兴奋性递质减少，导致C的EPSP较之没有神经元B兴奋时减小，兴奋性增加有限。由于这种抑制是使突触前膜发生去极化后兴奋性递质释放数量减少，使后膜EPSP下降所造成的传递抑制，故称为突触前抑制。又因为这种抑制发生时，突触后膜产生的不是超极化，而是去极化，形成的不是IPSP，而是EPSP的减少，所以也称为去极化抑制。突触前抑制在中枢内广泛存在，尤其多见于感觉传入途径中，对调节感觉传入活动具有重要作用。

第四节　神经系统的感觉分析功能

感觉是神经系统的重要功能。人体对外界事物和机体内环境中各种刺激，首先是由感受器或感觉器官感受，然后将其转化为传入神经上的动作电位，通过特定的传入神经通路传向中枢，再通过大脑皮层的分析形成各种各样的感觉。

一、脊髓的感觉传导功能

来自各种感受器的传入冲动，除通过脑神经传入中枢外，大部分经脊神经后根进入脊髓。脊髓是感觉传导通路中的一个重要神经结构。

(一) 浅感觉传导通路

浅感觉传导痛、温和轻触觉；其传入纤维由后根的外侧进入脊髓，在后角更换神经元后，再发出纤维在中央管前交叉到对侧，分别经脊髓-丘脑侧束（传导痛、温觉）和脊髓-丘脑前束（传导轻触觉）上行抵达丘脑。

(二) 深感觉传导通路

深感觉指肌肉本体感觉和深部压觉，其传入纤维由后根内侧进入脊髓后，即在同侧后索上行，抵达延髓下部薄束核与楔束核，更换神经元后，再发出纤维交叉到对侧，经内侧丘系至丘脑。因此，浅感觉传导通路是先交叉后上行，而深感觉传导通路是先上行后交叉。当脊髓出现半离断损伤时，浅感觉障碍出现在离断的对侧，而深感觉障碍发生在离断的同侧（图10-9），同时出现离断侧的运动障碍，临床上称为脊髓半切综合征。

案例联系：脊髓空洞症

脊髓空洞症是一种缓慢进行性的脊髓变性疾病。由于不同原因导致脊髓中央部分形成空洞而出现典型的临床症状。由于传导痛、温觉的2级神经元发出的神经纤维经白质前联合交叉到对侧的外侧索和前索上行，组成脊髓丘脑侧束和脊髓丘脑前束，当脊髓空洞破坏了这些交叉纤维，在受损平面以下1~2个节段出现一侧或双侧上肢及至上胸部呈一致性的痛、温觉丧失，而触觉和深感觉无改变（因为后索也传导触觉），出现典型的感觉分离现象，即表现为长手套、半褂或全褂式节段型脊髓分离型感觉障碍。而颈椎病所致的温、痛觉丧失多不完全，可以感觉温度差较大的温度变化。

随着病灶区的扩大，可出现支配区的肌肉萎缩与营养障碍。如病变侵及脑干，则称为延髓空洞症，又名球空洞。

二、丘脑及其感觉投射系统

在大脑皮层不发达的动物，丘脑是感觉的最高级中枢。在大脑皮层发达的动物，丘脑

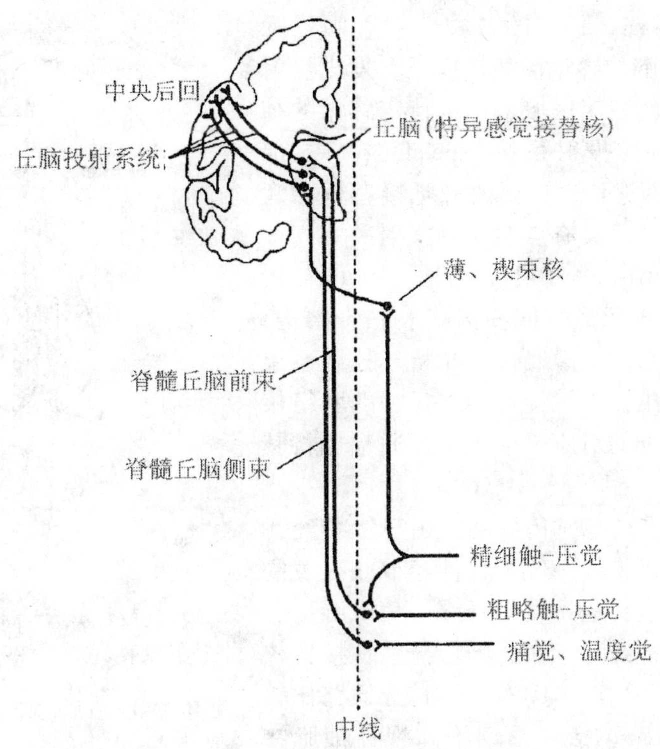

图 10-9　脊髓感觉传导通路

成为重要的感觉传导的换元接替站。丘脑是一个由大量神经元组成的神经核群，除嗅觉以外的各种感觉传导通路都要在此更换神经元，同时也能对感觉传入进行初步的分析与综合。

（一）丘脑的核团

丘脑内有很多神经核团，根据其功能特点，可分为三大类：

1. 感觉接替核　感觉接替核接受感觉的二级感觉投射纤维，换元后投射到大脑皮层的特定感觉区。例如后腹核接受躯干、肢体、头面部来的纤维，换元后投射到大脑皮层的感觉运动区。内侧膝状体为听觉传导通路的换元站，外侧膝状体为视觉传导通路的换元站。

2. 联络核　联络核接受感觉接替核和其他皮质下中枢来的纤维（但不直接接受感觉投射纤维），换元后也投射到大脑皮层的某一特定区域。其功能与各种感觉在丘脑和大脑皮层之间的联系、协调有关。主要包括丘脑枕核、外侧腹核和丘脑前核等。

3. 非特异核群　髓板内核群是丘脑的古老部分，位于靠近中线的内髓板，这类核群接受脑干网状结构的上行纤维投射，经多突触接替后，弥散地投射到整个大脑皮层，起着维持和改变大脑皮层兴奋状态的作用。主要包括中央中核、束旁核和中央外侧核等。

（二）丘脑的感觉投射系统

根据丘脑各部分向大脑皮层投射特征的不同，可把感觉投射系统分为以下两类（图 10-10）。

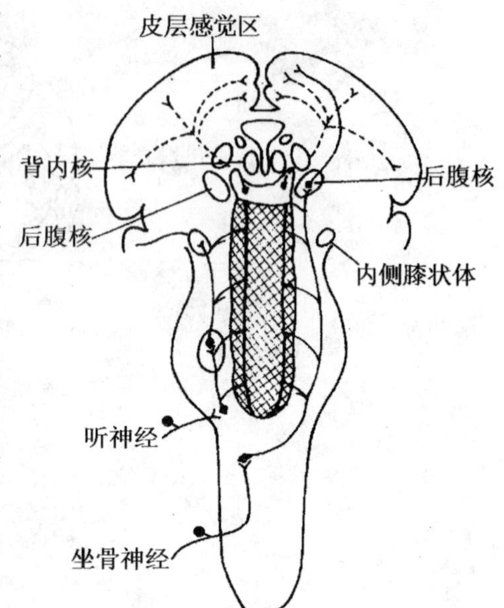

网线区代表脑干网状结构，实线代表特异投射系统，虚线代表非特异投射系统

图 10－10 丘脑的感觉投射系统示意图

1. 特异投射系统 机体的各种感觉（嗅觉除外）传入冲动在丘脑的感觉接替核换元，发出投射纤维到达大脑皮层的特定区域，产生特定感觉的神经传导通路称为特异投射系统（specific projection system）。每一种感觉到达丘脑的感觉接替核和大脑皮层的特定区域，都具有点对点的投射关系。该投射系统的功能是引起各种特定感觉，图 10－10 丘脑的感觉投射系统示意图网线区代表脑干结构，实线代表特异投射系统，虚线代表非特异投射系统并激发大脑皮层发出传出神经冲动。丘脑的联络核也与大脑皮层有特定的对应投射关系，通常也将其归属这一系统。

一般认为，经典的感觉传导通路由三级神经元接替而完成。第一级神经元位于脊神经节或有关的脑神经节内，第二级神经元位于脊髓后角或脑干有关神经核，第三节神经元就在丘脑特异感觉接替核内。但特殊感觉（视、听、嗅等）的传导通路比较复杂，视觉传导通路包括视锥细胞和视杆细胞在内，为四个神经元接替；听觉传导通路由更多的神经元接替；而嗅觉传导通路与丘脑的特异感觉接替核无关。

2. 非特异投射系统 各种特异感觉传导纤维上行通过脑干时，发出侧支兴奋脑干网状结构神经元，在脑干网状结构内反复换元上行，抵达丘脑的第三类核群即非特异核群，最后弥散地投射到大脑皮层广泛区域的传导通路称为非特异投射系统（non－specific projection system）。这种投射不具有点对点的投射关系，因而不产生特异感觉。所以这一感觉投射系统失去了专一的特异性感觉传导功能，成为各种不同感觉的共同上传途径。非特异投射系统向皮层的投射可维持和改变大脑皮质的兴奋状态。

动物实验中观察到，刺激动物中脑网状结构，能唤醒动物，脑电波呈现去同步化快波；而在中脑头端切断网状结构时，则出现类似睡眠的现象，脑电波出现同步化慢波，这个现象说明脑干网状结构内存在着具有上行唤醒作用的功能系统，称为网状结构上行激动系统（ascending activating system）。目前认为，上行激动系统主要是通过非特异投射系统而发挥作用的。由于该系统经多突触接替，所以易受药物的影响而产生传导阻滞，如巴比妥类催眠药，全身麻醉药乙醚都有可能是阻断了该系统的活动而发挥作用的。

三、大脑皮层的感觉分析功能

各种传入冲动最后都必须到达大脑皮层，通过大脑皮层的分析和综合才能产生各种意识感觉。因此，大脑皮层是感觉的最高级的部分。皮层的不同区域在感觉功能上具有不同的分工，不同性质、不同部位的感觉投射到大脑皮层的不同区域。

（一）体表感觉

1. 第一感觉区　大脑皮层的中央后回是第一感觉区，该皮层产生的感觉定位明确，性质清晰。其感觉投射有以下规律：①交叉投射：一侧体表感觉传入投射到对侧大脑皮层

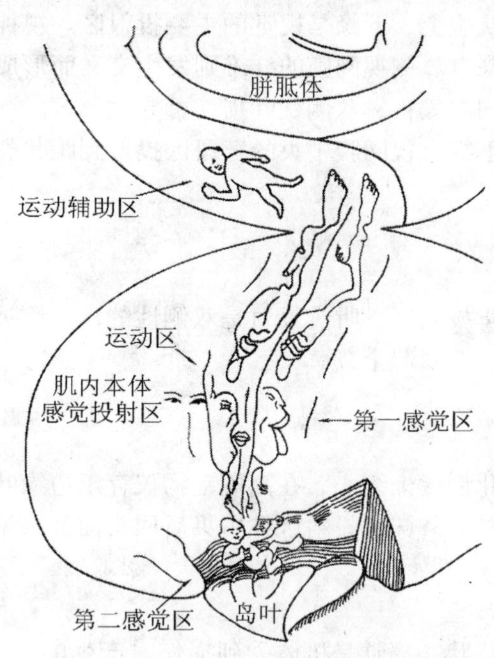

图 10－11　大脑皮层体表感觉和躯体运动功能代表区示意图

相应区域，但头面部感觉投射是双侧性的。②倒置投射：投射区域在中央后回的空间安排是倒置的，即下肢代表区在顶部（膝以下的代表区在皮层内侧面），上肢代表区在中间，头面部代表区在底部，但在头面部代表区内部安排是正立的（图 10－11）。③投射区的大小与体表感觉的灵敏度有关：感觉灵敏度高的拇指、食指、口唇的代表区大，而躯干部位的感觉灵敏度低，其皮层的代表区也小。这是因为感觉灵敏部位有大量的感受器，皮层与其联系的神经元数量也必然较多，这种结构特点有利于精细的感觉分析。

2. 第二感觉区　第二感觉区位于中央前回和岛叶之间（图 10－11）。面积较小，体表感觉向此区的投射是双侧性的，空间安排呈正立位，且有很大程度的重叠。从种系发生看，第二感觉区较原始，仅对感觉作粗糙分析，对感觉定位不明确、性质不清晰。人类切除第二感觉区后，并不产生显著的感觉障碍。有人认为，第二感觉区可能接受痛觉投射。

（二）肌肉本体感觉

本体感觉指肌肉、关节等的运动觉与位置觉。中央前回既是运动区，也是肌肉本体感觉代表区。刺激人脑的中央前回，可引起受试者试图发动运动的主观感觉。切除动物的运动区，由本体感受器刺激作为条件刺激建立起来的条件反射就发生障碍。

（三）内脏感觉

接受内脏感觉的皮层代表区混杂在体表感觉代表区之中。第一感觉区的躯干和下肢部

位有内脏感觉代表区；第二感觉区和运动辅助区都与内脏感觉有关，边缘系统也接受内脏的感觉投射。

（四）视觉

枕叶皮层内侧面的距状裂上、下缘是视觉的主要投射区。视神经入颅后，来自两眼颞侧视网膜的纤维不交叉，来自鼻侧视网膜的纤维则发生交叉而形成视交叉，所以一侧枕叶皮层受损可造成两眼对侧同向偏盲，双侧枕叶损伤可导致全盲。视网膜上半部投射到距状裂的上缘，下半部投射到下缘；视网膜中央的黄斑区投射到距状裂的后部，周边区投射到距状裂的前部。

（五）听觉

颞横回和颞上回是听觉投射区。听觉投射是双侧性的，一侧听皮层接受双侧耳蜗感觉投射。故一侧听皮层受损不会引起全聋。

（六）嗅觉和味觉

嗅觉皮层代表区随进化而逐渐缩小，在高等动物仅存于边缘叶的前底部，包括梨状区皮层的前部和杏仁核的一部分。味觉投射区在中央后回头面部感觉区的下侧。

四、痛觉

痛觉是最常见的临床症状。痛觉是机体受到损伤时产生的一种独立的、复杂的感觉，常伴有精神紧张和不愉快的情绪反应，是一种复杂的生理、心理现象。疼痛可引起机体的警觉，对机体起保护作用，但疼痛引起的痛苦不仅使病人深受折磨，还导致机体功能失调，甚至发生疼痛性休克，所以研究疼痛发生的规律和原理，对帮助临床诊断和解除疼痛都有重要意义。

（一）痛觉刺激及感受器

任何一种能量形式的刺激，只要达到了一定的强度，都能引起疼痛。例如对皮肤、黏膜及深部组织的强烈的机械刺激、电刺激、冷、热等刺激；对耳过强的声音刺激；对眼过强的光线刺激等。这些过强的刺激称之为伤害性刺激，伤害性刺激引起组织细胞的损伤，组织细胞损伤后释放致痛物质（如缓激肽、组胺、前列腺素、K^+和H^+等）作用于痛觉感受器。痛觉感受器是广泛存在于几乎所有组织中的游离神经末梢，对致痛物质敏感，因而是一种化学感受器。痛觉感受器受致痛物质作用后产生痛觉冲动，传入中枢神经系统引起痛觉。

（二）皮肤痛觉

伤害性刺激作用于皮肤时，可先后出现快痛与慢痛两种性质的痛觉。快痛是一种尖锐的刺痛。其特点是刺激时很快发生，撤除刺激后迅速消失，感觉清晰，定位明确。吗啡对快痛无止痛作用或作用很弱。慢痛一般在刺激作用0.5～1.0s后才产生，特点是定位不太明确，持续时间较长，为一种强烈而难以忍受的烧灼痛，常伴有情绪反应及心血管、呼吸等方面的反应，吗啡止痛效果好。快痛一般属生理性疼痛，慢痛一般属病理性疼痛。外伤时，上述两种疼痛先后相继出现，皮肤发生炎症时以慢痛为主。此外，深部组织（骨膜、韧带和肌肉）和内脏痛觉，也表现慢痛的特征。

皮肤快痛和慢痛的出现提示痛的神经传导系统和痛觉中枢有双重性。现已明确，快痛由较粗的、传导速度较快的 A_{δ} 纤维传导，慢痛则由 C 纤维传导。A_{δ} 纤维进入脊髓后，沿脊髓丘脑侧束的外侧部上行，主要抵达丘脑后腹核，转而投射到大脑皮层第一感觉区，引起定位明确的快痛，称为皮层痛觉系统；C 纤维进入脊髓后，在脊髓内弥散上行，沿脊髓网状束、脊髓中脑束和脊髓丘脑侧束内侧部到达丘脑髓板内核群，换元后投射到皮层第二感觉区和边缘系统，引起定位不明确的慢痛，称为皮层下痛觉系统。

（三）内脏痛与牵涉痛

1. 内脏痛　内脏无本体感觉，温度觉和触觉也很少，主要是痛觉，但感受器分布明显比躯体稀疏。内脏痛是伤害性刺激作用于内脏器官引起的，通过自主神经内的传入纤维传入脊髓，也经脊髓丘脑束和感觉投射系统到达皮层。

内脏痛和皮肤痛相比较，有两个明显特征：①疼痛定位不明确、发生缓慢、持续时间长，对刺激的分辨能力差，有时可非常强烈，常伴有明显的自主神经活动变化（如恶心、呕吐）和不愉快的情绪反应。这是由于内脏痛觉感受器数量少以及内脏痛的传入通路与引起恶心、呕吐及其他自主神经效应的神经传入通路有密切联系。②切割、烧灼等引起皮肤疼痛的刺激一般不引起内脏痛，而机械性牵拉、缺血、痉挛、炎症与化学刺激则易产生疼痛。

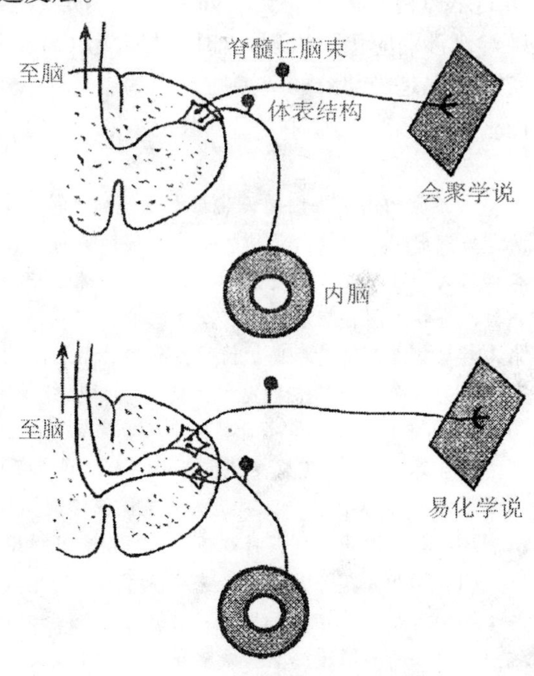

图 10－12　牵涉痛产生机制示意图

内脏疾患除了引起患病脏器本身的疼痛外，还能引起邻近体腔壁层浆膜（胸膜、腹膜、心包膜）疼痛，称为体腔壁痛。这种痛与躯体痛相类似，也是由躯体神经（膈神经、肋间神经和腰上部脊神经等）传入的。

2. 牵涉痛　某些内脏疾病往往引起远隔的体表部位发生疼痛和痛觉过敏，这种现象称为牵涉痛（referred pain）。不同内脏有特定的牵涉痛区，如心肌缺血时，可出现左肩、左上臂、心前区疼痛；胆囊炎、胆结石可出现右肩胛部疼痛；阑尾炎初期常感上腹部或脐区疼痛。牵涉痛并非内脏痛特有，深部躯体痛、牙痛也可发生牵涉痛。

现在通常以会聚学说与易化学说来解释牵涉痛。会聚学说认为，由于牵涉痛往往放射到与疼痛原发内脏具有相同的胚胎来源节段和皮节的体表，发生牵涉痛的躯体体表与患病内脏的传入纤维由同一后根进入脊髓，聚合于同一后角神经元，并由同一纤维上传至脑，在中枢内具有相同的传导通路。由于躯体痛较内脏痛更为频发，大脑皮层习惯于识别来自

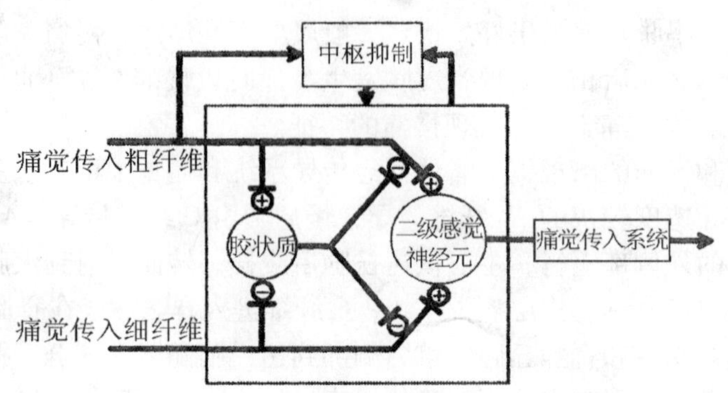

图 10-13　闸门学说示意图

皮肤的刺激，因而误将内脏痛当作皮肤痛。易化学说认为内脏和躯体痛觉传入纤维也从同一脊髓节段进入脊髓，分别作用于同一区域内非常接近的不同神经元，由患病内脏传来的冲动可提高临近的躯体感觉神经元的兴奋性，从而对体表感觉传入有易化作用，从而使较弱的躯体传入产生痛觉。如果牵涉痛是以会聚学说产生，那么局部麻醉有关的躯体传入纤维，牵涉痛应仍然出现；如果牵涉痛以易化学说来解释，那么局部麻醉将会使牵涉痛消失。实际情况是局部麻醉牵涉痛发生的躯体部位时的效应是可变的，严重的牵涉痛常不受影响，而轻微的牵涉痛则可被完全取消。看来，上述会聚和易化对牵涉痛的产生都有影响。

案例联系：

1. 痛觉的闸门控制学说　在上述的痛觉传导通路中，脊髓后角与丘脑非特异核群是痛觉信息传递的两个关键部位，脊髓后角是痛觉信号传递的第一级中枢，后角神经元与痛觉传入纤维间形成的突触传递有相当大的可塑性，这使得后角成为调控痛觉信号的“闸门”。1965 年 Melzack 和 Wall 提出的闸门学说认为，脊髓后角存在着一种胶状质细胞，胶状质细胞与痛觉传入纤维的末梢形成轴突-轴突式突触联系，对痛觉传入信息起突触前抑制作用，后根中的粗纤维发出侧支可兴奋胶状质细胞，而后根中细纤维发出侧支则抑制胶状质细胞，因此，刺激粗纤维可抑制痛觉传导，而刺激细纤维则易化痛觉传导（图 10-13）。曾有人以此解释针刺镇痛原理（针刺的目的是兴奋脊髓后根中的粗纤维）。此外，丘脑非特异核群中的束旁核也是痛觉感受的重要中枢，抑制束旁核的活动也能阻滞痛觉信息传递，达到镇痛的目的。

2. 针刺镇痛原理　针刺某些穴位能使疼痛减轻甚至消失，称为针刺镇痛。在我国，中医临床的针刺镇痛已有数千年的历史，针刺镇痛原理研究已受到国内外的广泛关注。

（1）中枢镇痛系统：近年来研究发现，中枢神经系统内不仅有痛觉传导通路与痛觉中枢，还存在着一个抑制疼痛（镇痛）的神经结构。任何激活这个系统的刺激都可对疼痛感觉起抑制作用。中枢镇痛系统主要位于间脑第三脑室和中脑导水管周围灰质、脑干中缝核和蓝斑核。当用电刺激这些部位时，可以产生很强的镇痛效应，刺激停止后，镇痛还可以持续相当一段时间。中枢镇痛系统和脑内其他一些部位已证实存在着较高密度的吗啡受体，当这些受体被激活时，可发挥镇痛效应。脑内已发现多种内源性吗啡样肽类物质，称为阿片样肽。

（2）神经观点：该观点认为，针刺镇痛是通过神经系统实现的。“穴位”区有密集的感受器和丰富的神经末梢，针刺的传入信息进入中枢，可在中枢神经系统的不同水平与痛觉传入信息相互作用，从而抑制了痛觉传入信息，产生镇痛效应。实验表明，在穴位区进行局麻后，使针感消失，镇痛效应也不再出现。采用电生理实验方法观察到，针刺穴位时，可在中枢镇痛系统内记录到相应电活动，同时观察到中枢神经系统内（延髓、中脑、丘脑和尾状核等）痛敏神经元放电活动受到抑制。

（3）递质观点：实验结果表明，针刺可引起脑内阿片肽的释放，其释放数量与镇痛效果相关，如果延缓阿片肽的降解，可大大延长针刺镇痛的效应。临床上应用针刺产生镇痛效应时，人脑脊液中的阿片肽也显著增加，因此脑组织释放的阿片肽可能是针刺镇痛的关键性递质。此外，其他一些神经递质也与针刺镇痛有关，例如5-羟色胺、多巴胺、乙酰胆碱有加强针刺镇痛的作用，去甲肾上腺素在脊髓内加强针刺镇痛，而在脑内对抗针刺镇痛。临床上应用针刺镇痛时需要一定时间的诱导期，停针后有较长时间的后作用等支持递质观点。

第五节　神经系统对姿势和运动的调节

各种躯体运动，都是在神经系统的控制下完成的，复杂的躯体运动，需要中枢神经系统各级中枢，特别是高级中枢的精细调节。

一、脊髓对躯体运动的调节

脊髓是调节躯体运动的最基本中枢。脊髓单独存在时只能完成比较简单的运动反射，如屈反射、牵张反射等，但这些反射是正常机体复杂的躯体反射的基础。

（一）脊髓前角的运动神经元和运动单位

脊髓前角存在大量的运动神经元，即α、β、γ神经元，它们的轴突经前根离开脊髓后直达所支配的骨骼肌。它们末梢释放的递质都是乙酰胆碱。

1. α运动神经元和运动单位　α运动神经元的胞体较大、纤维较粗，其轴突分出许多小支，每一小支支配一根骨骼肌纤维（梭外肌纤维）。由一个α运动神经元及其所支配的全部肌纤维组成的功能单位，称为运动单位。一般是肌肉越粗大，运动单位越大，例如一个四肢肌的运动神经元所支配的肌纤维可达2000根，一个眼外肌运动神经元，只支配6~12根肌纤维。由于α神经元传出纤维直接支配骨骼肌，因此，α运动神经元可称为脊髓反射的最后公路。

2. γ运动神经元　γ运动神经元的胞体分散在α运动神经元之间，胞体较小，传出纤维也较细，γ传出纤维支配骨骼肌肌梭内的梭内肌，γ神经元兴奋时，引起梭内肌纤维收缩。γ运动神经元兴奋性较高，常以较高频率持续放电。γ运动神经元的活动，主要受高位中枢的下行性调节。

3. β运动神经元　β运动神经元的胞体介于α和γ运动神经元之间，它们发出的纤维对梭外肌和梭内肌都有支配。

（二）脊髓反射

1. 肌牵张反射　在体骨骼肌受到外力牵拉而伸长时，能反射性引起受牵拉的同一肌肉收缩，称为骨骼肌牵张反射(**strech reflex**)。

（1）肌牵张反射的类型：肌牵张反射分为腱反射和肌紧张两种。①腱反射(**tendon reflex**）是指快速牵拉肌腱时发生的牵张反射，表现为被牵拉肌肉迅速而明显地缩短。例如快速叩击股四头肌肌腱，可使股四头肌受到牵拉而发生一次快速收缩，引起膝关节伸直，称膝反射（图10-14）。此外，叩击跟腱使腓肠肌收缩称为跟腱反射，叩击肱二头肌引起肘部屈曲称为肘反射。由于腱反射引起明显的肢体运动，又称为位相性牵张反射。由于腱反射的潜伏期很短，只够一次突触接替的时间延搁，因此腱反射是单突触反射。②肌紧张

(muscle tonus) 是指缓慢持续牵拉肌腱时发生的牵张反射，其表现为受牵拉的肌肉发生紧张性收缩，阻止其被拉长，受牵拉肌肉处于轻度的收缩状态，又称紧张性牵张反射。肌紧张是维持躯体姿势最基本的反射活动，是姿势反射的基础。例如，人体取直立位时，由于重力的作用，头将向前倾，胸、腰将不能挺直，弯曲的关节使伸肌肌腱受到牵拉，从而发生牵张反射，使伸肌的紧张性增强，保持直立的姿势。肌紧张反射弧的中枢为多突触接替，属于多突触反射。

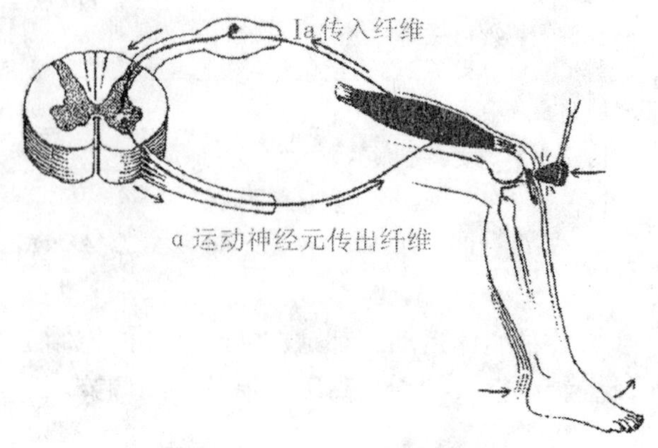

图 10－14　腱反射示意图

在整体内，牵张反射受高位中枢的调节，腱反射的减弱或消失，常提示反射弧的传入、传出通路或脊髓中枢的损害或中断；而腱反射的亢进，则提示高位中枢可能有病变。因此，临床上通过对腱反射的检查了解神经系统的功能状态。

(2) 肌牵张反射的感受器：肌牵张反射的感受器主要是肌梭。肌梭是一种感受肌肉长度变化或牵拉刺激的梭形感受装置，属于本体感受器。肌梭呈梭形、两端细小中间膨大；长约几毫米，外层为一结缔组织囊。囊内含有约 6～12 根肌纤维，称为梭内肌纤维。囊外的一般肌纤维称为梭外肌纤维。肌梭附着于梭外肌，二者平行排列呈并联关系（图 10－15）。当梭外肌收缩时，梭内肌被放松，所受牵拉刺激减少；而当梭外肌被拉长或梭内肌收缩时，均可使肌梭受到牵拉刺激而兴奋。

梭内肌纤维可分为两类：①核袋纤维：核袋纤维的细胞核集中于中央部，传入神经纤维是直径较粗的 I_a 纤维，I_a 纤维的末梢以螺旋形式环绕于核袋纤维中间部（也环绕核链纤维）。②核链纤维：核链纤维的细胞核分散于整个纤维，传入神经是直径较细的Ⅱ类纤维，其末梢花枝样分布于核链纤维的中部。

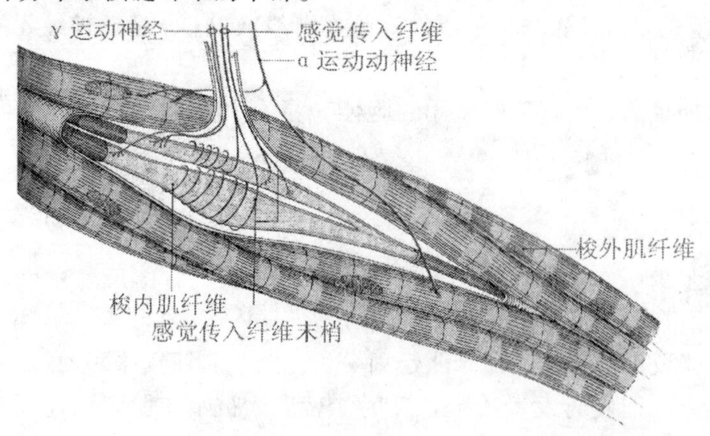

图 10－15　肌梭结构示意图

肌梭的传入纤维 I_a 和Ⅱ类纤维从后根进入脊髓后，都终止于脊髓前角，I_a 类纤维的传入冲动可能与位相性和紧张性牵张反射都有关，Ⅱ类纤维的传入冲动可能主要与本体感觉有关。I_a 和Ⅱ类纤维的传入冲动进入脊髓后，除与 α 运动神经元等形成突触产生牵张反射外，还通过侧支和中间神经元接替上传到小脑和大脑皮层感觉区。

当肌肉受到外力牵拉而拉长时，肌梭也受到牵拉，I_a 纤维传入冲动增多，冲动的频率与肌梭被牵张的程度成正比。I_a 纤维的传入冲动引起同一肌肉的 α 运动神经元兴奋，α 运动神经元的传出纤维将兴奋传到梭外肌，从而完成一次肌牵张反射。

（3）γ 运动神经元对牵张反射的调节：γ 运动神经元兴奋时，并不能直接引起肌肉的收缩，因为梭内肌收缩的强度不足以使整块肌肉缩短。γ 运动神经元的传出活动仅可使梭内肌收缩，并通过 I_a 传入纤维使 α 运动神经元兴奋，从而导致肌肉收缩。这种由 γ 运动神经元→梭内肌纤维→I_a 传入纤维→α 运动神经元→梭外肌形成的反馈环路，称为 γ 环路。因此，γ 运动神经元的传出冲动可通过肌梭调节肌紧张。正常生理情况下，γ 运动神经元接受上位中枢的调节，例如脑干网状结构对肌紧张的调节就是通过兴奋或抑制 γ 神经元来实现的。

（4）腱器官：肌肉中除肌梭外，还有一种分布于肌腱胶原纤维中的牵张感受器，称为腱器官。腱器官与梭外肌呈串联关系，传入神经是直径稍细的 I_b 纤维，I_b 纤维从后根进入脊髓后，兴奋一个抑制性中间神经元，再通过这个抑制性中间神经元抑制同一肌肉的 α 运动神经元。理论上，肌肉受到被动牵拉和肌肉发生主动收缩时，都应该兴奋腱器官，实际上，腱器官对肌肉受到被动牵拉刺激不太敏感，比较坚韧的肌腱受力不大；但对肌肉的主动收缩产生的牵拉却异常敏感。一般情况下，当肌肉受到牵拉时，首先兴奋肌梭而发动牵张反射，引起受牵拉的肌肉收缩；当肌肉收缩达到一定强度时，张力便作用于腱器官，通过兴奋腱器官而抑制牵张反射，腱器官活动的生理意义在于避免肌肉过度收缩对肌肉的损伤。

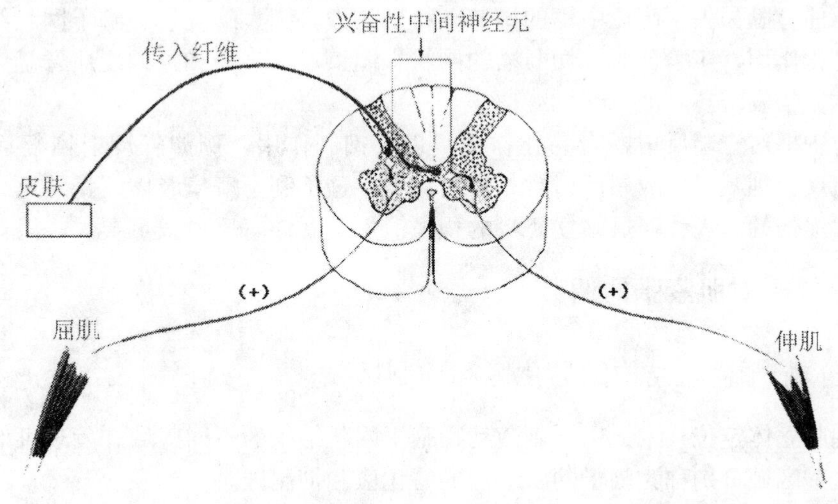

图 10－16　屈反射和交叉伸肌反射

2. 屈反射与交叉伸肌反射

（1）屈反射：刺激作用于皮肤的感受器时，受刺激肢体屈曲，即关节的屈肌收缩，伸肌舒张，称为屈反射(**flexor reflex**)。屈反射使受刺激肢体避开有害刺激，对机体有保护意义。屈反射是一种以脊髓为基本反射中枢的多突触反射，反射的强弱与刺激强度有关。

(2) 交叉伸肌反射：在一侧肢体发生屈反射的基础上，当刺激进一步加大时，可引起对侧伸肌收缩，屈肌舒张，从而关节伸直，这个反射称为交叉伸肌反射(crossed extensor reflex)。这是由于屈反射发生时，通过中间神经元兴奋了对侧伸肌运动神经元。同时，由于交互抑制，使对侧屈肌舒张。该反射是一种姿势反射，其意义在于当一侧肢体屈曲时，另一侧肢体伸直，支撑体重，以维持直立姿势而不致于跌倒（图 10－16)。

(三) 横断脊髓的反应——脊休克

为观察脊髓独立的功能及其与高位中枢的关系，常在动物颈段脊髓第五节以下横断脊髓，此时动物呼吸功能仍可维持，但手术后立即出现断面以下的脊髓暂时丧失一切反射活动的能力，进入一种无反应状态，这一现象称为脊休克(spinal shock)。主要表现为以脊髓为基本反射中枢的肌牵张反射、屈反射、交叉伸肌反射均丧失，外周血管扩张，血压下降、发汗、排便和排尿反射均不能发生。脊休克是一过现象，一般而言，低等动物恢复较快，动物越高等恢复越慢。如蛙的脊休克只持续数分钟，犬持续几天，人的脊休克期持续数周甚至数月。比较原始、简单的反射，如腱反射，屈反射先恢复，而较复杂的反射，如交叉伸肌反射恢复较晚；在脊髓躯体反射恢复后，部分内脏反射活动也随之恢复，如血压逐渐回升到正常，发汗，排尿，排便反射亦有不同程度的恢复，由此可见，脊髓本身可完成一些简单的反射，即存在着低级的躯体反射和内脏反射中枢。但脊髓横断后，由于其上行和下行传导束均被中断，因此断面下的各种感觉和随意运动则永远丧失，常称为截瘫。

脊休克的产生不是由于横断脊髓的损伤性刺激引起，因为在动物脊反射恢复后，在原断面以下进行第二次脊髓切断并不使脊休克重新出现。目前认为，脊休克产生的原因是由于断面下的脊髓失去了高位中枢的调节，特别是失去了大脑皮层、脑干网状结构、前庭的下行性易化作用，实验证明，切断猫的网状脊髓束、前庭束和猴的皮质脊髓束，均可产生类似脊休克的表现。

高位中枢对脊髓反射既有易化作用，也有抑制作用，例如脊反射恢复后，屈反射增强，伸肌反射则减弱，故屈反射常相对占优势，这不利于瘫痪肢体支持体重，因此对于脊髓横贯性损伤的病人，通过站立姿势的积极锻炼发展伸肌反射很重要。

二、脑干对肌紧张的调节

(一) 脑干网状结构的易化区和抑制区

使用脑立体定位技术，用电刺激动物脑干网状结构的不同区域，发现可对肌紧张进行调节，这些区域分别称为脑干网状结构的易化区和抑制区。

1. 脑干网状结构易化区 脑干网状结构中能加强肌紧张和肌肉运动的区域，称为易化区。易化区范围较广，包括延髓网状结构的背外侧部分、脑桥被盖、中脑的中央灰质与被盖等脑干中央区域。电刺激易化区可增强肌牵张反射，也可增强运动皮层诱发的运动反应，易化区的作用主要由网状脊髓束下行通路兴奋 γ 运动神经元，通过 γ－环路，增强肌紧张与肌肉运动。

易化肌紧张的中枢部位除脑干网状结构易化区处，还有脑干外神经结构，如前庭核、小脑前叶两侧部、下丘脑和丘脑中缝核群等，它们共同组成易化系统。易化系统的功能通过网状结构易化区的活动来完成，脑干网状结构易化区一般具有持续的自发放电活动，这可能是由上行感觉传入冲动的激活引起。

2. 脑干网状结构抑制区　脑干网状结构中能抑制肌紧张和肌肉运动的区域，称为抑制区。该区较小，位于延髓网状结构的腹内侧部分。抑制区通过网状脊髓束抑制 γ 运动神经元，减弱 γ－环路的活动。

抑制肌紧张的中枢部位除网状结构抑制区外，还有大脑皮层运动区、纹状体与小脑前叶中间部，它们构成抑制系统。这些脑干外神经结构既可通过网状结构抑制区的活动抑制肌紧张，还能抑制网状结构易化区的活动。

（二）去大脑僵直

在中脑上、下丘之间横断脑干，动物立即出现全身肌紧张明显加强，表现为四肢伸直、脊柱后挺、头尾昂起的角弓反张现象，称为去大脑僵直(decerebrate rigidity)。

去大脑僵直现象是由于切断了大脑皮层和纹状体等部位与网状结构的功能联系，抑制区失去了上位中枢的始动作用，使抑制区的活动水平下降；而易化区虽然也失去了和上位中枢的一些联系，但前庭核对易化区作用依然存在，易化区本身存在自发活动，所以易化区的活动明显占优势。去大脑僵直主要由抗重力肌的肌紧张加强所致。

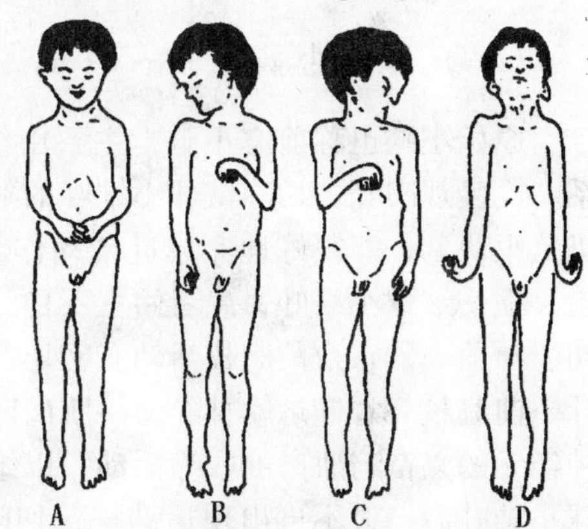

A, B, C：去皮层僵直，A：仰卧，头部姿势正常时，上肢半屈；B和C：转动头部时的上肢姿势；D：去大脑僵直，上下肢均僵直

图 10－17　人类去皮层僵直及去大脑僵直

人在某些疾病中，也可出现类似去大脑僵直的表现。例如，蝶鞍上囊肿引起皮层与皮层下失去联系，可出现明显的下肢伸肌僵直及上肢的半屈状态，称去皮层僵直。中脑疾患时也易出现去大脑僵直的表现。表现为头后仰、上下肢均僵硬伸直，上臂内旋，手指屈曲（图 10－17）。临床上患者如出现去大脑僵直的表现，提示病变已严重侵犯脑干，是预后不良的信号。

从牵张反射的原理进行分析，去大脑僵直的产生机制有两种：α 僵直和 γ 僵直。α 僵直是由于高位中枢直接或间接提高了 α 运动神经元的活动而出现僵直；γ 僵直是由于高位中枢首先提高 γ 神经元的兴奋性，通过 γ 环路转而增强 α 运动神经元的活动而出现僵直。实验证明，在猫发生去大脑僵直时，如切断动物后根传入纤维，僵直现象基本消失，说明主要是 γ 僵直。如果在已切断后根的去大脑猫，进一步切除小脑前叶，能使僵直重新出现，这种僵直属于 α 僵直，因为此时后根已切断，γ 僵直已不可能发生。如果在此基础上进一步破坏前庭核或切断第Ⅷ对脑神经，以消除内耳前庭对前庭核的兴奋作用，则 α 僵直再次消失。说明 α 僵直主要是通过前庭脊髓束实现的。

状态反射是在低位脑干整合下完成的，完整动物中由于高位中枢的存在，状态反射不易表现出来，只在去大脑动物上才易观察到。

三、小脑对躯体运动的调节

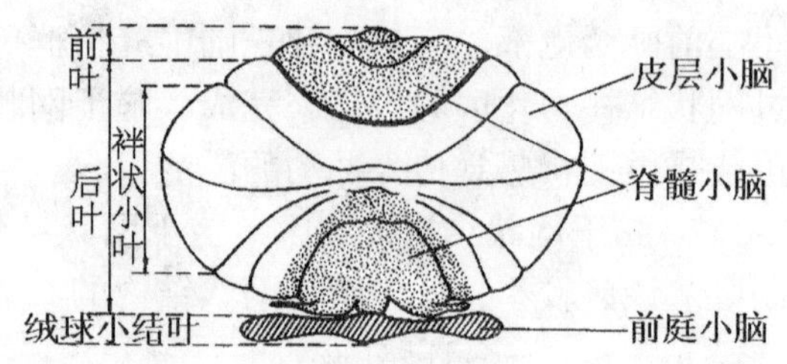

图 10－18 小脑功能分区示意图

在动物进化中，小脑最早是由延髓前庭核发展而来的。小脑的发展与动物运动方式的进步有密切的关系。当动物只有躯干运动时（如圆口类动物），其小脑只有绒球小结叶部分，称为原始小脑。当动物依靠鳍或肢体运动时，则出现了小脑蚓部，称为旧小脑。当动物以肢体将躯干撑离地面，运动方式日益复杂时，则出现了小脑半球，称为新小脑（图 10－18）。哺乳类动物和人类，在大脑新皮层高度发展的同时，小脑也有了显著发展，小脑和大脑之间联系也随之加强，小脑通过三对小脑脚与脑干相连，来自脊髓、脑干和大脑皮层的传入纤维通过小脑脚进入小脑；小脑皮层通过深部的三对小脑核发出传出纤维投射到脊髓、脑干及大脑皮层。

（一）原始小脑

原始小脑也称前庭小脑，主要由绒球小结叶构成，与身体的姿势平衡功能有密切关系。实验观察到，切除绒球小结叶的猴不能保持身体平衡，只能依墙而立，但其随意运动仍然很协调，能很好地完成进食动作。第四脑室附近患有肿瘤的病人，由于肿瘤往往压迫、损伤绒球小结叶，患者站立不稳，但肌肉运动仍然协调进行。绒球小结叶的姿势平衡功能与前庭器官及前庭核活动有密切关系，其反射途径为：前庭器官→前庭核→绒球小结叶→前庭核→脊髓运动神经元→肌肉。绒球小结叶通过前庭核、前庭脊髓束调节脊髓运动神经元的兴奋与肌肉的收缩活动，以维持身体的平衡。动物实验中还观察到，切除犬的绒球小结叶后，犬不再出现运动病；切除猫绒球小结叶，当头处于特定位置时会出现眼震颤，称为位置性眼震颤。

（二）旧小脑

旧小脑也称脊髓小脑，由小脑前叶和后叶的中间带构成。旧小脑尤其是前叶与肌紧张调节有关。实验观察到在去大脑动物，刺激前叶蚓部可抑制同侧肌紧张，使去大脑僵直减退。相反，损伤前叶蚓部，则出现伸肌肌紧张亢进。刺激猴小脑前叶两侧部有加强肌紧张的作用。可见，小脑前叶对肌紧张具有抑制和易化的双重调节作用。在进化过程中，前叶的抑制肌紧张作用逐渐减退，而易化作用逐渐占优势。此外，小脑后叶中间带也有易化肌紧张的功能，对双侧肌紧张均有加强作用。

协调随意运动是小脑后叶中间带的重要功能。大脑皮层运动区通过脑桥与后叶中间带之间有环路联系，因此在执行大脑皮层发动的随意运动方面有重要作用，当切除或损伤这部分小脑后，随意运动的力量、方向和速度将发生紊乱，行走摇晃，指物不准，不能进行拮抗肌的快速交替运动，还可能出现动作性或意向性震颤，但在静止时无异常。小脑损伤后出现的这种动作性协调障碍，称为小脑共济性失调。

（三）新小脑

新小脑也称皮层小脑，指后叶的外侧部。皮层小脑接受来自大脑皮层感觉区、运动区、联络区广大区域传来的信息，传出冲动又回到大脑皮层运动区。通过这种环路联系，皮层小脑参与运动计划的形成和运动程序的编制。在运动开始学习阶段，大脑皮层通过皮层脊髓束和皮层脑干束所发动的运动是不协调的，在学习过程中，逐步纠正运动发生的偏差，使运动逐步协调起来。在这个过程中，小脑不断接受感觉传入冲动，当精巧运动逐渐熟练完善后，皮层小脑就贮存了一整套运动程序。当大脑皮层发动精巧运动时，首先通过皮层小脑与大脑皮层的环路联系，提取贮存的程序，回输到大脑皮层运动区，再通过皮层脊髓束和皮层脑干束发动运动，此时所发动的运动可以非常协调而精巧，而且动作迅速几乎不加思索。

四、基底神经节对躯体运动的调节

（一）基底神经节的组成和神经联系

基底神经节指大脑半球深部，丘脑背外侧的一些神经核，主要包括尾状核、壳核和苍白球。在进化上，苍白球较古老，称旧纹状体；尾状核和壳核较新，称新纹状体。此外，丘脑底核、中脑黑质与红核等有关神经结构在功能上与基底神经节密切相关，故也归属于基底神经节系统。在鸟类以下的动物，纹状体是中枢神经系统调节运动的高级部位，与条件反射和复杂的非条件反射运动功能有关。在哺乳类动物，大脑皮层高度发达后，纹状体退居皮层下中枢的地位，具有控制肌肉运动的功能，与丘脑、下丘脑联合成为本能反射的调节中枢，完成诸如行走、性本能等非条件运动反射，但在人和猴，单有纹状体及其以下的神经结构仍不能完成上述运动反射，例如切除大脑皮层的猴仍不能行走。

基底神经节各个核团之间以及它们与大脑皮层、皮层下有关结构之间存在着广泛而复杂的纤维联系，这些纤维联系构成了基底神经节控制运动的重要环路。新纹状体可看作是基底神经节的信息输入部位，可接受来自大脑皮层、黑质、丘脑髓板内核群和中缝核群等结构的传入；而苍白球可看作是传出的输出核，其传出纤维可投射到丘脑和脑干，再达大脑皮层；大脑皮层通过下行运动通路到达脊髓；投射到脑干的信息可通过脑干网状结构发出的网状脊髓束到达脊髓，以控制躯体运动功能。

（二）基底神经节的运动调节功能

基底神经节的主要功能是调节运动，与随意运动的产生和稳定、肌紧张的调节及本体感受器的传入信息的处理均有密切关系，但基底神经节如何调节躯体运动的细节还不清楚，目前对基底神经节运动功能的了解，主要来自人类基底神经节损伤引起的运动障碍。临床上基底神经节损害的主要表现分为两大类，一类是运动过少而肌紧张亢进的综合征，例如震颤麻痹（paralysis agitans）又叫帕金森病（parkinson disease，PD）；另一类是运动过多而肌紧张低下的综合征，例如舞蹈病（chorea）。

1. 震颤麻痹　该病的症状主要表现为全身肌紧张增高、肌肉强直、随意运动减少，面部表情呆板。此外，患者常伴有静止性震颤，震颤多出现于上肢，尤其是手，其次是下肢与头部，静止时出现，情绪激动时增加，进行自主运动时减少。研究表明，震颤麻痹患者的中脑黑质有病变。实验证明，黑质是脑内多巴胺能神经元胞体集中处，黑质多巴胺能神经元的轴突，上行抵达纹状体，抑制纹状体中胆碱能神经元的活动，正常时这两个系统保持平衡，从而维持正常的肌紧张和运动的协调性。当黑质病变时，多巴胺能神经元受损，黑质和纹状体中多巴胺含量明显减少，多巴胺递质系统功能减退，而乙酰胆碱递质系统功能亢进，从而产生震颤麻痹。临床上用多巴胺的前体物质左旋多巴治疗，则症状好转。

案例联系：帕金森病

帕金森病是中、老年人的慢性神经系统变性疾病。是一种缓慢发生的选择性的中脑黑质多巴胺能神经元丧失和纹状体多巴胺含量显著减少，导致锥体外系的一系列症状，以运动减少、肌强直、震颤和姿势调节障碍为主要临床表现的疾病。据统计帕金森病的发病率随年龄增高而增高，在欧美国家为65.6~187.0/10万人，国内报道为15.0~119.0/10万人，位居老年神经系统退行性疾病第2位，60岁以上人群患病率为2.0%以上，我国现有PD患者已达数百万。男女比例相近或男性略高于女性。老年人帕金森病的病程较短，3~5年以后症状逐渐加重，甚至出现痴呆，目前在世界范围内广泛开展的流行病学研究提示帕金森病可能是在遗传易感性基础上由多种环境因素（内源性和外源性）综合作用，在老化的影响下而引起的一种复杂性疾病。临床上用多巴胺的前体物质左旋多巴治疗，则症状好转。

2. 舞蹈病 舞蹈病主要表现为上肢和头部的舞蹈样动作，并伴有肌张力降低。病理学研究表明，舞蹈病有明显的纹状体神经元病变，新纹状体严重萎缩，但黑质－纹状体通路完好，脑内多巴胺含量也正常，给予这类患者左旋多巴反而加剧症状，利血平耗竭多巴胺则使症状缓解。因此，舞蹈病的发病原因主要是纹状体内胆碱能和γ－氨基丁酸（GA-BA）能神经元功能减退，对黑质DA能神经元的抑制减弱，而黑质多巴胺能神经元功能相对亢进所致。

五、大脑皮层对躯体运动的调节

大脑皮层是调节躯体运动的最高级中枢，如果人类大脑皮层出现损伤，随意运动出现严重障碍，肢体肌肉麻痹，并伴有肌紧张增加。

（一）大脑皮层运动区

大脑皮层中与躯体运动密切相关的区域，称为大脑皮层运动区。大脑皮层运动区的功能单位是运动柱，一个运动柱可控制同一关节几块肌肉的活动，而同一关节的每块肌肉又可接受几个运动柱的控制。

1. 主要运动区 在灵长类动物，大脑皮层运动区主要位于中央前回和运动前区，相当于Brodmann分区的4区和6区，运动区接受来自关节、肌腱、以及骨骼肌等深部的感觉冲动，以感受身体在空间的姿势、位置以及身体各部分在运动中的状态，并根据这些信息来控制全身的运动。4区主要控制肢体远端运动，6区主要控制肢体近端运动。主要运动区具有下列功能特征：①交叉支配：一侧皮层主要支配对侧躯体的运动，但在头面部，除下部面肌和舌肌主要受对侧面神经和舌下神经支配外，其余多数部分为双侧性支配，如咀嚼运动、喉运动及上部面肌的运动都受双侧运动神经支配，因此，当一侧内囊损伤时或单侧中央前回受损后，对侧肢体完全失去随意运动的能力，手和脚的肌肉常完全麻痹。头面部多数肌肉并不完全麻痹，但对侧下部面肌和舌肌发生麻痹。②倒置支配：从运动区的定位可看出，皮层的一定区域支配一定部位的肌肉，定位安排是倒置的，与感觉区类似。

下肢代表区在顶部，上肢、躯干部在中间，头面部肌肉代表区在底部，但头部代表区内部的安排仍为正立。③运动区的大小与运动的精细、复杂程度有关，即运动越精细、复杂，皮层运动区就越大，例如：手和五指所占的皮层区域与整个下肢所占面积相当。

2. 其他运动区　①辅助运动区：位于大脑皮层内侧面，即两半球纵裂的内侧壁，扣带回以上，运动区之前。刺激该区可引起肢体运动和发声，反应一般为双侧性。②第二运动区：位于中央前回与岛叶之间，即第二感觉区的位置，用较强的电刺激能引起双侧的运动反应，定位也与第二感觉区类似。

（二）运动传导通路

1. 皮质脊髓束　指由皮层发出，经内囊、脑干到达脊髓前角的下行运动传导束，其中80%的纤维在延髓锥体下部交叉到对侧，在脊髓外侧索下行纵贯脊髓全长，称为皮质脊髓侧束；其余20%的纤维不交叉，在同侧前索下行，称为皮质脊髓前束。前束一般只下降到胸部，逐节段交叉到对侧。在人类，皮质脊髓前束在进化上较古老，在到达对侧前角后，通过中间神经元的接替，再与前角内侧部分的运动神经元形成突触联系，通过内侧的运动神经元控制躯干和四肢近端的肌肉，尤其是屈肌，与姿势的维持和肢体粗大运动有关。而皮质脊髓侧束在种系发生上较新，其纤维终止于脊髓前角外侧部分的神经元（其中有10%～20%形成单突触联系），脊髓前角外侧部分的运动神经元控制四肢远端的肌肉，与精细技巧性的运动有关。

2. 皮质脑干束　指由皮质发出，经内囊到达脑干躯体运动神经核的传导束。下行过程中，大部分纤维陆续终止于双侧脑神经躯体运动核；小部分纤维完全交叉，至对侧支配面神经核下部和舌下神经核。一侧皮质脑干束受损，对侧面下部肌和舌肌瘫痪，其余脑神经躯体运动核支配的骨骼肌则无运动功能障碍。

皮质脊髓束和皮质脑干束是大脑皮层控制躯体运动的最重要的最直捷的通路。

3. 顶盖脊髓束、网状脊髓束、前庭脊髓束和红核脊髓束　上述皮质脊髓束、皮质脑干束发出的侧支，以及一些直接起源于运动皮层的纤维，终止在皮层下基底神经节、丘脑、脑桥和延髓的网状结构，通过一次以上的神经元的接替，最后经顶盖脊髓束、网状脊髓束、前庭脊髓束和红核脊髓束下达脊髓，控制脊髓的运动神经元。主要参与肢体近端肌肉粗大运动的调节和姿势调节（近来认为红核脊髓束可能和皮质脊髓侧束相似，参与四肢远端肌肉有关精细运动的调节）。

4. 锥体系和锥体外系　大脑皮质下行运动传导通路传统上分为锥体系和锥体外系。锥体系包括皮质脊髓束和皮质脑干束；锥体外系则指锥体系以外的所有控制脊髓运动神经元的下行运动传导通路。并认为锥体系的功能是通过α运动神经元发动运动，通过γ运动神经元调节肌梭的敏感性，而锥体外系的功能是调节肌紧张，协调肌群运动。

运动传导通路损伤后，除出现随意运动丧失外，临床上还出现肌紧张的变化。出现柔软性麻痹（软瘫）和痉挛性麻痹（硬瘫）两种表现，前者伴有牵张反射的减退和消失，后者伴有牵张反射的亢进。传统上还认为锥体系神经元分为上运动神经元和下运动神经元。前者位于大脑皮层运动区，后者位于脊髓前角和脑干的运动神经元。上运动元损伤产生“中枢性麻痹”，表现为“硬瘫”，出现范围广泛的随意运动麻痹，肌张力增加，腱反射亢进等“锥体束综合征”，目前认为，锥体系和锥体外系在皮层的起源上相互重叠，在下行途径中亦存在复杂的纤维联系，而锥体系的下行纤维也并非全部通过延髓锥体。所以运动传导通路的损伤实际上难以区分是锥体系还是锥体外系的损伤。目前认为，单纯损伤皮质脊髓束和皮质脑干束时可能仅出现软瘫，当合并损伤姿势调节通路后才出现痉挛性麻痹（硬瘫）。如果下运动神经元损伤，引起肌肉麻痹的范围比较局限，肌肉张力下降，腱反射减弱或消失，肌肉因营养障碍而明显萎缩。

第六节　神经系统对内脏活动的调节

调节内脏活动的神经系统称为自主神经系统(autonomic nervous system)，因为一般情况下这个系统不受意识的控制。按一般惯例，自主神经系统仅指支配内脏器官的传出神经，而不包括传入神经，并将其分成交感神经(sympathetic nerve）和副交感神经(parasympathetic nerve）两个部分。

一、交感和副交感神经系统的结构特征

与躯体传出神经不同，交感和副交感神经从中枢发出后，在到达效应器之前，都要在神经节更换一次神经元（支配肾上腺髓质的交感神经例外)。节前神经元的胞体位于中枢，轴突构成节前纤维；节后神经元的轴突组成节后纤维，支配效应器官。

（一）交感神经系统

交感神经的节前纤维起源于脊髓胸腰段（$T_1 \sim L_3$）灰质侧角，它们分别在椎旁神经节和椎前神经节内换元，其节后纤维分布广泛，几乎所有的内脏器官、血管、汗腺都受其支配（图10－19)。交感神经的节前纤维较短，节后纤维较长，一根节前纤维可以和许多节后神经元发生突触联系，所以交感神经兴奋时影响的范围比较广泛。

（二）副交感神经

副交感神经节前纤维一部分起自脑干的副交感神经核，另一部分起自骶段脊髓的灰质侧角。副交感神经分布比较局限，某些器官没有副交感神经的支配，例如皮肤和肌肉的血管、汗腺、竖毛肌、肾上腺髓质和肾等。迷走神经中副交感神经纤维含量最多，支配胸腔和腹腔内的内脏器官。发源于脊髓骶段的副交感神经纤维分布于盆腔内器官和血管，副交感神经节前纤维较长而节后纤维较短，节后纤维靠近所支配的器官，一根副交感节前纤维只与几个节后神经元形成突触联系，所以副交感神经兴奋时影响范围较局限。

二、自主神经系统的功能特点

自主神经系统的功能在于调节心肌、平滑肌和腺体（消化腺、汗腺、部分内分泌腺）的活动，这种调节是通过神经纤维末梢释放的递质作用于不同的受体而产生的。交感和副交感神经的节前纤维、绝大多数副交感神经节后纤维，少数交感神经的节后纤维都是胆碱能纤维，以ACh为神经递质。多数交感神经节后纤维以NE为递质，这两种递质作用于相应的两大类受体而产生不同的生理作用。从总体上看，交感和副交感神经系统的活动有以下特征：

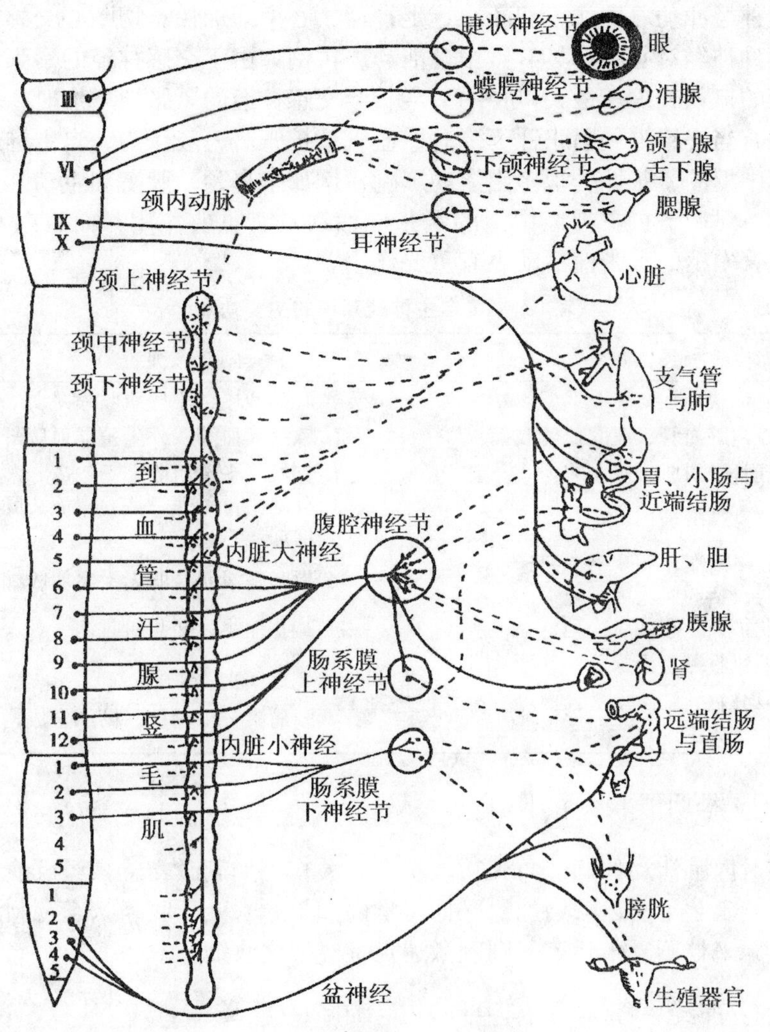

图 10-19　自主神经分布示意图

实线：节前纤维，虚线：节后纤维

（一）双重支配

人体多数内脏器官都接受交感和副交感神经双重支配，在具有双重支配的器官中，交感和副交感的作用往往是拮抗的。例如对于心脏，迷走神经具有抑制作用而交感神经具有兴奋作用；又如在小肠平滑肌，迷走神经使运动增加，交感神经则抑制其收缩，这使自主神经系统能从正反两方面调节内脏的活动，从而使这种调节更灵敏，更能适应机体的需要，有时交感和副交感的作用也可以是协同的，例如交感神经兴奋时引起黏稠唾液分泌，副交感神经兴奋时引起稀薄唾液分泌。

（二）紧张性作用

自主神经对效应器官的支配，一般具有紧张性作用，即在安静时自主神经不断地向效应器发放低频神经冲动。例如，切断心迷走神经，心率即加快；切断心交感神经，心率则减慢，说明两种神经对心脏都具有紧张性活动，再例如由于交感神经的紧张性活动，安静时使全身血管的口径收缩至最大口径的一半，当交感神经的紧张性增加时，可使血管进一步收缩；反之，当交感神经紧张性下降时，血管就扩张。一般认为，自主神经的紧张性来源于中枢，而中枢的紧张性受很多因素的影响，例如来自颈动脉窦和主动脉弓的压力感受器的传入冲动，对调节自主神经中枢的紧张性活动具有重要作用，而脑内 CO_2 浓度，对维持交感缩血管中枢的紧张性活动也有重要作用。

表 10－4　自主神经系统的主要功能

器官	交感神经	副交感神经
心脏	心跳加快加强	心跳减慢，心房肌收缩减弱
血管	腹腔内脏血管、皮肤血管收缩	软脑膜血管、外生殖器血管舒张
支气管	支气管平滑肌舒张	支气管平滑肌收缩
消化腺	分泌黏稠唾液	分泌大量稀薄唾液，胃液、肠液和胆汁分泌增加
消化道	胃肠平滑肌、胆囊平滑肌运动减弱，括约肌收缩	胃肠平滑肌、胆囊平滑肌收缩，括约肌舒张
眼	瞳孔扩大，睫状肌松弛	瞳孔缩小，睫状肌收缩
皮肤	竖毛肌收缩，汗腺分泌	
代谢	糖原分解，脂肪动员，血糖升高，促进肾上腺髓质分泌	胰岛素分泌增加，糖原合成增加，血糖下降

（三）效应器功能状态的影响

自主神经对内脏活动的调节与其功能状态有关，例如刺激交感神经可使动物无孕子宫运动减弱，而使有孕子宫运动增加；又如胃幽门如果原来处于收缩状态，刺激迷走神经使之舒张，如果原来处于舒张状态，则刺激迷走神经使之收缩。

（四）自主神经系统对整体生理功能调节的意义

交感神经系统支配比较广泛，在环境急剧变化时，交感神经系统可以动员许多器官的潜在力量，以适应环境的变化。例如，在剧烈运动、失血、窒息、紧张、恐惧、寒冷时，交感神经系统活动明显增强，肾上腺髓质激素分泌也增加，机体出现心率增快，心缩力增加，皮肤与内脏血管收缩，骨骼肌血管扩张，支气管扩张，肝糖原分解增加以及胃肠运动抑制等表现；通过增加心输出量，血液重新分配，呼吸气体更新加快，血糖浓度升高等帮助机体度过紧急情况。

副交感神经系统活动比较局限，机体在安静时副交感神经系统活动较强，它的活动常伴有胰岛素分泌增加，称之为迷走－胰岛素系统。该系统的活动主要在于促进消化吸收、积蓄能量、加强排泄和生殖功能，有保护机体，促进休整恢复的作用。

三、自主神经系统各级中枢的功能

（一）脊髓

脊髓是交感神经、部分副交感神经节前纤维的发源地，是自主神经系统最低级的中枢，通过脊髓可完成一些最基本的内脏反射。脊髓高位离断（截瘫）的病人，脊休克过后，可见到血管张力反射、发汗反射、排尿反射、排便反射、勃起反射的恢复。但这种反射调节能力差，不能适应正常生命活动的需要。例如，截瘫病人虽然可维持血压于一定水平，但由卧位变为坐位时即感到头晕，说明这时的血管张力反射的调节能力差，外周血管阻力不能及时发生改变；又如病人虽有一定的反射性排尿、排便能力，但往往不能完全排空，说明在整体内，脊髓的自主神经功能是在上位中枢的调节下完成的。

（二）低位脑干

延髓发出的副交感神经传出纤维（包含在Ⅶ、Ⅸ、Ⅹ对脑神经中）支配头面部的腺体、心脏、喉、食管、胃、胰腺、肝和小肠等。延髓网状结构中存在着许多与心血管、呼吸、消化等内脏活动有关的神经细胞群，成为循环、呼吸、消化等重要生命活动重要的整合中枢，一旦延髓受损，生命可立即终结，故延髓有"生命中枢"之称。脑桥有角膜反射中枢、呼吸调整中枢以及管理心血管、消化功能的一些中枢。中脑存在瞳孔对光反射中枢，还可能是防御性心血管反应的主要神经部位。

（三）下丘脑

下丘脑结构复杂，含有很丰富的神经核团，大致可分前区、后区、内侧区和外侧区。前区最前端为视前核，稍后为视上核、视交叉上核、室旁核和下丘脑前核；后区主要是下丘脑后核及乳头体核；内侧区又称结节区，包括腹内侧核、背内侧核、结节核与灰白结节，还有弓状核和结节乳头核；外侧区有分散的下丘脑外侧核。

下丘脑与边缘前脑、脑干网状结构和丘脑有紧密的形态和功能联系，下丘脑还通过垂体门脉系统和下丘脑-垂体束调节腺垂体和神经垂体的活动，下丘脑不仅是较高级的内脏活动调节中枢，它还能把内脏活动和其他生理活动联系起来，成为自主性、躯体性和内分泌性功能活动的重要整合中枢，完成一些复杂的生理功能调节，因此，下丘脑在维持内环境稳定中起十分重要的作用，下丘脑在调节体温、内分泌系统中的作用在有关章节中已论及，下面主要介绍对内脏、摄食、水平衡、情绪反应与生物节律方面的作用。

1. 调节内脏活动　下丘脑是对各种内脏功能进行整合的较高级中枢。例如下丘脑存在着调节心血管活动的重要整合中枢，它通过脑干心血管中枢影响心血管活动。下丘脑内侧区存在着两类神经元，分别参与心血管压力与化学感受性反射，下丘脑背内侧核还接受容量感受器的传入信息，通过调节血管升压素的合成与释放调节血量和血压；实验还证明，下丘脑后区参与机体防御反应中心血管活动的整合。

2. 调节水平衡　下丘脑通过对饮水行为和肾脏排水两方面的调节实现机体水平衡。下丘脑控制摄水的区域位于外侧区，靠近摄食中枢后方，损毁该区域动物拒食、拒饮；相反，刺激该区域则饮水量增多。因此认为，下丘脑外侧区存在着饮水中枢。下丘脑控制排水的功能，是通过血管升压素的分泌和释放来调节控制的。目前认为，下丘脑存在的渗透压感受器的兴奋，既产生渴感和饮水行为，又调节血管升压素的分泌，以控制肾脏排水，从而实现机体的水平衡。

3. 调节摄食行为　下丘脑调节机体的食欲。用电极刺激清醒动物下丘脑外侧区，则引致动物多食；而刺激下丘脑腹内侧核，可使动物拒食。由此认为，下丘脑外侧区存在着摄食中枢(feeding center)，腹内侧核则被认为是饱中枢(satiety center)，二者之间存在着交互抑制的关系。

用微电极分别记录下丘脑摄食中枢和饱中枢的神经元放电，发现动物在饥饿时，前者放电频率较高而后者放电频率较低；静注葡萄糖后，则前者放电频率减少而后者放电频率增加，说明这些神经元对血糖敏感，血糖浓度的高低可能调节着摄食中枢和饱中枢的活动。实验还发现，饱中枢的活动还与其糖利用水平有关，血糖水平高而糖的利用也高时，饱中枢即被兴奋而停止摄食活动。糖尿病患者血糖水平升高，但由于缺乏胰岛素，对糖的利用率降低，从而使饱中枢不易被兴奋，摄食量增加形成多食。

4. 调节情绪变化 动物实验表明，下丘脑与情绪反应密切相关。在间脑以上水平切除猫的大脑，仅保留下丘脑及以下结构，给予轻微刺激即可引起“假怒”现象，动物表现甩尾、竖毛、扩瞳、张牙舞爪、呼吸加快和血压升高，就象通常情况下猫在搏斗；若损毁整个下丘脑，则“假怒”现象不再出现。平时下丘脑的这种作用受到大脑的抑制不易表现；而切除大脑后，这种抑制解除了，下丘脑的防御反应功能被释放出来。

5. 控制生物节律 机体的各种生命活动常按一定的时间顺序发生规律性变化，这种变化的节律称为生物节律。这是生物在长期的进化过程中形成的。人和动物的生物节律，按其出现的频率，可分为高频（周期小于一天，如心动周期，呼吸周期等）、中频（日周期，如体温）和低频（周期长于一天，如月经周期）三种。日周期是最重要的生物节律，人体内许多生物功能都有日周期，如血细胞数波动，体温变动，促肾上腺皮质激素、生长激素等的分泌。

下丘脑的视交叉上核可能是日周期节律的控制中心。

生物节律最重要的生理意义是使生物对环境变化进行更好的适应，在医疗工作中，可利用生物节律中生理功能特征的变化、血液中激素浓度变化、以及对药物反应性的差异来掌握各种生理数据，确定治疗方案，提高治疗效果。

（四）大脑皮层

大脑皮层是内脏活动的最高级的调节中枢，可将机体各系统的功能活动协调统一起来，使机体适应复杂的内外环境变化。人类的大脑皮层根据进化和分化程度分成新皮层、旧皮层和古皮层。

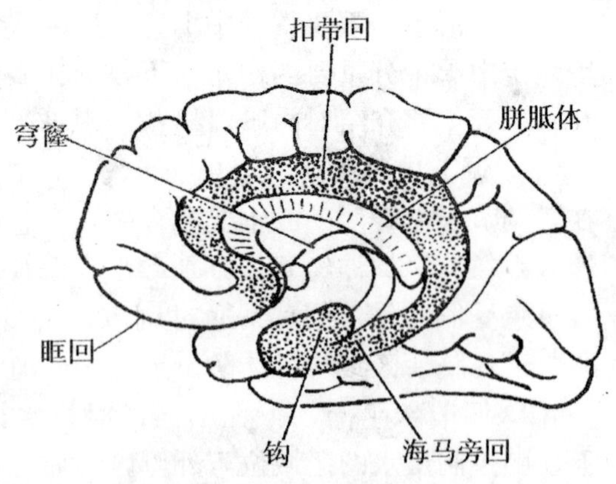

图 10－20 边缘系统示图

1. 新皮层 指进化较新，分化程度最高的大脑半球外侧面结构。电刺激动物的新皮层，除能引起躯体运动反应外，也能引起内脏活动的变化。例如刺激皮层 4 区内侧面，能引起直肠和膀胱运动变化；刺激 4 区外侧面，会引起呼吸、血管运动的变化；刺激 4 区底部，会引起消化道运动和唾液分泌的改变；刺激 6 区一定部位，会出现竖毛、出汗以及上下肢血管的舒缩反应，电刺激人类大脑皮层也能见到类似结果。如果切除新皮层，除有感觉、运动丧失外，很多内脏功能如血压、排尿、体温等调节均发生异常。

2. 边缘系统　与内脏活动关系最密切的皮层结构是边缘系统（图 10－20）。边缘系统由边缘叶和与之相联系的皮层下结构组成。边缘叶包括旧皮层和古皮层，旧皮层和古皮层指围绕脑干的大脑内侧面部分，进化上比较古老，包括最内侧的海马、穹窿等古皮层和较外圈的环形结构扣带回、海马回等旧皮层。与边缘叶联系较多的皮层结构有杏仁核、隔区、下丘脑、丘脑前核等。此外，边缘系统还与大脑皮层的岛叶、颞极、眶回、中脑中央中质、被盖等也存在密切的上、下纤维联系。

刺激边缘系统的不同部位，可引起复杂的内脏活动变化。例如，电刺激扣带回前部，可引起呼吸抑制、心率减慢、血压上升或下降、瞳孔扩大或缩小；刺激杏仁核可出现心率加快或减慢、血压上升或下降、胃蠕动增强等；刺激隔区引起呼吸暂停或加强、血压升高或下降等。可见边缘系统的调节功能是双向和复杂的，不象初级中枢的活动那样局限和单纯。边缘系统是许多初级中枢活动的上位中枢，它通过促进或抑制各初级中枢的活动来调节复杂的内脏活动。

第七节　大脑皮层的电活动和脑的高级功能

一、大脑皮层的电活动

把大脑皮层作为一个整体来研究时，用电生理学方法可以引导出连续不断的节律性电位变化。这种脑电位变化有二种形式，一种是在没有任何特定外加刺激时，皮层经常存在的节律性电位变化，称为自发脑电活动，引导电极置于头皮上记录的称脑电图（**electroencephalogram，EEG**）；引导电极直接置于皮层表面记录的称皮层电图（**eletrocorticogram，ECoG**），皮层电图的振幅比脑电图大 10 倍，而节律、波形的相位则基本相同。另一种是在刺激的作用下，在皮层某一局限部位产生的电位变化，称为皮层诱发电位。

（一）正常脑电图波形

人的脑电图可根据频率和振幅，分为 α、β、γ 和 δ 四种基本波形图（10－21）。

1. α 波　人类 α 波在清醒、安静并闭眼时出现，在枕叶部位最大。α 波的波幅常出现自小而大、自大而小的周期性变化，形成所谓 α 节律的梭形波形。当受试者睁开眼睛或接受其他刺激时，α 波立即消失，出现快波，这一现象称为 α 阻断，如果受试者再安静闭目，则 α 波又重新出现，通常认为，α 波是大脑皮层在安静时的主要电活动表现。α 波的频率

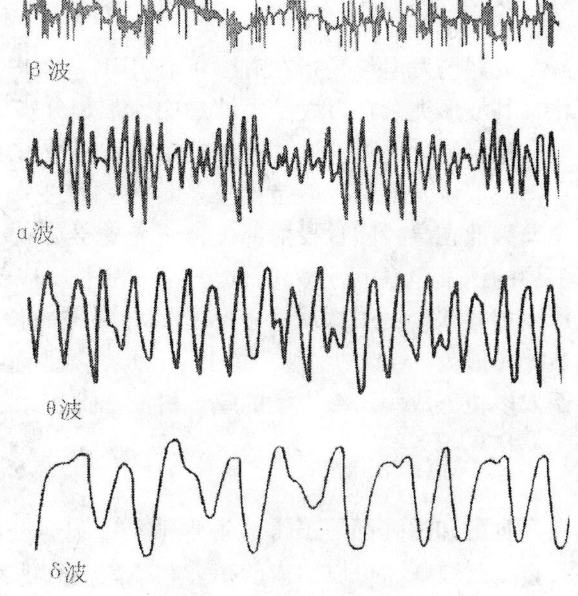

图 10－21　脑电图的 4 种波形

为 8～13Hz，振幅为 20～100μV。

2. β 波 在 α 波的基础上，如睁眼视物、思考问题或接受其他刺激，α 波立即消失，出现频率增快、波幅减小的 β 波，β 波在额叶和顶叶较显著，一般认为，β 波是新皮层处于紧张状态时的电活动表现。β 波的频率约 14～30Hz，振幅约 5～20μV。

3. θ 波 θ 波在成人困倦时出现，枕叶和顶叶记录较明显。幼儿时期，脑电波频率较成人慢，常见 θ 波。θ 波的频率约 4～7Hz，振幅约 20～150μV。

4. δ 波 正常成人在清醒时几乎没有 δ 波，只在睡眠时才出现，婴儿的脑电波比幼儿更慢，常可见到 δ 波，极度疲劳、深度麻醉、智力发育不全的人，可出现 δ 波。一般认为，θ 波和 δ 波是大脑皮层处于抑制状态时的主要电位表现。

由于脑电图可作为大脑皮层活动状态直接的和可测量的指标，因此，脑电图描记不仅是研究脑功能的重要手段，而且对临床某些疾病的诊断有重要价值。例如癫痫患者的脑电图可出现棘波、尖波、棘慢综合波等高频高幅脑电波。皮层有占位性病变患者，即使在清醒状态，也可引导出 θ 波或 δ 波。δ 波的频率约 0.5～2Hz，振幅约 20～200μV。

（二）脑电波形成机制

很显然皮层单一神经元的突触后电位变化不足以引起皮层表面电位改变，只有大量皮层神经元同时产生突触后电位变化，才能同步起来引起皮层表面出现电位改变。实验表明，脑电的 α 节律来自丘脑非特异投射系统的一些神经核，β 节律是由于脑干网状结构上行激活系统的上行冲动，扰断了安静时丘脑非特异投射系统与皮层间的同步活动，出现去同步化的结果。θ 波与 δ 波出现时，是由于脑干网状结构上行激活系统的活动降低，大脑皮层处于抑制状态，脑电活动节律减慢使电位进一步同步化的结果。

（三）皮层诱发电位

皮层诱发电位是指在刺激的作用下，在皮层的自发脑电的基础上叠加产生的电位变化，其波形夹杂在自发脑电波之中，很难分辨。目前用电子计算机信号平均技术，使诱发电位记录纯化清晰。这种方法显示的皮层诱发电位称为平均诱发电位。

皮层诱发电位一般是指感觉传入系统受刺激时，在皮层某一局限区域引导的电位变化。因此在寻找感觉投射部位，研究皮层功能定位方面起重要作用。在皮层相应的感觉区引导的诱发电位可分为两部分，一为主反应，另一为后发放。主反应的潜伏期约 5～12ms，潜伏期的长短取决于感觉传导路径的长短和冲动传导速度的快慢，后发放的周期节律一般为 8～12 次/秒，是由于皮层与丘脑感觉接替核之间环路活动的结果。目前皮层诱发电位已成为研究人类的感觉机能、神经系统疾病、行为和心理活动的一种重要手段。

二、觉醒和睡眠

觉醒和睡眠都是正常的生理活动，只有在觉醒状态下，才能从事各种体力、脑力活动；通过睡眠，可以使人的精力和体力得到恢复，保持良好的觉醒状态。成年人每天需要睡眠 7～9 小时，儿童需要的睡眠时间比成年人长，老年人需要的睡眠时间比较短。如果睡眠发生障碍，将引起中枢神经系统活动，特别是大脑皮层功能紊乱。

（一）觉醒状态的维持

各种感觉冲动的传入对觉醒状态的维持十分重要。前已述及，脑干网状结构的上行激活系统对大脑皮层的兴奋性有激活作用，可维持觉醒状态，觉醒状态的维持与多种递质系统有关。

（二）睡眠的时相

根据睡眠时脑电波的变化特点，将睡眠分为两种时相：

1. 慢波睡眠 慢波睡眠（**slow wave sleep，SWS**）也称同步化睡眠，脑电图记录显示脑电波呈现同步化慢波。慢波睡眠期间，嗅、视、听、触觉等感觉功能减退，肌紧张下降，骨骼肌反射减弱，同时心率减慢，血压下降，呼吸缓慢，瞳孔缩小，体温降低，胃液分泌增多，唾液分泌减少等，表现交感活动水平下降，而副交感活动相对增强，血中生长素增加，显然慢波睡眠对促进生长、消除疲劳、促进体力恢复有重要意义。

2. 快波睡眠 快波睡眠（**fast wave sleep，FWS**）也称去同步化睡眠，或异相睡眠。脑电图显示脑电波呈去同步化快波，脑电活动增加，脑电图表现属于觉醒状态。此期内各种感觉功能进一步减退，更不易被唤醒，肌紧张和骨骼肌反射活动进一步减弱，还可出现快速的眼球转动（50～60次/分），也有人称此期为快速眼动睡眠，快速眼动时常伴有部分躯体抽动、心率加快、血压上升、呼吸加快而不规则等生理活动改变，此期可能促使某些慢性疾病或潜伏疾病（如心绞痛、脑出血、哮喘等）突然发作或恶化。但在快波睡眠期间脑组织的蛋白质合成率最高以及突触形成加快。因此，快波睡眠被认为与神经系统的发育、成熟、学习与记忆有重要意义。

睡眠过程中两个时相相互交替，成年人睡眠开始后首先进入慢波睡眠，持续80～120分钟后转入快波睡眠，持续20～30分钟，又转入慢波睡眠，如此反复进行。越接近睡眠后期，快波睡眠持续时间越长，成年人的慢波睡眠和快波睡眠均可直接转为觉醒状态，但在觉醒状态下只能进入慢波睡眠，而不能直接进入快波睡眠。在快波睡眠期间，如果将其唤醒，被试者往往报告他正在做梦，一般认为做梦是快波睡眠的特征之一。

（三）睡眠发生机制

目前认为，睡眠不是脑活动的简单抑制，而是中枢内特定神经结构和神经递质主动活动的结果。在下丘脑、延髓网状结构和前脑基底部，都有一些睡眠区，一定频率的电刺激可引起慢波睡眠。诱导快波睡眠的主要结构主要位于脑桥网状结构。睡眠的产生与中枢内某些递质有密切关系，实验表明，慢波睡眠主要与脑干5-羟色胺递质系统活动有关，快波睡眠主要与脑内去甲肾上腺素、5-羟色胺及乙酰胆碱递质系统功能有关。此外，近年来还发现一些肽类物质与睡眠有关。

三、脑的高级功能

脑的高级功能包括学习、记忆、判断、语言及其他心理活动，由于研究手段的限制，目前对这部分功能所知不多。

（一）学习和记忆

学习和记忆是脑的重要功能。学习是指通过神经系统的活动，在环境的不断变化中获得新的行为习惯（经验），以适应环境的过程。记忆则是将学习到的信息贮存一定时期并重新“读出”的过程。目前认为，学习记忆是一系列条件反射建立的过程。

1. 条件反射的建立 条件反射的建立是学习的基础。条件反射的建立依赖大脑皮层的存在。按照巴甫洛夫理论，非条件反射是先天就有的，如食物（非条件刺激）进入口腔就能引起唾液分泌。条件反射是在非条件反射的基础上，个体生活过程中逐渐建立起来的反射，可以在个体生活中自然形成，也可以人工训练而形成。例如给狗喂食前先给予铃声，铃声之后给予食物，这样结合多次后，每当狗听到铃声就会分泌唾液，此时铃声（条件刺激）就成为进食的信号，由无关刺激变成了条件刺激，这样的反射就称为**条件反射**，任何无关刺激（例如铃声）和非条件刺激在时间上的多次结合应用，都可以形成条件反射。

2. 条件反射的消退 条件反射形成后，如只给条件刺激，而不用非条件刺激强化（例如只给铃声而不再给食物），那么条件反射就会逐渐减弱，甚至完全不出现，这种现象称为**条件反射的消退**。条件反射消退后，只要再经强化，条件反射又可恢复。条件反射消退不是原先建立的条件反射丧失，而是新的条件反射替代了原来的条件反射。

3. 条件反射的泛化和分化 在条件反射形成的初期，若给予与条件刺激相似的刺激，也可获得条件刺激的效果，这种现象称为**条件反射的泛化**。例如用频率为100Hz的音响与食物结合，形成唾液分泌的条件反射后，90Hz和110Hz的音响，仍然可以引起唾液分泌，如果以后只有100Hz音响才给予食物，结果只有100Hz的音响能引起唾液分泌，其他的近似刺激将不再引起唾液分泌。这种现象称为**条件反射的分化**。条件反射建立时从泛化到分化的发展过程是大脑皮层实现复杂分析功能的生理基础。

4. 人类条件反射的特点 条件反射是人和动物共有的，但人类和动物在形成条件反射的质和量上都有根本性区别。动物只能对具体的信号，如声音、光线、形状、气味等第一信号建立条件反射，而人类的大脑皮层高度发达，除了能对第一信号建立条件反射，还可对语言、文字等抽象信号（第二信号，信号的信号）建立条件反射。巴甫洛夫把由第一信号建立条件反射的大脑皮层机能系统称为**第一信号系统**；对第二信号系统建立条件反射的大脑皮层机能系统称为**第二信号系统**。人类同时拥有这二类系统，这是人类和动物的主要区别。人类通过第二信号系统活动，借助语言、文字对事物进行抽象概括，形成推理，总结经验，从而扩大人类认识和改造世界的能力。

（二）记忆的过程

外界通过感觉器官进入大脑的信息量是很大的，据估计仅有1%的信息能被较长时期地贮存记忆。因此，在信息贮存过程中必然包含对信息的选择和遗忘。记忆可分为短时记忆和长时记忆。

1. 短时记忆（short term memory） 短时记忆包括感觉性记忆和第一级记忆，感觉性记忆指将感觉信息贮存于皮层感觉区的时间一般不超1秒钟，如果能在1秒钟内对信息进行一定处理，就能转入第一级记忆，但也只能贮存几秒至几分钟，如打电话时查阅记下的电话号码，往往在用后便忘记。

2. 长时记忆（long term memory）　长时记忆包括第二级记忆和第三级记忆。如果信息反复运用，便能转入第二级记忆，第二级记忆的信息量大，且能较持久贮存，记忆持续时间可达数分钟乃至数年不等。有些信息，如自己的名字以及每天都在进行操作的手艺等，由于经常运用，可成为终生不忘的第三级记忆；第三级记忆贮存的信息量最大，时间最长，它是一种牢固的记忆，常可保持终生。人类的长期记忆是通过上述4个连续的阶段形成的，即感觉记忆→第一级记忆→第二级记忆→第三级记忆。短时记忆是形成长时记忆的基础，长时记忆的形成过程是一个有高度选择性的信息贮存过程，只有那些对个体反复起作用并具有重要意义的信息才会被长期贮存下来，而绝大部分进入大脑的信息不能以长时记忆形式贮存下来而被遗忘。

（三）记忆形成的机制

学习、记忆的神经机制尚在研究当中。现代神经生物学的研究指出，学习和记忆是通过神经系统突触部位的一系列组织结构、生理、生化发生可塑性改变实现的。

1. 学习和记忆的脑功能定位　学习记忆过程是皮层和皮层下大量神经元配合活动的结果。资料表明，大脑皮层联络区、海马及其邻近结构、丘脑和脑干网状结构等脑区与学习记忆密切相关。

神经元活动的后作用对后继刺激能产生易化效应，可能是感觉性记忆的基础。此外，神经系统中神经元之间形成许多环路联系，神经环路的连续活动可能是第一级记忆的基础，海马→穹窿→下丘脑乳头体→丘脑前核→扣带回→海马所构成的所谓**海马回路（hippocampus circuit）**可能与第一级记忆转入第二级记忆有关。当海马回路任何一个环节受损时，均可导致近期记忆能力的丧失，表明海马回路就是与近期记忆功能密切相关的神经结构。在以记忆力和智力丧失为主要症状的阿尔茨海默病患者，其病理改变最明显的皮层结构之一就是海马。

2. 神经生理机制　近年来的研究表明，突触的可塑性变化是学习和记忆的神经基础。这种改变称为**突触可塑性（synaptic plasticity）**，具有可塑性的突触多是化学性突触。突触可塑性包括结构的可塑性和传递的可塑性。

（1）突触结构的可塑性：从神经解剖的研究资料发现，长时记忆可能与新的突触联系的建立有关。生活在复杂环境中的大鼠，其大脑皮层的厚度明显大于生活在简单环境中的大鼠，说明学习、记忆过程使大脑皮层发达，突触联系增加。动物进行迷宫训练后枕部皮质锥体细胞上形成很多新突触。

（2）突触传递的可塑性：学习与记忆过程中，突触的反复活动使突触传递效率增加称为**突触传递的可塑性**。1973年Bliss及其同事首先描述了当免海马受到高频电脉冲的短暂重复刺激时，引起突触活动的**长时程增强（long term potentiation，LTP）**，其持续时间甚至可达10小时以上。实验显示，记忆能力强的、年轻的动物其LTP大，诱导时间短；而记忆能力差年龄大的动物则LTP小，诱导时间长。此外，在小脑还观察到**长时程抑制（long term depression，LTD）**效应，是技巧和运动的学习与记忆有关的神经细胞分子学基础，对于脑内完整的学习记忆神经网络来说，LTP和LTD都是必不可少的。

3. 神经生化机制　长时记忆还可能与脑内物质代谢，特别是脑内RNA和新蛋白质或多肽合成有关，某些中枢神经递质，例如乙酰胆碱、去甲肾上腺素、兴奋性氨基酸、γ-氨基丁酸以及神经肽也可能与长时记忆有关。老年遗忘症很可能是由于脑内ACh递质系统的功能衰退所致。在人类的逆行性遗忘中，可能就是由于脑内蛋白质代谢障碍所致。血管升压素可增强记忆的保持，临床上用其治疗遗忘症收到满意效果。其他神经肽如CCK－8、P物质、生长抑素及神经肽Y等都显示有增强记忆的作用。此外，催产素、脑啡肽与β－内啡肽均损害记忆的保持，使记忆减退。因此，催产素有“遗忘肽”之称。

案例联系：阿尔兹海默病（Alzheimer's disease，AD）

AD是德国神经病学家Alzheimer在1907年认识和描述的一种老年人最常见的神经变性疾病，其病理实质是大脑神经元的过快老化。发病率随年龄增高，85岁以上为20%。AD病人表现为大脑各种高级功能的进行性损害。记忆障碍为进行性遗忘，表现出近期、远期记忆均有障碍。语言障碍因疾病不同阶段而有所差异。早期是自发言语找词困难、词义错误，同时理解能力进行性下降，阅读困难、书写困难也在早期出现；在中后期语言障碍更加严重，甚至不认识、写不出自己的名字。这些大脑高级功能的损害都与AD时的脑内弥漫性退行性病变和海马损害有关。

AD的脑电图（EEG）检查表现为弥漫性慢波改变，α波变慢、消失，出现广泛θ波，其间混有δ波活动。磁共振成像（MR）表现广泛性脑萎缩，以额颞叶萎缩明显；侧脑室和第三脑室扩大，脑沟增宽、海马萎缩，表现额颞叶和顶叶脑区血流减少。EEG的δ波活动与脑内乙酰胆碱转移酶活性降低有关；大脑的神经炎斑和神经原纤维缠结越多则其慢波亦越多。新皮层或海马的胆碱能神经通路功能降低与AD的学习和记忆能力丧失也有密切关系。胆碱能神经元是以乙酰胆碱（ACh）为递质的脑细胞，是人脑中数量最多、功能最突出的一类细胞，它与大脑皮质和其他相关结构的功能关系密切，在学习记忆过程中伴随有皮质和海马的ACh水平和胆碱转移酶活性的升高。研究提示脑内ACh不足是学习记忆能力缺陷的重要原因，拟胆碱药物有助于改善学习和记忆功能。

美国生物学家斯坦利·B. 普鲁西纳（Stanley B. Prusiner）经过长达10年的研究，在1982年发现了毒蛋白，这是除细菌、病毒、真菌和寄生虫外的一种新的致病物质。并证明毒蛋白基因存在于人和动物中，分正常和致病两种。1992年，又发现毒蛋白在脑病致病方面起作用。该发现对于理解痴呆症具有重要意义，为研制治疗痴呆症的新药奠定了基础。由于发现了阿尔兹海默氏症（Alzheimer's Disease）和疯牛病（Med Cow Disease）致病原——毒蛋白（Prions），他获得了1997年度的诺贝尔生理学医学奖。

（四）大脑皮层的语言功能

语言是人脑的高级功能，它包括与语言、文字有关的全部智力活动。当大脑皮层一定区域发生损伤时，可导致特有的语言、文字认知障碍，说明大脑皮层存在语言中枢。语言中枢主要分布在皮层4个不同的区域（图10－22），分别与四个方面的语言、文字认知功能有关。

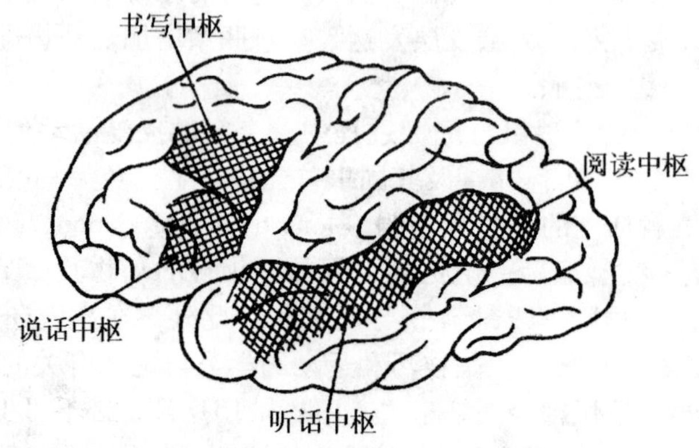

图10－22 大脑皮层的语言中枢

1. 说话中枢 又称语言运动区，位于中央前回下部的前方，即44区处，该区损伤可导致运动失语症，患者可书写和看懂文字，能听懂别人说话，发音器官也正常，但却不能讲话，不能用语言进行口头表达。

2. 听话中枢 又称语言听觉区，位于颞上回后部，该区损伤时患者可讲话、写字、阅读文字、也能听到别人发声，但却听不懂讲话的含义，称为感觉失语症。

3. 书写中枢 又称语言书写区，位于额中回后部。该区损伤会出现失写症，患者可听懂别人说话，看懂文字，也会讲话，手的功能活动也正常，但丧失了写字、绘画的能力。

4. 阅读中枢 又称语言视觉区，位于角回部位，该区损伤可引起失读症，患者能听懂别人谈话，能讲话，也能书写，虽然视觉功能良好，但却看不懂文字含义。

大脑皮层语言中枢虽有一定的区域性，但各区的活动仍有密切的联系，语言功能的正常有赖于广大皮层区域的共同活动，因此，当大脑皮层受损时，常出现几种失语症合并存在，严重时出现4种语言功能同时障碍。

（五）大脑皮层功能的一侧优势

两侧大脑半球的功能并不是均等的。有资料表明，习惯用右手的人，如右侧大脑皮层的44区（说话中枢处）损伤不出现上述失语症，而左侧大脑皮层的44区损伤则产生失语症，说明左侧大脑皮层在语言功能上占优势。因此，一般称左侧半球为优势半球。这种优势主要是后天生活实践中逐步形成的，与人类习惯使用右手有密切关系。儿童在2～3岁时，如果发生了左侧大脑半球损伤，其语言活动功能的紊乱和右侧大脑半球损伤没有明显差别，说明此时尚未建立起左侧优势；10～12岁时，左侧优势逐步建立，但在左侧大脑半球损伤后，尚有可能在右侧大脑皮层再建立语言活动中枢。成年人的左侧优势已经形成，如果发生左侧大脑半球损伤，就很难在右侧大脑半球重新建立语言活动中枢。在主要使用左手的人中，则左右双侧皮层的有关区域都可能成为语言活动中枢。近年来发现，左侧优势半球的功能主要是语言文字的识别、书写、理性的思考和精确的计算，而右侧半球则对非语词性的认知功能，如对空间的辨认、深度知觉、触觉和音乐分辨等表现出优势。

第十一章　视觉、听觉、前庭觉

感觉是客观世界在大脑皮层形成的主观印象。感觉需要感受器或感觉器官、感觉传导通路和感觉皮层的共同活动才能形成。感受器指分布于体表或组织内部的专门感受机体内外环境变化的结构或装置。最简单的感受器是一些外周感觉神经末梢。有些感受器是一些结构和功能上都高度分化了的感受细胞，这些感受细胞连同它们的附属结构组成了感觉器官。感受器或感觉器官，将各种形式的刺激，转换成相应的神经冲动，沿特定的传导通路到达大脑皮层特定区域，产生相应感觉，同时引起各种反射活动以调节机体姿势、运动及脏器的活动，使机体得以与内外环境的变化相适应。

感受器具有如下共同的生理特性：①适宜刺激：各种感受器各有自己最敏感、最容易接受的刺激形式，这一形式的刺激就称为该种感受器的适宜刺激（adequate stimulus）。②换能作用：感受器无论接受的是何种能量形式的刺激，最终均要转换成电信号，通过神经纤维传入中枢。刺激作用于感受器时，首先在感受器细胞引起电紧张形式扩布的电变化，称为感受器电位。感受器电位随刺激强度而增大，直至能在相应神经纤维上引起一次动作电位产生。通常，单一神经纤维上导出的冲动频率随刺激强度的增强而增加。③编码作用：经过换能器的换能作用后，刺激的强度和其他属性就转移到了动作电位的序列之中。不同种类感觉的产生，不仅与刺激形式和感受器有关，还取决于传入冲动最终到达的大脑皮层的特定区域。④适应现象：当一个强度持续不变的刺激作用于感受器时，其传入冲动频率将随时间延长逐渐下降，称为感受器的适应现象。不同的感受器对刺激发生适应的快慢不同。皮肤的触觉感受器、味蕾、嗅细胞等发生适应快，称为快适应感受器。这些感受器适于传递快速变化的信息，有利于感受器接受新的刺激。肌梭、颈动脉窦压力感受器等发生适应慢，称为慢适应感受器。它有利于对某些功能状态进行长期监视。

本章将讨论眼的视觉功能、耳的听觉和内耳前庭感觉功能。

第一节　视觉

视觉是由眼、视神经和视觉中枢的共同活动完成的。眼由含有感光细胞的视网膜及其他附属结构组成，是视觉的感觉器官。人眼的基本结构如图 11－1，据估计，人脑所获得的信息中 95% 以上由视觉系统接受、处理和感知。因而，眼是人体最重要的感觉器官。

一、眼的折光系统及其调节

正常眼之所以能看清远近不同的物体，是有赖于眼正常的折光能力及其调节。

（一）简化眼及眼内成像

外界射入眼内的光线，在到达视网膜前，需通过四种折光率不同的介质，即角膜、房水、晶状体和玻璃体，并通过四个曲率半径不同的折射面：角膜前表面和角膜后表面，晶状体前表面和晶状体后表面。光线的折射程度，取决于各界质的折射率和折射面的曲率。

由于光线入眼后经过多个折射面，要用几何光学原理画出光线在眼内的成像过程就十分复杂。因此，多采用简化眼来研究眼的折光现象。简化眼是假想的人工模型，其光学参数与正常眼等值。简化眼由一个前后径约20mm的单球面折光体构成，折射率为1.333。这个模型和正常安静时的人眼一样，正好能使平行光线聚焦在视网膜上。光线由空气进入眼内，仅在单球面折光体的前方球形界面发生一次折射，如图11－2所示，节点（n）在晶状体内，距角膜前表面5mm。节点至后主焦点为15mm，正好在简化眼的后极，相当于视网膜的位置。如果已知物体的大小及其至眼的距离，则可根据两个相似三角形原理计算出视网膜上物像的大小。

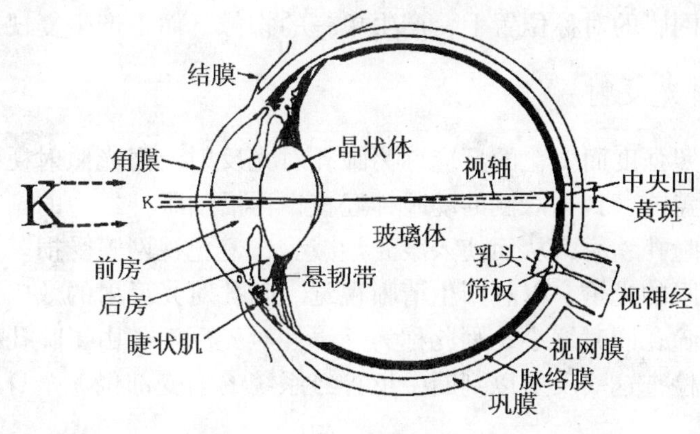

图11－1　眼的水平切面

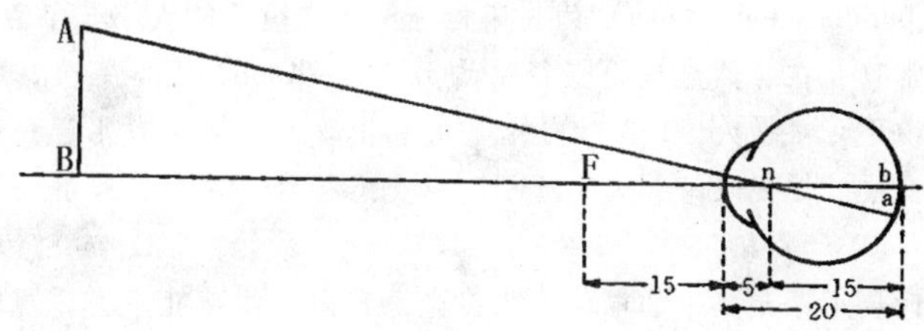

图11－2　简化眼及其成像情况

（二）眼的视近调节

眼前方6m以外的物体发出的光线近似平行光线。对于正常眼不需调节即能在视网膜上清晰成像，通常将眼无需任何调节时能形成清晰图像的眼前物体的最远点称为远点。理论上，正常眼的远点为无限远。当看6m以内的近物时，由物体上各点发出的光线是辐散的，它们经折射后所形成的物像将移至视网膜之后，所以物像模糊不清。但在正常人，眼球的折光能力可随物体的移近而相应增强，使物像仍落在视网膜上而看清物体。眼作充分调节时能够看清物体的最近距离就称为近点。这一调节过程称为眼的视近调节。眼的视近调节除有晶状体的形状变化外，还同时出现瞳孔的缩小和两眼球会聚。

1. 晶状体变凸　晶状体为双凸透镜形透明的弹性组织，四周悬于睫状小带（悬韧带）。睫状小带又附着在睫状体上。当眼看远处时，睫状肌松弛，睫状小带则被拉紧，使晶状体受牵拉而呈扁平形。当眼看近物时，视网膜上形成的模糊物像成为刺激，冲动被传送到大脑皮层，下行冲动由正中核再传到动眼神经中的副交感节前神经纤维传到睫状神经节，最后经睫状神经到达睫状肌，使其环行肌收缩，引起睫状小带松弛，这样就使晶状体由于其自身的弹性而向前方和后方凸出（以前突较为明显），眼的折光能力较安静时增大，使较辐散的光线提前聚焦，在视网膜上形成清晰的物像。

2. 瞳孔的缩小 视近物时，还出现瞳孔的反射性缩小称为瞳孔调节反射或瞳孔近反射。此反射的生理意义在于减少进入眼内光线的量和减少折光系统的球面像差和色像差，使物像更清晰。

3. 两眼球会聚 当双眼视近物时，可看到两眼视轴向鼻中线的会聚，称为眼球会聚，又称为辐辏反射。该反射由两眼内直肌的反射性收缩引起。两眼视轴会聚的意义是使近处物体成像于两眼视网膜的对称位置上，产生单一的物像，而不产生复视。

（三）瞳孔对光反射

瞳孔大小随光照强度而变化的反应称为瞳孔对光反射。强光照射视网膜时产生的冲动沿视神经经中脑顶盖前区到达双侧的动眼神经核，再沿动眼神经中的副交感纤维传出致使瞳孔括约肌收缩，瞳孔缩小，从而使入眼光量减少，避免视网膜受损。反之，弱光下瞳孔扩大而增加了进入眼的光量，以利产生清晰视觉。瞳孔对光反射的效应是双侧性的，即光照一只眼时，两眼瞳孔同时缩小，因此称为互感性对光反射。由于瞳孔对光反射的中枢位于中脑，临床上常检查这一反射以判断中枢神经系统的病变部位、全身麻醉深度及病情危重程度。

案例联系：

1. 瞳孔对光反射（pupillary light reflex）的临床检查 正常瞳孔的大小与年龄、生理状态、屈光、外界环境等因素有关。正常瞳孔在自然光线下直径平均为2.5～4mm，两侧等大，等圆，边缘整齐，亮光下可缩小，光线暗的环境下可略增大。1岁以内的婴儿瞳孔最大，其次为儿童和青少年时期，以后随着生长发育，瞳孔会逐渐变小。近视眼瞳孔大于远视眼；交感神经兴奋时，瞳孔会扩大；副交感神经兴奋时，瞳孔会变小。

观察瞳孔对光反射时要用聚光集中的电筒，先将光源移向一侧瞳孔中央，观察瞳孔的直接反射和间接对光反射，瞳孔在光照下，引起孔径变小，称为直接对光反射，非光照眼的瞳孔也引起缩小，称为间接对光反射。观察时注意对光反射是否灵敏，当用手电筒照射瞳孔时，瞳孔缩小不明显，而移去光源后瞳孔增大也不明显，此种情况称为瞳孔对光反应迟钝。当瞳孔对光毫无反应时，称为对光反应消失。

中枢神经系统外伤、出血、感染或有占位性病变时，临床上常检查瞳孔对光反射。如果瞳孔不等大，对光反射减弱，甚至消失，常提示脑干部位受损，应警惕和及早预防病变侵及延髓生命中枢。在进行全身麻醉时，瞳孔对光反射消失往往预示麻醉深度过深、麻醉意外的发生。

2. 屈光不正 当眼的折光能力发生异常，平行光线不能在视网膜上清晰成像，称为屈光不正。包括近视、远视和散光。①近视：近视的发生，多数是由于眼球的前后径过长，或由于折光系统的折光能力过强，故远处物体发来的平行光线被聚焦在视网膜的前方，在视网膜上所成的像是模糊的。但近视眼看近物时，近物发出的辐射状的光线成像的位置较后，此时眼无需调节或作较小的调节，就可看清近物，因此近视眼的近点比正常的近。矫正近视眼可用凹透镜，使平行光线适度辐散，光线能聚焦在视网膜上。②远视：远视眼主要由于眼球前后径过短，或折光系统的折光能力太弱，来自远物的平行光线聚焦在视网膜之后。远视眼看远物时，需经过适当的调节，方可看清。远视眼看近物时，需作更大程度的调节方能看清物体，由于晶状体的调节能力是有限的，故其近点较正常人为远，视近物的能力下降。矫正的办法是配带合适的凸透镜。③散光：正常眼折光系统的各个折光面都是正球面，即折光面每一条经纬线的曲率都是一样的。如果由于某种原因，折光面（通常发生在角膜）不同方位的曲率半径不相等，这样，通过折光面射入眼内的光线就不能聚焦于同一点上，造成物像的变形或视物不清，这种情况属于散光。矫正的办法要配戴适合的柱面镜，使角膜的曲率异常得到纠正。

3. 老视 老视是一种自然的生理老化现象，从40岁起，由于晶状体失去原有弹性逐渐硬化，睫状肌收缩力逐渐减弱，因此产生了调节不足，这样就在视近时感到困难，并随着年龄的增加程度逐渐加深，老视是一种特殊的生理性屈光异常状态。

老视和远视均有阅读和精细工作障碍，都需戴凸透镜矫正，但老视和远视的戴镜方法、目的不同。老视戴镜是为矫正视近物的调节滞后或不足，即近距离读写或精细作业时，配戴合适的凸透镜，帮助近距离工作所需的调节力；而远视戴镜则主要是矫正远视能力缺陷，眼镜需要常戴。

二、眼的感光系统

（一）视网膜的结构特点

视网膜的厚度仅0.1～0.5mm，是一层透明的神经组织膜。组织学上分为10层，但按主要的细胞层次可划分为四层。视网膜的最外层是色素上皮层，具有营养、支持和保护光感受器活动的功能。色素上皮层内侧为感光细胞层，该层内有真正的光感受器细胞视杆细胞和视锥细胞。它们都含有特殊的视色素。感光细胞向内依次还有双极细胞层和神经节细胞层。感光细胞和双极细胞发生突触联系，双极细胞和神经节细胞发生突触联系。视网膜中的细胞之间除有以上纵向联系外，还具有由水平细胞和无长突细胞构成的横向联系。近年来还发现一种网间细胞，它的胞体位于双极细胞层和神经节细胞层之间，但突起却伸到感光细胞层和双极细胞层之间。此外，视网膜的细胞间除有化学突触外，还有大量电突触。由此可见，视网膜各级细胞间存在着极为复杂的联系，所构成的神经元网络将视觉信息经过加工、处理后经视神经纤维以动作电位的序列将最终输出的信号传向视觉中枢。

（二）视网膜的感光细胞和感光功能

视网膜感光细胞有两种：视杆细胞和视锥细胞，它们在接受光刺激后，将光刺激转换成电信号，这种感光换能作用的物质基础是视色素。

人和大多数脊椎动物的视网膜上存在着两种感光换能系统。一种由视杆细胞和与之有关的双极细胞和神经节细胞等成分构成，它们对光的敏感度较高，在昏暗的环境也能感受光刺激而引起视觉，但视物时无色觉，对物体细微结构的分辨能力差，称为视杆系统或暗视觉系统。另一种由视锥细胞和与之有关的双极细胞和神经节细胞等成分构成，它们对光的敏感性较差，只有在强光条件下才能被刺激，但视物时可以辨别颜色，且对物体的细节分辨能力高，这称为视锥系统或明视觉系统。以上就称为视觉的二元学说。视网膜周边，一个双极细胞的树突可与多个视杆细胞形成突触，一个神经节细胞又可与多个双极细胞形成突触，这种逐级聚合现象，对弱光刺激具有较强的总和能力。因此，视网膜中越靠周边，暗视觉越占优势。而在视网膜中央凹处，一个视锥细胞只与一个双极细胞联系，一个双极细胞又只与一个神经节细胞联系，这种单线联系方式使中央凹处对光的感受有高度分辨力。

（三）视网膜的感光换能机制

1. 视紫红质的光化学反应 视紫红质是视杆细胞所含有的视色素，是由视蛋白和视黄醛组成的结合蛋白质。它对500nm波长的光线吸收能力最强，这与人眼在弱光条件下对光谱上蓝绿光区域（相当于500nm波长附近）感觉最明亮的现象相一致，说明人的暗视觉与视杆细胞中所含视紫红质的光化学反应有直接的关系。视黄醛在光照下，由本来呈11－顺型分子构象变为全反型分子构象，并与视蛋白分离。视紫红质对光极为敏感，据计算，一个光量子的能量就能使一个视紫红质分子开始分解。视紫红质的光化学反应是可逆的，视紫红质在暗处可重新合成。视紫红质合成的第一步是全反型视黄醛变为11－顺型视黄醛，这是一个耗能的酶促反应。一旦11－顺型视黄醛形成，就可以很快地和视蛋白结合成为视紫红质。此外，全反型视黄醛有一部分在酶的作用下还原成全反型视黄醇（贮存在色素上皮细胞中的维生素A也是全反型视黄醇），再转变成11－顺型视黄醇和11－顺型视黄醛，后者与视蛋白结合成视紫红质。视紫红质在分解和合成的过程中，有一部分视黄醛被消耗，最终必须靠血液中的维生素A来补充。

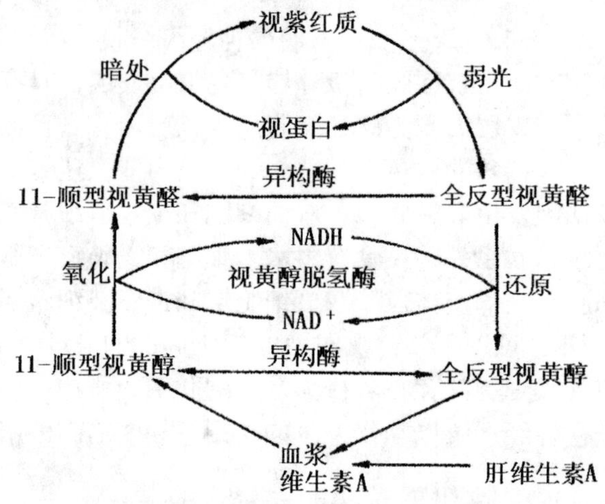

图11－3　视紫红质的合成分解和视黄醛的关系

人在暗处视物时，视杆细胞中既有视紫红质的分解，又有它的合成，这是人在暗处能持续视物的基础。在暗处，视紫红质的合成超过分解，视网膜中视紫红质的浓度较高，视网膜对弱光的敏感度也就较高；反之，在亮处，视紫红质的浓度较低，这样视杆细胞几乎失去感光能力而由视锥细胞来承担亮光环境中的感光功能。

2. 视锥细胞和色觉　视锥细胞也含有特殊的视色素，目前已知大多数脊椎动物具有三种不同的视锥色素，各存在于三种不同的视锥细胞中。三种视锥细胞色素都含有同样的11－顺型视黄醛，只是视蛋白的分子结构稍有不同，导致不同的视色素对光谱吸收的敏感性不同。视网膜具有辨别颜色的能力。人眼可区分150多种不同的颜色，只要波长长度有3～5nm的增减，就可被视觉系统分辨为不同的颜色。目前，人们用三原色学说解释颜色视觉的形成。该学说认为，视网膜上分布有三种不同的视锥细胞，分别含有对红、绿、蓝三种光敏感的视色素。当某一波长的光线作用于视网膜时，以一定比例使三种视锥细胞产生不同程度的兴奋，这些信息传到中枢就产生某一种颜色的感觉。三原色学说大体上可以说明临床上遇到的所谓色盲和色弱的可能发病机制。近年来利用分子生物学和分子遗传学的方法，已对三种视锥色素（分别称为视红质、视绿质和视蓝质）的分子结构，以及决定这些视色素的基因作了详细的分析，认为视黄醛附近的氨基酸分子特性，决定着不同视色素的光谱吸收特性。

案例联系：

1. 夜盲　夜盲（nyctalopia）指在暗环境下或夜晚视力很差或完全看不见东西。造成夜盲的根本原因有：(1) 暂时性夜盲：由于饮食中缺乏维生素 A 或因某些消化系统疾病影响其吸收，致使视网膜杆状细胞没有合成视紫红质的原料而造成夜盲。(2) 获得性夜盲：往往由于视网膜杆状细胞营养不良或本身的病变引起。(3) 先天性夜盲，系先天遗传性眼病，使杆状细胞发育不良，失去了合成视紫红质的功能。

2. 色盲　色盲（colour blindness）是一种色觉障碍引起的视觉缺陷，即对全部颜色或某几种颜色缺乏辨别能力。按临床表现色盲可分为全色盲和部分色盲。全色盲极为少见，表现为完全不能辨别颜色，视物只有黑白、灰白的感觉，常伴有高度畏光，也称单色觉。部分色盲又可分为红色盲（第一原色盲）、绿色盲（第二原色盲）及蓝色盲（第三原色盲），都可能是由于缺乏相应的视锥细胞所致。最多见的色盲是红色盲和绿色盲，也常统称为红绿色盲。

色盲分先天性色盲和后天性色盲，先天性色盲为性连锁遗传，男多于女，双眼视力正常而辨色力异常。患者常主觉辨色无困难，而在体格检查时被发现。后天性多继发于一些眼底疾病，如某些视神经、视网膜疾病，故又称获得性色盲。色盲遗传基因存在于性染色体的 X 染色体上，以伴性隐性遗传方式遗传。男性性染色体是 XY 的组合，只有一个 X，一旦有色盲基因，肯定会表现为色盲。女性性染色体是 XX，如果只有一个 X 有色盲基因，不表现为色盲，为外表正常的色盲基因携带者，因此色盲患者男性多于女性。如果男患者与正常女性婚配，儿子都正常，女儿都是携带者。如果女色盲携带者与正常男性婚配，后代中儿子将有 1/2 可能发病。女儿不发病，但其中 1/2 为携带者。

有些色觉异常的人只是对某种颜色的分辨能力较正常人稍差，称为色弱，色弱常由后天因素引起。

三、与视觉有关的几个问题

（一）视敏度

视敏度又称视力，是指眼分辨物体细微结构的最大能力。通常以辨别两点之间的最小距离为标准。视力表就是根据这个原理设计的。物体上两点发出的光线射入眼球时，在眼的节点上交叉，形成一个视角（Visual angle）。视角越大在视网膜上成像越大。当人眼能看清 5m 远处视力表上第 10 行的圆形缺口时，此时视角为 1 分角，在国际标准视力表上定为正常视力，以 1.0 表示（在标准对数视力表上定为 5.0）。若同样的距离，只能看清视角为 2 分角的图形缺口，则视力为 1/2，即 0.5，以此类推。人眼之所以能分辨是两个光点，是因为当视角为 1 分角时，两个光点在视网膜的像的距离约为 4 ~ 5μm。人中央凹处视锥细胞直径常小于 2μm，因此，只要两光点在视网膜上相隔 2μm 以上，就可兴奋被隔开的两视锥细胞，这时人眼就能分辨两点，这样，视力也可大于 1.0。

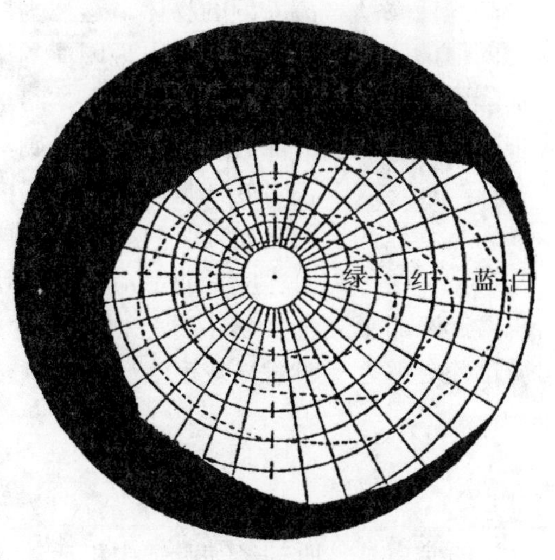

图 11-4　人右眼的视野图

（二）视野

单眼固定地注视正前方一点不动时，所能看到的空间范围，称为该眼的视野。视野可用视野计加以测定，并用图纸记下来，称为视野图。在同一亮度下，不同颜色测得的视野范围不同。白色视野最大，黄蓝红色视野次之，绿色视野最小。各色视野均表现为颞侧较大，鼻侧较小，下侧较大，上侧较小。临床上通过视野检查，可了解整个视网膜的感光功能，了解某些视网膜病变、视觉传导通路及视皮层的病变等，在诊断上有意义。

（三）双眼视觉和立体视觉

两眼同时看一物体时所产生的视觉称为双眼视觉。人双眼都在面部前方，双眼视物时，两眼视网膜各形成一个完整的物像，但在主观上不产生两个物体的感觉，这是因为从物体同一部分来的光线成像于两眼视网膜的相称点上。物像若不是落在两眼的相称点上，则将产生复视。如用手轻推一侧眼球，使此眼视轴稍有偏移，将出现复视。

双眼视觉能扩大单眼视觉的视野，能弥补单眼视觉中的盲点缺陷，还能形成立体视觉。立体视觉的形成原因，主要是因为同一物体在两眼视网膜上形成的物像并不完全相同，右眼从右方看到物体的右侧面较多，左眼从左方看到物体的左侧面较多，经中枢神经系统的整合，得到立体视觉。换句话说，立体视觉是由于两眼的视差造成的。

（四）暗适应和明适应

人从亮处进入暗室时，起初任何东西都看不清楚，经过一定时间，视觉敏感度才逐渐增高，能逐渐看清周围的物体，这称为暗适应。人进入暗室后的最初 7min 时，有一个视觉阈值的明显下降，以后又出现阈值的第二次下降。在进入暗室后的 20 ~ 30min 时，阈值下降到最低点，并稳定于这一状态。暗适应过程的这两个阶段，第一阶段主要与视锥细胞中视色素合成量增加有关，第二阶段则与视杆细胞中视紫红质的合成增加有关。视紫红质合成增加是人眼在暗处视觉敏感性提高的主要因素。

从暗处初来到亮光处时，感到一片耀眼的光亮，不能看清物体，只有稍待片刻才能恢复视觉，这称为明适应。明适应出现较快，约 1min 就可完成。耀眼的光感是由于在暗处积蓄起来的感光色素（主要是视紫红质）在亮光下迅速分解所致，只有在较多的视紫红质迅速分解之后，对光较不敏感的视锥细胞感光色素才能在明亮环境中感光。

第二节　耳的听觉功能

听觉由耳、听神经和听觉中枢活动共同完成。耳是听觉的外周感觉器官，由外耳、中耳构成的传音系统和内耳的感音系统所组成。人耳的适宜刺激是 16 ~ 20000Hz 的声波振动。位于耳蜗螺旋器的毛细胞是耳的听觉感受器，起着感声换能的作用。

一、听阈和听力

声音必需达到一定强度才能被人所感知。对于每一种频率的声波都有一个刚好能引起听觉的最小强度（声压值或声强），称**听阈**（**hearing threshold**），约为 20 个微帕斯卡

(μPa) 的压力变化，即20×10^{-6}Pa，但通常不用帕斯卡（Pa）来表达声音或噪音的强度。这是因为听觉器官能听到的声音强度范围极大，最大可听阈比听阈大数百万倍。若用绝对值来表示声强，应用起来非常不方便。较简单的做法是用一个对数标度（logarithmic scale）来表达声音或噪音的响亮度，该标度以听阈20×10^{-6}Pa 作为参考声压值，取实际声强与听阈比值的常用对数来表示声强。这个相对的声强单位为贝尔。这样，以听阈的声强为标准音，它的10倍为1贝尔，100倍为2贝尔，1000倍为3贝尔，依此类推。但贝尔在实际运用中又显得过大，所以又以贝尔的1/10为实用单位，称为**分贝**（decibel dB）。当强度在听阈以上继续增加时，听觉的感受也相应增强，当强度增到某一限度时，引起的不单是听觉，同时还有鼓膜的疼痛感觉，这个限度称为最大可听阈。

听力是指听觉系统对声音的感受能力和分辨能力，一般用听阈的高低来表示。听阈低，听力好；反之，听阈高，听力差。

案例联系：噪声污染

通常认为凡是人们不需要的声音或无价值的声音，统称为噪声。噪声污染是指所产生的环境噪声超过国家规定的环境噪声排放标准，并干扰他人正常工作、学习、生活的现象。噪声污染是一种环境污染，世界各国都很重视噪声问题，把噪声污染列为仅次于大气污染和水污染的第三大公害之一。噪声像毒雾一样，弥漫在人们周围，尤其在城市和工业区里，它是一种致人死命的慢性毒素。早在公元前7世纪，人就懂得了噪声使人感到不舒服，逐渐地人们还知道了强烈的噪声会损害人的身体，甚至引起死亡。城市环境噪声主要来自交通噪声、工业噪声。

适宜的生活环境不应超过45分贝，不应低于15分贝。噪声超过50分贝时，便会影响正常的生活；70分贝以上时，可导致心烦意乱、精神不集中；长期接触85分贝以上的噪声，会使听力减退。噪声除了影响听力，还会使人的神经、肠胃、心血管、内分泌及生殖系统受到损伤，进而导致一些久治不愈的疾病，例如睡眠不安、多梦、头昏、头痛、神经衰弱、脉搏加快、血压升高、呼吸急促、胃酸降低、胃分泌减少、血液胆固醇含量增高等等。

大于100分贝的噪音就会使耳朵发胀、疼痛。试验表明，超过115分贝，大脑皮层的功能便严重衰退；超过115分贝的噪声还会造成耳聋。据临床医学统计，若在80分贝以上噪音环境中生活，造成耳聋者可达50%。医学专家研究认为，家庭噪音是造成儿童聋哑的病因之一。达到165分贝，动物死亡；超过175分贝，人也会丧命。

二、传音系统的功能

（一）外耳的功能

外耳由耳郭和外耳道组成。耳郭具有集音的作用，能够将声波汇聚性地反射至外耳道口，使进入外耳道口的声波密集，强度增大。耳郭的转动可帮助判断声源的方向。外耳道是声波传导的通路，长20～25mm，向内通向鼓膜。外耳道作为一个共鸣腔，对3300～4000Hz 的声波起升压作用。

（二）中耳的功能

中耳包括鼓膜、听骨链和咽鼓管等主要结构。中耳的功能主要是将空气中的声波振动能量高效地传递到内耳淋巴液。

1. 鼓膜　鼓膜呈椭圆形，面积为50～90mm^2，厚度约为0.1mm。是一个顶点朝向中耳的略呈漏斗形膜，如同电话受话器中的振膜。鼓膜没有自身固有的振动频率，具有较好的频率响应和较小的失真度，因此能将声波如实地传导至内耳。

2. 听骨链 听骨链由锤骨、砧骨和镫骨依次连接而成。锤骨柄附着于鼓膜的脐部，镫骨底板则和卵圆窗膜相接。锤骨、砧骨和镫骨三者共同构成一个固定角度的杠杆系统。杠杆的长臂是锤骨柄，短臂是砧骨长突。支点位于整个听骨链的重心上，因而在能量传递过程中惰性最小，效率最高。长臂与短臂之比约为 1.3∶1。另外，鼓膜振动面积约 $55mm^2$，而卵圆窗膜的面积只有 $3.2mm^2$，二者之比约为 17∶1，因此，当振动由鼓膜经听骨链传至卵圆窗膜时，振动的幅度减少，但振动的压强将增大到原来的 17×1.3 倍，即 22 倍，见图 11-5。

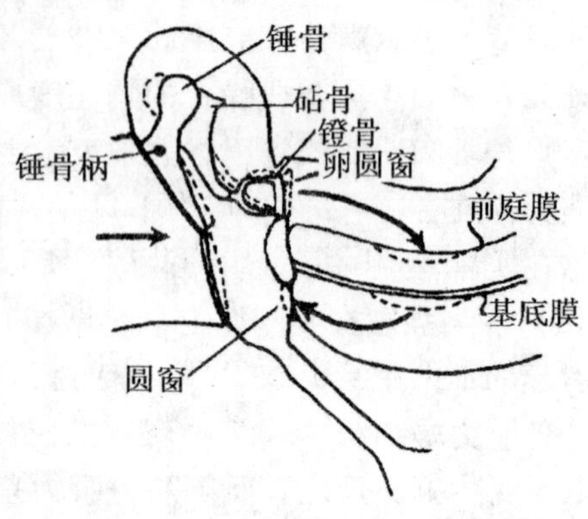

图 11-5 中耳和耳蜗关系模式图

3. 咽鼓管 咽鼓管连通鼓室和鼻咽部，其鼻咽部的开口通常处于闭合状态，只有当吞咽或呵欠时开放。咽鼓管的开放有助于鼓室内气压与大气压之间的平衡，以维持鼓膜的正常位置、形状和振动性能。

案例联系：急性化脓性中耳炎

急性化脓性中耳炎是中耳黏膜的急性化脓性炎症。可在急性上呼吸道感染、急性传染病及在污水中游泳或跳水、擤鼻，细菌经咽鼓管途径侵入中耳。婴幼儿的咽鼓管短、宽而平直，如哺乳位置不当，平卧吮奶，乳汁或呕吐物可经咽鼓管流入中耳，比成人更易经此途径引起中耳感染。也可因鼓膜外伤、鼓膜穿刺、鼓膜置管后经外耳道鼓膜途径侵入中耳。主要症状为耳痛、耳漏和听力减退，全身症状轻重不一。

当急性化浓性中耳炎迁延不愈，全身或局部抵抗力下降，咽鼓管功能不良或鼻部、咽部慢性病变等使化脓性细菌侵入中耳黏膜引起反复感染破坏、愈合和瘢痕形成，形成慢性中耳炎。耳内会长期持续流脓，且多发生鼓膜紧张部穿孔，鼓室内或穿孔附近可见肉芽或息肉，发生中耳内空气被吸收，鼓膜内陷，鼓膜振动严重受限或丧失，引起耳鸣、听力下降甚至耳聋。

（三）声波的传导途径

声波传导入内耳，有两条途径：气传导和骨传导，以气传导为主。

1. 气传导 声波经外耳、鼓膜、听骨链、卵圆窗进入耳蜗，称为气传导，是声波传导的主要途径。

2. 骨传导 声波直接引起颅骨的振动，再引起位于颞骨骨质内的耳蜗内淋巴液的振动，称为骨传导。正常情况下，骨传导的效能远低于气传导。

临床上通过检查气传导和骨传导受损情况，可判断耳聋的部位。当鼓膜或中耳其他部位病变时，气传导明显受损，而骨传导不受影响，甚至有所增强，属传音性耳聋。若气传导和骨传导同时受损，多是因为耳蜗病变所致，称为感音性耳聋。

三、感音系统的功能

内耳又称迷路，由耳蜗和前庭器官组成。耳蜗是听觉的感音系统。前庭器官与平衡感觉有关。

（一）耳蜗的结构特点：

耳蜗由一条骨质的管腔围绕一个骨轴盘旋而成，呈蜗牛壳状。耳蜗管的横断面上可见两个分界膜，一为斜行的前庭膜，一为横行的基底膜，此两膜将管道分为三个腔，分别称为前庭阶、鼓阶和蜗管（图 11 -6）。前庭阶在耳蜗底部与卵圆窗膜相接，内充满外淋巴；鼓阶在耳蜗底部与圆窗膜相接，也充满外淋巴，前庭阶和鼓阶的外淋巴在耳蜗顶部通过蜗孔相通；蜗管是一个盲管，充满内淋巴。基底膜上有螺旋器。螺旋器由毛细胞及支持细胞等构成，毛细胞是听觉感受器。毛细胞底部与听神经纤维末梢之间有突触联系。螺旋器在靠蜗轴一侧，有 1 行内毛细胞纵向排列；在靠外一侧，有 3 ~5 行外毛细胞纵向排列（参看图 11 -6）。毛细胞的顶部与蜗管中的内淋巴相接触，而毛细胞的底部则和外淋巴相接触。毛细胞底部有丰富的听神经纤维末梢。每一个毛细胞的顶部，都有上百条排列整齐的听毛，其中较长的一些埋植在盖膜的胶冻状物质中，有些则只和盖膜接触。盖膜在内侧连耳蜗轴，外侧游离在内淋巴中。

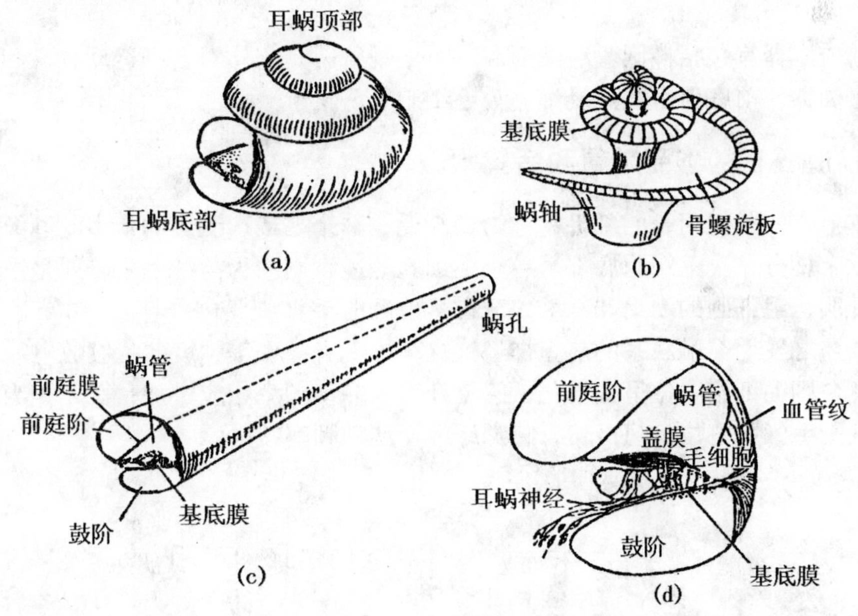

图 11 -6　耳蜗的结构示意图

（二）耳蜗的生物电现象

1. 毛细胞静息电位和内淋巴电位　耳蜗未受到刺激以及保持鼓阶外淋巴为零电位时，可测得蜗管内淋巴的电位约为 +80mV，称为**内淋巴电位**。将微电极插入毛细胞中，导出 -60 ~ -80mV 的电位，为毛细胞的静息电位。

2. 耳蜗微音器电位　耳蜗受到声音刺激时在耳蜗附近结构中可记录到一种交流性质的电位变化，称为**耳蜗微音器电位**。其特点如下：①在一定的音频范围内，微音器电位的频率和幅度与声波振动完全相同，其幅度随音强的大小而变；②潜伏期极短，小于 0. 1ms，没有不应期；③对缺氧和深麻醉相对地不敏感，甚至在听神经纤维变性时微音器电位仍能出现。近年来实验证明，微音器电位是多个毛细胞在接受声音刺激时所产生的感受器电位的复合表现。每个毛细胞有多根纤毛，每根纤毛的长度依次递增。在记录单一毛细胞跨膜电位时看到，纤毛仅有0.1°的角度变化，就可引起毛细胞出现感受器电位。当纤毛向长纤毛方向弯曲时，出现去极化电位；而当纤毛向相反方向弯曲时，则出现超极化电位。这也表明了微音器电位的波动能够同声波振动的频率和幅度一致的原因。

3. 听神经动作电位 耳蜗对声音刺激进行换能和编码后，最后表现为听神经上的动作电位。根据引导方法的不同可分为听神经复合动作电位和单一听神经纤维动作电位。

听神经复合动作电位反应了整个听神经的兴奋状态。其振幅取决于声音的强度、发生兴奋的纤维数目及放电的同步化程度。把微电极刺入听神经纤维内，可观察单一神经的动作电位。某单一神经纤维对特定频率的纯音最敏感，即存在最佳频率。最佳频率的高低取决于该纤维在基底膜上的位置。

第三节 内耳的平衡感觉功能

内耳的前庭器官包括椭圆囊、球囊和三个半规管，是人体对自身运动状态和头在空间的位置的感受器。前庭器官的感受细胞为毛细胞。

一、前庭器官的感受装置和适宜刺激

毛细胞上有一条粗而长的纤毛，称为动纤毛，其余是依次变短的众多的静纤毛。前庭神经的感觉末梢分布于毛细胞底部。各类毛细胞的适宜刺激为与纤毛生长面呈平行的机械力。实验证明，毛细胞的动毛和静毛处于自然位置时毛细胞膜内外存在－80mV的静息电位；同时，与之发生突触联系的前庭神经感觉纤维上有一中等强度的持续放电。当纤毛倒向动毛一侧，则毛细胞电位呈去极化，感觉纤维的冲动频率相应增加；反之，当纤毛倒向静毛一侧，则毛细胞电位呈超极化，感觉纤维上冲动频率减少。

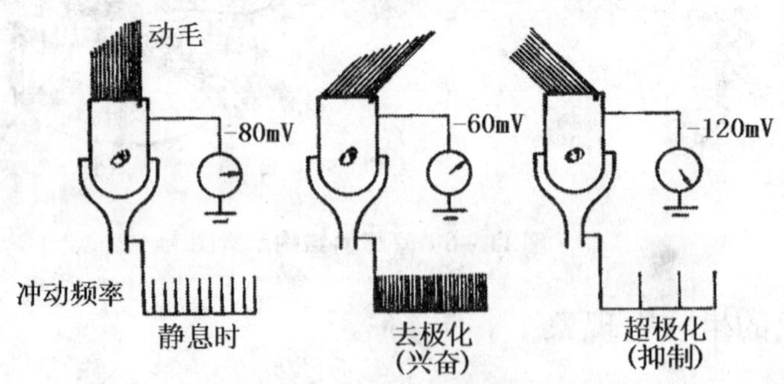

图11－7 毛细胞纤毛倒向与冲动频率的关系

由于各前庭器官中毛细胞的所在位置和附属结构的不同，使得不同形式的变速运动都能以特定的方式改变毛细胞纤毛的倒向，使相应的神经纤维的冲动发放频率发生改变，把机体运动状态和头在空间位置的信息传送到中枢，引起特殊运动觉和位置觉，并出现各种躯体和内脏机能的反射性改变。

人两侧内耳各有三个半规管，它们各处于不同平面上，这三个平面互相垂直。每个半

规管约占 2/3 个圆周，与椭圆囊相连接的一端有一个相对膨大的壶腹。壶腹内有壶腹嵴，在壶腹嵴中有一排毛细胞，毛细胞顶部的纤毛埋植在一种胶质的圆顶形终帽之中。半规管的适宜刺激是身体旋转变速运动。身体围绕不同方向的轴开始作旋转运动或旋转停止时，相应半规管管腹中的内淋巴由于惯性作用将冲击毛细胞，使毛细胞顶部纤毛发生不同方向的倾斜，从而引起传入神经纤维上冲动频率变化，这些信息经前庭神经传入中枢，引起眼球震颤和躯体、四肢骨骼肌紧张性的改变，以调整姿势，保持平衡；同时冲动上传到大脑皮层，引起旋转的感觉。

椭圆囊和球囊的毛细胞存在于囊斑之中，其纤毛埋植在一种称为耳石膜的结构中。耳石膜是一种胶质板，内含耳石。耳石主要由蛋白质和碳酸钙组成，比重大于内淋巴。当人体作直线变速运动时，由于耳石的惯性作用，使毛细胞与耳石的相对位置发生改变，总有一些方向囊斑上的毛细胞静纤毛向动纤毛弯曲，从而引起相应传入神经冲动发放增加。(图 11 -8)

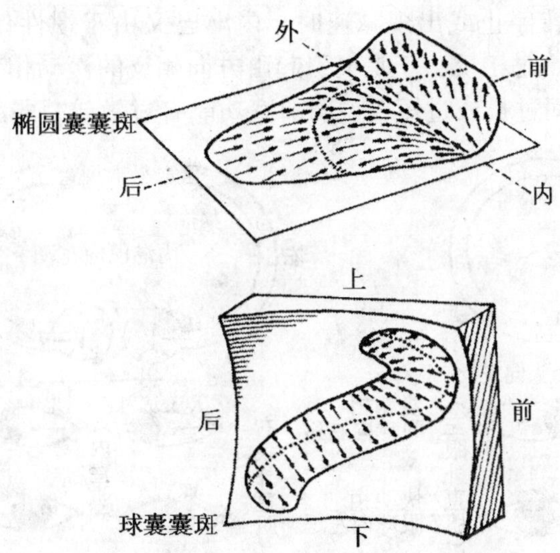

图 11 -8 椭圆囊和球囊中囊斑的位置以及毛细胞顶部纤毛的排列方向

箭头所指方向是该处毛细胞顶部动毛所在位置，箭尾是同一细胞的静毛所在位置，当机体所作直线加速运动的方向与某一箭头的方向一致时，该箭头所代表的毛细胞表面静毛向动毛侧的弯曲最明显，与此毛细胞有关的神经纤维有最大频率的冲动发放。

二、前庭反应和眼震颤

前庭器官的传入冲动，除能引起运动觉和位置觉外，还可引起各种姿势调节反射和自主性神经功能改变。例如，猫的迷路紧张反射和翻正反射，就与前庭器官的传入冲动有关。车突然加速时，会有颈背肌紧张增强而后仰，车突然减速时情况相反；当电梯突然上升时，肢体伸肌抑制而屈曲，下降时伸肌紧张加强而伸直等等，均为人体在前庭器官受到刺激时，出现的一些躯体姿势反射，其意义在于维持机体一定的姿势和保持身体平衡。不论生理性或病理性的因素刺激前庭感受器均可引起外周前庭系感知反应，并通过各级中枢联系引起眩晕、眼震、倾倒、平衡失调以及自主神经反应。前庭系感知反应的共同特点是：①反应在刺激后经过短暂的潜伏期出现；②初次刺激引起的反应最强，连续刺激可使反应减弱；③反应量在正常范围内变异较大；④停止刺激后反应仍可持续短暂时间。

眼外肌有规律的舒缩运动引起**眼震颤（nystagmus）**。眼震颤是前庭受刺激的主要体征。生理意义在于当头位运动时可以保持清晰的视力。眼震颤是前庭反应中最特殊的一种现象，它表现为躯体作旋转运动时眼球出现不随意的颤动，常被用来判断前庭功能是否正常。眼震颤主要由半规管受刺激引起，每个半规管受刺激时均可引起相关的眼肌收缩。眼的震颤方向与受刺激的半规管对应。当人体头部前倾30°进行水平方向的旋转时，由于惯性的作用，两侧水平半规管壶腹嵴毛细胞受内淋巴冲击方向不同，出现水平方向的眼震颤。具体情况是，当旋转开始时，如果是向左侧旋转，则是左侧壶腹嵴的毛细胞受刺激增强而右侧正好相反，这时出现两侧眼球缓慢向右侧移动，这称为眼震颤的慢动相；当慢动相使眼球移动到两眼裂右侧端而不能再移时，又突然返回到眼裂正中，这称为眼震颤的快动相；以后再出现新的慢动相和快动相，这就是眼震颤。当旋转变为匀速运动时，旋转虽在继续，但内淋巴和壶腹嵴的毛细胞同步运动，不再刺激毛细胞，于是眼球不再震颤而居于眼裂正中。只有当旋转停止或出现减速时，内淋巴又由于惯性作用而不能立刻停止运动，情况正好与旋转开始时相反，于是又引起由方向相反的慢动相和快动相组成的眼震颤（图11－9）。眼震颤时间过长或过短，说明前庭功能有过敏或减弱的可能。

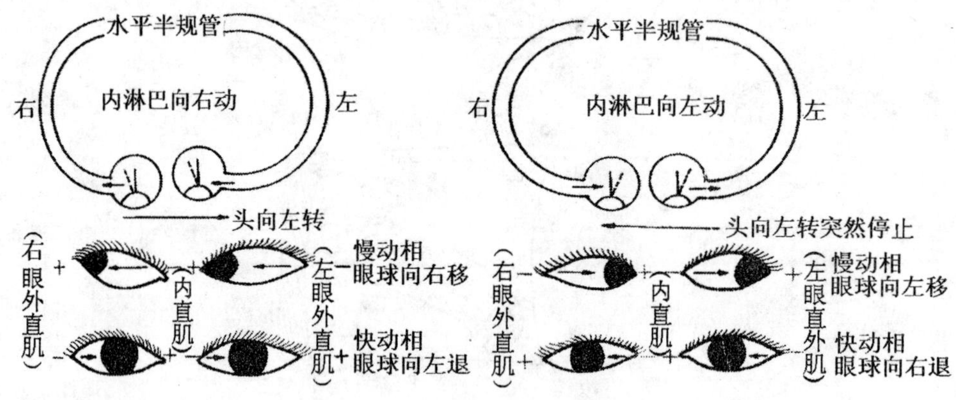

图11－9　眼震颤时相示意图

案例联系：

运动病（motion sickness）运动病指乘坐运载工具时出现的以头昏、眩晕、恶心、呕吐、面色苍白、出冷汗等一系列前庭和植物神经反应为主要临床表现的疾病。包括晕车、晕船、晕机和宇航病，亦称为晕动病。

运动病的发生与前庭系统和视觉系统有密切关系，例如乘车、航海或飞行时，常产生各种加速度刺激，当刺激过强或刺激时间过长，超过前庭系统的耐受阈限时（每个人的耐受阈限不同），即会发生运动病。凡有前庭功能过敏或异常者，不适合从事司机、海员、飞行员的工作。经常锻炼身体可以加强前庭功能的稳定性，减少运动病的发生。治疗运动病的药物有氢溴酸东莨菪碱、乘晕宁等，但这些药对中枢神经系统均有抑制作用，对司机、驾驶员是不适宜的。

《生理学》（案例版）教学大纲

（供各类高等中医、中药、中西医结合、护理等专业用）

在医学基础学科范围内，生理学是研究正常人体生命活动规律的重要基础理论学科之一。生理学的研究任务是揭示生命活动的过程及其发生的原理，以及人体内外环境对它的影响。学习生理学的目的，是掌握正常人体生命活动的规律，为学习药理学、病理学、微生物学及免疫学等后续医学基础课奠定基础，并为进一步学习临床课程和参加防治疾病的医疗实践奠定基础。

本大纲根据本专业教学计划的人材培养目标对《生理学》课程的基本要求而制定，通过本门课程的教学活动，使学生系统掌握正常人体各种生命现象的活动规律，重点认识那些与各临床学科联系最为紧密的生理功能及其发生过程、原理以及内外环境对它们的影响。

在教学活动中，各个环节都要注意对学生创新精神和实践能力的培养，要教育学生学会进行符合科学思维的独立思考，提高正确分析问题和解决问题的能力。要适当介绍生理学发展史上的典型事例，以及国内外与临床工作关系密切的生理学新进展，提高学生的学习兴趣和创新探索的精神；同时要适当介绍运用现代生理学方法研究中医药理论和临床取得的突出而具有启发性的成果，但注意不要牵强附会地对号入座。

《生理学》教学包括理论课和实验课两部份：

在理论课方面，本大纲列出要求学生学习的项目内容，为实现教学计划的目标并在规定教学时数内达到本门学科的教学目的，本大纲按掌握、熟悉、了解将相关内容分为三级要求：要求掌握的内容用黑体标示，教学可采取课堂讲授、教师指导下的自学及讨论、播放教学声像资料等方式方法进行，注意采用启发式的各种新的教学方法和现代技术手段，充分调动学生的学习积极性主动性，提高教学质量。

实验课的教学目标首先是培养学生的科学思维方法和严谨的科学道德作风，以及勇于探索的创新意识和实践能力；其次是加深和巩固理论课所学到的基本理论、基本知识和基本技能的理解，学会基本的生理学实验方法。本大纲所列实验项目均以国家中医药管理局颁布规划教材大纲为依据进行设计，教师可根据不同专业、不同层次、不同教学对象和教学目的适当取舍。鼓励学生自行设计创新。

《生理学》课程教学时数应根据不同专业、不同层次、不同教学对象和教学目的适当调整。

理论课部分

第一章　绪言

［目的要求］

掌握人体生理功能的几种基本调节机制及正反馈、负反馈的概念。熟悉生理学三个水平的研究方法。了解生理学的主要研究内容、任务和意义。

[教学内容]

1. 生理学的研究内容和意义。

2. 生理学研究的三个水平：细胞、分子水平；器官系统水平；整体水平。

3. 人体生理功能调节机制：神经调节、体液调节、自身调节。

4. 生理功能的自动控制原理。负反馈、正反馈、前馈的概念。

第二章　细胞的基本功能

[目的要求]

掌握物质跨膜转运的方式，生物电现象以及发生的机理。熟悉可兴奋组织的一般特征。了解各种肌细胞的收缩原理。

[教学内容]

1. 细胞膜的结构特征，物质跨膜转运的方式：**被动转运**和**主动转运**的概念，**易化扩散**中**通道**和**载体**的概念。

2. 细胞的跨膜信号转导功能。

3. **静息电位**和**动作电位**的概念及**发生原理**。

4. **兴奋性**、**阈值**、**阈刺激**与**阈电位**的概念，兴奋在同一细胞膜上传导的原理。

5. 骨骼肌细胞的收缩原理，兴奋收缩偶联，肌肉收缩的外部表现和力学分析。

第三章　血液

[目的要求]

掌握体液、内环境、稳态、血浆渗透压的基本概念。熟悉血细胞的生理功能；血凝和纤溶的基本过程；血型的分类。了解血液的一般理化特性以及血细胞生成的调节。

[教学内容]

1. **体液**、**内环境**、**稳态**，血液的组成和一般特性。

2. 血浆的成分及其作用；**血浆渗透压**、**晶体渗透压**、**胶体渗透压**的概念及意义。

3. 血细胞的分类、数量、生理特性及功能；**血细胞比容**，血细胞生成的调节。

4. 凝血因子，**血凝的基本过程**、纤溶的生理意义及过程。

5. **ABO 血型系统分型**、检测、**交叉配血试验**；Rh 血型。

6. 血量及输血原则。

第四章　血液循环

[目的要求]

掌握心肌细胞的生理特性、心脏泵血机能、动脉血压的形成和影响因素以及心血管活动的神经体液调节。

[教学内容]

1. 心肌细胞的生物电现象，心肌细胞的生理特性：**自律性**、**传导性**、**兴奋性**及**收缩性**。

2. 心脏的泵血功能、**每搏输出量**、**每分输出量**、射血分数和心指数、**影响心输出量的因素**。

3. 心音和心电图。

4. 各类血管的结构和功能特点、**动脉血压的概念、动脉血压的形成原理、影响动脉血压的因素**。静脉血压和**中心静脉压**、静脉回流、**微循环及血流通路、组织液生成**及影响因素。

5. 心血管活动的调节。**心交感神经、心迷走神经**和**交感缩血管神经的递质、受体及作用**；延髓心血管中枢；颈动脉窦和主动脉弓的压力感受性反射；颈动脉体和主动脉体的化学感受性反射；肾上腺素、去甲肾上腺素、血管紧张素对心血管活动的调节。

6. 心、肺、脑循环特点。

第五章　呼吸生理

[目的要求]

掌握肺通气、肺换气的原理；肺泡表面活性物质的作用及生理意义；呼吸运动的化学性调节。熟悉气体交换和气体运输的方式。了解肺容量的组成。

[教学内容]

1. **肺泡表面活性物质**的作用及生理意义。

2. 肺通气原理、**肺内压**、**胸内负压**的形成及意义，肺容量的组成及各部分之间的关系，每分通气量和**肺泡通气量**。

3. 分压和张力的概念，血液、组织液、肺泡气中 P_{O_2} 和 P_{CO_2}；影响气体交换的因素。

4. **O_2 和 CO_2 的运输方式**。

5. 基本的**呼吸中枢**；肺牵张反射，动脉血中P_{CO_2}、**[H^+] 和缺 O_2** 对呼吸运动调节的途径及意义。

第六章　消化和吸收

[目的要求]

掌握消化道和消化腺的神经支配及调节；胃液、胰液、胆汁的成分、作用及分泌调节。

[教学内容]

1. **消化和吸收**的概念，**消化道的神经支配**、神经递质及受体。消化道平滑肌的一般生理特性，消化道激素的一般概念。

2. 唾液、**胃液**、**胰液**、**胆汁**的成分、作用以及分泌调节。

3. 吸收的主要部位，几种重要物质的重吸收。

第七章　能量代谢与体温

[目的要求]

掌握体温的正常值、生理波动及维持相对恒定的机制。

[教学内容]

1. **体温**的正常值及生理波动。

2. 产热和散热过程。

3. 温度感受器、**体温调节中枢**及调定点概念。

第八章　尿的生成和排出

[目的要求]

掌握尿的生成过程、影响因素以及肾脏在维持机体内环境恒定中的意义。了解尿的浓缩和稀释过程。

［教学内容］

1. 排泄的概念，肾单位的结构特点，**肾脏的血液供应特点及调节。**

2. **肾小球滤过率，滤过分数，滤过膜的通透性，有效滤过压**，影响肾小球滤过的因素。

3. 肾小球的重吸收功能，Na^+、K^+、Cl^-、HCO_3^-、**水**、**葡萄糖**的重吸收，肾糖阈，**渗透性利尿。**

4. H^+、NH_3、K^+的分泌及在酸碱平衡中的作用。

5. **ADH**、**醛固酮**对肾小管功能的调节，水利尿。

6. 肾髓质渗透压梯度与尿的浓缩和稀释过程，排尿反射。

第九章　内分泌

［目的要求］

掌握下丘脑垂体的结构和功能关系以及几种重要激素的生理作用和分泌调节。熟悉激素的分类、一般特征、作用原理。

［教学内容］

1. 内分泌系统和激素的概念；激素的分类、作用原理和一般特征。

2. **下丘脑－腺垂体系统**、**下丘脑－神经垂体系统**、**垂体门脉系统**以及下丘脑分泌的**调节性多肽，腺垂体**分泌的激素、神经垂体释放的激素。

3. **甲状腺激素**的合成、生理作用及分泌调节。

4. 甲状旁腺素、降钙素作用及分泌调节。

5. 胰岛素、胰高血糖素的作用及分泌调节。

6. 肾上腺皮质激素的种类、糖皮质激素的生理作用及分泌调节。应激反应。肾上腺髓质激素：**肾上腺素**、**去甲肾上腺素**的生理作用及分泌调节，**应急反应**。

7. 雄激素和雌激素的生理作用。

第十章　神经系统

［目的要求］

掌握突触传递的过程和原理，外周神经递质的种类，受体和阻断剂。熟悉神经系统的感觉机能、运动机能及自主神经系统对内脏的调节。了解脑的高级功能。

［教学内容］

1. 神经元的结构和功能特征。

2. **化学突触**的概念，**突触传递过程及原理**。

3. **外周神经递质**的种类、递质及受体分布；递质的合成、贮存、释放和失活；神经肌接头。

4. 中枢兴奋传递的特征，中枢抑制的形式和机制。

5. 神经系统的感觉机能，**丘脑及投射系统**，大脑皮层的感觉机能，痛觉。

6. 神经系统对运动的调节。**肌牵张反射，去大脑僵直，脊休克**，小脑、基底神经节、大脑皮层对运动的调节，运动传导通路。

7. 自主神经系统的结构、功能特征以及对内脏活动的调节。

8. 脑电图、觉醒与睡眠、学习与记忆、大脑皮层的语言功能。

第十一章　视觉、听觉、前庭觉

[目的要求]

熟悉眼、耳两个感觉器官的机能。

[教学内容]

1. 眼的折光系统，眼的**视近调节**，屈光不正，视网膜的感光细胞，两个感光系统，**瞳孔对光反射**。

2. **传音系统的功能，声音传入内耳的途径**，内耳的感音作用。

3. 前庭器官的组成及**适宜刺激**。

实验课部分（打＊号的应首先安排）

1. 生理学常用仪器使用。

2. 蛙坐骨神经腓肠肌标本的制备。

＊3. 蛙坐骨神经干动作电位的引导。

4. 阈刺激、阈上刺激、最大刺激的测定。

5. 神经干动作电位传导速度的测定。

6. 骨骼肌单收缩、复合收缩和强直收缩。

7. 红细胞的渗透脆性试验，血沉测定，血凝试验，出血时和凝血时测定，血型鉴定。

8. 蛙心起搏点分析，蛙心电图记录，蛙肠系膜微循环观察。

＊9. 期前收缩和代偿间歇。

10. 蛙心灌流。

11. 心音听诊，人体动脉血压的测定。

＊12. 兔减压神经放电记录。

＊13. 心血管的神经体液调节，膈神经（膈肌）放电的记录。

＊14. 呼吸运动的调节及胸内负压的观察。

＊15. 胃肠运动的观察及神经、体液因素的调节。

＊16. 影响尿生成的因素。

17. 反射弧分析，反射时的测定。

18. 去小脑动物观察。

19. 大脑皮层机能定位。

20. 破坏动物一侧迷路的效应。